现代护理技术与规范

主编 荆 会 刘 莹 刘 培 陈海燕
王 姝 李洛金 薛玲博 苑华萍

上海科学技术文献出版社
Shanghai Scientific and Technological Literature Press

图书在版编目（CIP）数据

现代护理技术与规范 / 荆会等主编. -- 上海：上海科学技术文献出版社，2024. -- ISBN 978-7-5439-9199-6

Ⅰ. R47

中国国家版本馆CIP数据核字第2024NN9347号

组稿编辑：张　树
责任编辑：王　珺　张雪儿
封面设计：宗　宁

现代护理技术与规范
XIANDAI HULI JISHU YU GUIFAN
主　　编：荆　会　刘　莹　刘　培　陈海燕
　　　　　王　姝　李洛金　薛玲博　苑华萍
出版发行：上海科学技术文献出版社
地　　址：上海市长乐路746号
邮政编码：200040
经　　销：全国新华书店
印　　刷：山东麦德森文化传媒有限公司
开　　本：787mm×1092mm　1/16
印　　张：23.25
字　　数：592 千字
版　　次：2024年8月第1版　2024年8月第1次印刷
书　　号：ISBN 978-7-5439-9199-6
定　　价：200.00 元

编委会

主　编

荆　会　刘　莹　刘　培　陈海燕

王　姝　李洛金　薛玲博　苑华萍

副主编

景　娜　王会芬　赵瑞婷　刘晓玉

韩　翠　张晓晓　扶小玲　张莉莉

编　委（按姓氏笔画排序）

王　姝（山东省菏泽市牡丹人民医院）

王会芬（宁阳县第二人民医院）

吕卓骏（溧阳市人民医院）

刘　莹（兖矿新里程总医院）

刘　培（潍坊市人民医院）

刘晓玉（山东省栖霞市中医医院）

扶小玲（常州市儿童医院）

李洛金（青州市人民医院）

时太丽（十堰市人民医院）

张莉莉（陆军第八十集团军医院）

张晓晓（湖北省荆门市人民医院）

陈海燕（山东省公共卫生临床中心）

苑华萍（诸城市中医医院）

赵瑞婷（平度市第三人民医院）

荆　会（邹平市中医院）

韩　翠（冠县人民医院）

景　娜（新泰市第二人民医院）

薛玲博（河北省沧州市中心医院）

前言

FOREWORD

随着医疗技术的飞速发展，护理作为医疗服务中不可或缺的一环，其技术和规范也在不断更新和完善。这一变化不仅体现在护理技术的创新上，如远程监护技术、智能导管技术、无创监测技术等护理技术的问世，还体现在护理理念的转变上，即从传统的"以疾病为中心"逐渐转变为"以患者为中心"，注重患者的整体护理和心理健康。此外，全球老龄化趋势的加剧和慢性病患者数量的增加，使得老年护理和慢性病管理等领域成为护理研究的热点。同时，患者对护理服务质量的要求也在不断提高，要求护理人员具备更高的专业素养和技能水平。基于这一背景，我们特组织多位具有丰富临床护理经验的专家共同编写了《现代护理技术与规范》一书，旨在为广大护理工作者提供一份实用的学习资料。

本书从实际理论出发，依照现代护理学的发展，首先阐述了护理学中的基础知识与技术，然后又对心内科、内分泌科、泌尿外科等科室常见疾病的护理进行了介绍，旨在帮助读者了解这些疾病的护理评估、护理诊断、护理措施及护理新技术，最后拓展了危重症护理、手术室护理等内容，目的在于使本书的内容更加丰富，同时帮助读者更加全面地学习相关护理技术。本书语言文字朴实、逻辑清晰、实用性强，适合广大护理工作者及护理院校在校学生阅读。

在编写本书的过程中，编者翻阅、查询了大量国内外护理参考书及研究成果，旨在为读者提供最新、最全面、最严谨的护理技术和规范。但是在编写的同时，各位编者还需要承担各自岗位的工作任务，这无疑给编写工作带来了不小的挑战，加上编写时间的限制，书中难免存在疏漏之处，恳请广大读者予以批评指正。

《现代护理技术与规范》编委会

2024 年 3 月

目录

CONTENTS

第一章　护理理论

第一节　系统理论

一、系统理论的产生

系统，作为一种思想，早在古代就已萌芽，但作为科学术语使用，还是在现代。系统论的观点起源于 20 世纪 20 年代，由美籍奥地利理论生物学家路·贝塔朗菲提出，1932－1934 年，他先后发表了《理论生物学》和《现代发展理论》，提出用数学和模型来研究生物学的方法和机体系统论概念，可视为系统论的萌芽。1937 年，贝塔朗菲第一次提出一般系统论的概念。1954 年，以贝塔朗菲为首的科学家们创办了"一般系统论学会"。1968 年，贝塔朗菲发表了《一般系统论——基础、发展与应用》。系统论主要解释了事物整体及其组成部分间的关系以及这些组成部分在整体中的相互作用。其理论框架被广泛应用到许多科学领域，如物理、工程、管理及护理等，并日益发挥重大而深远的影响。

二、系统的基本概念

(一)系统的概念

系统是由相互联系、相互依赖、相互制约、相互作用的事物和过程组成的，具有整体功能和综合行为的统一体。各种系统，尽管它的要素有多有少，具体构成千差万别，但总有两部分组成：一部分是要素的集合；另一部分是各要素间相互关系的集合。

(二)系统的基本属性

系统是多种多样的，但都具有共同的属性。

1.整体性

组成系统的每个部分都具有各自独特的功能，但这些组成部分不具有或不能代表系统总体的特性。系统整体并不是由各组成部分简单罗列和相加构成的，各部分必须相互作用、相互融合才能构成系统整体。因此，系统整体的功能大于并且不同于各组成部分的总和。

2.相关性

系统的各个要素之间都是相互联系、相互制约，若任何要素的性质或行为发生变化，都会影响其他要素，甚至系统整体的性质或行为。如人是一个系统，作为一个有机体，由生理、心理、社会文化等各部分组成，其整体生理机能又由血液循环、呼吸、消化、泌尿、神经肌肉和内分泌等不同系统和组织器官组成。当一个人神经系统受到干扰，就会影响他的消化系统、心血管系统的功能。

3.层次性

对于一个系统来说，它既是由某些要素组成，同时，它自身又是组成更大系统的一个要素。系统的层次间存在着支配与服从的关系。高层次支配低层次，决定系统的性质，低层次往往是基础结构。

4.动态性

系统是随时间的变化而变化。系统进行活动，必须通过内部各要素的相互作用，能量、信息、物质的转换，内部结构的不断调整以达到最佳功能状态。此外，系统为适应环境，维持自身的生存与发展，需要与环境进行物质、能量、信息的交流。

5.预决性

系统具有自组织、自调节能力，可通过反馈适应环境，保持系统稳态，这样就呈现某种预决性。预决性程度标志系统组织水平高低。

三、系统的分类

自然界或人类社会可存在千差万别的各种系统，可从不同角度对它们进行分类。分类方法如下。

(一)按组成系统的要素性质分类

系统可分成自然系统与人造系统。自然系统如生态系统、人体系统等；人造系统如机械系统、计算机软件系统等。自然系统与人造系统的结合，称复合系统，如医疗系统、教育系统。

(二)按组成系统的内容分类

系统可分为物质系统与概念系统。物质系统如动物、仪器等；概念系统如科学理论系统、计算机程序软件等。多数情况下，实物系统与概念系统是相互结合、密不可分的。

(三)按系统与环境的关系分类

系统可分为开放系统与封闭系统。封闭系统是指与环境间不发生相互作用的系统，即与环境没有物质、信息或能量的交换，事实上绝对的封闭系统是不存在的。与封闭系统相反，开放系统是指通过与环境间的持续相互作用，不断进行物质、能量和信息交流的系统，如生命系统、医院系统等。在开放系统中，按系统有无反馈可分为开环系统与闭环系统。没有反馈的系统称开环系统，有反馈的系统称闭环系统。

(四)按系统运动的属性分类

系统可分为动态系统与静态系统。动态系统如生物系统、生态系统；静态系统如一个建筑群、基因分析图谱等。

四、系统理论的基本原则及在护理实践中的应用

(一)整体性原则

整体性原则是系统理论最基本的原则，也是系统理论的核心。

1.从整体出发，认识、研究和处理问题

护理人员在处理患者健康问题时，要以整体为基本出发点，深入了解，把握整体，找出解决问题的有效方法。

2.注重整体与部分、部分与部分之间的相互关系

从整体着眼，从部分入手，把护理工作的重点放在系统要素的各种联系关系上。如医院的护理系统从护理部到病区助理护士，任何一个要素薄弱，都会影响医院护理的整体效应。

3.注重整体与环境的关系

整体性原则要求护理人员在护理患者时，要考虑系统对环境的适应性，通过调整人体系统内部结构，使其适应周围环境，或是改变周围环境，使其适应系统发展的需要。

（二）优化原则

系统的优化原则是通过系统的组织和调节活动，达到系统在一定环境下最佳状态，发挥最好功能。

1.局部效应应服从整体效应

系统的优化是与系统整体性紧密联系的，当系统的整体效应与局部效应不一致时，局部效应须服从整体效应。护理人员在实施计划护理中，都要善于抓主要矛盾，追求整体效应，实现护理质量、效率的最优化。

2.坚持多极优化

优化应贯穿系统运动全过程。护理人员在护理患者时，为追求最佳护理活动效果，从确定患者健康问题、确定护理目标、制订护理措施、实施护理计划、建立评价标准等都要进行优化抉择。

3.优化的绝对性与相对性相结合

优化本身的“优”是绝对的，但优化的程度是相对的。护理人员在工作中选择优化方案时，应从实际出发、科学分析、择优而从，如工作中常会遇到一些牵涉多方面的复杂病情的患者或复杂研究问题，往往会出现这方面问题解决较好，而那方面问题却未能很好解决，且难找到完善的方案。这就要在相互矛盾的需求之中，选择一个各方面都较满意的相对优化方案。

（三）模型化原则

预先设计一个与真实系统相似的模型，通过对模型的研究来描述和掌握真实系统的特征和规律的方法称模型化。在模型化过程中须遵循的原则称模型化原则。在护理研究领域中应用的模型有多种，如形态上可分为具体模型与抽象模型。从性质上可分为结构模型与功能模型。在设计模型进行护理研究时，必须遵循模型化原则。模型化原则有以下 3 个方面。

1.相似性原则

模型必须与原型相似，这样建立的模型才能真正反映原型的某些属性、特征和运动规律。

2.简化原则

模型既应真实，又应是原型的简化，如无简化性，模型就失去它存在的意义。

3.客观性原则

任何模型总是真实系统某一方面的属性、特征、规律性的模仿，因此建模时，要以原型作为检验模型的真实性客观依据。

（薛玲博）

第二节 需要理论

一、需要概述

每个人都有一些基本的需要，包括生理的、心理的和社会的。这些需要的满足使人类得以生存和繁衍发展。

（一）需要的概念

需要是人脑对生理与社会要求的反应。人类的基本需要具有共性，在不同年代、不同地区或不同人群，为了自身与社会的生存与发展，必须对一定的事物产生需求，例如食物、睡眠、情爱、交往等，这些需求反映在个体的头脑中，就形成了他的需要。当个体的需要得到满足时，就处于一种平衡状态，这种平衡状态有助于个体保持健康。反之，当个体的需要得不到满足时，个体则可能陷入紧张、焦虑、愤怒等负性情绪中，严重者可导致疾病的发生。

（二）需要的特征

1.需要的对象性

人的任何需要都是指向一定对象的。这种对象既可以是物质性的，也可以是精神性的。无论是物质性的还是精神性的需要，都须有一定的外部物质条件才可获得满足。

2.需要的发展性

需要是个体生存发展的必要条件，如婴儿期的主要需要是生理需要，少年期则产生了尊重的需要。

3.需要的无限性

需要不会因暂时满足而终止，当某些需要满足后，还可产生新的需要，新的需要就会促使人们去从事新的满足需要的活动。

4.需要的社会历史制约性

人的各种需要的产生及满足均可受到所处环境条件与社会发展水平的制约。

5.需要的独特性

人与人之间的需要既有相同，也有不同，其需要的独特性是个体的遗传因素、环境因素所决定。在临床工作中，护理人员应细心观察患者需要的独特性，及时给予合理的满足。

（三）需要的分类

常见的分类有两种。

1.按需要的起源分类

需要可分生理性需要与社会化需要。生理性需要如饮食、排泄等；社会性需要如劳动、娱乐、交往等。生理性需要主要作用是维持机体代谢平衡；社会性需要的主要作用是维持个体心理与精神的平衡。

2.按需要的对象分类

需要可分物质需要与精神需要。物质需要如衣、食、住、行等；精神需要如认识的需要、交往的需要等。物质需要既包括生理性需要，也包括社会性需要；精神需要是指个体对精神文化方面的要求。

(四)需要的作用

需要是个体从事活动的基本动力,是个体行为积极性的源泉。根据需要的作用,护理人员在护理患者时,既要满足患者的基本需要,又要激发患者依靠自己的力量恢复健康的需要。

二、需要层次理论

许多哲学家和心理学家试图将人的需要这一概念发展成理论,并用以解释人的行为。心理学家亚伯拉罕·马斯洛于1943年提出了人类基本需要层次论,这一理论已被广泛应用于心理学、社会学和护理学等许多学科领域。

(一)需要层次论的主要内容

马斯洛将人类的基本需要分为5个层次,并按照先后次序,由低向高依次排列,包括生理的需要、安全的需要、爱与归属的需要、尊敬的需要和自我实现的需要。

1.生理的需要

生理的需要是人类最基本的需要,包括食物、空气、水、温度(衣服和住所)、排泄、休息和避免疼痛。

2.安全的需要

人需要一个安全、有秩序、可预知、有组织的世界,以使其感到有所依靠,不被意外的、危险的事情所困扰,即包括安全、保障、受到保护以及没有焦虑和恐惧。

3.爱与归属的需要

人渴望归属于某一群体并参与群体的活动和交往,希望在群体或家庭中有一个适当的位置,并与他人有深厚的情感,即包括爱他人、被爱和有所归属,以免遭受遗弃、拒绝、举目无亲等痛苦。

4.尊敬的需要

尊敬的需要是个体对自己的尊严和价值的追求,包括自尊和被尊两方面。尊敬需要的满足可使人感到自己有价值、有能力、有力量和必不可少,使人产生自信心。

5.自我实现的需要

自我实现的需要是指一个人要充分发挥自己才能与潜力的要求,是力求实现自己可能之事的要求。

马斯洛在晚年时,又把人的需要概括为三大层次:基本需要、心理需要和自我实现需要。

(二)各需要层次之间的关系

马斯洛不仅将人的需要按照不同层次进行了划分,而且十分强调各层次之间的关系。他指出如下几点。

(1)必须首先满足较低层次的需要,然后再考虑满足较高层次的需要。生理需求是最低层次的,也是最重要的,人在最基本的生理需要满足后,才得以维持生命。

(2)通常一个层次的需要被满足后,更高一层的需要才会出现,并逐渐明显和强烈。例如,人的生理需要得到满足后,会争取满足安全的需要;同样,在安全的需要满足之后,才会提出爱和更高层次的需要。但是,有些人在追求满足不同层次的需要时会出现重叠,甚至颠倒。例如,有的科研工作者为探求科学真理(自我实现),不顾试验场所可能存在危害生命的因素(安全的需要);有的运动员为夺冠军,为祖国争光(自我实现),不考虑自己可能会受伤甚至致残(生理和安全的需要),也要勇往直前。

(3)维持生存所必需的低层次需要是要求立即和持续予以满足的，如氧气；越高层次的需要越可被较长久地延后，如性的需要、尊敬的需要等。但是，这些可被暂时延缓或在不同时期有所变化的需要是始终存在的，不可被忽视。

(4)人们满足较低层次需要的活动基本相同，如对氧的需要，都是通过呼吸运动来满足。而越是高层次的需要越为人类所特有，人们采用的满足方式越具有差异性，如满足自我实现需要的需要时，作家从事写作，科学家作研究，运动员参加竞赛等。同时，低层次需要比高层次需要更易确认、更易观测、更有限度，如人只吃有限的食物，而友爱、尊重和自我实现需要的满足则是无限的。

(5)随着需要层次向高层次移动，各种需要满足的意义对每个人来说越具有差异性。这是受个人的愿望、社会文化背景以及身心发展水平所决定的。例如，有的人对有一个稳定的职业、受他人尊敬的职位就很满意了，而有的人还要继续学习，获得更高的学位，不断改革和创新。

(6)各需要层次之间可相互影响。例如，有些较高层次需要并非生存所必需，但它能促进生理机能更旺盛，使人的健康状态更佳、生活质量更高，如果不被满足，会引起焦虑、恐惧、抑郁等情绪，导致疾病发生，甚至危及生命。

(7)人的需要满足程度与健康成正比。当所有的需要被满足后，就可达到最佳的健康状态。反之，基本需要的满足遭受破坏，会导致疾病。人若生活在高层次需要被满足的基础上，就意味着有更好的食欲和睡眠、更少的疾病、更好的心理健康和更长的寿命。

(三)需要层次论对护理的意义

需要层次论为护理学提供了理论框架，它是护理程序的理论基础，可指导护理实践有效进行。

(1)帮助护理人员识别患者未满足的需要的性质，以及对患者所造成的影响。

(2)帮助护理人员根据需要层次和优势需要，确定需要优先解决的健康问题。

(3)帮助护理人员观察、判断患者未感觉到或未意识到的需要，给予满足，以达到预防疾病的目的。

(4)帮助护理人员对患者的需要进行科学指导，合理调整需要间关系，消除焦虑与压力。

三、影响需要满足的因素

当人的需要大部分被满足时，人就能处于一种相对平衡的健康状态。反之，会造成机体环境的失衡，导致疾病的发生。因此，了解可能引起人的需要满足的障碍因素十分必要。

(一)生理的障碍

生理的障碍包括生病、疲劳、疼痛、躯体活动有障碍等，如因腹泻而影响水、电解质的平衡以及食物摄入的需要。

(二)心理的障碍

人处于焦虑、恐惧、愤怒、兴奋或抑郁等状态时会影响基本需要的满足，如引起食欲改变、失眠、精力不集中等。

(三)认知的障碍和知识缺乏

人要满足自身的基本需要是要具备相关知识的，如营养知识、体育锻炼知识和安全知识等。人的认知水平较低时会影响对有关信息的接受、理解和应用。

(四)能力障碍

一个人具备多方面能力,如交往能力、动手能力、创造能力等。当个体某方面能力较差,就会导致相应的需要难以满足。

(五)性格障碍

一个人性格与他的需要产生与满足有密切关系。

(六)环境的障碍

如空气污染、光线不足、通风不良、温度不适宜、噪声等都会影响某些需要的满足。

(七)社会的障碍

缺乏有效的沟通技巧、社交能力差、人际关系紧张、与亲人分离等会导致缺乏归属感和爱,也可影响其他需要的满足。

(八)物质的障碍

需要的满足需要一定的物质条件,当物质条件不具备时,以这些条件为支撑的需要就无法满足。如生理需要的满足需要食物、水;自我实现的需要的满足需要书籍、实验设备等。

(九)文化的障碍

如地域习俗的影响、信仰、观念的不同、教育的差别等,都会影响某些需要的满足。

四、患者的基本需要

一个人在健康状态下能够由自己来满足各类需要,但在患病时,情况就发生了变化,许多需要不能自行满足。这就需要护理人员作为一种外在的支持力量,帮助患者满足需要。

(一)生理的需要

1.氧气

缺氧、呼吸道阻塞、呼吸道感染等。

2.水

脱水、水肿、电解质紊乱、酸碱失衡。

3.营养

肥胖、消瘦、各种营养缺乏、不同疾病(如糖尿病、肾脏疾病)的特殊饮食需要。

4.体温

过高、过低、失调。

5.排泄

便秘、腹泻、大小便失禁等。

6.休息和睡眠

疲劳、各种睡眠形态紊乱。

7.避免疼痛

各种类型的疼痛。

(二)刺激的需要

患者在患病的急性期,对刺激的需要往往不很明显,当处于恢复期时,此需要的满足日趋重要。如长期卧床的患者,如果他心理上刺激的需要、生活上活动的需要不满足,那就意味着其心理上、生理上都在退化。因此,卧床患者需要翻身、肢体活动,以减轻或避免皮肤受损、肌肉萎缩等。

长期单调的生活不但引起体力衰退、情绪低落，智力也会受到影响。故应注意环境的美化，安排适当的社交和娱乐活动。长期住院的患者更应注意满足刺激的需要，如布置优美、具有健康教育性的住院环境，病友之间的交流和娱乐等。

（三）安全的需要

患病时由于环境的变化、舒适感的改变，安全感会明显降低，如担心自己的健康没有保障；寂寞和无助感；怕被人遗忘和得不到良好的治疗和护理；对各种检查和治疗产生恐惧和疑虑；对医护人员的技术不信任；担心经济负担问题等。具体护理内容包括以下两点。

1.避免身体伤害

应注意防止发生意外，如地板过滑、床位过高或没有护栏、病室内噪声、院内交叉感染等均会对患者造成伤害。

2.避免心理威胁

应进行入院介绍和健康教育，增强患者自信心和安全感，使患者对医护人员产生信任感和可信赖感，促进治疗和康复。

（四）爱与归属的需要

患病住院期间，由于与亲人的分离和生活方式的变化，这种需要的满足受到影响，就变得更加强烈，患者常常希望得到亲人、朋友和周围人的亲切关怀、理解和支持。护理人员要通过细微、全面的护理，与患者建立良好的护患关系，允许家属探视，鼓励亲人参与护理患者的活动，帮助患者之间建立友谊。

（五）自尊与被尊敬的需要

在爱和所属的需要被满足后，患者也会感到被尊敬和被重视，因而这两种需要是相关的。患病会影响自尊需要的满足，患者会觉得因生病而失去自身价值或成为他人的负担，护理人员在与患者交往中，始终保持尊重的态度、礼貌的举止。

注意帮助患者感到自己是重要的、是被他人接受的，如礼貌称呼患者的名字，而不是床号；初次与患者见面时，护士应介绍自己的名字；重视、听取患者的意见；让患者做力所能及的事，使患者感到自身的价值。

在进行护理操作时，应注意尊重患者的隐私，减少暴露；为患者保密；理解和尊重患者的个人习惯、价值观、宗教信仰等，不要把护士自己的观念强加给患者，以增加其自尊和被尊感。

（六）自我实现的需要

个体在患病期间最受影响而且最难满足的需要是自我实现的需要。特别是有严重的能力丧失时，如失明、耳聋、失语、瘫痪、截肢等对人的打击更大。但是，疾病也会对某些人的成长起到促进作用，从而对自我实现有所帮助。此需要的满足因人而异，护理的功能是切实保证低层次需要的满足，使患者意识到自己有能力、有潜力，并加强学习，为自我实现创造条件。

五、满足患者需要的方式

护理人员满足患者需要的方式有 3 种。

（一）直接满足患者的需要

对于暂时或永久丧失自我满足某方面需要能力的患者，护理人员应采取有效措施来满足患者的基本需要，以减轻痛苦，维持生存。

(二)协助患者满足需要

对于具有或恢复一定自我满足需要能力的患者,护理人员应有针对性地给予必要的帮助和支持,提高患者自护能力,促进早日康复。

(三)间接满足患者的需要

可通过卫生宣教、健康咨询等多种形式为护理对象提供卫生保健知识,避免健康问题的发生或恶化。

(景　娜)

第三节　自 理 理 论

奥瑞姆(Dorothea.Elizabeth.Orem)是美国著名的护理理论学家之一。她在长期的临床护理、教育和护理管理以及研究中,形成和完善了自理模式。强调护理的最终目标是恢复和增强人的自护能力,对护理实践有着重要的指导作用。

一、自理理论概述

奥瑞姆的自理模式主要包括自理理论、自理缺陷理论和护理系统理论。

(一)自理理论

每个人都有自理需要,而且因不同的健康状况和生长发育的阶段而不同。自理理论包括自我护理、自理能力、自理的主体、治疗性自理需要和自理需要等五个主要概念。

(1)自我护理是个体为维持自身的结构完整和功能正常,维持正常的生长发育过程,所采取的一系列自发的调节行为。人的自我护理活动是连续的、有意义的。完成自我护理活动需要智慧、经验和他人的指导与帮助。正常成人一般可以进行自我护理活动,但是婴幼儿和那些不能完全自我护理的成人则需要不同程度的帮助。

(2)自理能力是指人进行自我护理活动的能力,也就是从事自我照顾的能力。自理能力是人为了维护和促进健康及身心发展进行自理的能力,是一个趋于成熟或已成熟的人的综合能力。人为了维持其整体功能正常,根据生长发育的特点和健康状况,确定并详细叙述自理需要,进行相应的自理行为,满足其特殊需要,比如人有预防疾病和避免损伤的需要,在患病或受损伤后,有减轻疾病或损伤对身心损害的需要。奥瑞姆认为自理能力包括十个主要方面:①重视和警惕危害因素的能力:关注身心健康,有能力对危害健康的因素引起重视,建立自理的生活方式。②控制和利用体能的能力:人往往有足够的能量进行工作和日常生活,但疾病会不同程度地降低此能力,患病时人会感到乏力,无足够的能量进行肢体活动。③控制体位的能力:当感到不适时,有改变体位或减轻不适的能力。④认识疾病和预防复发的能力:患者知道引发疾病的原因、过程、治疗方法以及预后,有能力采取与疾病康复和预防复发相关的自理行为,如改善或调整原有的生活方式,避免诱发因素、遵医嘱服药等。⑤动机:是指对疾病的态度。若积极对待疾病,患者有避免各种危险因素的意向或对恢复工作回归社会有信心等。⑥对健康问题的判断能力:当身体健康出现问题时,能做出决定,及时就医。⑦学习和运用与疾病治疗和康复相关的知识和技能的能力。⑧与医护人员有效沟通,配合各项治疗和护理的能力。⑨安排自我照顾行为的能力,能解释自理活动的内容和益处，并合理安排自理活动。⑩从个人、家庭和社会各方面，寻求支持和帮助的能力。

(3)自理的主体：是指完成自我护理活动的人。在正常情况下，成人的自理主体是本身，但是儿童、患者或残疾人等的自理主体部分是自己、部分为健康服务者或是健康照顾者如护士等。

(4)治疗性自理需要：指在特定时间内，以有效的方式进行一系列相关行为以满足自理需要，包括一般生长发育的和健康不佳时的自理需要。

(5)自理需要：为了满足自理需要而采取的所有活动，包括一般的自理需要，成长发展的自理需要和健康不佳的自理需要。

一般的自理需求：与生命过程和维持人体结构和功能的整体性相关联的需求。①摄取足够的空气、水和食物。②提供与排泄有关的照料。③维持活动与休息的平衡。④维持孤独及社会交往的平衡。⑤避免对生命和健康有害因素。⑥按正常规律发展。

发展的自理需求：与人的成长发展相关的需求；不同的发展时期有不同的需求；有预防和处理在成长过程中遇到不利情况的需求。

健康不佳时的自理需求：个体在身体结构和功能、行为和日常生活习惯发生变化时出现的自理需求。包括：①及时得到治疗。②发现和照顾疾病造成的影响。③有效地执行诊断、治疗和康复方法。④发现和照顾因医护措施引起的不适和不良反应。⑤接受并适应患病的事实。⑥学习新的生活方式。

(6)基本条件因素：反映个体特征及生活状况的一些因素。包括：年龄、健康状况、发展水平、社会文化背景、健康照顾系统、家庭、生活方式、环境和资源等。

(二)自理缺陷理论

自理缺陷是奥瑞姆理论的核心，是指人在满足其自理需要方面，在质或量上出现不足。当自理需要小于或等于自理主体的自理能力时，人就能进行自理活动。当自理主体的自理能力小于自理需要时，就会出现自理缺陷。这种现象可以是现存的，也可以是潜在的。自理缺陷包括两种情况：当自理能力无法全部满足治疗性自理需求时，即出现自理缺陷；另一种是照顾者的自理能力无法满足被照顾者的自理需要。自理缺陷是护理工作的重心，护理人员应与患者及其家属进行有效沟通，保持良好的护患关系，以确定如何帮助患者，与其他医疗保健专业人士和社会教育性服务机构配合，形成一个帮助性整体，为患者及其家属提供直接帮助。

(三)护理系统理论

护理系统是在人出现自理缺陷时护理活动的体现，是依据患者的自理需要和自理主体的自理能力制订的。

护理力量是受过专业教育或培训的护士所具有的护理能力。既了解患者的自理需求及自理力量，并做出行动、帮助患者，通过执行或提高患者的自理力量来满足治疗性自理需求。

护理系统也是护士在护理实践中产生的动态的行为系统，奥瑞姆将其分为三个系统：即全补偿护理系统、部分补偿系统、辅助教育系统。各护理系统的适用范围、护士和患者在各系统中所承担的职责如下所述。

1.全补偿护理系统

患者没有能力进行自理活动；患者神志和体力上均没有能力；神志清楚，知道自己的自理需求，但体力上不能完成；体力上具备，但存在精神障碍无法对自己的自理需求做出判断和决定，对于这些患者需要护理给予全面的帮助。

2.部分补偿护理系统

这是满足治疗性自理需求，既需要护士提供护理照顾，也需要患者采取自理行动。

3.辅助-教育系统

患者能够完成自理活动，同时也要求其完成；需要学习才能完成自理，没有帮助就不能完成。护士通过对患者提供教育、支持、指导，提高患者的自理能力。

这三个系统类似于我国临床护理中一直沿用至今的分级护理制度，即特级和一级护理、二级护理和三级护理。

奥瑞姆理论的特征：其理论结构比较完善而有新意；相对简单而且易于推广；奥瑞姆的理论与其他已被证实的理论、法律和原则也是一致的；奥瑞姆还强调了护理的艺术性以及护士应具有的素质和技术。

二、自理理论在护理实践中的应用

奥瑞姆的自理理论被广泛应用在护理实践中，她将自理理论与护理程序有机地联系在一起，通过设计好的评估方法和工具评估患者的自理能力及自理缺陷，以帮助患者更好地达到自理。她将护理程序分为以下三步。

（一）评估患者的自理能力和自理需要

在这一步中，护士可以通过收集资料来确定病种存在哪些自理缺陷以及引起自理缺陷的原因，评估患者的自理能力与自理需要，从而确定患者是否需要护理帮助。

1.收集资料

护士收集的资料包括患者的健康状况，患者对自身健康的认识，医师对患者健康的意见，患者的自理能力，患者的自理需要等。

2.分析与判断

在收集自理能力资料的基础上，确定以下问题：①患者的治疗性自理需要是什么。②为满足患者的治疗性自理需求，其在自理方面存在的缺陷有哪些。③如果有缺陷，由什么原因引起的。④患者在完成自理活动时具备的能力有哪些。⑤在未来一段时间内，患者参与自理时具备哪些潜在能力，如何制订护理目标。

（二）设计合适的护理系统

根据患者的自理需要和能力，在完全补偿系统、部分补偿系统和支持－教育系统中选择一个合适的护理系统，并依据患者智力性自理需求的内容制订出详细的护理计划，给患者提供生理和心理支持及适合于个人发展的环境，明确护士和患者的角色功能，以达到促进健康、恢复健康、提高自理能力的目的。

（三）实施护理措施

根据护理计划提供适当的护理措施，帮助和协调患者恢复和提高自理能力，满足患者的自理需求。

（韩　翠）

第四节 健康系统理论

贝蒂·纽曼(Betty Neuman)1970年提出了健康系统模式,后经两年的完善于1972年在《护理研究》杂志上发表了"纽曼健康系统模式"一文。经过多次修改,于1988年再版的《纽曼系统模式在护理教育与实践中的应用》完善地阐述了纽曼的护理观点,并被广泛地应用于临床护理及社区护理实践中。

一、健康系统理论概述

纽曼健康系统模式主要以格式塔特心理学为基础,并应用了贝塔朗菲的系统理论,席尔(Selye)压力与适应理论及凯普兰(Caplan)三级预防理论。

主要概念如下。

(一)个体

个体是指个体的人,也可为家庭、群体或社区。它是与环境持续互动的开放系统,称为服务对象系统。

1.正常防御线

正常防御线是指每个个体经过一定时间逐渐形成的对外界反应的正常范围,即通常的健康/稳定状态。是由生理的、心理的、社会文化的、发展的、精神的技能所组成,用来对付应激原的。这条防御线是动态的,与个体随时需要保持稳定有关。一旦压力源入侵正常防线,个体发生压力反应,表现为稳定性减低和产生疾病。

2.抵抗线

抵抗线是防御应激原的一些内部因素,其功能是使个体稳定并恢复到健康状态(正常防御线)。是保护基本结构,并且当环境中的应激原侵入或破坏正常防御线时,抵抗线被激活,例如:免疫机制,如果抵抗线的作用(反应)是有效的,系统可以重建;但如果抵抗线的作用(反应)是无效的,其结果是能量耗尽,系统灭亡。

3.弹性防御线

为外层的虚线,也是动态的,能在短期内迅速发生变化。当环境施加压力时,它是正常防御线的缓冲剂,而当环境给以支持并有助于成长和发展时,它是正常防御线的过滤器。其功能会因一些变化如失眠、营养不良或其他日常生活变化而降低。

当这个防御线的弹性作用不能再保护个体对抗应激原时,应激原就会破坏正常防御线而导致疾病。当弹性防御线与正常防御线之间的距离增加,表明系统保障程度增强。

以上三种防御机制,既有先天赋予的,又有后天习得的,抵抗效能取决于心理、生理、社会文化、生长发育、精神等五个变量的相互作用。三条防御线的相互关系是:弹性防御线保护正常防御线,抵抗线保护基本结构。当个体遇到压力源时,弹性防御线首先激活以防止压力源入侵。若弹性防御线抵抗不消,压力源侵入正常防御线,人体发生反应,出现症状。此时,抵抗线被激活。当抵抗有效,个体又恢复到正常防御线未遭受入侵时的健康状态。

(二)应激原

纽曼将应激原定义为能够产生紧张及潜在地引起系统失衡的刺激。系统需要应对一个或多个刺激。纽曼系统模式中强调的是确定应激原的类型、本质和强度。

1.个体外的

这是发生在个体以外的力量。如失业,是受同事是否接受(社会文化力量)、个人对失业的感受(心理的)以及完成工作的能力(生理的、发展的、心理的)所影响。

2.个体间的

这是发生在一个或多个个体之间的力量。如夫妻关系,常受不同地区和时代(社会文化)、双方的年龄和发展水平(生理和发展的)和对夫妻的角色感觉和期望(心理的)所影响。

3.个体内的

这是发生在个体内部的力量。如生气,是一种个体内部力量,其表达方式是受年龄(发展的)、体力(生理的)、同伴们的接受情况(社会文化的)以及既往应对生气的经历(心理的)所影响。

应激原可以对此个体有害,但对另一个体无害。因而仔细评估应激原的数量、强度、相持时间的长度以及对该系统的意义和既往的应对能力等,对护理干预是非常重要的。

(三)反应

纽曼认为保健人员应根据个体对应激原反应情况进行以下不同的干预。

1.初级预防

初级预防是指在只有怀疑有或已确定有应激原而尚未发生反应的情况下就开始进行的干预。初级预防的目的是预防应激原侵入正常防御线或通过减少与应激原相遇的可能性,和增强防御线来降低反应的程度。如减轻空气污染、预防免疫注射等。

2.二级预防

如果反应已发生,干预就从二级预防开始。主要是早期发现病例、早期治疗症状以增强内部抵抗线来减少反应。如进行各种治疗和护理。

3.三级预防

三级预防是指在上述治疗计划后,已出现重建和相当程度的稳定时进行的干预。其目的是通过增强抵抗线维持其适应性以防止复发。如进行患者教育,提供康复条件等。

二、纽曼系统模式在护理中的应用

纽曼系统模式自正式发表以来得到了护理学术界的一致认同,已被广泛用于护理教育、科研和临床护理实践中。

纽曼系统模式的整体观、三级预防概念以及于个人、家庭、群体、社区护理的广泛适应性,为中专、大专、本科、硕士等不同层次护理专业学生的培养提供了有效的概念框架。除了用于课程设置,此系统模式还可作为理论框架设计护理评估、干预措施和评价工具供学生在临床实习使用,且具有可操作性。

在护理科研方面,纽曼系统模式既已用于指导对相关护理现象的定性研究又已作为对不同服务对象预防性干预效果的定量研究理论框架,而此方面报道最多的是应用纽曼系统模式改善面对特定生理、心理、社会、环境性压力源患者的护理效果研究。

在临床护理实践方面,大量文献报道,纽曼系统模式可用于从新生儿到老年处于不同生长发育阶段人的护理。它不仅在精神科使用,也在内外科、重症监护室、急诊、康复病房、老年护理院等使用。纽曼系统模式已被用于对多种患者的护理，如慢性阻塞性肺病、多发性硬化、高血压、肾脏疾病、癌症、急慢性脊髓损伤、矫形整容手术等患者，甚至也用于对艾滋病和一些病情非常危重复杂的患者，如多器官衰竭、心肌梗死患者的护理。

（张晓晓）

第五节　应激与适应理论

一、应激及其相关内容

（一）应激

应激又称压力或紧张，是指内、外环境中的刺激物作用于个体而使个体产生的一种身心紧张状态。应激可降低个体的抵抗力、判断力和决策力，例如面对突如其来的意外事件或长期处于应激状态，可影响个体的健康甚至致病；但应激也可促使个体积极寻找应对方法、解决问题，如面临高考时紧张复习、护士护理患者时遇到疑难问题设法查阅资料、请教他人等。人在生活中随时会受到各种刺激物的影响，因此应激贯穿于人的一生。

（二）应激原

应激原又称压力原或紧张原，任何对个体内环境的平衡造成威胁的因素都称为应激原。应激原可引起应激反应，但并非所有的应激原对人体均产生同样程度的反应。常见的应激原分为以下 3 类。

1.一般性应激原

(1)生物性：各种细菌、病毒、寄生虫等。

(2)物理性：温度、空气、声、光、电、外力、放射线等。

(3)化学性：酸、碱、化学药品等。

2.生理病理性应激原

(1)正常的生理功能变化：如月经期、妊娠期、更年期，或基本需要没有得到满足，如饮食、性欲、活动等。

(2)病理性变化：各种疾病引起的改变，如缺氧、疼痛、电解质紊乱、乏力等，以及手术、外伤等。

3.心理和社会性应激原

(1)一般性社会因素：如生离死别、搬迁、旅行、人际关系纠葛及角色改变，如结婚、生育、毕业等。

(2)灾难性社会因素：如地震、水灾、战争、社会动荡等。

(3)心理因素：如应付考试、参加竞赛、理想自我与现实自我冲突等。

（三）应激反应

应激反应是对应激原的反应，可分为两大类。

1.生理反应

应激状态下身体主要器官系统产生的反应包括心率加快、血压增高、呼吸深快、恶心、呕吐、腹泻、尿频、血糖增加、伤口愈合延迟等。

2.心理反应

如焦虑，抑郁，使用否认、压抑等心理防卫机制等。

一般来说，生理和心理反应经常是同时出现的，因为身心是持续互相作用的。应激状态下出现的应激反应常具有以下规律：①一个应激原可引起多种应激反应的出现，如当贵重物品被窃后，个体可能出现心悸、头晕，同时感觉愤怒、绝望，此时，头脑混乱无法做出正确决定。②多种应激原可引起同一种应激反应。③对极端的应激原如灾难性事件，大部分人都会以类似的方式反应。

二、有关应激学说

汉斯·塞尔耶是加拿大的生理学家和内分泌学家，也是最早研究应激的学者之一。早在1950年，塞尔耶在《应激》一书中就阐述了他的应激学说。他的一般理论对全世界的应激研究产生了影响。他认为应激是身体对任何需要做出的非特异性反应，例如，不论个人是处于精神紧张、外伤、感染、冷热、X光线侵害等任何情况下，身体都要发生反应，而这些反应是非特异性的。

塞尔耶还认为，当个体面对威胁时，无论是什么性质的威胁，体内都会产生相同的反应群，他称之为全身适应综合征（GAS），并提出这些症状都是通过神经内分泌途径产生的（图1-1）。

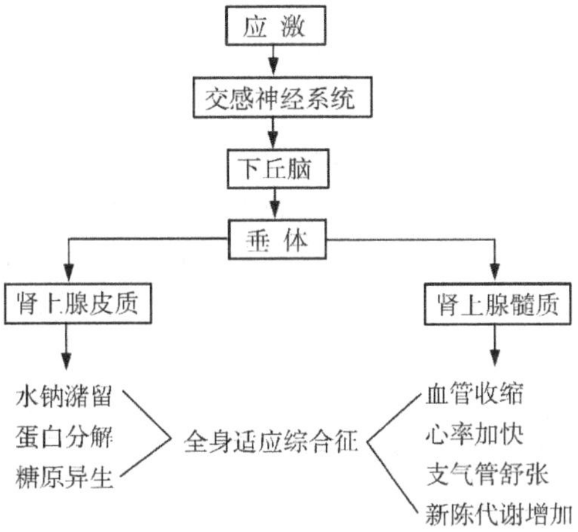

图1-1 应激反应的神经内分泌途径

全身适应综合征解释了为什么不同的应激原可以产生相同的应激反应，尤其是生理应激的反应。此外，塞尔耶还提出了局部适应综合征（LAS）的概念，即机体对应激原产生的局部反应，这些反应常发生在某一器官或区域，如局部的炎症、血小板聚集、组织修复等。

无论GAS还是LAS，塞尔耶认为都可以分为3个独立的阶段（图1-2）。

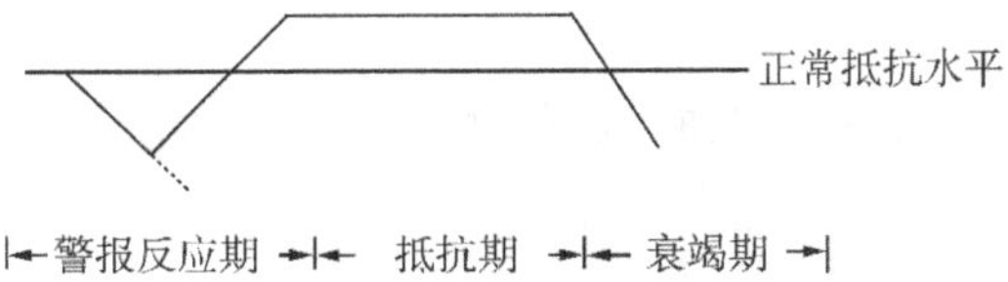

图1-2 应激反应分期

(一)警报反应期

这是应激原作用于身体的直接反应。应激原作用于人体，开始抵抗力下降，如果应激原过强，可致抵抗力进一步下降而引起死亡。但绝大多数情况下，机体开始防御，如激活体内复杂的神经内分泌系统功能，使抵抗水平上升，并常常高于机体正常抵抗水平。

(二)抵抗期

若应激原仍然存在，机体将保持高于正常的抵抗水平与应激原抗衡。此时机体也处于对应激适应的阶段。当机体成功地适应了应激之后，GAS将在此期结束，机体的抵抗力也将由原有的水平有所提高。相反则由此期进入衰竭期。

(三)衰竭期

发生在应激原强烈或长期存在时，机体所有的适应性资源和能力被耗失殆尽，抵抗水平下降。表现为体重减轻，肾上腺增大，随后衰竭，淋巴结增大，淋巴系统功能紊乱，激素分泌先增加后衰竭。这时若没有外部力量如治疗、护理的帮助，机体将产生疾病甚至死亡。

由此可见，为防止应激原作用于机体产生衰竭期的后果，运用内部或外部力量及时去除应激原、调整应激原的作用强度，保护和提高机体的抵抗水平是非常重要的。

塞尔耶认为，不仅GAS分为以上三期，MS也具有这样三期的特点，只是当LAS的衰竭期发生时，全身适应综合征的反应将开始被激活和唤起。

三、适应与应对

(一)适应

适应是指应激原作用于机体后，机体为保持内环境的平衡而做出改变的过程。适应是生物体区别于非生物体的特征之一，而人类的适应又比其他生物更为复杂。适应是生物体调整自己以适应环境的能力，或促使生物体更能适于生存的一个过程。适应性是生命的最卓越特性，是内环境平衡和对抗应激的基础。

(二)应对

应对即个体对抗应激原的手段。它具有两方面的功能：一个是改变个体行为或环境条件来对抗应激原，另一个是通过应对调节自身的情绪情感并维持内环境的稳定。

(三)适应的层次

人的适应层次不同于其他生物体，除生理层次的适应外，还有心理、社会文化、知识技术层次的适应。

1.生理层次

生理适应是指发生在体内的代偿性变化。如一个从事脑力劳动的人进行跑步锻炼，开始会感到肌肉酸痛、心跳加快，但坚持一段时间后，这些感觉就会逐渐消失，这是由于体内的器官慢慢地增加了强度和功效，适应了跑步对身体所增加的需求。

2.心理层次

心理适应是指当人们经受心理应激时，如何调整自己的态度去认识情况和处理情况。如癌症患者平静接受自己的病情，并积极配合治疗。

3.社会文化层次

社会适应是调整个人的行为，使之与各种不同群体，如家庭、专业集体、社会集团等信念、习俗及规范相协调。如遵守家规、校规、院规。

4.知识技术层次

知识技术层次是指对日常生活或工作中涉及的知识及使用的设备、技术的适应。例如电脑时代年轻人应学会使用电脑，护士能够掌握使用先进监护设备、护理技术的方法等。

(四)适应的特性

所有的适应机制，无论是生理的、心理的、文化的或技术的，都有共同特性。

(1)所有的适应机制都是为了维持最佳的身心状态，即内环境的平衡和稳定。

(2)适应是一种全身性的反应过程，可同时包括生理、心理、社会文化甚至技术各个层次。如护士学生在病房实习时，不仅要有充足的体力和心理上的准备，还应掌握足够的专业知识和操作技能，遵守医院、病房的规章制度，并与医师、护士、患者和其他同学做好沟通工作。

(3)适应是有一定限度的，这个限度是由个体的遗传因素如身体条件、才智及情绪的稳定性决定的。如人对冷热不可能无限制地耐受。

(4)适应与时间有关，应激原来得越突然，个体越难以适应；相反，时间越充分，个体越有可能调动更多的应对资源抵抗应激原，适应得就越好，如急性失血时，易发生休克，而慢性失血则可以适应，一般不发生休克。

(5)适应能力有个体差异，这与个人的性格、素质、经历、防卫机能的使用有关。比较灵活和有经验的人，能及时对应激原做出反应，也会应用多种防卫机制，因而比较容易适应环境而生存。

(6)适应机能本身也具有应激性。如许多药物在帮助个体对付原有疾病时，药物产生的不良反应又成为新的应激原给个体带来危害。

(五)应对方式

面对应激原个体所使用的应对方式、策略或技巧是多种多样的。常用的应对方式如下。

1.去除应激原

避免机体与应激原的接触，如避免食用引起变态反应的食物，远离过热、过吵及不良气味的地方等。

2.增加对应激的抵抗力

适当的营养、运动、休息、睡眠，戒烟、酒，接受免疫接种，定期做疾病筛查等，以便更有效地抵抗应激原。

3.运用心理防卫机能

心理上的防卫能力决定于过去的经验、所受的教育、社会支持系统、智力水平、生活方式、经济状况以及出现焦虑的倾向等。此外，坚强度也应作为对抗应激原的一种人格特征。因为一个坚强而刻苦耐劳的人相信：人生是有意义的；人可以影响环境；变化是一种挑战。这种人在任何困境下都能知难而进，尽快适应。人的一生都在学习新的应对方法，以对抗和征服应激原。

4.采用缓解紧张的方法

缓解紧张的方法包括：①身体运动，可使注意力从担心的事情上分散开来而减轻焦虑。②按摩。③松弛术。④幽默等。

5.寻求支持系统的帮助

一个人的支持系统是由那些能给予他物质上或精神上帮助的人组成的，常包括其家人、朋友、同事、邻居等，此外，曾有过与其相似经历并很好应对过的人，也是支持系统中的重要成员。当个体处于应激状态时，非常需要有人与他一起分担困难和忧愁，共同讨论解决问题的良策，支持系统在对应激的抵抗中起到了强有力的缓冲剂的作用。

6.寻求专业性帮助

专业性帮助包括医师、护士、理疗师、心理医师等专业人员的帮助。人一旦患有身心疾病，就必须及时寻找医护人员的帮助。由医护人员提供针对性的治疗和护理，如药物治疗、心理治疗、物理疗法等，并给予必要的健康咨询和教育来提高患者的应对能力，以利于疾病的痊愈。

四、应激与适应在护理中的应用

应激原作用于个体，使其处于应激状态时，个体会选择和采取一系列的应对方法对应激进行适应。若适应成功则机体达到内环境的平衡；适应失败，会导致机体产生疾病。为帮助患者提高应对能力，维持身心平衡，护理人员应协助住院患者减轻应激反应，措施如下。

(1)评估患者所受应激的程度、持续时间、过去个体应激的经验等。

(2)分析患者的具体情况，协助患者找出应激原。

(3)安排适宜的住院环境。减少不良环境因素对患者的影响。

(4)协助患者适应实际的健康状况，应对可能出现的心理问题。

(5)协助患者建立良好的人际关系，并与家属合作减轻患者的陌生、孤独感。

(扶小玲)

第二章　护理技术

第一节　心电监护

心电监护是通过显示屏连续动态观察心电图、血压、血氧饱和度的一种无创监测方法。

一、目的

(1)持续心率、血压、血氧饱和度动态监测，及时发现病情变化，指导临床治疗、护理及抢救工作。

(2)正确及时识别心律失常。

(3)观察心脏起搏器功能。

二、准备

(一)操作者准备

穿戴整齐，洗手。

(二)用物准备

心电监护仪、电极片、75%乙醇、棉签、医嘱本、笔、纸、垃圾桶。

(三)患者准备

采取舒适的体位，皮肤清洁，必要时剃去局部的毛发。

(四)环境准备

清洁、安静、光线适宜。

三、操作程序

(1)备齐用物，携至患者床旁，仔细查对患者的姓名、住院号，解释安置心电监护的目的，消除患者顾虑，取得合作。

(2)协助患者取舒适的体位，以平卧位或半卧位为宜。

(3)将监护仪放置床旁连接电源，打开电源开关检查备用。

(4)暴露患者胸部，正确定位。右上(RA)：胸骨右缘锁骨中线第一肋间；左上(LA)：胸骨左缘锁骨中线第一肋间；右下(RL)：右锁骨中线剑突水平处；左下(LL)：左锁骨中线剑突水平处；胸导(V)：胸骨左缘第四肋间。放置电极片处皮肤用75%乙醇涂擦，保证电极片与皮肤接触良好。

(5)二次查对，将电极片连接至监护仪导联线上，按照监护仪标识贴于患者胸部正确位置。

(6)正确安置血压袖带。

(7)正确安置血氧饱和度指套(避免与血压袖带同一肢体)。

(8)选择波形显示较清晰的导联，根据患者病情，设定各项参数报警界限，打开报警系统。

(9)帮助患者取舒适体位，整理床单位，冬天注意保暖。

(10)解释注意事项，处理用物。

(11)洗手，再次查对后签字，并记录心电监护的各项数据。

四、注意事项

(1)严格执行查对制度，做好解释工作，消除患者紧张、恐惧的心理。

(2)嘱患者卧床休息，不要下床活动，更换体位时，妥善保护各连接导线。

(3)放置电极片时，应避开伤口、瘢痕、中心静脉导管、起搏器及电除颤时电极板的放置部位。告知患者不能自行移动或取下电极片，若电极片周围皮肤有瘙痒不适，应及时告知护士；注意定期更换电极片的粘贴位置。

(4)密切观察心电图波形，及时处理干扰和电极片脱落；观察心率、心律变化，如需详细了解心电图变化，需做常规导联心电图。

(5)成人、儿童、新生儿的血压袖带是有差异的，应给患者使用尺寸适当的袖带，袖带宽度为成人上臂周长的40%，婴儿的50%；袖带长度要保证充气部分绕肢体50%～80%，一般长度为宽度的2倍。

(6)血压袖带不宜安置在静脉输液或留置导管的肢体。袖带应安置在患者肘关节上1～2 cm处，松紧程度应以能够插入1指为宜，保证记号Φ正好位于肱动脉搏动之上；测量肢体的肱动脉应与心脏(右心房)保持水平并外展45°。

(7)血压测量时患者应避免移动，偏瘫患者应选择健侧上臂测量。

(8)注意更换血氧饱和度传感器的位置，以避免皮肤受损或血液循环受影响。休克、体温过低、低血压或使用血管收缩药物、贫血、偏瘫、指甲过长、周围环境光照太强、电磁干扰及涂抹指甲油等对血氧饱和度监测有影响。

(9)停止心电监护时，先关机，断开电源，再撤除导联线及电极片、血压袖带、氧饱和度指套等；观察贴电极片处皮肤有无皮疹、水疱等现象。

(时太丽)

第二节　非同步电除颤

非同步电除颤是利用一定量的电流经胸壁直接通过心脏，使心肌纤维瞬间同时除极，从而消除异位性快速心律失常的方法。

一、目的

使心室颤动(简称室颤)、心室扑动(简称室扑)转为窦性心律。

二、准备

(一)操作者准备

着装整齐。

(二)用物准备

除颤器、医用耦合剂、纱布、弯盘。

(三)患者准备

仰卧于硬板床上,充分暴露前胸。

(四)环境准备

请家属离开,关门。

三、操作程序

(1)准确判断病情。

(2)迅速备齐用物至患者床旁,患者取仰卧位。

(3)开启除颤仪电源开关。

(4)选择非同步模式(开启电源即为非同步模式),调节除颤能量,一般成人单相波除颤用200～360 J,双相波除颤用100～200 J;儿童除颤初始2～3 J/kg,最大不超过5 J/kg。

(5)电极板上均匀涂耦合剂。

(6)正确放置电极板,负极放在右锁骨中线第二肋间,正极放于左腋前线内侧平第五肋间,两电极板贴紧皮肤。

(7)按下充电按钮充电。

(8)再次观察心电示波为室颤、室扑,确认周围人员无直接或间接与患者接触。

(9)双手同时按下放电按钮放电。

(10)观察除颤效果。

(11)移开电极板,检查胸部皮肤情况,清洁皮肤,整理床单位。

(12)整理用物,核查患者姓名、床号。

(13)洗手,记录。

四、注意事项

(1)除颤前移去患者身上的金属物,确定除颤部位无水及导电材料,清洁并擦干皮肤,禁止使用乙醇、含有苯基的酊剂或止汗剂。

(2)电极板放置的位置要准确,与患者皮肤密切接触,耦合剂涂抹要均匀,防止皮肤灼伤。婴幼儿应使用儿童专用电极板。

(3)电极板放置部位应避开瘢痕、伤口处,如患者带有植入性起搏器,电极板距起搏器部位至少10 cm。

(4)除颤前确定周围人员无直接或间接与患者接触,操作者身体不能与患者接触。

(5)除颤放电后电极板应放在患者身上不动,观察除颤效果,如仍为室颤或室扑,可再次除颤;如出现心室停搏,应立即进行胸外心脏按压。对于细颤型室颤患者应先进行心脏按压、氧疗及药物先处理,使之变为粗颤后,再进行电除颤,以提高除颤成功率。

(6)动作迅速、准确。

(7)使用后将电极板充分清洁,及时充电备用。

(时太丽)

第三节 口服给药

口服是一种最常用的给药方法。它既方便又经济且较安全,药物经口服后,通过胃肠黏膜吸收进入血液循环,起到局部或全身的治疗作用。口服法的缺点:吸收慢而不规则;有些药物到达全身循环前要经过肝脏,使药效受到破坏;有的药物在肠内不吸收或具有刺激性而不能口服。病危、昏迷或呕吐不止的患者不宜应用口服法。因此,护士应根据病情、用药目的及药物吸收的快慢,掌握用药的时间。

一、摆药

(一)病区摆药

1.用物

药柜(内有各种药物、量杯、滴管、乳体、药匙、纱布或小毛巾),发药盘或发药车,药杯,小药牌,服药单(本),小水壶内备温开水。

2.操作方法

(1)操作前应洗手、戴口罩,打开药柜将用物备齐。

(2)按服药时间挑选小药牌,核对小药牌及服药单,无误后依床号顺序将小药牌插入发药盘内配药,注意用药的起止时间,先配固体药,后配水剂及油剂。

(3)摆固体药片、药粉、胶囊时应用药匙分发,同一患者的数种药片可放入同一个杯内,药粉或含化药须用纸包。

(4)摆水剂用量杯计量,左手持量杯,拇指置于所需刻度,右手持药瓶先将药液摇匀,标签朝上,举量杯使所需刻度与视线平行,缓缓倒入所需药量(图 2-1),倒毕,以湿纱布擦净瓶口放回原处。同时服用几种水剂时,须分别倒入几个杯内。更换药液品种应洗净量杯。

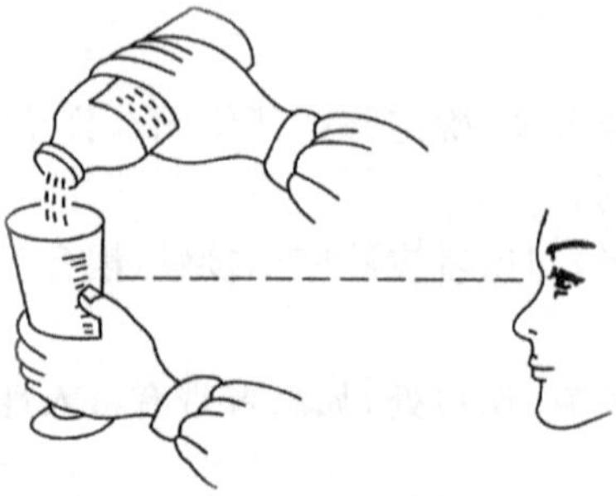

图 2-1 倒药液法

(5)药液不足 1 mL,须用滴管测量,1 mL=15 滴,滴时须稍倾斜。为使患者得到准确的药量,避免药液蘸在杯内,应滴入已盛好冷开水的药杯。

(6)药摆毕,应将药物、小药牌与服药单全部核对一遍;发药前由别人再查对一次,无误后方可发药。

(二)中心药站

有的医院设有中心药站,为住院患者集中摆药。中心药站具有全院宏观调控药品的作用,避免积压浪费,减少病区摆药、取药、退药、保管等烦琐工作。

病区护士每天查房后,将药盘及小药牌一起送到中心药站,由药站专人负责摆药、核对。摆药一次备一天的量(三次用量),之后由病区护士核对取回,按时发给患者。

各病区可另设一小药柜,存放少量的常用药、抢救药、针剂和极少量毒、麻、限制药品等,以备夜间及临时急用。

二、发药

(1)备好温开水,携带发药车或发药盘,服药单进病室。

(2)按规定时间送药至床前,核对床号、姓名,并呼唤患者无误后再发药物,待患者服下后方可离开。

(3)对危重患者护士应予喂服,鼻饲患者应由胃管注入。若患者不在或因故不能当时服药者,将药品带回保管。换药或停药应及时告诉患者,如患者提出疑问,应耐心解释。

(4)抗生素及磺胺类药物需在血液内保持有效浓度,必须准时给药。

三、注意事项

(1)某些刺激食欲的健胃药宜在饭前服,因为刺激舌的味觉感受器,使胃液大量分泌。

(2)某些磺胺类药物经肾脏排出,尿少时即析出结晶引起肾小管堵塞,服药后指导患者多饮水,而对呼吸道黏膜起保护性作用的止咳合剂,服后则不宜立即饮水,以免冲淡药物降低药效。

(3)服用强心苷类药物如洋地黄、地高辛等,应先测脉率、心率,并注意其节律变化,脉率低于60 次/分或节律不齐时则不可继续服用。

(4)某些药物对牙齿有腐蚀作用或使牙齿染色的药物如酸类或铁剂,服用时避免与牙齿接触,可将药液由饮水管吸入,服后再漱口。

四、发药后处理

药杯用肥皂水和清水洗净,消毒擦干后,放回原处备用。油剂药杯应先用纸擦净后清洗再消毒,同时清洁药盘或发药车。

(荆　会)

第四节 皮内注射

一、目的

(1)进行药物过敏试验,以观察有无变态反应。
(2)预防接种。
(3)局部麻醉的起始步骤。

二、评估

(一)评估患者

(1)双人核对医嘱。
(2)核对患者床号、姓名、住院号和腕带(请患者自己说出床号和姓名)。
(3)评估患者病情、意识状态、配合能力、用药史、药物过敏史、不良反应史。
(4)向患者解释操作目的和过程,取得患者配合。
(5)查看注射部位皮肤情况(皮肤颜色,有无皮疹、感染和皮肤划痕阳性)。
(6)协助患者取舒适坐位或卧位。

(二)评估环境

安静整洁,宽敞明亮,必要时遮挡。

三、操作前准备

(一)人员准备

仪表整洁,符合要求。洗手,戴口罩。

(二)按医嘱配制药液

(1)操作台(治疗室):注射盘、无菌治疗巾、无菌镊子、1 mL 注射器、药液、安尔碘、75%乙醇、无菌棉签等。
(2)双人核对药液标签,药名、浓度、剂量、有效期、给药途径。
(3)检查瓶口有无松动、瓶身有无破裂、药液有无浑浊、沉淀、絮状物和变质。
(4)检查注射器、安尔碘、75%乙醇、无菌棉签、包装无破裂、是否在有效期内。
(5)按正规操作抽吸药液,并贴好标识,置于无菌盘内。
(6)再次核对皮试液,并签名。

(三)物品准备

治疗车上层放置无菌盘(内置已抽吸好的药液)、治疗盘(75%乙醇、无菌棉签)、备用(1 mL 注射器 1 支、0.1%盐酸肾上腺素 1 支,变态反应时用)、快速手消毒剂、注射单,以上物品符合要求,均在有效期内。治疗车下层放置生活垃圾桶、医疗废物桶、锐器盒。

四、操作程序

(1)携用物推车至患者床旁,核对床号、姓名、住院号、腕带和药物过敏史(请患者自己说出床号和姓名)。

(2)选择注射部位(过敏试验选择前臂掌侧下1/3;预防接种选择上臂三角肌下缘;局部麻醉则选择麻醉处)。

(3)75%乙醇常规消毒皮肤。

(4)二次核对患者床号、姓名和药名。

(5)排尽空气,药液至所需刻度,且药液不能外溢。

(6)一手绷紧局部皮肤,一手持注射器,针头斜面向上,与皮肤呈5°刺入皮内。

(7)待针头斜面完全进入皮内后,放平注射器,固定针栓并注入0.1 mL药液,使局部形成一个圆形隆起的皮丘(皮丘直径5 mm,皮肤变白,毛孔变大)。

(8)迅速拔出针头,勿按揉和压迫注射部位。

(9)20分钟后观察患者局部反应,做出判断。

(10)协助患者取舒适体位,整理床单位。

(11)快速手消毒剂消毒双手,签名。

(12)推车回治疗室,按医疗废物处理原则处理用物。

五、20分钟后判断结果

(1)核对患者床号、姓名、住院号和腕带(请患者自己说出床号和姓名)。

(2)须经两人判断皮试结果,并将结果告知患者和家属。

(3)洗手,皮试结果记录在病历、护理记录单和病员一览表等处。阳性用红笔标记"+",阴性用蓝色或黑笔标记"-"。

(4)如对结果有怀疑,应在另一侧前臂皮内注入0.1 mL生理盐水进行对照试验。

六、皮内试验结果判断

(一)阴性

皮丘无改变,周围无红肿,并无自觉症状。

(二)阳性

局部皮丘隆起,局部出现红晕、硬块,直径>1 cm或周围有伪足;或局部出现红晕,伴有小水疱者;或局部发痒者为阳性。严重时可出现过敏性休克。观察反应的同时,应询问有无头晕、心慌、恶心、胸闷、气短、发麻等不适症状,如出现上述症状时不可使用青霉素。

七、注意事项

(1)皮试药液要现用现配,剂量准确。

(2)备好相应抢救设备与药物,及时处理变态反应。

(3)行皮试前,尤其行青霉素过敏试验前必须询问患者家族史、用药史和药物过敏史,如有药物过敏史者不可进行试验。

(4)药物过敏试验时,患者体位要舒适,不可采取直立位。

(5)选择注射部位时应注意避开瘢痕和皮肤红晕处。

(6)皮肤试验时禁用碘剂消毒,对乙醇过敏者可用生理盐水消毒,避免反复用力涂擦局部皮肤。

(7)拔出针头后,注射部位不可用棉球按压揉擦,以免影响结果观察。

(8)进针角度以针尖斜面全部刺入皮内为宜,进针角度过大易将药液注入皮下,影响结果的观察和判断。

(9)如需进行对照试验,应用另一注射器和针头,抽吸无菌生理盐水,在另一前臂相同部位皮内注射0.1 mL,观察 20 分钟进行对照。告知患者皮试后 20 分钟内不要离开病房。

(10)正确判断试验结果,对皮试结果阳性者,应在病历、床头或腕带、门诊病历和患者一览表上醒目标记,并将结果告知医师、患者和家属。

(11)特殊药物皮试,按要求观察结果。

(荆 会)

第五节 皮下注射

一、目的

(1)注入小剂量药物,用于不宜口服给药而需在一定时间内发生药效时。
(2)预防接种。
(3)局部供药,如局部麻醉用药。

二、评估

(一)评估患者

(1)双人核对医嘱。
(2)核对患者床号、姓名、住院号和腕带(请患者自己说出床号和姓名)。
(3)评估患者病情、意识状态、配合能力、用药史、药物过敏史、不良反应史等。
(4)向患者解释操作目的和过程,取得患者配合。
(5)查看注射部位皮肤情况(皮肤颜色,有无皮疹、感染)。
(6)协助患者取舒适坐位或卧位。

(二)评估环境

安静整洁,宽敞明亮,必要时遮挡。

三、操作前准备

(一)人员准备

仪表整洁,符合要求。洗手,戴口罩。

(二)按医嘱配制药液

(1)操作台上放置注射盘、纸巾、无菌治疗巾、无菌镊子、2 mL 注射器、医嘱用药液、安尔碘、75%乙醇、无菌棉签。

(2)双人核对药液标签、药名、浓度、剂量、有效期、给药途径。

(3)检查瓶口有无松动、瓶身有无破裂、药液有无浑浊、沉淀、絮状物和变质。

(4)检查注射器、安尔碘、75%乙醇、无菌棉签等,包装无破裂,在有效期内。

(5)按正规操作抽吸药液,并贴好标识,置于无菌盘内。

(6)再次核对药液,记录时间并签名。

(三)物品准备

治疗车上层放置无菌盘(内置抽吸好的药液)、治疗盘(安尔碘、75%乙醇)、注射单、快速手消毒剂,以上物品符合要求,均在有效期内。治疗车下层放置生活垃圾桶、医疗废物桶、锐器盒。

四、操作程序

(1)携用物推车至患者床旁,核对床号、姓名、住院号和腕带(请患者自己说出床号和姓名)。

(2)根据注射目的选择注射部位(上臂三角肌下缘、两侧腹壁、后背、股前侧和外侧等)。

(3)常规消毒皮肤,待干。

(4)二次核对患者床号、姓名和药名。

(5)排尽空气,取干棉签夹于左手示指与中指之间。

(6)一手绷紧皮肤,另一手持注射器,示指固定针栓,针头斜面向上,与皮肤呈30°~40°(过瘦患者可捏起注射部位皮肤,并减少穿刺角度)快速刺入皮下,深度为针梗的1/2~2/3;松开紧绷皮肤的手,抽动活塞,如无回血,缓慢推注药液。

(7)注射毕用无菌干棉签轻压针刺处,快速拔针后按压片刻。

(8)再次核对患者床号、姓名和药名,注射器按要求放置。

(9)协助患者取舒适体位,整理床单位,并告知患者注意事项。

(10)快速手消毒剂消毒双手,记录时间并签名。

(11)推车回治疗室,按医疗废物处理原则处理用物。

(12)洗手,根据病情书写护理记录单。

五、注意事项

(1)遵医嘱和药品说明书使用药品。

(2)长期注射者应注意更换注射部位。

(3)注射中、注射后观察患者不良反应和用药效果。

(4)注射<1 mL药液时须使用1 mL注射器,以保证注入药液剂量准确无误。

(5)持针时,右手示指固定针栓,但不可接触针梗,以免污染。

(6)针头刺入角度不宜超过45°,以免刺入肌层。

(7)尽量避免应用对皮肤有刺激作用的药物作皮下注射。

(8)若注射胰岛素时,需告知患者进食时间。

(荆 会)

第六节 肌内注射

一、目的

注入药物，用于不宜或不能口服或静脉注射，且要求比皮下注射更快发生疗效时。

二、评估

(一)评估患者

(1)双人核对医嘱。

(2)核对患者床号、姓名、住院号和腕带(请患者自己说出床号和姓名)。

(3)评估患者病情、治疗情况、意识状态、用药史、药物过敏史、不良反应史、肢体活动能力和合作程度。

(4)向患者解释操作目的和过程，取得患者配合。

(5)查看注射部位皮肤情况(皮肤颜色，有无皮疹、感染和皮肤划痕阳性)。

(6)协助患者取舒适坐位或卧位。

(二)评估环境

安静整洁，宽敞明亮，必要时遮挡。

三、操作前准备

(一)人员准备

仪表整洁，符合要求。洗手，戴口罩。

(二)按医嘱配制药液

(1)操作台：注射盘、无菌盘、2 mL 注射器、5 mL 注射器、医嘱所用药液、安尔碘、无菌棉签。如注射用药为油剂或混悬液，需备较粗针头。

(2)双人核对药物标签、药名、浓度、剂量、有效期、给药途径。

(3)检查瓶口有无松动、瓶身有无破裂、药液有无浑浊、变质。

(4)检查无菌注射器、安尔碘、无菌棉签等，包装无破裂，在有效期内。

(5)按正规操作抽吸药液，并贴好标识，置于无菌盘内。

(6)再次核对药液，记录时间并签名。

(三)物品准备

治疗车上层放置无菌盘(内置抽吸好药液)、安尔碘、注射单、无菌棉签、快速手消毒剂，以上物品符合要求，均在有效期内。治疗车下层放置生活垃圾桶、医疗废物桶、锐器盒。

四、操作程序

(1)携用物推车至患者床旁，核对床号、姓名、住院号和腕带(请患者自己说出床号和姓名)。

(2)协助患者取舒适体位，暴露注射部位，注意保暖，保护患者隐私，必要时可遮挡。

(3)选择注射部位(臀大肌、臀中肌、臀小肌、股外侧和上臂三角肌)。

(4)常规消毒皮肤,待干。

(5)再次核对患者床号、姓名和药名。

(6)拿取药液并排尽空气,取干棉签,夹于左手示指与中指之间,以一手拇指和示指绷紧局部皮肤,另一手持注射器,中指固定针栓,将针头迅速垂直刺入,深度约为针梗的 2/3。

(7)松开紧绷皮肤的手,抽动活塞。如无回血,缓慢注入药液,同时观察反应。

(8)注射毕,用无菌干棉签轻按进针处,快速拔针,按压片刻。

(9)再次核对患者床号、姓名和药名。

(10)协助患者取舒适体位,整理床单位,注射后观察用药反应。

(11)快速手消毒剂消毒双手,记录时间并签名。

(12)推车回治疗室,按医疗废物处理原则处理用物。

(13)洗手,根据病情书写护理记录单。

五、常用肌内注射定位方法

(一)臀大肌肌内注射定位法

注射时应避免损伤坐骨神经。

1.十字法

从臀裂顶点向左或右侧画一水平线,然后从髂嵴最高点作一垂线,将一侧臀部被划分为 4 个象限,其外上象限并避开内角为注射区。

2.连线法

从髂前上棘至尾骨作一连线,其外 1/3 处为注射部位。

(二)臀中肌、臀小肌肌内注射定位法

(1)以示指尖和中指尖分别置于髂前上棘和髂嵴下缘处,在髂嵴、示指、中指之间构成一个三角形区域,示指与中指构成的内角为注射部位。

(2)髂前上棘外侧三横指处(以患者手指的宽度为标准)。

(三)股外侧肌肌内注射定位法

在股中段外侧,一般成人可取髋关节下 10 cm 至膝关节的范围。此处大血管、神经干很少通过,且注射范围广,可供多次注射,尤适用于 2 岁以下的幼儿。

(四)上臂三角肌肌内注射定位法

取上臂外侧,肩峰下 2～3 横指处。此处肌肉较薄,只可作小剂量注射。

(五)体位准备

1.卧位

臀部肌肉肌内注射时,为使局部肌肉放松,减轻疼痛与不适,可采用以下姿势。

(1)侧卧位:上腿伸直,放松,下腿稍弯曲。

(2)俯卧位:足尖相对,足跟分开,头偏向一侧。

(3)仰卧位:常用于危重和不能翻身的患者,采用臀中肌、臀小肌肌内注射法较为方便。

2.坐位

为门诊患者接受注射时常用体位。可供上臂三角肌或臀部肌肉肌内注射时采用。

六、注意事项

(1)遵医嘱和药品说明书使用药品。

(2)药液要现用现配,在有效期内,剂量要准确。选择两种药物同时注射时,应注意配伍禁忌。

(3)注射时应做到"两快一慢"(进针、拔针快,推注药液慢)。

(4)选择合适的注射部位,避免刺伤神经和血管,无回血时方可注射。

(5)注射时切勿将针梗全部刺入,以防针梗从根部衔接处折断。若针头折断,应先稳定患者情绪,并嘱患者保持原位不动,固定局部组织,以防断针移位,同时尽快用无菌血管钳夹住断端取出;如断端全部埋入肌肉,应速请外科医师处理。

(6)对需长期注射者,应交替更换注射部位,并选择细长针头,以避免减少硬结的发生。如因长期多次注射出现局部硬结时,可采用热敷、理疗等方法予以处理。

(7)2 岁以下婴幼儿不宜选用臀大肌注射,因其臀大肌尚未发育好,注射时有损伤坐骨神经的危险,最好选择臀中肌和臀小肌注射。

(荆　会)

第七节　静脉注射

一、目的

(1)所选用药物不宜口服、皮下注射、肌内注射,又需迅速发挥药效时。

(2)注入药物进行某些诊断性检查,如对肝、肾、胆囊等造影时需静脉注入造影剂。

二、评估

(一)评估患者

(1)双人核对医嘱。

(2)核对患者床号、姓名、住院号和腕带(请患者自己说出床号和姓名)。

(3)了解患者病情、意识状态、配合能力、药物过敏史、用药史。

(4)评估患者穿刺部位的皮肤状况、肢体活动能力、静脉充盈度和管壁弹性。选择合适静脉注射的部位,评估药物对血管的影响程度。

(5)向患者解释静脉注射的目的和方法,告知所注射药物的名称,取得患者配合。

(二)评估环境

安静整洁,宽敞明亮。

三、操作前准备

(一)人员准备

仪表整洁,符合要求。洗手,戴口罩。

(二)物品准备

1.操作台

治疗单、静脉注射所用药物、注射器。

2.按要求检查所需用物,符合要求方可使用

(1)双人核对药物名称、浓度、剂量、有效期、给药途径。

(2)检查药物的质量、标签,液体有无沉淀和变色,有无渗漏、浑浊和破损。

(3)检查注射器和无菌棉签的有效期、包装是否紧密无漏气,安尔碘的使用日期是否在有效期内。

3.配制药液

(1)安尔碘棉签消毒药物瓶口,掰开安瓿,瓿帽弃于锐器盒内。

(2)打开注射器,将外包装袋置于生活垃圾桶内,固定针头,回抽针栓,检查注射器,取下针帽置于生活垃圾桶内,抽取安瓿内药液,排气,置于无菌盘内。在注射器上贴上患者床号、姓名、药物名称、用药方法的标签。

(3)再次核对空安瓿和药物的名称、浓度、剂量、用药方法和时间。

4.备用物品

治疗车上层治疗盘内放置备用注射器一支、安尔碘、无菌棉签,无菌盘内放置配好的药液、垫巾。以上物品符合要求,均在有效期内。治疗车下层放置生活垃圾桶、医疗废物桶、锐器盒,含有效氯 250 mg/L 消毒液桶。

四、操作程序

(1)携用物推车至患者床旁,核对床号、姓名、住院号和腕带(请患者自己说出床号和姓名)。

(2)向患者说明静脉注射的方法、配合要点、注射药物的作用和不良反应。

(3)协助患者取舒适体位,充分暴露穿刺部位,放垫巾于穿刺部位下方。

(4)在穿刺部位上方 5～6 cm 处扎压脉带,末端向上,以防污染无菌区。

(5)安尔碘棉签消毒穿刺部位皮肤,以穿刺点为中心向外螺旋式旋转擦拭,直径＞5 cm。

(6)再次核对患者床号、姓名和药名。

(7)嘱患者握拳,使静脉充盈,左手拇指固定静脉下端皮肤,右手持注射器与皮肤呈 15°～30°自静脉上方或侧方刺入,见回血可再沿静脉进针少许。

(8)保留静脉通路者安尔碘棉签消毒静脉注射部位三通接口,以接口处为中心向外螺旋式旋转擦拭。

(9)静脉注射过程中,观察局部组织有无肿胀,严防药液渗漏,如出现渗漏立即拔出针头,按压局部,另行穿刺。

(10)拔针后,指导患者按压穿刺点 3 分钟,勿揉,凝血功能差的患者适当延长按压时间。

(11)再次核对患者床号、姓名和药名。

(12)将压脉带与输液垫巾对折取出,输液垫巾置于生活垃圾桶内,压脉带放于含有效氯 250 mg/L消毒液桶中。整理患者衣物和床单位,观察有无不良反应,并向患者讲明注射后注意事项。快速手消毒剂消毒双手,推车回治疗室,按医疗废物处理原则整理用物。

(13)洗手,在治疗单上签名并记录时间。按护理级别书写护理记录单。

五、注意事项

(1)严格执行查对制度,需双人核对医嘱。

(2)严格遵守无菌操作原则。

(3)了解注射目的、药物对血管的影响程度、给药途径、给药时间和药物过敏史。

(4)选择粗直、弹性好、易固定的静脉,避开关节和静脉瓣。常用的穿刺静脉为肘部浅静脉:贵要静脉、肘正中静脉、头静脉。小儿多采用头皮静脉。

(5)根据患者年龄、病情和药物性质掌握注入药物的速度,并随时听取患者主诉,观察病情变化。必要时使用微量注射泵。

(6)对需要长期注射者,应有计划地由小到大、由远心端到近心端选择静脉。

(7)根据药物特性和患者肝肾或心脏功能,采用合适的注射速度。随时听取患者主诉,观察体征和其病情变化。

(荆　会)

第八节　标本采集技术

一、静脉血标本

(一)目的

正确采集静脉血标本,为临床诊断、治疗提供依据。

(二)操作前准备

1.告知患者和家属

操作目的、方法、注意事项、配合方法。

2.评估患者

(1)病情、意识状态、自理能力、心理状况、合作程度。

(2)采血部位皮肤、血管及肢体活动情况。

3.操作护士

着装整洁、修剪指甲、洗手、戴口罩。

4.物品准备

持针器、采血针、采血管、注射器、检验条形码、治疗盘、安尔碘、棉签、止血带、手套、一次性多用巾、治疗车、快速手消毒剂、消毒桶、污物罐、污物桶、利器盒。

5.环境

整洁、安静。

(三)操作过程

(1)携用物至患者床旁,核对腕带及床头卡。

(2)协助患者取适当体位,戴手套。

(3)将一次性多用巾垫于采血部位下方。

(4)核对检验条形码及采血管。

(5)常规消毒皮肤,待干。

(6)取血。①真空采血法:根据标本类型选择合适的真空采血管,将采血针与持针套连接,按无菌技术操作规程进行穿刺,见回血后,按顺序依次插入真空采血管。②注射器直接穿刺采血法:根据采集血标本的种类准确计算采血量,选择合适的注射器,按无菌技术操作规程进行穿刺。采集完成后,取下注射器针头,根据不同标本所需血量,分别将血标本沿管壁缓慢注入相应的容器内。③经血管通路采血法:外周血管通路仅在置入时可用于采血,短期使用或预期使用时间不超过48小时的外周导管可专门用于采血,但不能给药。采血后,血管通路要用足够量的生理盐水冲净导管中的残余血液。

(7)采血完毕,拔出采血管。

(8)拔针、按压穿刺点。

(9)再次核对。

(10)整理床单位,协助患者取舒适卧位。

(11)整理用物,按医疗垃圾分类处理用物。

(12)洗手、记录、确认医嘱。

(四)注意事项

(1)在安静状态下采集血标本。

(2)若患者正在进行输液治疗,应从非输液侧肢体采集。

(3)采血时尽可能缩短止血带的结扎时间。

(4)标本采集后尽快送检,送检过程中避免过度震荡。

(五)评价标准

(1)患者和家属能够知晓护士告知的事项,对服务满意。

(2)遵循查对制度和无菌操作技术原则。

(3)操作过程规范、安全,标本符合检验要求。

二、血培养标本

(一)目的

正确采集血标本,为诊断、治疗和预后判断提供依据。

(二)操作前准备

1.告知患者

操作目的、方法、注意事项、配合方法。

2.评估患者

(1)病情、意识状态、治疗、心理状态及配合程度。

(2)寒战或发热的高峰时间。

(3)抗生素使用情况。

(4)穿刺部位皮肤、血管状况和肢体活动度。

3.操作护士

着装整洁、修剪指甲、洗手、戴口罩。

4.物品准备

同血标本采集。需氧管、厌氧管。

5.环境

整洁、安静。

(三)操作步骤

(1)携用物至患者床旁,核对腕带、床头卡、条形码。

(2)协助患者取舒适、安全卧位,戴手套。

(3)选择血管,系止血带,常规消毒。

(4)再次核对。

(5)穿刺:①注射器直接穿刺采血法(同静脉血标本采集)。②经血管通路采血法(同静脉血标本采集)。③经外周穿刺的中心静脉导管取血法:取1支注射器抽生理盐水20 mL备用,另备2支注射器。用注射器抽出5 mL血液弃去;如正在静脉输液中,先停止输液20秒,再抽出5 mL血液弃去。另用注射器抽取足量血标本。然后以生理盐水20 mL用注射器以脉冲式冲洗导管。消毒导管接口,如有静脉输液可打开输液通道。

(6)成人每次采集10~20 mL,婴儿和儿童1~5 mL。

(7)拔针,按压穿刺部位。

(8)将血标本分别注入需氧瓶和厌氧瓶内,迅速轻摇,混合均匀。

(9)再次核对。

(10)整理用物及床单位,用物按医疗垃圾分类处理。

(11)擦拭治疗车。

(12)洗手、记录、确认医嘱。

(四)注意事项

(1)血培养瓶应在室温下避光保存。

(2)根据是否使用过抗生素,准备合适的需氧瓶和厌氧瓶。

(3)间歇性寒战患者应在寒战或体温高峰前取血;当预测寒战或高热时间有困难时,应在寒战或发热时尽快采集血培养标本。

(4)已使用过抗生素治疗的患者,应在下次使用抗生素前采集血培养标本。

(5)血标本注入厌氧菌培养瓶时,注意勿将注射器中空气注入瓶内。

(6)2次血培养标本采集时间至少间隔1小时。

(7)经外周穿刺的中心静脉导管采取血培养标本时,每次至少采集2套血培养,其中一套从独立外周静脉采集,另外一套则从导管采集。2套血培养的采血时间必须接近(≤5分钟),并做标记。

(五)评价标准

(1)患者和家属能够知晓护士告知的事项,对服务满意。

(2)遵循查对制度,符合无菌技术,标准预防原则。

(3)护士操作过程规范、安全,标本符合检验要求。

三、血气分析标本

(一)目的

采集动脉血,进行血气分析,判断患者氧合情况,为治疗提供依据。

(二)操作前准备

1.告知患者和家属

操作目的、方法、注意事项、配合方法。

2.评估患者

(1)病情、意识状态、吸氧状况或者呼吸机参数的设置、自理能力、合作程度。

(2)穿刺部位皮肤及动脉搏动情况。

3.操作护士

着装整洁、修剪指甲、洗手、戴口罩。

4.物品准备

检验条形码、动脉采血针、治疗盘、安尔碘、棉签、污物罐、手套、一次性多用巾、快速手消毒剂、消毒桶、污物罐、污物桶、利器盒等。

5.环境

安静、整洁。

(三)操作过程

(1)携用物至患者床旁,核对腕带及床头卡。

(2)协助患者取舒适卧位,戴手套。

(3)暴露穿刺部位。

(4)消毒穿刺部位及操作者的示、中指,以两指固定动脉搏动最明显处。

(5)持采血针在两指间垂直或与动脉走向呈 40°刺入动脉。

(6)穿刺成功,可见血液自动流入采血针管内,采血 1 mL。

(7)拔针后即刻拧紧针帽,压迫穿刺点 5～10 分钟。

(8)轻轻转动血气针,使血液与抗凝剂充分混匀,以防止凝血。

(9)整理床单位,协助患者取舒适卧位。

(10)整理用物,按医疗垃圾分类处理用物。

(11)洗手、记录、确认医嘱。

(四)注意事项

(1)在检验申请单上注明采血时间,氧疗方法与浓度、持续时间和体温。

(2)标本应隔绝空气,避免混入气泡或静脉血。

(3)凝血功能障碍者穿刺后应延长按压时间至少 10 分钟。

(4)采集标本后 30 分钟内送检。

(5)洗澡、运动后,应休息 30 分钟再采血。

(五)评价标准

(1)患者和家属能够知晓护士告知的事项,对服务满意。

(2)遵循查对制度,符合无菌技术、标准预防原则。

(3)操作过程规范、安全,标本符合检验要求。

四、尿标本

(一)目的

1.尿常规标本

用于检查尿液的颜色、透明度,测定比重,检查有无细胞和管型,并作尿蛋白和尿糖定性检测等。

2.尿培养标本

用于细菌培养或细菌敏感试验,以了解病情,协助临床诊断和治疗。

3.24 小时尿标本

用于各种尿生化检查或尿浓缩查结核杆菌等检查。

(二)操作前准备

1.告知患者和家属

操作目的、方法、采集时间、注意事项、配合方法。

2.评估患者

(1)病情、意识状态、自理能力、合作程度。

(2)排尿情况。

3.操作护士

着装整洁、修剪指甲、洗手、戴口罩。

4.物品准备

隔离衣、手套,根据检查项目备相应用物。

(1)尿常规标本:检验条形码、一次性尿常规标本容器,必要时患者自备便盆或尿壶。

(2)尿培养标本(导尿术留取法):检验条形码、留置导尿术包。

(3)中段尿留取法:检验条形码、无菌容器、会阴冲洗包。

(4)24 小时尿标本:清洁容器(3 000～5 000 mL),防腐剂(10%甲醛)。

5.环境

整洁、安静。

(三)操作过程

(1)穿隔离衣,携用物至患者床旁,核对腕带及床头卡。

(2)根据患者病情取适当的体位。

(3)常规尿标本:留取晨起后第一次尿液置于标本容器中送检。

(4)24 小时尿标本留取法:将规定时间内的尿液装入含有防腐剂的清洁容器内,混匀后将总量记录在检验条形码上。取 100～200 mL 送检。

(5)尿培养标本检测。①中段尿采集法:按导尿术清洁、消毒外阴,嘱患者排尿,弃去前段尿,留取中段尿 10 mL,置于灭菌试管内送检。②导尿术留取法:按照导尿术插入导尿管将尿液引出,留取尿标本送检。

(6)整理床单位,协助患者取安全、舒适卧位。

(7)整理用物,按医疗垃圾分类处理。

(8)脱隔离衣。

(9)洗手、记录、确认医嘱。

(四)注意事项

(1)会阴处分泌物过多时,应先冲洗会阴后再留取。

(2)避免经血、白带、精液、粪便或其他异物混入标本。

(3)选择在抗生素应用前留取尿培养标本。

(4)不能留取尿袋中的尿液标本送检。

(5)留取尿标本前不宜过多饮水。不宜剧烈运动,使尿液中红细胞、白细胞、蛋白质量增加。

(6)尿标本留取后要及时送检。

(7)留取尿培养标本时,应注意执行无菌操作,防止标本污染,影响检验结果。

(五)评价标准

(1)患者和家属能够知晓护士告知的事项,对服务满意。

(2)遵循查对制度,符合标准预防、安全原则。

(3)操作规范,动作娴熟。

五、便标本

(一)目的

1.常规标本

用于检查粪便的性状、颜色、细胞等。

2.培养标本

用于检查粪便中的致病菌。

3.隐血标本

用于检查粪便内肉眼不能察见的微量血液。

4.寄生虫或虫卵标本

用于检查粪便中的寄生虫、幼虫及虫卵计数。

(二)操作前准备

1.告知患者

操作目的、方法、采集时间、注意事项、配合方法。

2.评估患者

(1)病情、意识状态、治疗情况、合作程度。

(2)排便情况。

(3)女性患者是否在月经期。

3.操作护士

着装整洁、修剪指甲、洗手、戴口罩。

4.物品准备

检验条形码、标本容器或培养瓶、手套、隔离衣、透明胶带(查找蛲虫)。

5.环境

整洁、安静。

(三)操作过程

(1)穿隔离衣,携用物至患者床旁,核对腕带及床头卡。

(2)常规标本:嘱患者排便于清洁便盆内,用检便匙取中央部分或黏液脓血部分约 5 g,置于标本容器内。

(3)培养标本:嘱患者排便于消毒便盆内,用无菌棉签取中央部分粪便或黏液脓血部分 2～5 g置于培养瓶内,塞紧瓶塞待送。

(4)隐血标本:按常规标本留取。

(5)寄生虫或虫卵标本。①检查蛲虫卵:取透明胶带于夜晚 0 点左右或清晨排便前贴于肛门口周围,取下对折后送检。②检查阿米巴原虫,应在采集前将容器用热水加温,便后连同容器立即送检。③找寄生虫体或虫卵计数:采集 24 小时便。

(6)整理床单位,协助患者取安全、舒适卧位。

(7)整理用物,按医疗垃圾分类处理。

(8)脱隔离衣。

(9)洗手、记录、确认医嘱。

(四)注意事项

(1)灌肠后的粪便、粪便过稀及混有油滴的粪便等不宜作为检查标本。

(2)便标本应新鲜,不可混入尿液及其他杂物。

(3)便隐血试验:检查前 3 天内禁食肉类、肝类、血类食物,并禁服铁剂,按要求采集标本。

(4)服驱虫剂或做血吸虫孵化检查时,应留取全部粪便及时送检。

(5)检查阿米巴原虫,检查前禁止服用钡剂或含金属的泻剂,以免影响阿米巴虫卵或包囊的显露。采集前需将容器用热水加温,便后连同容器一起送检。

(五)评价标准

(1)患者和家属能够知晓护士告知的事项,对服务满意。

(2)操作规范,标本采集方法正确。

(3)遵循查对制度,符合标准预防原则。

六、痰标本

(一)目的

检查痰液中的致病菌,进行药敏试验,协助诊断。

(二)操作前准备

1.告知患者

操作目的、方法、采集时间、注意事项、配合方法。

2.评估患者

(1)病情、意识状态、治疗、配合程度。

(2)口腔黏膜、咽部情况。

(3)排痰情况及痰液的颜色、性质、量等。

3.操作护士

着装整洁、修剪指甲、洗手、戴口罩。

4.物品准备

隔离衣、一次性手套,根据医嘱准备其他用物。

(1)常规痰标本:痰盒、检验条形码,必要时备吸痰用物。

(2)痰培养标本:无菌容器、漱口溶液、检验条形码。

(3)24 小时标本：容积约 500 mL 清洁广口集痰容器、检验条形码。

5.环境

整洁、安静。

(三)操作过程

(1)穿隔离衣，携用物至患者床旁，核对腕带和床头卡。

(2)常规痰标本。①自行采集：晨起漱口，深吸气后用力咳出呼吸道深部痰液置于痰盒内送检。②协助采集：患者取适当卧位，先叩击患者背部，按吸痰法吸入 2～5 mL 痰液置于痰盒内。

(3)24 小时痰标本：在广口集痰瓶内加少量清水，从清晨醒来(7 时)未进食前漱口后第一口痰开始留取，至次日晨(7 时)未进食前漱口后最后一口痰结束，全部痰液置于集痰容器内，注明留痰的起止时间。

(4)痰培养标本：清晨协助患者用漱口液漱口，深吸气后用力咳嗽，将痰吐入无菌容器内送检。

(5)留取后，给予漱口或口腔护理。

(6)整理床单位，协助患者取舒适、安全卧位。

(7)整理用物，按医疗垃圾分类处理用物。

(8)脱隔离衣。

(9)洗手、记录、确认医嘱。

(四)注意事项

(1)除 24 小时痰标本外，痰液收集时间宜选择在清晨，标本采集后及时送检。

(2)采集痰培养标本，应严格无菌操作，避免因操作不当污染标本，影响检验结果。

(3)采集痰标本时，嘱患者勿将唾液、漱口水、鼻涕混入痰标本中。

(4)如患者伤口疼痛无法咳嗽，可用软枕或手掌压迫伤口，降低伤口张力，减轻咳嗽时的疼痛。

(5)查痰培养及肿瘤细胞的标本应立即送检。

(6)避免在进食后 2 小时内留取咽拭子标本，以防呕吐，棉签不要触及其他部位以免影响检验结果。

(7)幼儿痰液收集困难时，可用消毒棉拭喉部，引起咳嗽反射，用药棉拭子刮取标本。

(五)评价标准

(1)患者能够知晓护士告知的事项，并能配合，对服务满意。

(2)遵循查对制度，符合标准预防原则。

(3)操作过程规范、安全，动作娴熟。

七、咽拭子标本

(一)目的

从咽部和扁桃体取分泌物做细菌培养或病毒分离，以协助诊断、治疗和护理。

(二)操作前准备

1.告知患者

操作目的、方法、注意事项、配合方法。

2.评估患者

(1)病情、意识状态、自理能力、心理反应、合作程度。

(2)口腔黏膜及咽喉部情况。

3.操作护士

着装整洁、修剪指甲、洗手、戴口罩、戴手套。

4.物品准备

化验条形码、无菌咽拭子培养管、压舌板、手电筒、手套、快速手消毒剂。

5.环境

安静、整洁。

(三)操作过程

(1)携用物至患者床旁,核对腕带及床头卡。

(2)协助患者用清水漱口,取舒适卧位。

(3)嘱患者张口发“啊”音。

(4)压舌板轻压舌部,用培养管内的无菌棉签,擦拭腭弓两侧及咽、扁桃体上的分泌物。

(5)迅速将棉签插入无菌试管并塞紧。

(6)整理床单位,协助患者取舒适、安全体位。

(7)整理用物,按医疗垃圾分类处理用物。

(8)洗手、记录、确认医嘱。

(四)注意事项

(1)采集时,为防止呕吐,应避免在患者进食后2小时内进行。动作要轻稳、敏捷,防止引起患者不适。

(2)注意棉签不要触及其他部位,保证所取标本的准确性。

(3)标本容器应保持无菌状态,采集后立即送检。

(4)做真菌培养时,需在口腔溃疡面上采集分泌物。

(五)评价标准

(1)患者能够知晓护士告知的事项,并能配合,对服务满意。

(2)遵循查对制度,符合标准预防、安全原则。

(3)操作过程规范,动作娴熟。

八、导管培养标本

(一)目的

取患者导管尖端做细菌培养。

(二)操作前准备

1.告知患者

操作目的、方法、注意事项、配合方法。

2.评估患者

(1)病情、治疗情况、导管留置时间。

(2)导管局部皮肤情况及肢体活动度。

3.操作护士

着装整洁、修剪指甲、洗手、戴口罩。

4.物品准备

治疗车、化验单、条形码、2套血培养瓶、无菌试管、无菌剪刀、无菌手套、采血针、穿刺盘、快速手消毒剂、锐器盒、消毒桶、污物桶等。

5.环境

整洁、安静。

(三)操作步骤

(1)携用物至患者床旁,核对腕带、床头卡。

(2)协助患者取舒适、安全卧位。

(3)采集血培养标本2套,一套从可疑感染的导管采集,另一套从独立外周静脉采集(方法同血标本采集)。

(4)协助患者摆放体位,使导管穿刺点位置低于心脏水平。

(5)再次洗手、戴无菌手套。

(6)缓慢移出导管,迅速按压穿刺点,检查导管尖端是否完整。

(7)用灭菌剪刀剪取导管尖端和皮下部分,分别置于无菌试管内塞紧,注明留取时间。

(8)整理用物及床单位,用物按医疗垃圾分类处理。

(9)擦拭治疗车。

(10)洗手、记录、确认医嘱。

(四)注意事项

(1)采集标本的时机尽可能选在使用抗生素之前。

(2)留取导管标本应与采集血培养标本同时进行,采集时间宜在5分钟内完成,以免影响检验结果。

(五)评价标准

(1)患者和家属能够知晓护士告知的事项,对服务满意。

(2)遵循查对制度,符合无菌技术、标准预防原则。

(3)护士操作过程规范、准确。

(荆　会)

第九节　胃肠减压技术

一、胃肠减压操作流程

胃肠减压,解除或者缓解肠梗阻所致的症状,术后吸出胃肠内气体和胃内容物,减轻腹胀,减少缝线张力和伤口疼痛,促进伤口愈合,改善胃肠壁血液循环,促进消化功能的恢复。进行胃肠道手术的术前准备,以减少胃肠胀气,对胃肠减压吸出物的判断,可观察病情变化和协助诊断。

(一)适应证

(1)急性胃扩张。

(2)肠梗阻。

(3)胃肠穿孔修补或部分切除术。

(4)胆道或胰腺手术后。

(二)禁忌证

(1)食管狭窄。

(2)严重的食管静脉曲张。

(3)严重的心肺功能不全。

(4)支气管哮喘。

(5)食管和胃腐蚀性损伤。

(三)评估

(1)环境是否安静、清洁、舒适。

(2)患者意识状态及合作程度。

(四)操作前准备

1.护士准备

按要求着装,洗手,戴帽子,戴口罩,修剪指甲,核对医嘱。

2.用物准备

(1)治疗盘内。①无菌治疗巾内:治疗碗内盛纱布1～2块及镊子、一次性注射器(20 mL)、液状石蜡纱布。②无菌治疗巾外:小水杯(必要时)、一次性无菌手套、一次性胃管、一次性治疗巾、棉签、胶布、别针、听诊器(必要时)、弯盘、治疗卡、管道标识。

(2)评估盘:医嘱单、手电筒。

(3)治疗车下层:医用垃圾桶、生活垃圾桶、利器盒。

(4)其他:手消毒剂。

3.环境准备

清洁、安静、舒适。

4.其他

(1)协助患者取舒适体位。

(2)核对医嘱,携用物至患者床旁。

(3)核对患者,向患者解释胃肠减压的操作目的及过程,并取得同意配合。

(五)诊疗过程与护理配合

(1)推治疗车携用物至床旁,“您好,再与您核对一下床头卡和腕带。我现在来为您上胃管,可以吗?”“可以。”备胶布。

(2)协助患者取半卧位或坐位(无法坐起取右侧卧位,昏迷患者去枕平卧,头向后仰),“为了避免污染您的被服,我要将治疗巾铺于您的颌下。”铺好后嘴角放一弯盘。

(3)打开无菌盘,检查并打开胃管包装袋(在有效期,无破损)。

(4)检查并戴好无菌手套,检查胃管是否通畅(打进空气检查)。“我们上胃管需要测量长度,我们必须先找到您剑突的位置。”(测量长度:一般为前额发际至胸骨剑突处或由耳垂至鼻尖,鼻尖至剑突的距离,成人为45～55 cm,小儿为14～18 cm),做标记。

(5)润滑胃管前端,“我现在要为您上胃管了,我会尽量动作轻柔的,插管过程中如有不适请举手示意,并做深呼吸。”左手持纱布托住胃管,右手持镊子夹住胃管前端自鼻腔轻轻插入 10～15 cm,嘱患者做吞咽动作,就像咽面条一样(昏迷患者左手将患者头托起使下颌靠近胸骨柄,缓缓插入胃管至预定长度),顺势将胃管向前推进,插至标记长度。“您张开嘴巴让我检查一下。”检查没有盘曲在口中,初步固定。

(6)插管过程中,观察患者病情变化,若出现恶心、呕吐,应暂停插入,嘱患者深呼吸;插入不畅时,检查胃管是否盘曲口中或将胃管抽出少许,再小心插入,呛咳、呼吸困难、发绀时,应立即拔管。

(7)检查胃管是否在胃内:在胃管末端连接注射器抽吸,有胃液被抽出;置听诊器于患者胃部,快速经胃向胃内用注射器注入 10 mL 空气,听气过水声;将胃管末端置于盛水的治疗碗内,无气泡逸出。

(8)确认在胃内,用胶布将胃管固定于鼻翼及颊部,连接负压引流器,固定在床边。“胃管我已经为您留置好了,谢谢您的配合,现在感觉怎么样?”“还可以。”撤弯盘及治疗巾,整理床单位。脱手套至黄色垃圾袋内。

(9)“您活动时要注意防止胃管扭曲、打折、受压,以免影响引流;下管期间,您要注意不能进食和饮水,您也要协助我们护理,如果感到口干,可以用棉签湿润口腔及口唇,不可以喝水。您还有什么问题吗?”“没有。”“那好,您休息,呼叫器我帮您放床头了,您有什么不适随时呼叫我,我也会经常来巡视的,谢谢您的配合。”

(10)处理用物洗手,取口罩,记录插管时间。

二、胃肠减压的护理要点及健康教育

(一)目的

(1)对胃肠道梗阻的患者可降低胃肠道内的压力和膨胀程度。

(2)对胃肠道穿孔患者可防止胃肠道内容物经穿孔继续漏入腹腔,有利于穿孔的愈合。

(3)胰腺炎患者可减轻腹胀,同时吸出胃液,减少胃酸对胰腺的刺激。

(二)护理要点

1.保持胃管通畅

严密观察病情,多到病房巡视。有时胃管已经脱出很大一截,患者及家属一般都注意不到,可见及时巡视病房是相当重要的。检查胃管是否通畅,可用注射器抽吸。若有阻塞,应用注射器抽生理盐水反复冲洗至通畅。如胃管前端小孔贴在胃壁上,可稍微转动胃管或上下提拉胃管并冲洗。如果是由于患者呕吐将胃管退至食管或折于口咽部,则应重新放置。胃肠减压器的放置应低于胃,这样才有助于液体引流。

2.观察引流液

引流液如果超过负压吸引器体积的 2/3 时应及时倾倒,以免影响引流效果。倾倒时应注意闭合胃管接口端,以免空气进入胃内导致腹胀。要随时注意观察引流液色、量的变化,做好记录,如有异常及时通知医师。

3.做好基础护理

持续胃肠减压、禁食禁水会使患者咽部出现干痛不适,为此,应做口腔护理 2～3 次/天,或漱口 4～5 次/天,并采用无菌生理盐水 40 mL 雾化吸入(根据医嘱,特殊患者如老年人、呼吸道易感染者可加入抗生素，以防呼吸道感染）2 次/天。这样就可以湿润咽喉部，减少胃管对咽喉壁的刺激，减轻不适。

4.心理护理

在巡视病房或交接班时，患者总会问什么时间能拔除胃管、什么时间能吃点东西等一系列问题，应耐心向患者解释胃肠减压治疗原理及病情，不失时机地用成功范例来消除其负性情绪，配合医师的治疗。应运用体贴、安慰、治疗性语言疏通患者的思想，如听音乐、允许家属探视、给予安慰，这样来分解患者的焦虑心理，减轻不适。

（三）健康教育

1.指导患者适当活动

下床或坐起以不出虚汗，心率无明显增加，面色无改变为宜。当患者活动或出汗引起固定不牢时应及时观察胃管是否向外滑出或自行脱出，给予及时固定。

2.胃管的自我注意事项

患者变换体位时不要使胃管打折，更换负压引流器时将其处于负压状态。

3.告知患者的拔管指征

拔除胃管的指征是肠鸣音恢复，有肛门排气或排便。有时，拔管前可先夹管 24 小时，如果没有恶心、呕吐、腹胀，可考虑拔管。

（荆　会）

第十节　导尿技术

一、目的

(1)为尿潴留患者解除痛苦，使尿失禁患者保持会阴清洁干燥。

(2)收集无菌尿标本，进行细菌培养。

(3)避免盆腔手术时误伤膀胱，为危重、休克患者正确记录尿量，测尿比重提供依据。

(4)检查膀胱功能，测膀胱容量、压力及残余尿量。

(5)鉴别尿闭和尿潴留，以明确肾功能不全或排尿功能障碍。

(6)诊断及治疗膀胱和尿道的疾病，如进行膀胱造影或对膀胱肿瘤患者进行化学治疗（简称化疗）等。

二、准备

（一）物品准备

1.治疗盘内

橡皮圈一个，别针一枚，备皮用物一套，一次性无菌导尿包一套（治疗碗两个、弯盘、双腔气囊导尿管根据年龄选不同型号尿管，弯血管钳一把、镊子一把、小药杯内置棉球若干个，液状石蜡棉球瓶一个，洞巾一块）。弯盘一个，一次性手套一双，治疗碗一个（内盛棉球若干个），弯血管钳一把、镊子两把、无菌手套一双，常用消毒溶液：0.1％苯扎溴铵（新洁尔灭）、0.1％氯己定等，无菌持物钳及容器一套，男性患者导尿另备无菌纱布两块。

2.治疗盘外

小橡胶单和治疗巾一套（或一次性治疗巾），便盆及便盆巾。

（二）患者、护理人员及环境准备

患者了解导尿目的、方法、注意事项及配合要点。取仰卧屈膝位，调整情绪，指导或协助患者清洗外阴，备便盆。护理人员应衣帽整齐，修剪指甲，洗手，戴口罩。环境安静、整洁、光线、温湿度适宜，关闭门窗，备屏风或隔帘。

三、评估

（1）评估患者病情、治疗情况、意识、心理状态及合作度。

（2）患者排尿功能异常的程度，膀胱充盈度及会阴部皮肤、黏膜的完整性。

（3）向患者解释导尿的目的、方法、注意事项及配合要点。

四、操作步骤

将用物推至患者处，核对患者床号、姓名，向患者解释导尿的目的、方法、注意事项及配合要点。消除患者紧张和窘迫的心理，以取得合作。①用屏风或隔帘遮挡患者，保护患者的隐私，使患者精神放松。②帮助患者清洗外阴部，减少逆行尿路感染的机会。③检查导尿包的日期，是否严密干燥，确保物品无菌性，防止尿路感染。④根据男女性尿道解剖特点执行不同的导尿术。

（一）男性患者导尿术操作步骤

（1）操作者位于患者右侧，帮助患者取仰卧屈膝位，脱去对侧裤腿，盖在近侧腿上，对侧下肢和上身用盖被盖好，两腿略外展，暴露外阴部。

（2）将一次性橡胶单和治疗巾垫于患者臀下，弯盘放于患者臀部，治疗碗内盛棉球若干个。

（3）左手戴手套，用纱布裹住阴茎前 1/3，将阴茎提起，另一手持镊子夹消毒棉球按顺序消毒，阴茎后 2/3 部-阴阜-阴囊暴露面。

（4）用无菌纱布包裹消毒过的阴茎后 2/3 部-阴阜-阴囊暴露面，消毒阴茎前 1/3，并将包皮向后推，换另一把镊子夹消毒棉球消毒尿道口，向外螺旋式擦拭龟头-冠状沟-尿道口数次，包皮和冠状沟易藏污，应彻底消毒，预防感染。污棉球置于弯盘内移至床尾。

（5）在患者两腿间打开无菌导尿包，用持物钳夹浸消毒液的棉球于药杯内。

（6）戴无菌手套，铺洞巾，使洞巾与包布内面形成无菌区域。嘱患者勿移动肢体保持体位，以免污染无菌区。

（7）按操作顺序排列好用物，用镊子取液状石蜡棉球，润滑导尿管前端。

（8）左手用纱布裹住阴茎并提起，使之与腹壁呈 60°，使耻骨前弯消失，便于插管。将包皮向后推，右手用镊子夹取浸消毒液的棉球，按顺序消毒尿道口、螺旋消毒龟头、冠状沟、尿道口数遍，每个棉球只可用一次，禁止重复使用，确保消毒部位不受污染，污棉球置于弯盘内，右手将弯盘移至靠近床尾无菌区域边沿，便于操作。

（9）左手固定阴茎，右手将治疗碗置于洞巾口旁，男性尿道长而且又有 3 个狭窄处，当插管受阻时，应稍停片刻嘱患者深呼吸，减轻尿道括约肌紧张，再徐徐插入导尿管，切忌用力过猛而损伤尿道。

（10）用另一只血管钳夹持导尿管前端，对准尿道口轻轻插入 20～22 cm，见尿液流出后，再插入约 2 cm，将尿液引流入治疗碗（第一次放尿不超过 1 000 mL，防止大量放尿，腹腔内压力急剧下降，血液大量滞留腹腔血管内，血压下降虚脱及膀胱内压突然降低，导致膀胱黏膜急剧充血，发生血尿）。

（11）治疗碗内尿液盛 2/3 满后，可用血管钳夹住导尿管末端，将尿液导入便器内，再打开导尿管继续放尿。注意询问患者的感觉，观察患者的反应。

（12）导尿毕，夹住导尿管末端，轻轻拔出导尿管，避免损伤尿道黏膜。撤下洞巾，擦净外阴，脱去手套置弯盘内，撤出臀部一次性橡胶单和治疗巾置治疗车下层。协助患者穿好裤子，整理床单。

（13）整理用物。

（14）洗手，记录。

（二）女性患者导尿术操作步骤

（1）操作者位于患者右侧，帮助患者取仰卧屈膝位，脱去对侧裤腿，盖在近侧腿上，对侧下肢和上身用盖被盖好，两腿略外展，暴露外阴部。

（2）将一次性橡胶单和治疗巾垫于患者臀下，弯盘放于患者臀部，治疗碗内盛棉球若干个。

（3）左手戴手套，右手持血管钳夹取消毒棉球做外阴初步消毒，按由外向内，自上而下，依次消毒阴阜、两侧大阴唇。

（4）左手分开大阴唇，换另一把镊子按顺序消毒大小阴唇之间-小阴唇-尿道口-自尿道口至肛门，减少逆行感染的机会。污棉球置于弯盘内，消毒完毕，脱下手套置于治疗碗内，污物放置治疗车下层。

（5）在患者两腿间打开无菌导尿包，用持物钳夹浸消毒液的棉球于药杯内。

（6）戴无菌手套，铺洞巾，使洞巾与包布内面形成无菌区域。嘱患者勿移动肢体保持体位，以免污染无菌区。

（7）按操作顺序排列好用物，用镊子取液状石蜡棉球，润滑导尿管前端。

（8）左手拇指、食指分开并固定小阴唇，右手持弯持物钳夹取消毒棉球，按由内向外，自上而下顺序消毒尿道口、两侧小阴唇、尿道口，尿道口处要重复消毒一次，污棉球及弯血管钳置于弯盘内，右手将弯盘移至靠近床尾无菌区域边沿，便于操作。

（9）右手将无菌治疗碗移至洞巾旁，嘱患者张口呼吸，用另一只弯血管钳夹持导尿管对准导尿口轻轻插入尿道 4～6 cm，见尿液后再插入 1～2 cm。

（10）左手松开小阴唇，下移固定导尿管，将尿液引入治疗碗。注意询问患者的感觉，观察患者的反应。

（11）导尿毕，夹住导管末端，轻轻拔出导尿管，避免损伤尿道黏膜。撤下洞巾，擦净外阴，脱去手套置弯盘内，撤出臀部一次性橡胶单和治疗巾置治疗车下层。协助患者穿好裤子，整理床单。

（12）整理用物。

（13）洗手，记录。

五、注意事项

（1）向患者及其家属解释留置导尿管的目的和护理方法，使其认识到预防尿路感染的重要性，并主动参与护理。

(2)保持引流通畅,避免导尿管扭曲堵塞,造成引流不畅。

(3)防止泌尿系统逆行感染。

(4)患者每天摄入足够的液体,每天尿量维持在 2 000 mL 以上,达到自然冲洗尿路的目的,以减少尿路感染和结石的发生。

(5)保持尿道口清洁,女性患者用消毒棉球擦拭外阴及尿道口,如分泌物过多,可用0.02%高锰酸钾溶液冲洗,再用消毒棉球擦拭外阴及尿道口。男性患者用消毒棉球擦拭尿道口、阴茎头及包皮,1～2 次/天。

(6)每周定时更换集尿袋 1 次,定时排空集尿袋,并记录尿量。

(7)每月定时更换导尿管 1 次。

(8)采用间歇性夹管方式,训练膀胱反射功能。关闭导尿管,每 4 小时开放 1 次,使膀胱定时充盈和排空,促进膀胱功能的回复。

(9)离床活动时,应用胶布将导尿管远端固定在大腿上,集尿袋不得超过膀胱高度,防止尿液逆流。

(10)协助患者更换体位,倾听患者主诉,并观察尿液性状、颜色和量,尿常规每周检查一次,若发现尿液浑浊、沉淀、有结晶,应做膀胱冲洗。

(刘　培)

第十一节　膀胱冲洗术

一、目的

(1)对留置导尿管的患者,保持其尿液引流通畅。

(2)清除膀胱内的血凝块、黏液、细菌等异物,预防感染的发生。

(3)治疗某些膀胱疾病,如膀胱炎、膀胱肿瘤。

二、准备

(一)用物准备

治疗盘(消毒物品)1 套、无菌膀胱冲洗装置 1 套、冲洗液按医嘱备、弯血管钳 1 把、输液调节器 1 个、必要时备启瓶器、输液架各 1 个。

(二)患者、护理人员及环境准备

患者了解膀胱冲洗目的、方法、注意事项及配合要点。护理人员应衣帽整齐,修剪指甲,洗手,戴口罩。环境安静、整洁、光线、温湿度适宜,关闭门窗。

三、操作步骤

(1)准备物品和冲洗溶液,仔细检查冲洗液有无浑浊、沉淀或絮状物;备齐用物,携至患者床边。

(2)核对患者床号、姓名,向患者解释操作目的和过程。

(3)按医嘱取冲洗液，冬季冲洗液应加温至 38～40 ℃，以防低温刺激膀胱，常规消毒瓶塞，打开膀胱冲洗装置，将冲洗导管针头插入瓶塞，严格执行无菌操作技术，将冲洗液瓶倒挂于输液架上，瓶内液面距床面 60 cm，以便产生一定的压力使液体能够顺利滴入膀胱，排气后用弯血管钳夹导管。

(4)打开引流管夹子，排空膀胱，降低膀胱内压，便于冲洗液顺利滴入膀胱。

(5)夹毕引流管，开放冲洗管，使溶液滴入膀胱，调节滴速，滴速一般为 60～80 滴/分钟，以免患者尿意强烈，膀胱收缩，迫使冲洗液从导尿管侧溢出尿道外。

(6)待患者有尿意或滴入溶液 200～300 mL 后，夹毕冲洗管，放开引流管，将冲洗液全部引流出来后，再夹毕引流管。

(7)按需要量，如此反复冲洗，一般每天冲洗 2 次，每次 500～1 000 mL，冲洗过程中，经常询问患者感受，观察患者反应及引流液性状。

(8)冲洗完毕，取下冲洗管，清洁外阴部，固定好导尿管。

(9)协助患者取舒适卧位，整理床单，清理物品。

(10)洗手记录冲洗液名称、冲洗量、引流量、引流液性质，冲洗过程中患者的反应。

四、注意事项

(1)严格遵医嘱并根据病情准备冲洗液。

(2)根据膀胱冲洗“微温、低压、少量、多次”的原则进行冲洗。

(3)保持冲洗管及引流管的无菌，冲洗过程中注意无菌原则。

(4)冲洗过程若患者出现不适或有出血情况，应立即停止冲洗，并与医师联系。

(5)如滴入治疗用药，须在膀胱内保留 30 分钟后再引流出体外，有利于药液与膀胱内液充分接触，并保持有效浓度。

(6)冲洗时不宜按压膀胱。

(刘　培)

第十二节　大量不保留灌肠技术

一、适应证

(1)为手术、分娩或者检查的患者进行肠道准备。

(2)稀释和清除肠道内有害物质，减轻中毒。

(3)灌入低温液体，为高热患者降温。

(4)将药液灌入到直肠或结肠内，通过肠黏膜吸收达到治疗目的，常用于镇静、催眠和治疗肠道感染。

二、禁忌证

妊娠、急腹症、消化道出血患者不宜灌肠。

三、评估

(一)评估一般情况

一般情况包括床号、姓名、性别、年龄、职业、婚姻状况、文化层次、诊断等。

(二)病情

1.全身情况

(1)生命体征是否平稳,神志是否清楚,饮食习惯,排便情况。

(2)肠道疾病的病变部位(慢性细菌性痢疾病变在乙状结肠,取左侧卧位;阿米巴痢疾病变部位多在回盲部,取右侧卧位)。

2.局部情况

(1)腹部体检:视诊腹部有无肠形、鼓胀等,触诊腹部有无包块。

(2)肛门部位皮肤黏膜状况:肛周皮肤是否清洁干燥,有无破溃。

(3)既往病史:是否肛门、结肠、直肠手术后,术后则不宜灌肠。

(三)心理社会状况

1.心理反应

患者是否紧张,对疾病的认识程度,对预后的态度,便于进行有目的的健康教育。

2.合作程度

评估患者的神志、文化程度、婚姻状况等,了解患者是否接受灌肠及合作与否。

(四)其他

环境温湿度是否相宜、有否注意保护患者隐私。

四、操作前准备

(一)评估患者并解释

(1)评估患者:了解患者的病情、临床诊断、意识状态、心理状况、排便情况、理解配合能力。

(2)向患者解释灌肠的目的、操作方法、注意事项和配合要点。

(二)患者准备

(1)了解灌肠的目的、方法和注意事项。

(2)排尿。

(三)护士准备

衣帽整洁,修剪指甲,洗手,戴口罩。

(四)用物准备

(1)治疗车上层备:灌肠器一个、血管钳、润滑剂、棉签、卫生纸、手套、橡胶或塑料单、治疗巾、弯盘和水温计。

(2)治疗车下层备:便器,便器巾。

(3)输液架。

(4)灌肠溶液:常用 0.1%~0.2%的肥皂液,生理盐水。成人每次用量为500~1 000 mL,小儿 200~500 mL。溶液温度一般为 39~41 ℃,降温时用 28~32 ℃,中暑用 4 ℃。

(五)环境准备

酌情关闭门窗,屏风遮挡患者;保持合适的室温;光线充足或有足够的照明。

五、诊疗过程与护理配合

(1)核对携用物至患者床旁,核对患者床号姓名及灌肠溶液。

(2)准备体位协助患者取左侧卧位,双膝屈曲,褪裤至膝部,臀部移至床沿。

(3)垫巾垫橡胶单和治疗巾于臀下。

(4)盖好被子,只暴露臀部。

(5)准备灌肠器、戴手套将灌肠器挂于输液架上,灌肠器内液面高于肛门 40～60 cm。

(6)戴手套排尽灌肠器管内气体,夹管,润滑灌肠器肛管前端。

(7)插肛管左手垫卫生纸分开肛门,暴露肛门口,嘱患者深呼吸,右手将肛管轻轻插入直肠 7～10 cm,固定肛管。

(8)灌液:开放管夹,使液体缓缓流入。

(9)观察:密切观察灌肠器内液面下降速度和患者的情况。

(10)拔管:待灌肠液即将流尽时夹管,用卫生纸包裹肛管轻轻拔出,放入弯盘内,擦净肛门。

(11)保留灌肠液:协助患者取舒适的卧位,嘱其尽量保留 5～10 分钟后再排便。

(12)对不能下床排便的患者,给予便器,将卫生纸、呼叫器放于易取处。搀扶能下床的患者上厕所排便。

(13)整理用物:排便后及时取出便器,擦净肛门,协助患者穿裤,整理床单位,开窗通风。

(14)采集标本:观察大便性状,必要时留取标本送检,按相关要求处理用物。

(15)洗手,在体温单大便栏目处记录灌肠后排便次数。

(刘　培)

第三章　心内科护理

第一节　原发性高血压

原发性高血压是以血压升高为主要临床表现但原因不明的综合征，通常简称为高血压。高血压是导致充血性心力衰竭、卒中、冠心病、肾衰竭、夹层动脉瘤的发病率和病死率升高的主要危险性因素之一，严重影响人们的健康和生活质量，是最常见的疾病，防治高血压非常必要。

一、血压分类和定义

目前，我国采用国际上统一的血压分类和标准，将 18 岁以上成人的血压按不同水平分类（表 3-1），高血压定义为收缩压≥18.7 kPa（140 mmHg）和（或）舒张压≥12.0 kPa（90 mmHg），根据血压升高水平，又进一步将高血压分为 1、2、3 级。

表 3-1　血压的定义和分类（WHO/ISH，1999 年）

类别	收缩压（mmHg）		舒张压（mmHg）
理想血压	＜120	和	＜80
正常血压	＜130	和	＜85
正常高值	130～139	或	85～89
高血压			
1 级（轻度）	140～159	或	90～99
亚组：临界高血压	140～149	或	90～94
2 级（中毒）	160～179	或	100～109
3 级（重度）	≥180	或	≥110
单纯收缩期高血压	≥140	和	＜90
亚组：临界收缩期高血压	140～149	和	＜90

注：当患者的收缩压和舒张压分属不同分类时，应当用较高的分类。

二、病因

(一)遗传

高血压具有明显的家族性,父母均为高血压者其子女患高血压的概率明显高于父母均无高血压者的概率。约 60%高血压患者可询问到有高血压家族史。

(二)饮食

膳食中钠盐摄入量与人群血压水平和高血压病患病率呈正相关。摄盐越多,血压水平和患病率越高,钾摄入量与血压呈负相关,限制钠补充钾可使高血压患者血压降低。钾的降压作用可能是通过促进排钠而减少细胞外液容量。有研究表明膳食中钙不足可使血压升高。大量研究显示高蛋白质摄入、饮食中饱和脂肪酸或饱和脂肪酸/不饱和脂肪酸比值较高、饮酒量过多都属于升压因素。

(三)精神

城市脑力劳动者高血压患病率超过体力劳动者,从事精神紧张度高的职业者发生高血压的可能性较大,长期生活在噪声环境中听力敏感性减退者患高血压也较多。高血压患者经休息后往往症状和血压可获得一定改善。

(四)肥胖

超重或肥胖是血压升高的重要危险因素。一般采用体重指数(BMI),即体重(kg)/身高$(m)^2$(以 20～24 为正常范围)。血压与 BMI 呈显著正相关。肥胖的类型与高血压发生关系密切,向心性肥胖者容易发生高血压,表现为腰围往往大于臀围。

(五)其他

服避孕药妇女容易出现血压升高。一般在终止服用避孕药后 3～6 个月血压常恢复正常。阻塞性睡眠呼吸暂停综合征(OSAS)是指睡眠期间反复发作性呼吸暂停。OSAS 常伴有重度打鼾,患此病的患者常有高血压。

三、发病机制

原发性高血压的发病机制至今还没有一个完整统一的认识。目前认为高血压的发病机制集中在以下几个方面。

(一)交感神经系统活性亢进

已知反复的精神刺激与过度紧张可以引起高血压。长期处于应激状态如从事驾驶员、飞行员、等职业者高血压患病率明显增高。当大脑皮质兴奋与抑制过程失调时,交感神经和副交感神经之间的平衡失调,交感神经兴奋性增加,其末梢释放去甲肾上腺素、肾上腺素、多巴胺、血管升压素等儿茶酚胺类物质增多,从而引起阻力小动脉收缩增强使血压升高。

(二)肾素-血管紧张素-醛固酮系统(RAAS)激活经典的 RAAS

肾小球旁细胞分泌的肾素,激活从肝脏产生的血管紧张素原转化为血管紧张素Ⅰ,然后再经肺循环中的血管紧张素转换酶(ACE)的作用转化为血管紧张素Ⅱ。血管紧张素Ⅱ作用于血管紧张素Ⅱ受体,有如下作用:①直接使小动脉平滑肌收缩,外周阻力增加;②刺激肾上腺皮质球状带,使醛固酮分泌增加,致使肾小管远端集合管的钠重吸收加强,导致水、钠潴留;③交感神经冲动发放增加使去甲肾上腺素分泌增加。以上作用均可使血压升高。近年来发现血管壁、心脏、脑、肾脏及肾上腺中也有 RAAS 的各种组成成分。局部 RAAS 各成分对心脏、血管平滑肌的作用,可能在高血压发生和发展中有更大影响,占有十分重要的地位。

(三)其他

细胞膜离子转运异常可使血管收缩反应性增强和平滑肌细胞增生与肥大,血管阻力增高;肾脏潴留过量摄入的钠盐,使体液容量增大,机体为避免心排血量增高使组织过度灌注,全身阻力小动脉收缩增强,导致外周血管阻力增高;胰岛素抵抗所致的高胰岛素血症可使电解质代谢发生障碍,还使血管对体内升压物质反应性增强,血液中儿茶酚胺水平增加,血管张力增高,从而使血压升高。

四、病理生理和病理解剖

高血压病的早期表现为全身细小动脉的间歇性痉挛,仅有主动脉壁轻度增厚,全身细小动脉和脏器无明显的器质性改变,患者多无明显症状。如病变持续,可导致许多脏器受累,最重要的是心、脑、肾组织的病变。

(一)心脏

心脏主要表现为左心室肥厚和扩大,病变晚期可导致心力衰竭。这种由高血压引起的心脏病称为高血压性心脏病。长期高血压还可引起冠状动脉粥样硬化。

(二)脑

由于脑细小动脉的长期硬化和痉挛,使动脉壁缺血、缺氧而通透性增高,容易形成微小动脉瘤,当血压突然升高时,微小动脉瘤破裂,从而发生脑出血。高血压可促使脑动脉发生粥样硬化,导致脑血栓形成。

(三)肾脏

细小动脉硬化引起的缺血使肾小球缺血、变性、坏死,继而纤维化及玻璃样变,并累及相应的肾小管,使之萎缩、消失,间质出现纤维化。因残存的肾单位越来越少,最终导致肾衰竭。

五、临床表现

(一)症状

大多数患者早期症状不明显,常见症状有头痛、头晕、耳鸣、眼花、乏力、心悸,还有的表现为失眠、健忘、注意力不集中、情绪易波动或发怒等。经常在体检或其他疾病就医检查时发现血压升高。血压升高常与情绪激动、精神紧张、体力活动有关,休息或去除诱因血压可下降。

(二)体征

血压受昼夜、气候、情绪、环境等因素影响波动较大。一般清晨起床活动后血压迅速升高,夜间血压较低;冬季血压较高,夏季血压较低;情绪不稳定时血压高;在医院或诊所血压明显增高,在家或医院外的环境中血压低。体检时可听到主动脉瓣区第二心音亢进、收缩期杂音,长期高血压时有心尖冲动明显增强,搏动范围扩大以及心尖冲动左移体征,提示左心室增大。

(三)恶性或急进性高血压

表现为患者发病急骤,舒张压多持续在 17.3～18.7 kPa(130～140 mmHg)或更高。常有头痛、视力模糊或失明,视网膜可发生出血、渗出及视盘水肿,肾脏损害突出,持续蛋白尿、血尿及管型尿,病情进展迅速,如不及时治疗,易出现严重的脑、心、肾损害,发生脑血管意外、心力衰竭和尿毒症,最后多因尿毒症而死亡,但也可死于脑血管意外或心力衰竭。

六、并发症

(一)高血压危象

在情绪激动、精神紧张、过度劳累、寒冷等诱因作用下,小动脉发生强烈痉挛,血压突然急剧升高,收缩压可达 34.7 kPa(260 mmHg)、舒张压可达 16.0 kPa(120 mmHg)以上,影响重要脏器血液供应而出现危急症状。在高血压的早、中、晚期均可发生。患者出现头痛、恶心、呕吐、烦躁、心悸、出汗、视力模糊等征象,伴有椎-基底动脉、视网膜动脉、冠状动脉等累及的缺血表现。

(二)高血压脑病

高血压脑病发生在重症高血压患者,是指血压突然或短期内明显升高,由于过高的血压干扰了脑血管的自身调节机制,脑组织血流灌注过多造成脑水肿。出现中枢神经功能障碍征象。临床表现为弥漫性严重头痛、呕吐、烦躁、意识模糊、精神错乱、局灶性或全身抽搐,甚至昏迷。

(三)主动脉夹层

主动脉夹层指主动脉腔内的血液通过内膜的破口进入主动脉壁中层而形成的血肿,夹层分离突然发生时多数患者突感胸部疼痛,向胸前及背部放射,随夹层涉及范围而可以延至腹部、下肢及颈部。疼痛剧烈难以忍受,起病后即达高峰,呈刀割或撕裂样。突发剧烈的胸痛常误诊为急性心肌梗死。高血压是导致本病的重要因素。患者因剧痛而有休克外貌,焦虑不安、大汗淋漓、面色苍白、心率加速,从而使血压增高。

(四)其他

其他并发症可并发急性左心衰竭、急性冠脉综合征、脑出血、脑血栓形成、腔隙性脑梗死、慢性肾衰竭等。

七、辅助检查

(一)测量血压

定期测量血压是早期诊断高血压和评估严重程度的主要方法,采用经验证合格的水银柱或电子血压计,测量安静休息坐位时上臂肱动脉处血压,必要时还应测量平卧位和站立位血压。但须在未服用降压药物情况下的不同时间测量 3 次血压,才能确诊。对偶有血压超出正常值者,需定期重复测量后确诊。通常在医疗单位或家中随机测血压的方式不能可靠地反映血压的波动和在休息、日常活动状态下的情况。近年来,24 小时动态血压监测已逐渐应用于临床及高血压的防治工作上。一般监测的时间为 24 小时,测压时间间隔为 15～30 分钟,可较为客观和敏感地反映患者的实际血压水平,可了解血压的昼夜变化节律性和变异性,估计靶器官损害与预后,比随机测血压更为准确。动态血压监测的参考标准正常值为:24 小时低于 17.3/10.7 kPa(130/80 mmHg),白天低于 18.0/11.3 kPa(135/85 mmHg),夜间低于 16.7/10.0 kPa(125/75 mmHg)。正常血压波动夜间 2～3 时处于血压最低,清晨迅速上升,上午 6～10 时和下午 4～8 时出现两个高峰,尔后缓慢下降。高血压患者的动态血压曲线也类似,但波动幅度较正常血压时大。

(二)体格检查

除常规检查外还有身高,体重,双上肢血压,颈动脉及上下肢动脉搏动情况,颈、腹部血管有无杂音,腹主动脉搏动,肾增大,眼底等的情况。

(三)尿液检查

通过肉眼观察尿的颜色、透明度、有无血尿;测比重、pH、糖和蛋白含量,并作镜下检验。尿比重降低(<1.010)提示肾小管浓缩功能障碍。正常尿液 pH 为 5～7,原发性醛固酮增多症尿呈酸性。

(四)血生化检查

空腹血糖、血钾、肌酐、尿素氮、尿酸、胆固醇、甘油三酯、低密度脂蛋白、高密度脂蛋白等。

(五)超声心动图

超声心动图能更为可靠地诊断左心室肥厚,测定计算所得的左心室重量指数(LVMI),是一项反映左心室肥厚及其程度的较为准确的指标,与病理解剖的相关性和符合率好。超声心动图还可评价高血压患者的心功能,包括左心室射血分数、收缩功能、舒张功能。

(六)眼底检查

眼底检查可见血管迂曲,颜色苍白,反光增强,动脉变细,视网膜渗出、出血、视盘水肿等。眼底改变可反映高血压的严重程度,分为 4 级:Ⅰ级,动脉出现轻度硬化、狭窄、痉挛、变细;Ⅱ级,视网膜动脉中度硬化、狭窄,出现动脉交叉压迫,静脉阻塞;Ⅲ级,动脉中度以上狭窄伴局部收缩,视网膜有棉絮状渗出、出血和水肿;Ⅳ级,出血或渗出物伴视盘水肿。高血压眼底改变与病情的严重程度和预后密切相关。

(七)胸透或胸片、心电图

胸透或胸片、心电图对诊断高血压及评估预后都有帮助。

八、治疗

(一)目的

治疗目的是通过降压治疗使高血压患者的血压达标,以期最大限度地降低心脑血管发病和死亡的总危险。

(二)降压目标值

一般高血压人群降压目标值<18.7/12.0 kPa(140/90 mmHg);高血压高危患者(糖尿病及肾病)降压目标值<17.3/10.7 kPa(130/80 mmHg);老年收缩期性高血压的降压目标值:收缩压 18.7～20.0 kPa(140～150 mmHg),舒张压<12.0 kPa(90 mmHg)但不低于 8.7～9.3 kPa(65～70 mmHg),舒张压降得过低可能抵消收缩压下降得到的好处。

(三)非药物治疗

非药物治疗主要是改善生活方式,改善生活方式对降低血压和心脑血管危险的作用已得到广泛认可,所有患者都应采用,这些措施包括以下几点。

1.戒烟

吸烟所致的危害是使高血压并发症如心肌梗死、脑卒中和猝死的危险性显著增加,加重脂质代谢紊乱,降低胰岛素敏感性,降低内皮细胞依赖性血管扩张效应,并降低或抵消降压治疗的疗效。戒烟对心脑血管的良好益处,任何年龄组均可显示。

2.减轻体重

超重 10%以上的高血压患者体重减少 5 kg,血压便有明显降低,体重减轻亦可增加降压药物疗效,对改善糖尿病、胰岛素抵抗、高脂血症和左心室肥厚等均有益。

3.减少过多的乙醇摄入

戒酒和减少饮酒可使血压显著降低,适量饮酒仍有明显加压反应者应戒酒。

4.适当运动

适当运动有利于改善胰岛素抵抗和减轻体重，提高心血管调节能力，稳定血压水平。较好的运动方式是低或中等强度的运动，可根据年龄及身体状况选择，中老年高血压患者可选择步行、慢跑、上楼梯、骑车等，一般每周3～5次，每次30～60分钟。运动强度可采用心率监测法，运动时心率不应超过最大心率(180或170次/分)的60%～85%。

5.减少钠盐的摄入量、补充钙和钾盐

膳食中约大部分钠盐来自烹调用盐和各种腌制品，所以应减少烹调用盐及腌制品的食用，每人每天食盐量摄入应少于2.4 g(相当于氯化钠6 g)。通过食用含钾丰富的水果(如香蕉、橘子)和蔬菜(如油菜、香菇、大枣等)，增加钾的摄入。喝牛奶补充钙的摄入。

6.多食含维生素丰富的食物

多吃水果和蔬菜，减少食物中饱和脂肪酸的含量和脂肪总量。

7.减轻精神压力，保持心理平衡

长期精神压力和情绪忧郁是降压治疗效果欠佳的重要原因，亦可导致高血压。应对患者作耐心的劝导和心理疏导，鼓励其参加社交活动、户外活动等。

(四)降压药物治疗对象

高血压2级或以上患者[≥21.3/13.3 kPa(160/100 mmHg)]；高血压合并糖尿病、心、脑、肾靶器官损害患者；血压持续升高6个月以上，改善生活方式后血压仍未获得有效控制者。从心血管危险分层的角度，高危和极高危患者应立即开始使用降压药物强化治疗。中危和低危患者则先继续监测血压和其他危险因素，之后再根据血压状况决定是否开始药物治疗。

(五)降压药物治疗

1.降压药物分类

现有的降压药种类很多，目前常用降压药物可归纳为以下几大类(表3-2)：利尿剂、β受体阻滞剂、钙通道阻滞剂、血管紧张素转换酶抑制剂和血管紧张素Ⅱ受体阻滞剂、α受体阻滞剂。

表3-2　常用降压药物名称、剂量及用法

药物种类	药名	剂量	用法(每天)
利尿剂	氢氯噻嗪	12.5～25 mg	1～3次
	呋塞米	20 mg	1～2次
	螺内酯	20 mg	1～3次
β受体阻滞剂	美托洛尔	12.5～50 mg	2次
	阿替洛尔	12.5～25 mg	1～2次
钙通道阻滞剂	硝苯地平控释片	30 mg	1次
	地尔硫䓬缓释片	90～180 mg	1次
血管紧张素转换酶抑制剂	卡托普利	25～50 mg	2～3次
	依那普利	5～10 mg	1～2次
血管紧张素Ⅱ受体阻滞剂	缬沙坦	80～160 mg	1次
	伊贝沙坦	150 mg	1次
α受体阻滞剂	哌唑嗪	0.5～3 mg	2～3次
	特拉唑嗪	1～8 mg	1次

2.联合用药

临床实际使用降压药时，由于患者心血管危险因素状况、并发症、靶器官损害、降压疗效、药物费用以及不良反应等，都可能影响降压药的具体选择。任何药物在长期治疗中均难以完全避免其不良反应，联合用药可使不同的药物互相取长补短，有可能减轻或抵消某些不良反应。联合用药可减少单一药物剂量，提高患者的耐受性和依从性。现在认为，2 级高血压[≥21.3/13.3 kPa(160/100 mmHg)]患者在开始时就可以采用两种降压药物联合治疗，有利于血压在相对较短的时间内达到目标值。比较合理的两种降压药联合治疗方案是利尿药与β受体阻滞剂；利尿药与 ACEI 或血管紧张素受体拮抗剂(ARB)；二氢吡啶类钙通道阻滞剂与β受体阻滞剂；钙通道阻滞剂与 ACEI 或 ARB，α 阻滞剂和 β 阻滞剂。必要时也可用其他组合，包括中枢作用药如 α_2 受体激动剂、咪哒唑啉受体调节剂，以及 ACEI 与 ARB；国内研制了多种复方制剂，如复方降压片、降压 0 号等，以当时常用的利舍平、双肼屈嗪、氢氯噻嗪为主要成分，因其有一定降压效果，服药方便且价格低廉而广泛使用。

(六)高血压急症的治疗

高血压急症是指短时期内血压重度升高，收缩压＞26.7 kPa(200 mmHg)和(或)舒张压＞17.3 kPa(130 mmHg)，伴有重要器官组织如大动脉、心脏、脑、肾脏、眼底的严重功能障碍或不可逆性损害。需要做紧急处理。

1.迅速降压

(1)硝普钠：同时直接扩张动脉和静脉，降低前、后负荷。开始时以 50 mg/500 mL 浓度每分钟 10～25 μg 速率静脉滴注，即刻发挥降压作用。使用硝普钠必须密切观察血压，避光静脉滴注，根据血压水平仔细调节滴注速度，硝普钠可用于各种高血压急症。一般使用不超过 7 天，长期或大剂量使用应注意可能发生氰化物中毒。

(2)硝酸甘油：选择性扩张冠状动脉与大动脉和扩张静脉。开始时以每分钟 5～10 μg 速度静脉点滴，然后根据血压情况增加滴注速度至每分钟 20～50 μg。降压起效快，停药后作用消失亦快。硝酸甘油主要用于急性冠脉综合征或急性心力衰竭时的高血压急症。不良反应有头痛、心动过速、面部潮红等。

(3)地尔硫䓬：非二氢吡啶类钙通道阻滞剂，降压同时具有控制快速性室上性心律失常和改善冠状动脉血流量作用。配制成 50～60 mg/500 mL 浓度，以每小时 5～15 mg 速度静脉点滴，根据血压变化调整静脉输液速度。地尔硫䓬主要用于急性冠脉综合征、高血压危象。不良作用有面部潮红、头痛等。

(4)酚妥拉明：配制成 10～30 mg/500 mL 浓度缓慢静脉滴注，主要用于嗜铬细胞瘤高血压危象。

(5)其他药物：对血压显著增高，但症状不严重者，可舌下含用硝苯地平 10 mg，或口服卡托普利 12.5～25.0 mg，哌唑嗪 1～2 mg 等。降压不宜过快过低。血压控制后，需口服降压药物，或继续注射降压药物以维持疗效。

2.制止抽搐

可用地西泮 10～20 mg 静脉注射，苯巴比妥 0.1～0.2 g 肌内注射。亦可予 25%硫酸镁溶液 10 mL 深部肌内注射，或以 5%葡萄糖溶液 20 mL 稀释后缓慢静脉注射。

3.脱水、排钠、降低颅内压

(1)呋塞米 20～40 mg 或依他尼酸钠 25～50 mg，加入 50%葡萄糖溶液 20～40 mL 中，静脉注射。

(2)20%甘露醇或25%山梨醇静脉快速滴注,半小时内滴完。

4.其他并发症的治疗

对主动脉夹层分离,应采取积极的降压治疗,诊断确定后,宜施行外科手术治疗。

九、护理

(一)一般护理

1.休息

早期高血压患者可参加工作,但不要过度疲劳,坚持适当的锻炼,如骑自行车、跑步、做体操及打太极拳等。要有充足的睡眠,保持心情舒畅,避免精神紧张和情绪激动,消除恐惧、焦虑、悲观等不良情绪。晚期血压持续增高,伴有心、肾、脑病时应卧床休息。关心体贴患者,使其精神愉快,鼓励患者树立战胜疾病的信心。

2.饮食

饮食方面应给低盐、低脂肪、低热量饮食,以减轻体重。因为摄入总热量太大超过消耗量,多余的热量转化为脂肪,身体就会发胖,体重增加,提高血液循环的要求,必定提高血压。鼓励患者多食水果、蔬菜、戒烟、控制饮酒、咖啡、浓茶等刺激性饮料。少吃胆固醇含量多的食物,对服用排钾利尿剂的患者应注意补充含钾高的食物如蘑菇、香蕉、橘子等。肥胖者应限制热能摄入,控制体重在理想范围之内。

3.病房环境

病房环境应整洁、安静、舒适、安全。

(二)对症护理及病情观察护理

1.剧烈头痛

当出现剧烈头痛伴恶心、呕吐,常系血压突然升高、高血压脑病,应立即让患者卧床休息,并测量血压及脉搏、心率、心律,积极协助医师采取降压措施。

2.呼吸困难、发绀

呼吸困难、发绀是高血压引起的左心衰竭所致,应立即给予舒适的半卧位,及时给予氧气吸入。按医嘱应用洋地黄治疗。

3.心悸

严密观察脉搏、心率、心律变化并做记录。安静休息,严禁下床,并安慰患者消除紧张情绪。

4.水肿

晚期高血压伴心肾衰竭时可出现水肿。护理中注意严格记录出入量,限制钠盐和水分摄入。严格卧床休息,注意皮肤护理,严防压疮发生。

5.昏迷、瘫痪

昏迷、瘫痪是晚期高血压引起脑血管意外所引起。应注意安全护理,防止患者坠床、窒息、肢体烫伤等。

6.病情观察护理

对血压持续增高的患者,应每天测量血压2~3次,并做好记录,必要时测立、坐、卧位血压,掌握血压变化规律。如血压波动过大,要警惕脑出血的发生。如在血压急剧增高的同时,出现头痛、视物模糊、恶心、呕吐、抽搐等症状,应考虑高血压脑病的发生。如出现端坐呼吸、喘憋、发绀、咳粉红色泡沫痰等，应考虑急性左心衰竭的发生。出现上述各种表现时均应立即送医院进行紧急救治。另外，在变换体位时也应动作缓慢，以免发生意外。有些降压药可引起水、钠潴留。因此，需每天测体重，准确记录出入量，观察水肿情况，注意保持出入量的平衡。

(三)用药观察与护理

1.用药原则

终身用药，缓慢降压，从小剂量开始逐步增加剂量，即使血压降至理想水平后，也应服用维持量，老年患者服药期间改变体位要缓慢，以免发生意外，合理联合用药。

2.药物不良反应观察

使用噻嗪类和襻利尿剂时应注意血钾、血钠的变化；用β受体阻滞剂应注意其抑制心肌收缩力、心动过缓、房室传导时间延长、支气管痉挛、低血糖、血脂升高的不良反应；钙离子拮抗剂硝苯地平的不良反应有头痛、面红、下肢水肿、心动过速；血管紧张素转换酶抑制剂可有头晕、乏力、咳嗽、肾功能损害等不良反应。

(四)心理护理

患者多表现有易激动、焦虑及抑郁等心理特点，而精神紧张、情绪激动、不良刺激等因素均与高血压密切相关。因此，对待患者应耐心、亲切、和蔼、周到。根据患者特点，有针对性地进行心理疏导。同时，让患者了解控制血压的重要性，帮助患者训练自我控制的能力，参与自身治疗护理方案的制定和实施，指导患者坚持长期的饮食、药物、运动治疗，将血压控制在接近正常的水平，以减少对靶器官的进一步损害，定期复查。

十、出院指导

(一)饮食调节指导

强调高血压患者要以低盐、低脂肪、低热量、低胆固醇饮食为宜；少吃或不吃含饱和脂肪的动物脂肪，多食含维生素的食物，多摄入富含钾、钙的食物，食盐量应控制在3～5 g/d，严重高血压病患者的食盐量控制在1～2 g/d。饮食要定量、均衡、不暴饮暴食；同时适当地减轻体重，有利于降压。戒烟和控制酒量。

(二)休息和锻炼指导

高血压患者的休息和活动应根据患者的体质、病情适当调节，病重体弱者，应以休息为主。随着病情好转，血压稳定，每天适当从事一些工作、学习、劳动将有益身心健康；还可以增加一些适宜的体能锻炼，如散步、慢跑、打太极拳、体操等有氧活动。患者应在运动前了解自己的身体状况，以此来决定自己的运动种类、强度、频度和持续时间。注意规律生活，保证充足的休息和睡眠，对于睡眠差、易醒、早醒者，可在睡前饮热牛奶200 mL，或用40～50 ℃温水泡足30分钟，或选择自己喜爱的放松精神情绪的音乐协助入睡。总之，要注意劳逸结合，养成良好的生活习惯。

(三)心理健康指导

高血压病的发病机制是除躯体因素外，心理因素占主导地位，强烈的焦虑、紧张、愤怒以及压抑常为高血压病的诱发因素，因此教会患者自我调节和自我控制能力是关键。护士要鼓励患者保持豁达、开朗愉快的心境和稳定的情绪，培养广泛的爱好和兴趣。同时指导家属为患者创造良好的生活氛围，避免引起患者情绪紧张、激动和悲哀等不良刺激。

(四)血压监测指导

建议患者自行购买血压计，随时监测血压。指导患者和家属正确测量血压的方法，监测血压、做好记录，复诊时对医师加减药物剂量会有很好的参考依据。

（五）用药指导

由于高血压是一种慢性病，需要长期的、终身的服药治疗，而这种治疗要患者自己或家属配合进行，所以患者及家属要了解服用的药物种类及用药剂量、用药方法、药物的不良反应、服用药物的最佳时间，以便发挥药物的最佳效果和减少不良反应。出现不良反应，要及时报告主诊医师，以便调整药物及采取必要的处理措施。切不可血压降下来就停药，血压上升又服药，血压反复波动，对健康极为不利。由于这类患者大多是年纪较大，容易遗忘服药，可建议患者在家中醒目之处做标记，以起到提示作用。对血压显著增高多年的患者，血压不宜下降过快，因为患者往往不能适应，并可导致心、脑、肾血液的供应不足而引起脑血管意外，如使用可引起明显直立性低血压药物时，应向患者说明平卧起立或坐位起立时，动作要缓慢，以免血压突然下降，出现晕厥而发生意外。

（六）按时就医

服完药出现血压升高或过低；血压波动大；出现眼花、头晕、恶心呕吐、视物不清、偏瘫、失语、意识障碍、呼吸困难、肢体乏力等情况时立即到医院就医。如病情危重，可求助120急救中心。

（李洛金）

第二节　心律失常

一、疾病概述

（一）概念和特点

心律失常是指心脏冲动频率、节律、起源部位、传导速度或激动次序的异常。按其发生原理可分为冲动形成异常和冲动传导异常两大类。按照心律失常发生时心率的快慢，可分为快速性与缓慢性心律失常两大类。

心律失常可发生在没有明确心脏病或其他原因的患者。心律失常的后果取决于其对血流动力学的影响，可从心律失常对心、脑、肾灌注的影响来判断。轻者患者可无症状，一般表现为心悸，但也可出现心绞痛、气短、晕厥等症状。心律失常持续时间不一，有时仅持续数秒、数分，有时可持续数天以上，如慢性心房颤动。

（二）相关病理生理

正常生理状态下，促成心搏的冲动起源于窦房结，并以一定的顺序传导于心房与心室，使心脏在一定频率范围内发生有规律的搏动。如果心脏内冲动的形成异常和（或）传导异常，使整个心脏或其一部分的活动变为过快、过慢或不规则，或者各部分活动的程序发生紊乱，即形成心律失常。心律失常有多种不同的发生机制，如折返、自律性改变、触发活动和平行收缩等。然而，由于条件限制，目前能直接对人在体内心脏研究的仅限于折返机制，临床检查尚不能判断大多数心律失常的电生理机制。产生心律失常的电生理机制主要包括冲动发生异常、冲动传导异常及触发活动。

(三)主要病因与诱因

1.器质性心脏病

心律失常可见于各种器质性心脏病，其中以冠心病、心肌病、心肌炎和风湿性心脏病为多见，尤其在发生心力衰竭或急性心肌梗死时。

2.非心源性疾病

几乎其他系统疾病均可引发心律失常，常见的有内分泌失调、麻醉、低温、胸腔或心脏手术、中枢神经系统疾病及自主神经功能失调等。

3.酸碱失衡和电解质紊乱

各种酸碱代谢紊乱、钾代谢紊乱可使传导系统或心肌细胞的兴奋性、传导性异常而引起心律失常。

4.理化因素和中毒

电击可直接引起心律失常甚至死亡，中暑、低温也可导致心律失常。某些药物可引起心律失常，其机制各不相同，洋地黄、奎尼丁、氨茶碱等直接作用于心肌，洋地黄、夹竹桃、蟾蜍等通过兴奋迷走神经，拟肾上腺素药、三环类抗抑郁药等通过兴奋交感神经，可溶性钡盐、棉酚、排钾性利尿剂等引起低钾血症，窒息性毒物则引起缺氧诱发心律失常。

5.其他

发生在健康者的心律失常也不少见，部分病因不明。

(四)临床表现

心律失常的诊断大多数要靠心电图，但相当一部分患者可根据病史和体征作出初步诊断。详细询问发作时的心率快慢，节律是否规整，发作起止与持续时间，发作时是否伴有低血压、昏厥、心绞痛或心力衰竭等表现及既往发作的诱因、频率和治疗经过，有助于心律失常的诊断，同时要对患者全身情况、既往治疗情况等进行全面的了解。

(五)辅助检查

1.心电图检查

心电图检查是诊断心律失常最重要的一项无创性检查技术。应记录 12 导联心电图，并记录清楚显示 P 波导联的心电图长条以备分析，通常选择 V_1 导联或Ⅱ导联。必要时采用动态心电图，连续记录患者 24 小时的心电图。

2.运动试验

患者在运动时出现心悸，可做运动试验协助诊断。运动试验诊断心律失常的敏感性不如动态心电图。

3.食管心电图

解剖上左心房后壁毗邻食管，因此，插入食管电极导管并置于心房水平时，能记录到清晰的心房电位，并能进行心房快速起搏或程序电刺激。

4.心腔内电生理检查

心腔内电生理检查是将几根多电极导管经静脉和(或)动脉插入，放置在心腔内的不同部位辅以 8～12 通道以上多导生理仪，同步记录各部位电活动，包括右心房、右心室、希氏束、冠状静脉窦(反映左心房、左心室电活动)。其适应证包括：①窦房结功能测定；②房室与室内传导阻滞；③心动过速；④不明原因晕厥。

5.三维心脏电生理标测及导航系统

三维心脏电生理标测及导航系统(三维标测系统)是近年来出现的新的标测技术,能够减少X线曝光时间,提高消融成功率,加深对心律失常机制的理解。

(六)窦性心律失常治疗原则

(1)若患者无心动过缓有关的症状,不必治疗,仅定期随诊观察。对于有症状的病窦综合征患者,应接受起搏器治疗。

(2)心动过缓-心动过速综合征患者发作心动过速,单独应用抗心律失常药物治疗可能加重心动过缓。应用起搏治疗后,患者仍有心动过速发作,可同时应用抗心律失常药物。

(七)房性心律失常治疗原则

1.房性期前收缩

无须治疗。当有明显症状或因房性期前收缩触发室上性心动过速时,应给予治疗。治疗药物包括普罗帕酮、莫雷西嗪或β受体拮抗剂。

2.房性心动过速

(1)积极寻找病因,针对病因治疗。

(2)抗凝治疗。

(3)控制心室率。

(4)转复窦性心律。

3.心房扑动

(1)药物治疗:减慢心室率的药物包括β受体拮抗剂、钙通道阻滞剂(维拉帕米、地尔硫䓬)或洋地黄制剂(地高辛、毛花苷C)。转复心房扑动的药物包括ⅠA(如奎尼丁)或ⅠC(如普罗帕酮)类抗心律失常药,如心房扑动患者合并冠心病、充血性心力衰竭等时,不用ⅠA或ⅠC类药物,应选用胺碘酮。

(2)非药物治疗:直流电复律是终止心房扑动最有效的方法。其次食管调搏也是转复心房扑动的有效方法。射频消融可根治心房扑动。

(3)抗凝治疗:持续性心房扑动的患者,发生血栓栓塞的风险明显增高,应给予抗凝治疗。

4.心房颤动

应积极寻找心房颤动的原发疾病和诱发因素,进行相应处理。

治疗包括:①抗凝治疗;②转复并维持窦性心律;③控制心室率。

(八)房室交界区性心律失常治疗原则

1.房室交界区性期前收缩

通常无须治疗。

2.房室交界区性逸搏与心律

一般无须治疗,必要时可起搏治疗。

3.非阵发性房室交界区性心动过速

主要针对病因治疗。洋地黄中毒引起者可停用洋地黄,可给予钾盐、利多卡因或β受体拮抗剂治疗。

4.与房室交界区相关的折返性心动过速

急性发作期应根据患者的基础心脏状况,既往发作的情况及对心动过速的耐受程度做出适当处理。

主要药物治疗如下述。

(1)腺苷与钙通道阻滞剂:为首选。起效迅速,不良反应为胸部压迫感、呼吸困难、面部潮红、窦性心动过缓、房室传导阻滞等。

(2)洋地黄与β受体拮抗剂:静脉注射洋地黄可终止发作。对伴有心功能不全患者仍作为首选。β受体拮抗剂也能有效终止心动过速,选用短效β受体拮抗剂较合适如艾司洛尔。

(3)普罗帕酮 1～2 mg/kg 静脉注射。

(4)其他:食管心房调搏术、直流电复率等。

预防复发:是否需要给予患者长期药物预防,取决于发作的频繁程度及发作的严重性。药物的选择可依据临床经验或心内电生理试验结果。

5.预激综合征

对于无心动过速发作或偶有发作但症状轻微的预激综合征患者的治疗,目前仍存有争议。如心动过速发作频繁伴有明显症状,应给予治疗。治疗方法包括药物和导管消融。

(九)室性心律失常治疗原则

1.室性期前收缩

首先应对患者室性期前收缩的类型、症状及其原有心脏病变做全面的了解;然后,根据不同的临床状况决定是否给予治疗,采取何种方法治疗及确定治疗的终点。

2.室性心动过速

一般遵循的原则:有器质性心脏病或有明确诱因应首先给予针对性治疗;无器质性心脏病患者发生非持续性短暂室速,如无症状或无血流动力学影响,处理的原则与室性期前收缩相同;持续性室性发作,无论有无器质性心脏病,应给予治疗。

3.心室扑动与颤动

快速识别心搏骤停、高声呼救、进行心肺复苏,包括:胸外按压、开放气道、人工呼吸、除颤、气管插管、吸氧、药物治疗等。

(十)心脏传导阻滞治疗原则

1.房室传导阻滞

应针对不同病因进行治疗。一度与二度Ⅰ型房室阻滞心室率不太慢者,无须特殊治疗。二度Ⅱ型与三度房室阻滞如心室率显著缓慢,伴有明显症状或血流动力学障碍,甚至 Adams-Strokes 综合征发作者,应给予起搏治疗。

2.室内传导阻滞

慢性单侧束支阻滞的患者如无症状,无须接受治疗。双分支与不完全性三分支阻滞有可能进展为完全性房室传导阻滞,但是否一定发生及何时发生均难以预料,不必常规预防性起搏器治疗。急性前壁心肌梗死发生双分支、三分支阻滞或慢性双分支、三分支阻滞,伴有晕厥或阿斯综合征发作者,则应及早考虑心脏起搏器治疗。

二、护理评估

(一)一般评估

心律失常患者的生命体征,发作间歇期无异常表现。发作期则出现心悸、气短、不敢活动,心电图显示心率过快、过慢、不规则或暂时消失而形成窦性停搏。

(二)身体评估

发作时体格检查应着重于判断心律失常的性质及心律失常对血流动力学状态的影响。听诊心音了解心室搏动率的快、慢和规则与否,结合颈静脉搏动所反映的心房活动情况,有助于做出心律失常的初步鉴别诊断。缓慢(<60 次/分)而规则的心率为窦性心动过缓,快速(>100 次/分)而规则的心率常为窦性心动过速。窦性心动过速较少超过 160 次/分,心房扑动伴 2∶1 房室传导时心室率常固定在 150 次/分左右。不规则的心律中以期前收缩为最常见,快而不规则者以心房颤动或心房扑动、房速伴不规则房室传导阻滞为多。心律规则而第一心音强弱不等(大炮音),尤其是伴颈静脉搏动间断不规则增强(大炮波),提示房室分离,多见于完全性或室速。

(三)心理-社会评估

心律失常患者常有焦虑、恐惧等负性情绪,护理人员应做好以下几点:①帮助患者认识到自己的情绪反应,承认自己的感觉,指导患者使用放松术。②安慰患者,告诉患者较轻的心律失常通常不会威胁生命。有条件时安排单人房间,避免与其他焦虑患者接触。③经常巡视病房,了解患者的需要,帮助其解决问题,如主动给患者介绍环境,耐心解答有关疾病的问题等。

(四)辅助检查结果的评估

1.心电图(ECG)检查

心律失常发作时的心电图记录是确诊心律失常的重要依据。应记录 12 导联心电图,包括较长的Ⅱ或 V_1 导联记录。注意 P 和 QRS 波形态、P-QRS 关系、P-P、P-R 与 R-R 间期,判断基本心律是窦性还是异位。通过逐个分析提早或延迟心搏的性质和来源,最后判断心律失常的性质。

2.动态心电图

对心律失常的检出率明显高于常规心电图,尤其是对易引起猝死的恶性心律失常的检出尤为有意义。对心律失常的诊断优于普通心电图。

3.运动试验

运动试验可增加心律失常的诊断率和敏感性,是对 ECG 很好的补充,但运动试验有一定的危险性,需严格掌握禁忌证。

4.食管心电图

食管心电图是食管心房调搏最佳起搏点判定的可靠依据,更能在心律失常的诊断与鉴别诊断方面起到特殊而独到的作用。食管心电图与心内电生理检查具有高度的一致性,为导管射频消融术根治阵发性室上性心动过速(PSVT)提供可靠的分型及定位诊断。亦有助于不典型的预激综合征患者确立诊断。

5.心腔内电生理检查

心腔内电生理检查为有创性电生理检查,除能确诊缓慢性和快速性心律失常的性质外,还能在心律失常发作间隙应用程序电刺激方法判断窦房结和房室传导系统功能,诱发室上性和室性快速性心律失常,确定心律失常起源部位,评价药物与非药物治疗效果,以及为手术、起搏或消融治疗提供必要的信息。

(五)常用药物治疗效果的评估

(1)治疗缓慢性心律失常:一般选用增强心肌自律性和(或)加速传导的药物,如拟交感神经药、迷走神经抑制药或碱化剂(摩尔乳酸钠或碳酸氢钠)。护理评估:①服药后心悸、乏力、头晕、胸闷等临床症状有无改善;②有无不良反应发生。

(2)治疗快速性心律失常:选用减慢传导和延长不应期的药物,如迷走神经兴奋剂,拟交感神经药间接兴奋迷走神经或抗心律失常药物。护理评估:①用药后的疗效,有无严重不良反应发生;②药物疗效不佳时,考虑电转复或射频消融术治疗,并做好术前准备。

(3)临床上抗心律失常药物繁多,药物的分类主要基于其对心肌的电生理学作用。治疗缓慢性心律失常的药物,主要提高心脏起搏和传导功能,如肾上腺素类药物(肾上腺素、异丙肾上腺素),拟交感神经药如阿托品、山莨菪碱,β受体兴奋剂如多巴胺类、沙丁胺醇等。

(4)及时就诊的指标:①心动过速发作频繁伴有明显症状如低血压、休克、心绞痛、心力衰竭或晕厥等;②出现洋地黄中毒症状。

三、主要护理诊断/问题

(一)活动无耐力

与心律失常导致心悸或心排血量减少有关。

(二)焦虑

与心律失常反复发作,对治疗缺乏信心有关。

(三)有受伤的危险

与心律失常引起的头晕、晕厥有关。

(四)潜在并发症

心力衰竭、脑栓塞、猝死。

四、护理措施

(一)体位与休息

当心律失常发作导致胸闷、心悸、头晕等不适时采取高枕卧位、半卧位或其他舒适体位,尽量避免左侧卧位,以防左侧卧位时感觉到心脏搏动而加重不适。有头晕、晕厥发作或曾有跌倒病史者应卧床休息。保证患者充分的休息与睡眠,必要时遵医嘱给予镇静剂。

(二)给氧

伴呼吸困难、发绀等缺氧表现时,给予氧气吸入,2~4 L/min。

(三)饮食

控制膳食总热量,以维持正常体重为度,40 岁以上者尤应预防发胖。一般以体重指数(BMI)20~24 为正常体重。或以腰围为标准,一般以女性≥80 cm,男性≥85 cm 为超标。超重或肥胖者应减少每天进食的总热量,以低脂(30%/d)、低胆固醇(200 mg/d)膳食,并限制酒及糖类食物的摄入。严禁暴饮暴食。以免诱发心绞痛或心肌梗死。合并高血压或心力衰竭者,应同时限制钠盐。避免摄入刺激性食物如咖啡、浓茶等,保持大便通畅。

(四)病情观察

严密进行心电监测,出现异常心律变化,如 3~5 次/分的室性期前收缩或阵发性室性心动过速,窦性停搏、二度Ⅱ型或三度房室传导阻滞等,立即通知医师。应将急救药物备好,需争分夺秒地迅速给药。有无心悸、胸闷、胸痛、头晕、晕厥等。检测电解质变化,尤其是血钾。

(五)用药指导

接受各种抗心律失常药物治疗的患者,应在心电监测下用药,以便掌握心律的变化情况和观察药物疗效。密切观察用药反应,严密观察穿刺局部情况,谨防药物外渗。皮下注射给予抗凝溶栓及抗血小板药时，注意更换注射部位，避免按摩，应持续按压2～3分钟。严格按医嘱给药，避免食用影响药物疗效的食物。用药前、中、后注意心率、心律、P-R间期、Q-T间期等的变化，以判断疗效和有无不良反应。

（六）除颤的护理

持续性室性心动过速患者，应用药物效果不明显时，护士应密切配合医师将除颤器电源接好，检查仪器性能是否完好，备好电极板，以便及时顺利除颤。对于缓慢型心律失常患者，应用药物治疗后仍不能增加心率，且病情有所发展或反复发作阿斯综合征时，应随时做好安装人工心脏起搏器的准备。

（七）心理护理

向患者说明心律失常的治疗原则，介绍介入治疗如心导管射频消融术或心脏起搏器安置术的目的及方法，以消除患者的紧张心理，使患者主动配合治疗。

（八）健康教育

1.疾病知识指导

向患者及家属讲解心律失常的病因、诱因及防治知识。

2.生活指导

指导患者劳逸结合，生活规律，保证充足的休息与睡眠。无器质性心脏病者应积极参加体育锻炼。保持情绪稳定，避免精神紧张、激动。改变不良饮食习惯，戒烟、酒、避免浓茶、咖啡、可乐等刺激性食物。保持大便通畅，避免排便用力而加重心律失常。

3.用药指导

嘱患者严格按医嘱按时按量服药，说明所用药物的名称、剂量、用法、作用及不良反应，不可随意增减药物的剂量或种类。

4.制订活动计划

评估患者心律失常的类型及临床表现，与患者及家属共同制订活动计划。对无器质性心脏病的良性心律失常患者，鼓励其正常工作和生活，保持心情舒畅，避免过度劳累。窦性停搏、二度Ⅱ型或三度房室传导阻滞、持续性室速等严重心律失常患者或快速心室率引起血压下降者，应卧床休息，以减少心肌耗氧量。卧床期间加强生活护理。

5.自我监测指导

教会患者及家属测量脉搏的方法，心律失常发作时的应对措施及心肺复苏术，以便于自我检测病情和自救。对安置心脏起搏器的患者，讲解自我监测与家庭护理方法。

6.及时就诊的指标

(1)当出现头晕、气促、胸闷、胸痛等不适症状。

(2)复查心电图发现异常时。

五、护理效果评估

(1)患者及家属掌握自我监测脉搏的方法，能复述疾病发作时的应对措施及心肺复苏术。

(2)患者掌握发生疾病的诱因，能采取相应措施尽可能避免诱因的发生。

(3)患者心理状态稳定，养成正确的生活方式。

(4)患者未发生猝死或发生致命性心律失常时能得到及时发现和处理。

（李洛金）

第三节 心 绞 痛

一、稳定型心绞痛

(一)概念和特点

稳定型心绞痛也称劳力性心绞痛,是在冠状动脉固定性严重狭窄基础上,由于心肌负荷的增加引起心肌急剧的、暂时的缺血缺氧的临床综合征。其特点为阵发性的前胸压榨性疼痛或憋闷感觉,主要位于胸骨后部,可放射至心前区和左上肢尺侧,常发生于劳力负荷增加时,持续数分钟,休息或用硝酸酯制剂后疼痛消失。疼痛发作的程度、频度、性质及诱发因素在数周至数月内无明显变化。

(二)相关病理生理

患者在心绞痛发作之前,常有血压增高、心律增快、肺动脉压和肺毛细血管压增高的变化,反映心脏和肺的顺应性减低。发作时可有左心室收缩力和收缩速度降低、射血速度减慢、左心室收缩压下降、心搏量和心排血量降低、左心室舒张末期压和血容量增加等左心室收缩和舒张功能障碍的病理生理变化。左心室壁可呈收缩不协调或部分心室壁有收缩减弱的现象。

(三)主要病因及诱因

本病的基本病因是冠脉粥样硬化。正常情况下,冠脉循环血流量具有很大的储备力量,其血流量可随身体的生理情况有显著的变化,休息时无症状。当劳累、激动、心力衰竭等使心脏负荷增加,心肌耗氧量增加时,对血液的需求增加,而冠脉的供血已不能相应增加,即可引起心绞痛。

(四)临床表现

1.症状

心绞痛以发作性胸痛为主要临床表现,典型疼痛的特点如下。

(1)部位:主要在胸骨体中、上段之后,可波及心前区,界限不很清楚。常放射至左肩、左臂尺侧达无名指和小指,偶有至颈、咽或下颌部。

(2)性质:胸痛常有压迫、憋闷或紧缩感,也可有烧灼感,偶尔伴有濒死感。

(3)持续时间:疼痛出现后常逐步加重,持续 3～5 分钟,休息或含服硝酸甘油可迅速缓解,很少超过半小时。可数天或数周发作 1 次,亦可 1 天内发作数次。

2.体征

心绞痛发作时,患者面色苍白、出冷汗、心率增快、血压升高、表情焦虑。心尖部听诊有时出现“奔马律”,可有暂时性心尖部收缩期杂音,是乳头肌缺血以致功能失调引起二尖瓣关闭不全所致。

3.诱因

发作常由体力劳动、情绪激动、饱餐、寒冷、吸烟、心动过速、休克等所致。

(五)辅助检查

1.心电图

(1)静息时心电图:约有半数患者在正常范围,也可有陈旧性心肌梗死的改变或非特异性 ST

段和 T 波异常。有时出现心律失常。

(2)心绞痛发作时心电图:绝大多数患者可出现暂时性心肌缺血引起的 ST 段压低($\geqslant$0.1 mV),有时出现 T 波倒置,在平时有 T 波持续倒置的患者,发作时可变为直立(假性正常化)。

(3)心电图负荷试验:运动负荷试验及 24 小时动态心电图,可显著提高缺血性心电图的检出率。

2.X 线检查

心脏检查可无异常,若已伴发缺血性心肌病可见心影增大、肺充血等。

3.放射性核素

利用放射性铊心肌显像所示灌注缺损,提示心肌供血不足或血供消失,对心肌缺血诊断较有价值。

4.超声心动图

多数稳定型心绞痛患者静息时超声心动图检查无异常,有陈旧性心肌梗死者或严重心肌缺血者二维超声心动图可探测到坏死区或缺血区心室壁的运动异常,运动或药物负荷超声心动图检查可以评价心肌灌注和存活性。

5.冠状动脉造影

选择性冠状动脉造影可使左、右冠状动脉及主要分支得到清楚的显影,具有确诊价值。

(六)治疗原则

治疗原则是改善冠脉血供和降低心肌耗氧量以改善患者症状,提高生活质量,同时治疗冠脉粥样硬化,预防心肌梗死和死亡,以延长生存期。

1.发作时的治疗

(1)休息:发作时立即休息,一般患者停止活动后症状即可消失。

(2)药物治疗:宜选用作用快的硝酸酯制剂,这类药物除可扩张冠脉增加冠脉血流量外,还可扩张外周血管,减轻心脏负荷,从而缓解心绞痛。如硝酸甘油 0.3～0.6 mg 或硝酸异山梨酯 3～10 mg 舌下含化。

2.缓解期的治疗

缓解期一般不需卧床休息,应避免各种已知的诱因。

(1)药物治疗:以改善预后的药物和减轻症状、改善缺血的药物为主,如阿司匹林、氯吡格雷、β 受体阻滞剂、他汀类药物、血管紧张素转换酶抑制剂、硝酸酯制剂,其他如代谢性药物、中医中药。

(2)非药物治疗:包括运动锻炼疗法、血管重建治疗、增强型体外反搏等。

二、不稳定型心绞痛

(一)概念和特点

目前已趋向将典型的稳定型劳力性心绞痛以外的缺血性胸痛统称为不稳定型心绞痛。不稳定型心绞痛根据临床表现可分为静息型心绞痛、初发型心绞痛、恶化型心绞痛 3 种类型。

(二)相关病理生理

与稳定型心绞痛的差别主要在于冠脉内不稳定的粥样斑块继发的病理改变,使局部的心肌血流量明显下降,如斑块内出血、斑块纤维帽出现裂隙、表面有血小板聚集和(或)刺激冠脉痉挛,导致缺血性心绞痛，虽然也可因劳力负荷诱发，但劳力负荷终止后胸痛并不能缓解。

（三）主要病因及诱因

少部分不稳定型心绞痛患者心绞痛发作有明显的诱因。

1.增加心肌氧耗

感染、甲状腺功能亢进症或心律失常。

2.冠脉血流减少

低血压。

3.血液携氧能力下降

贫血和低氧血症。

（四）临床表现

1.症状

不稳定型心绞痛患者胸部不适的性质与典型的稳定型心绞痛相似，通常程度更重，持续时间更长，可达数十分钟，胸痛在休息时也可发生。

2.体征

体检可发现一过性第三心音或第四心音，以及由于二尖瓣反流引起的一过性收缩期杂音，这些非特异性体征也可出现在稳定型心绞痛和心肌梗死患者，但详细的体格检查可发现潜在的加重心肌缺血的因素，并成为判断预后非常重要的依据。

（五）辅助检查

1.心电图

(1)大多数患者胸痛发作时有一过性 ST 段（抬高或压低）和 T 波（低平或倒置）改变，其中 ST 段的动态改变（≥0.1 mV 的抬高或压低）是严重冠脉疾病的表现，可能会发生急性心肌梗死或猝死。

(2)连续心电监护：连续 24 小时心电监测发现，85%～90%的心肌缺血，可不伴有心绞痛症状。

2.冠脉造影剂其他侵入性检查

在长期稳定型心绞痛基础上出现的不稳定型心绞痛患者，常有多支冠脉病变，而新发作静息心绞痛患者，可能只有单支冠脉病变。在所有的不稳定型心绞痛患者中，3 支血管病变占 40%，2 支血管病变占 20%，左冠脉主干病变约占 20%，单支血管病变约占 10%，没有明显血管狭窄者占 10%。

3.心脏标志物检查

心脏肌钙蛋白(cTn)T 及心肌蛋白 I 较传统的肌酸激酶（CK）和肌酸激酶同工酶（CK-MB）更为敏感、更可靠。

4.其他

胸部 X 线、心脏超声和放射性核素检查的结果与稳定型心绞痛患者的结果相似，但阳性发现率会更高。

（六）治疗原则

不稳定型心绞痛是严重、具有潜在危险的疾病，病情发展难以预料，应使患者处于监控之下，疼痛发作频繁或持续不缓解及高危组的患者应立即住院。其治疗包括抗缺血治疗、抗血栓治疗和根据危险度分层进行优创治疗。

1.一般治疗

发作时立即卧床休息，床边24小时心电监护，严密观察血压、脉搏、呼吸、心率、心律变化，有呼吸困难、发绀者应给氧吸入，维持血氧饱和度达到95%以上。如有必要，重测心肌坏死标志物。

2.止痛

烦躁不安、疼痛剧烈者，可考虑应用镇静剂如吗啡5～10 mg皮下注射；硝酸甘油或硝酸异山梨酯持续静脉点滴或微量泵输注，以10 μg/min开始，每3～5分钟增加10 μg/min，直至症状缓解或出现血压下降。

3.抗凝(栓)

抗血小板和抗凝治疗是不稳定型心绞痛治疗至关重要的措施，应尽早应用阿司匹林、氯吡格雷和肝素或低分子肝素，以有效防止血栓形成，阻止病情进展为心肌梗死。

4.其他

对于个别病情极严重患者，保守治疗效果不佳，心绞痛发作时ST段≥0.1 mV，持续时间>20分钟，或血肌钙蛋白升高者，在有条件的医院可行急诊冠脉造影，考虑经皮冠脉成形术。

三、护理评估

(一)一般评估

(1)患者有无面色苍白、出冷汗、心率加快、血压升高。

(2)患者主诉有无心绞痛发作症状。

(二)身体评估

(1)有无表情焦虑、皮肤湿冷、出冷汗。

(2)有无心律增快、血压升高。

(3)心尖区听诊是否闻及收缩期杂音，或听到第三心音或第四心音。

(三)心理-社会评估

患者能否控制情绪，避免激动或愤怒，以减少心悸耗氧量；家属能否做到给予患者安慰及细心的照顾，并督促定期复查。

(四)辅助检查结果的评估

(1)心电图有无ST段及T波异常改变。

(2)24小时连续心电监测有无心肌缺血的改变。

(3)冠脉造影检查结果有无显示单支或多支病变。

(4)心脏标志物肌钙蛋白(cTn)T的峰值是否超过正常对照值的百分位数。

(五)常用药物治疗效果的评估

1.硝酸酯类药物

心绞痛发作时，能及时舌下含化，迅速缓解疼痛。

2.他汀类药物

长期服用可以维持LDL-C的目标值<70 mg/dL，且不出现转氨酶和肌酶升高等不良反应。

四、主要护理诊断/问题

(一)胸痛

与心肌缺血、缺氧有关。

(二)活动无耐力

与心肌氧的供需失调有关。

(三)知识缺乏

缺乏控制诱发因素及预防心绞痛发作的知识。

(四)潜在并发症

心肌梗死。

五、护理措施

(一)休息与活动

1.适量运动

应以有氧运动为主,运动的强度和时间因病情和个体差异而不同,必要时在监测下进行。

2.心绞痛发作时

立即停止活动,就地休息。不稳定型心绞痛患者,应卧床休息,并密切观察。

(二)用药的指导

1.心绞痛发作时

立即舌下含化硝酸甘油,用药后注意观察患者胸痛变化情况,如3～5分钟后仍不缓解,隔5分钟后可重复使用。对于心绞痛发作频繁者,静脉滴注硝酸甘油时,患者及家属不要擅自调整滴速,以防低血压发生。部分患者用药后出现面部潮红、头部胀痛、头晕、心动过速、心悸等不适,应告知患者是药物的扩血管作用所致,不必有顾虑。

2.应用他汀类药物时

应严密监测转氨酶及肌酸激酶等生化指标,及时发现药物可能引起的肝脏损害和肌病。采用强化降脂治疗时,应注意监测药物的安全性。

(三)心理护理

安慰患者,消除紧张、不安情绪,改变急躁易怒性格,保持心理平衡。告知患者及家属过劳、情绪激动、饱餐、用力排便、寒冷刺激等都是心绞痛发作的诱因,应注意避免。

(四)健康教育

1.疾病知识指导

(1)合理膳食:宜摄入低热量、低脂、低胆固醇、低盐饮食,多食蔬菜、水果和粗纤维食物如芹菜、糙米等,避免暴饮暴食,应少食多餐。

(2)戒烟、限酒。

(3)适量运动:应以有氧运动为主,运动的强度和时间因病情和个体差异而不同,必要时在监测下进行。

(4)心理调适:保持心理平衡,可采取放松技术或与他人交流的方式缓解压力,避免心绞痛发作的诱因。

2.用药指导

指导患者出院后遵医嘱用药,不擅自增减药量,自我检测药物的不良反应。外出时随身携带硝酸甘油以备急用。硝酸甘油遇光易分解,应放在棕色瓶内存放于干燥处,以免潮解失效。药瓶开封后每6个月更换1次,以确保疗效。

3.病情检测指导

教会患者及家属心绞痛发作时的缓解方法，胸痛发作时应立即停止活动或舌下含服硝酸甘油。如连续含服 3 次仍不缓解，或心绞痛发作比以往频繁、程度加重、疼痛时间延长，应及时就医，警惕心肌梗死的发生。不典型心绞痛发作时，可能表现为牙痛、肩周炎、上腹痛等，为防治误诊，应尽快到医院做相关检查。

4.及时就诊的指标

(1)心绞痛发作时，舌下含化硝酸酯类药物无效或重复用药仍未缓解。

(2)心绞痛发作比以往频繁、程度加重、疼痛时间延长。

六、护理效果评估

(1)患者能坚持长期遵医嘱用药物治疗。

(2)心绞痛发作时，能立即停止活动，并舌下含服硝酸甘油。

(3)能预防和控制缺血症状，减低心肌梗死的发生。

(4)能戒烟、控制饮食和糖尿病治疗。

(5)能坚持定期门诊复查。

(李洛金)

第四节　急性心肌梗死

急性心肌梗死(acute myocardial infarction，AMI)是急性心肌缺血性坏死。是在冠状动脉病变的基础上，发生冠状动脉血供急剧减少或中断，使相应的心肌严重而持久地急性缺血所致。原因通常是在冠状动脉样硬化病变的基础上继发血栓形成所致。非动脉粥样硬化所导致的心肌梗死可由感染性心内膜炎、血栓脱落、主动脉夹层形成、动脉炎等引起。

本病在欧美常见，20 世纪 50 年代美国本病死亡率＞300/10 万人口，70 年代以后降到＜200/10 万人口。美国 35～84 岁人群中年发病率男性为 71‰，女性为 22‰；每年约有 80 万人发生心肌梗死，45 万人再梗死。在我国本病远不如欧美多见，70 年代和 80 年代北京、河北、哈尔滨、黑龙江、上海、广州等省市年发病率仅 0.2‰～0.6‰，其中以华北地区最高。

一、病因和发病机制

急性心肌梗死绝大多数(90％以上)是由于冠状动脉粥样硬化所致。由于冠状动脉有弥漫而广泛的粥样硬化病变，使管腔有＞75％的狭窄，侧支循环尚未充分建立，在此基础上一旦由于管腔内血栓形成、劳力、情绪激动、休克、外科手术或血压剧升等诱因而导致血供进一步急剧减少或中断，使心肌严重而持久急性缺血达 1 小时以上，即可发生心肌梗死。

冠状动脉闭塞后约半小时，心肌开始坏死，1 小时后心肌凝固性坏死，心肌间质充血、水肿、炎性细胞浸润。以后坏死心肌逐渐溶解，形成肌溶灶，随后渐有肉芽组织形成，坏死组织有 1～2 周后开始吸收，逐渐纤维化，在 6～8 周形成瘢痕而愈合，即为陈旧性心肌梗死。坏死心肌波及心包可引起心包炎。心肌全层坏死，可产生心室壁破裂，游离壁破裂或室间隔穿孔，也可引起乳头肌断裂。若仅有心内膜下心肌坏死，在心室腔压力的冲击下，外膜下层向外膨出，形成室壁膨胀瘤，造成室壁运动障碍甚至矛盾运动，严重影响左心室射血功能。冠状动脉可有一支或几支闭塞而引起所供血区部位的梗死。

急性心肌梗死时，心脏收缩力减弱，顺应性减低，心肌收缩不协调，心排血量下降，严重时发生泵衰竭、心源性休克及各种心律失常，病死率高。

二、病理生理

主要出现左心室舒张和收缩功能障碍的一些血流动力学变化，其严重度和持续时间取决于梗死的部位、程度和范围。当心脏收缩力减弱、顺应性减低、心肌收缩不协调时，左心室压力曲线最大上升速度(dp/dt)减低，左心室舒张末期压增高、舒张和收缩末期容量增多。射血分数减低，心搏血量和心排血量下降，心率增快或有心律失常，血压下降，静脉血氧含量降低。心室重构出现心壁厚度改变、心脏扩大和心力衰竭(先左心衰竭然后全心衰竭)，可发生心源性休克。右心室梗死在心肌梗死患者中少见，其主要病理生理改变是右心衰竭的血流动力学变化，右心房压力增高，高于左心室舒张末期压，心排血量减低，血压下降。

急性心肌梗死引起的心力衰竭称为泵衰竭，按 Killip 分级法可分为：Ⅰ级尚无明显心力衰竭；Ⅱ级有左心衰竭，肺部啰音<50%肺野；Ⅲ级有急性肺水肿，全肺闻及大、小、干、湿啰音；Ⅳ级有心源性休克等不同程度或阶段的血流动力学变化。心源性休克是泵衰竭的严重阶段。但如兼有肺水肿和心源性休克则情况最严重。

三、临床表现

(一)病史

发病前常有明显诱因，如精神紧张、情绪激动、过度体力活动、饱餐、高脂饮食、糖尿病未控制、感染、手术、大出血、休克等。少数在睡眠中发病。有半数以上的患者过去有高血压及心绞痛史。部分患者则无明确病史及先兆表现，首次发展即是急性心肌梗死。

(二)症状

1.先兆症状

急性心肌梗死多突然发病，少数患者起病症状轻微。1/2～2/3 的患者起病前 1～2 天至 1～2 周或更长时间有先兆症状，其中最常见的是稳定型心绞痛转变为不稳定型；或既往无心绞痛，突然出现心绞痛，且发作频繁，程度较重，用硝酸甘油难以缓解，持续时间较长。伴恶心、呕吐、血压剧烈波动。心电图显示 ST 段一时性明显上升或降低，T 波倒置或增高。这些先兆症状如诊断及时，治疗得当，约半数以上患者可免于发生心肌梗死；即使发生，症状也较轻，预后较好。

2.胸痛

胸痛为最早出现而突出的症状。其性质和部位多与心绞痛相似，但常发生于安静或睡眠时，程度更为剧烈，呈难以忍受的压榨、窒息，甚至“濒死感”，伴有大汗淋漓及烦躁不安。持续时间可长达 1～2 小时甚至 10 小时以上，或时重时轻达数天之久。用硝酸甘油无效，需用麻醉性镇痛药才能减轻。疼痛部位多在胸骨后，但范围较为广泛，常波及整个心前区，约 10%的病例波及剑突下及上腹部或颈、背部，偶尔到下颌、咽部及牙齿处。约 25%病例无明显的疼痛，多见于老年、糖尿病(由于感觉迟钝)或神志不清患者，或有急性循环衰竭者，疼痛被其他严重症状所掩盖。15%～20%病例在急性期无症状。

3.心律失常

见于75%～95%的患者，多发生于起病后1～2天内，而以24小时内最多见。经心电图观察可出现各种心律失常，可伴乏力、头晕、晕厥等症状，且为急性期引起死亡的主要原因之一。其中最严重的心律失常是室性异位心律(包括频发性期前收缩、阵发性心动过速和颤动)。频发(>5次/分)，多源，成对出现，或R波落在T波上的室性早搏可能为心室颤动的先兆。房室传导阻滞和束支传导阻滞也较多见，严重者可出现完全性房室传导阻滞。室上性心律失常则较少见，多发生于心力衰竭患者。前壁心肌梗死易发生室性心律失常，下壁(膈面)梗死易发生房室传导阻滞。

4.心力衰竭

主要是急性左心衰竭，发生率为32%～48%，为心肌梗死后收缩力减弱或不协调所致，可出现呼吸困难、咳嗽、烦躁及发绀等症状。严重时两肺满布湿啰音，形成肺水肿，进一步则导致右心衰竭。右心室心肌梗死者可一开始就出现右心衰竭，并伴血压下降。

5.低血压和休克

仅于疼痛剧烈时血压下降，未必是休克。但如疼痛缓解而收缩压仍低于10.7 kPa(80 mmHg)，伴有烦躁不安、大汗淋漓、脉搏细快、尿量减少(<20 mL/h)、神志恍惚甚至晕厥时，则为休克，主要为心源性，由于心肌广泛坏死、心排血量急剧下降所致。而神经反射引起的血管扩张尚属次要，有些患者还有血容量不足的因素参与。

6.胃肠道症状

疼痛剧烈时，伴有频繁的恶心呕吐、上腹胀痛、肠胀气等，与迷走神经张力增高有关。

7.全身症状

体征包括：主要是发热，一般在发病后1～3天出现，体温38 ℃左右，持续约1周。

(三)体征

体征包括：①约半数患者心浊音界轻度至中度增大，有心力衰竭时较显著。②心率多增快，少数可减慢。③心尖区第一心音减弱，有时伴有第三或第四心音奔马律。④10%～20%的患者在病后2～3天出现心包摩擦音，多数在几天内又消失，是坏死波及心包面引起的反应性纤维蛋白性心包炎所致。⑤心尖区可出现粗糙的收缩期杂音或收缩中晚期喀喇音，为二尖瓣乳头肌功能失调或断裂所致。⑥可听到各种心律失常的心音改变。⑦常见到血压下降到正常以下(病前高血压者血压可降至正常)，且可能不再恢复到起病前水平。⑧还可伴有休克、心力衰竭的相应体征。

(四)并发症

心肌梗死除可并发心力衰竭及心律失常外，还可有下列并发症。

1.动脉栓塞

主要为左心室壁血栓脱落所引起。根据栓塞的部位，可能产生脑部或其他部位的相应症状，常在起病后1～2周发生。

2.心室壁瘤

梗死部位在心脏内压的作用下，显著膨出。心电图常示持久的ST段持续抬高。

3.心肌破裂

少见。常在发病1周内出现，患者常突然心力衰竭甚至休克造成死亡。

4.乳头肌功能不全

乳头肌功能不全的病变可分为坏死性与纤维性二种，在发生心肌梗死后，心尖区突然出现响亮的全收缩期杂音，第一心音减低。

5.心肌梗死后综合征

发生率约10%，于心肌梗死后数周至数月内出现，可反复发生，表现为发热、胸痛、心包炎、胸膜炎或肺炎等症状、体征，可能为机体对坏死物质的变态反应。

四、诊断要点

(一)诊断标准

诊断AMI必须至少具备以下标准中的两条。

(1)缺血性胸痛的临床病史，疼痛常持续30分钟以上。

(2)心电图的特征性改变和动态演变。

(3)心肌坏死的血清心肌标记物浓度升高和动态变化。

(二)诊断步骤

对疑为AMI的患者，应争取在10分钟内完成。

(1)临床检查(问清缺血性胸痛病史，如疼痛性质、部位、持续时间、缓解方式、伴随症状；查明心、肺、血管等的体征)。

(2)描记18导联心电图(常规12导联加V_7～V_9，V_{3R}～V_{5R})，并立即进行分析、判断。

(3)迅速进行简明的临床鉴别诊断后做出初步诊断(老年人突发原因不明的休克、心力衰竭、上腹部疼痛伴胃肠道症状、严重心律失常或较重而持续性胸痛或胸闷，应慎重考虑有无本病的可能)。

(4)对病情做出基本评价并确定即刻处理方案。

(5)继之尽快进行相关的诊断性检查和监测，如血清心肌标记物浓度的检测，结合缺血性胸痛的临床病史、心电图的特征性改变，做出AMI的最终诊断。此外，尚应进行血常规、血脂、血糖、凝血时间、电解质等检测，二维超声心动图检查，床旁心电监护等。

(三)危险性评估

(1)伴下列任一项者，如高龄(>70岁)、既往有心肌梗死史、心房颤动、前壁心肌梗死、心源性休克、急性肺水肿或持续低血压等可确定为高危患者。

(2)病死率随心电图ST段抬高的导联数的增加而增加。

(3)血清心肌标记物浓度与心肌损害范围呈正相关，可助估计梗死面积和患者预后。

五、鉴别诊断

(一)不稳定型心绞痛

疼痛的性质、部位与心肌梗死相似，但发作持续时间短、次数频繁、含服硝酸甘油有效。心电图的改变及酶学检查是与心肌梗死鉴别的主要依据。

(二)急性肺动脉栓塞

大块的栓塞可引起胸痛、呼吸困难、咯血、休克，但多出现右心负荷急剧增加的表现如有心室增大，P_2亢进、分裂和有心力衰竭体征。无心肌梗死时的典型心电图改变和血清心肌酶的变化。

(三)主动脉夹层

该病也具有剧烈的胸痛,有时出现休克,其疼痛常为撕裂样,一开始即达高峰,多放射至背部、腹部、腰部及下肢。两上肢的血压和脉搏常不一致是本病的重要体征。可出现主动脉瓣关闭不全的体征,心电图和血清心肌酶学检查无 AMI 时的变化。X 线和超声检查可出现主动脉明显增宽。

(四)急腹症

急性胆囊炎、胆石症、急性坏死性胰腺炎、溃疡病穿孔等常出现上腹痛及休克的表现,但应有相应的腹部体征,心电图及影像、酶学检查有助于鉴别。

(五)急性心包炎

尤其是非特异性急性心包炎,也可出现严重胸痛、心电图 ST 段抬高,但该病发病前常有上呼吸道感染,呼吸和咳嗽时疼痛加重,早期即有心包摩擦音。无心电图的演变及酶学异常。

六、处理

(一)治疗原则

改善冠状动脉血液供给,减少心肌耗氧,保护心脏功能,挽救因缺血而濒死的心肌,防止梗死面积扩大,缩小心肌缺血范围,及时发现、处理、防治严重心律失常、泵衰竭和各种并发症,防止猝死。

(二)院前急救

流行病学调查发现,50%的患者发病后 1 小时在院外猝死,死因主要是可救治的心律失常。因此,院前急救的重点是尽可能缩短患者就诊延误的时间和院前检查、处理、转运所用的时间;尽量帮助患者安全、迅速地转送到医院;尽可能及时给予相关急救措施,如嘱患者停止任何主动性活动和运动,舌下含化硝酸甘油,高流量吸氧,镇静止痛(吗啡或哌替啶),必要时静脉注射或滴注利多卡因,或给予除颤治疗和心肺复苏;缓慢性心律失常给予阿托品肌内注射或静脉注射;及时将患者情况通知急救中心或医院,在严密观察、治疗下迅速将患者送至医院。

(三)住院治疗

急诊室医师应力争在 10～20 分钟内完成病史、临床检数记录 18 导联心电图,尽快明确诊断。对ST 段抬高者应在 30 分钟内收住冠心病监护病房(CCU)并开始溶栓,或在 90 分钟内开始行急诊 PTCA 治疗。

1.休息

患者应卧床休息,保持环境安静,减少探视,防止不良刺激。

2.监测

在冠心病监护室进行心电图、血压和呼吸的监测 5～7 天,必要时进行床旁血流动力学监测,以便于观察病情和指导治疗。

3.护理

第一周完全卧床,加强护理,对进食、漱洗、大小便、翻身等,都需要别人帮助。第二周可从床上坐起,第 3～4 周可逐步离床和室内缓步走动。但病重或有并发症者,卧床时间宜适当延长。食物以易消化的流质或半流质为主,病情稳定后逐渐改为软食。便秘 3 天者可服轻泻剂或用甘油栓等,必须防止用力大便造成病情突变。焦虑、不安患者可用地西泮等镇静剂。禁止吸烟。

4.吸氧

在急性心肌梗死早期,即便未合并有左侧心力衰竭或肺疾病,也常有不同程度的动脉低氧血症。其原因可能由于细支气管周围水肿，使小气道狭窄，增加小气道阻力，气流量降低，局部换气量减少，特别是两肺底部最为明显。有些患者虽未测出动脉低氧血症，由于增加肺间质液体，肺顺应性一过性降低，而有气短症状。因此，应给予吸氧，通常在发病早期用鼻塞给氧 24～48 小时，3～5 L/min。有利于氧气运送到心肌，可能减轻气短、疼痛或焦虑症状。在严重左侧心力衰竭、肺水肿和并有机械并发症的患者，多伴有严重低氧血症，需面罩加压给氧或气管插管并机械通气。

5.补充血容量

心肌梗死患者，由于发病后出汗，呕吐或进食少，以及应用利尿药等因素，引起血容量不足和血液浓缩，从而加重缺血和血栓形成，有导致心肌梗死面积扩大的危险。因此，如每天摄入量不足，应适当补液，以保持出入量的平衡。

6.缓解疼痛

AMI 时，剧烈胸痛使患者交感神经过度兴奋，产生心动过速、血压升高和心肌收缩力增强，从而增加心肌耗氧量。并易诱发快速性室性心律失常，应迅速给予有效镇痛药。本病早期疼痛是难以区分坏死心肌疼痛和可逆性心肌缺血疼痛，二者常混杂在一起。先予含服硝酸甘油，随后静脉点滴硝酸甘油，如疼痛不能迅速缓解，应即用强的镇痛药，吗啡和派替啶最为常用。吗啡是解除急性心肌梗死后疼痛最有效的药物。其作用于中枢阿片受体而发挥镇痛作用，并阻滞中枢交感神经冲动的传出，导致外周动、静脉扩张，从而降低心脏前后负荷及心肌耗氧量。通过镇痛，减轻疼痛引起的应激反应，使心率减慢。1 次给药后 10～20 分钟发挥镇痛作用，1～2 小时作用最强，持续 4～6 小时。通常静脉注射吗啡 5～10 mg，必要时每 1～2 小时重复 1 次，总量不宜超过 15 mg。吗啡治疗剂量时即可发生不良反应，随剂量增加，发生率增加。不良反应有恶心、呕吐、低血压和呼吸抑制。其他不良反应有眩晕，嗜睡，表情淡漠，注意力分散等。一旦出现呼吸抑制，可每隔 3 分钟静脉注射纳洛酮有拮抗吗啡的作用，剂量为 0.4 mg，总量不超过 1.2 mg。一般用药后呼吸抑制症状可很快消除，必要时采用人工辅助呼吸。哌替啶有消除迷走神经作用和镇痛作用，其血流动力学作用与吗啡相似，75 mg 哌替啶相当于 10 mg 吗啡，不良反应有致心动过速和呕吐作用，但较吗啡轻。可用阿托品 0.5 mg 对抗之。临床上可肌内注射 25～75 mg，必要时 2～3 小时重复，过量出现麻醉作用和呼吸抑制，当引起呼吸抑制时，也可应用纳洛酮治疗。对重度烦躁者可应用冬眠疗法，经肌内注射哌替啶 25 mg 异丙嗪（非那根）12.5 mg，必要时 4～6 小时重复 1 次。

中药可用复方丹参滴丸，麝香保心丸口服，或复方丹参注射液 16 mL 加入 5%葡萄糖液 250～500 mL中静脉滴注。

（四）再灌注心肌

起病 3～6 小时内，使闭塞的冠状动脉再通，心肌得到再灌注，濒临坏死的心肌可能得以存活或使坏死范围缩小，预后改善，是一种积极的治疗措施。

1.急诊溶栓治疗

溶栓治疗治疗原理是针对急性心肌梗死发病的基础，即大部分穿壁性心肌梗死是由于冠状动脉血栓性闭塞引起的。血栓是由于凝血酶原在异常刺激下被激活，形成凝血酶，使纤维蛋白原转化为纤维蛋白，然后与其他有形成分如红细胞、血小板一起形成的。机体内存在一个纤维蛋白溶解系统，它是由纤维蛋白溶解原和内源性或外源性激活物组成的。在激活物的作用下，纤维蛋白溶酶原被激活，形成纤维蛋白溶酶，它可以溶解稳定的纤维蛋白血栓，还可以降解纤维蛋白原，促使纤维蛋白裂解、使血栓溶解。但是纤维蛋白溶酶的半衰期很短，要想获得持续的溶栓效果，只有依靠连续输入外源性补给激活物的办法。现在临床常用的纤溶激活物有两大类，一类为非选择性纤溶剂，如链激酶、尿激酶。它们除了激活与血栓相关的纤维蛋白溶酶原外，还激活循环中的纤溶酶原，导致全身的纤溶状态，因此可以引起出血合并症。另一类为选择性纤溶剂，有重组组织型纤溶酶原激活剂（αt-Pa），单链尿激酶型纤溶酶原激活剂（SCUPA）及乙酰纤溶酶原-链激酶激活剂复合物（APSAC）。它们选择性的激活与血栓有关的纤溶酶原，而对循环中的纤溶酶原仅有中等度的作用。这样可以避免或减少出血合并症的发生。

（1）溶栓疗法的适应证：①持续性胸痛超过半小时，含服硝酸甘油片后症状不能缓解；②相邻两个或更多导联 ST 段抬高＞0.2 mV；③发病 12 小时内，或虽超过 6 小时，患者仍有严重胸痛，并且 ST 段抬高的导联有 R 波者，也可考虑溶栓治疗。

（2）溶栓治疗的禁忌证：①近 10 天内施行过外科手术者，包括活检、胸腔或腹腔穿刺和心脏体外按压术等；②10 天内进行过动脉穿刺术者；③颅内病变，包括出血、梗死或肿瘤等；④有明显出血或潜在的出血性病变，如溃疡性结肠炎、胃十二指肠溃疡或有空洞形成的肺部病变；⑤有出血性或脑栓死倾向的疾病，如各种出血性疾病、肝肾疾病、心房纤颤、感染性心内膜炎、收缩压＞24.0 kPa（180 mmHg），舒张压＞14.7 kPa（110 mmHg）等；⑥妊娠期或分娩后前 10 天；⑦在半年至 1 年内进行过链激酶治疗者；⑧年龄＞65 岁，因为高龄患者溶栓疗法引起颅内出血者多，而且冠脉再通率低于中年。

（3）溶栓治疗常用药物：①链激酶（Streptokinase SK）是 C 类乙型链球菌产生的酶，在体内将前活化素转变为活化素，后者将纤溶酶原转变为纤溶酶。有抗原性，用前需做皮肤过敏试验。静脉滴注常用量为$(5\sim15)\times10^5$ U 加入 5%葡萄糖液 100 mL 内，在 60 分钟内滴完，后每小时给予 10×10^4 U，滴注 24 小时。治疗前半小时肌内注射异丙嗪 25 mg，加少量（2.5～5 mg）地塞米松同时滴注可减少变态反应的发生。用药前后进行凝血方面的化验检查，用量大时尤应注意出血倾向。冠脉内注射时先做冠脉造影，经导管向闭塞的冠状动脉内注入硝酸甘油 0.2～0.5 mg，后注入 SK 2×10^4 万 U，继之每分钟$(2\sim4)\times10^3$ U，共 30～90 分钟至再通后继用每分钟 2×10^3 U 30～60 分钟。患者胸痛突然消失，ST 段恢复正常，心肌酶峰值提前出现为再通征象，可每分钟注入 1 次造影剂观察是否再通。②尿激酶（Urokinase UK）作用于纤溶酶原使之转变为纤溶酶。本品无抗原性，作用较 SK 弱。$(15\sim20)\times10^5$ U 静脉滴注 30 分钟滴完。冠状动脉内应用时每分钟 6×10^3 U 持续 1 小时以上至溶栓后再维持 0.5～1 小时。③组织型重组纤维蛋白溶酶原激活剂（rt-PA）对血凝块有选择性，故疗效高于 SK。冠脉内滴注 0.375 mg/kg，持续 45 分钟。静脉滴注用量为 0.75 mg/kg，持续 90 分钟。④其他制剂还有单链尿激酶型纤维蛋白溶酶原激活剂（SCUPA），异化纤维蛋白溶酶原链激酶激活剂复合物（APSAC）等。

以上溶栓剂的选择：文献资料显示，用药 2～3 小时的开通率 rt-PA 为 65%～80%，SK 为 65%～75%，UK 为 50%～68%，APSAC 为 68%～70%。究竟选用哪一种溶栓剂，不能根据以上的数据武断的选择，而应根据患者的病变范围、部位、年龄、起病时间的长短以及经济情况等因素选择。比较而言，如患者年轻（年龄小于 45 岁）、大面积前壁 AMI、到达医院时间较早（2 小时内）、无高血压，应首选 rt-PA。如果年龄较大（大于 70 岁）、下壁 AMI、有高血压，应选 SK 或 UK。由于 APSAC 的半衰期最长（70～120 分钟），因此它可在患者家中或救护车上一次性快速静脉注射；rt-PA 的半衰期最短（3～4 分钟），需静脉持续滴注 90～180 分钟；SK 的半衰期为 18 分钟，给药持续时间为 60 分钟；UK 半衰期为 40 分钟，给药时间为 30 分钟。SK 与 APSAC

可引起低血压和变态反应，UK 与 rt-PA 无这些不良反应。rt-PA 需要联合使用肝素，SK、UK、APSAC 除具有纤溶作用外，还有明显的抗凝作用，不需要积极使用静脉肝素。另外，rt-PA 价格较贵，SK、UK 较低廉。以上这些因素在临床选用溶栓剂时应予以考虑。

(4)溶栓治疗的并发症。①出血。轻度出血：皮肤、黏膜、肉眼及显微镜下血尿、或小量咯血、呕血等(穿刺或注射部位少量瘀斑不作为并发症)。重度出血：大量咯血或消化道大出血，腹膜后出血等引起失血性休克或低血压，需要输血者。危及生命部位的出血：颅内、蛛网膜下腔、纵隔内或心包出血。②再灌注心律失常：注意其对血流动力学的影响。③一过性低血压及其他的变态反应。

2.经皮腔内冠状动脉成形术(PTCA)

(1)直接 PTCA(direct PTCA)：急性心肌梗死发病后直接做 PTCA。指征：静脉溶栓治疗有禁忌证者；合并心源性休克者(急诊 PTCA 挽救生命是作为首选治疗)；诊断不明患者，如急性心肌梗死病史不典型或左束支传导阻滞(LBBB)者，可从直接冠状动脉造影和 PTCA 中受益；有条件在发病后数小时内行 PTCA 者。

(2)补救性 PTCA(rescue PTCA)：在发病 24 小时内，静脉溶栓治疗失败，患者胸痛症状不缓解时，行急诊 PTCA，以挽救存活的心肌，限制梗死面积进一步扩大。

(3)半择期 PTCA(semi-elective PTCA)：溶栓成功患者在梗死后 7～10 天内，有心肌缺血指征或冠脉再闭塞者。

(4)择期 PTCA(elective PTCA)：在急性心肌梗死后 4～6 周，用于再发心绞痛或有心肌缺血客观指征，如运动试验、动态心电图、^{201}Tl 运动心肌断层显像等证实有心肌缺血。

(5)冠状动脉旁路移植术(CABG)：适用于溶栓疗法及 PTCA 无效，而仍有持续性心肌缺血；急性心肌梗死合并有左心房室瓣关闭不全或室间隔穿孔等机械性障碍需要手术矫正和修补，同时进行 CABG；多支冠状动脉狭窄或左冠状动脉主干狭窄。

(五)缩小梗死面积

AMI 是心肌氧供/氧需的严重失衡，纠正这种失衡，就能挽救濒死的心肌，限制梗死的扩大，有效地减少并发症和改善患者的预后。控制心律失常，适当补充血容量和治疗心力衰竭，均有利于减少梗死区。目前多主张采用以下几种。

1.扩血管药物

扩血管药物必须应用于梗死初期的发展阶段，即起病后 4～6 小时之内。一般首选硝酸甘油静脉滴注或异山梨酯舌下含化，也可在皮肤上用硝酸甘油贴片或软膏。使用时应注意：静脉给药时，最好有血流动力学监测，当肺动脉楔嵌压小于 2～2.4 kPa，动脉压正常或增高时，其疗效较好，反之，则可使病情恶化；应从小剂量开始，在应用过程中保持肺动脉楔嵌压不低于 2 kPa (2～2.4 kPa)，且动脉压不低于正常低限，以保证必需的冠状动脉灌注。

2.β 受体阻滞剂

大量临床资料表明，在 AMI 发生后的 4～12 小时内，给普萘洛尔或阿普洛尔、阿替洛尔、美托洛尔等药治疗(最好是早期静脉内给药)，常能达到明显降低患者的最高血清酶(CPK，CK-MB 等)水平，提示有限制梗死范围扩大的作用。但因这些药的负性肌力、负性频率作用，临床应用时，当心率低于每分钟 60 次，收缩压≤14.6 kPa，有心力衰竭及下壁心梗者应慎用。

3.低分子右旋糖酐及复方丹参等活血化瘀药物

一般可选用低分子右旋糖酐每天静脉滴注 250～500 mL，7～14 天为 1 个疗程。在低分子右旋糖酐内加入活血化瘀药物，如血栓通 4～6 mL、川芎嗪 80～160 mg 或复方丹参注射液 12～30 mL，疗效更佳。心功能不全者低分子右旋糖酐者慎用。

4.极化液(GIK)

可减少心肌坏死，加速缺血心肌的恢复。但近年因其效果不显著，已趋向不用，仅用于 AMI 伴有低血容量者。其他改善心肌代谢的药物有维生素 C(3～4 g)、辅酶 A(50～100 U)、肌苷(0.2～0.6 g)、维生素 B_6(50～100 mg)，每天 1 次静脉滴注。

5.其他

有人提出用大量激素(氢化可的松 150 mg/kg)或透明质酸酶(每次 500 U/kg，每 6 小时 1 次，日 4 次)，或用钙通道阻滞剂(硝苯地平 20 mg，每 4 小时 1 次)治疗 AMI，但对此分歧较大，尚无统一结论。

(六)严密观察，及时处理并发症

1.左心功能不全

AMI 时左心功能不全因病理生理改变的程度不同，可表现轻度肺淤血、急性左心衰竭(肺水肿)、心源性休克。

(1)急性左心衰竭(肺水肿)的治疗：可选用吗啡、利尿剂(呋塞米等)、硝酸甘油(静脉滴注)，尽早口服 ACEI 制剂(以短效制剂为宜)。肺水肿合并严重高血压时应静脉滴注硝普钠，由小剂量(10 μg/min)开始，据血压调整剂量。伴严重低氧血症者可行人工机械通气治疗。洋地黄制剂在 AMI 发病 24 小时内不主张使用。

(2)心源性休克：在严重低血压时应静脉滴注多巴胺 5～15 μg/(kg·min)，一旦血压升至 12.0 kPa(90 mmHg)以上，则可同时静脉滴注多巴酚丁胺 3～10 μg/(kg·min)，以减少多巴胺用量。如血压不升应使用大剂量多巴胺[≥15 μg/(kg·min)]。大剂量多巴胺无效时，可静脉滴注去甲肾上腺素 2～8 μg/min。轻度低血压时，可用多巴胺或与多巴酚丁胺合用。药物治疗无效者，应使用主动脉内球囊反搏(IABP)。AMI 合并心源性休克提倡 PTCA 再灌注治疗。中药可酌情选用独参汤、参附汤、生脉散等。

2.抗心律失常

急性心肌梗死有 90%以上出现心律失常，绝大多数发生在梗死后 72 小时内，不论是快速性或缓慢性心律失常，对急性心肌梗死患者均可引起严重后果。因此，及早发现心律失常，特别是严重的心律失常前驱症状，并给予积极的治疗。

(1)对出现室性早搏的急性心肌梗死患者，均应严密心电监护及处理。频发的室性早搏或室速，应以利多卡因 50～100 mg 静脉注射，无效时 5～10 分钟可重复，控制后以每分钟 1～3 mg 静脉滴注维持，情况稳定后可改为药物口服；美西律 150～200 mg，普鲁卡因胺 250～500 mg，溴苄胺 100～200 mg 等，6 小时 1 次维持。

(2)对已发生室颤应立即行心肺复苏术，在进行心脏按压和人工呼吸的同时争取尽快实行电除颤，一般首次即采取较大能量(200～300 J)争取 1 次成功。

(3)对窦性心动过缓如心率小于每分钟 50 次，或心率在每分钟 50～60 次但合并低血压或室性心律失常，可以阿托品每次 0.3～0.5 mg 静脉注射，无效时 5～10 分钟重复，但总量不超过 2 mg。也可以氨茶碱 0.25 g 或异丙基肾上腺素 1 mg 分别加入 300～500 mL 液体中静脉滴注，但这些药物有可能增加心肌氧耗或诱发室性心律失常，故均应慎用。以上治疗无效症状严重时可采用临时起搏措施。

(4)对房室传导阻滞一度和二度Ⅰ型者,可应用肾上腺皮质激素、阿托品、异丙肾上腺素治疗,但应注意其不良反应。对三度及二度Ⅱ型者宜行临时心脏起搏。

(5)对室上性快速心律失常可选用β阻滞剂、洋地黄类(24小时内尽量不用)、维拉帕米、胺碘酮、奎尼丁、普鲁卡因胺等治疗,对阵发性室上性、房颤及房扑药物治疗无效可考虑直流同步电转复或人工心脏起搏器复律。

3.机械性并发症的处理

(1)心室游离壁破裂:可引起急性心包压塞致突然死亡,临床表现为电-机械分离或心脏停搏,常因难以即时救治而死亡。亚急性心脏破裂应积极争取冠状动脉造影后行手术修补及血管重建术。

(2)室间隔穿孔:伴血流动力学失代偿者,提倡在血管扩张剂和利尿剂治疗及IABP支持下,早期或急诊手术治疗。如穿孔较小,无充血性心力衰竭,血流动力学稳定,可保守治疗,6周后择期手术。

(3)急性二尖瓣关闭不全:急性乳头肌断裂时突发左心衰竭和(或)低血压,主张用血管扩张剂、利尿剂及IABP治疗,在血流动力学稳定的情况下急诊手术。因左心室扩大或乳头肌功能不全者,应积极应用药物治疗心力衰竭,改善心肌缺血并行血管重建术。

(七)恢复期处理

住院3～4周后,如病情稳定,体力增进,可考虑出院。近年主张出院前作症状限制性运动负荷心电图、放射性核素和(或)超声显像检查,如显示心肌缺血或心功能较差,宜行冠状动脉造影检查考虑进一步处理。心室晚电位检查有助于预测发生严重室性心律失常的可能性。

七、护理

(一)护理评估

1.病史

发病前常有明显诱因,如精神紧张、情绪激动、过度体力活动、饱餐、高脂饮食、糖尿病未控制、感染、手术、大出血、休克等。少数在睡眠中发病。约有半数以上的患者过去有高血压及心绞痛史。部分患者则无明确病史及先兆表现,首次发展即是急性心肌梗死。

2.身体状况

(1)先兆:约半数以上患者在梗死前数天至数周,有乏力、胸部不适、活动时心悸、气急、心绞痛等,最突出为心绞痛发作频繁,持续时间较长,疼痛较剧烈,甚至伴恶心、呕吐、大汗、心动过缓,硝酸甘油疗效差等,特称为梗前先兆。应警惕近期内发生心肌梗死的可能,要及时住院治疗。

(2)症状:急性心肌梗死的临床表现与梗死的大小、部位、发展速度及原来心脏的功能情况等有关。

疼痛:是最常见的起始症状。典型的疼痛部位和性质与心绞痛相似,但疼痛更剧烈,诱因多不明显,持续时间较长,多在30分钟以上,也可达数小时或数天,休息和含服硝酸甘油多不能缓解。患者常烦躁不安、出汗、恐惧,或有濒死感。老年人、糖尿病患者以及脱水、休克患者常无疼痛。少数患者以休克、急性心力衰竭、突然晕厥为始发症状。部分患者疼痛位于上腹部,或者疼痛放射至下颌、颈部、背部上方,易被误诊,应与相关疾病鉴别。

全身症状:有发热和心动过速等。发热由坏死物质吸收所引起,一般在疼痛后24～48小时出现，体温一般在38 ℃左右，持续约1周。

胃肠道症状：频繁常伴有早期恶心、呕吐、肠胀气和消化不良，特别是下后壁梗死者。重症者可发生呃逆。

心律失常：见于75%～95%的患者，以发病24小时内最多见，可伴心悸、乏力、头晕、晕厥等症状。其中以室性心律失常居多，可出现室性期前收缩、室性心动过速、心室颤动或加速性心室自主心律。如出现频发的、成对的、多源的和R落在T的室性期前收缩，或室性心动过速，常为心室颤动的先兆。室颤是急性心肌梗死早期主要的死因。室上性心律失常则较少，多发生在心力衰竭者中。缓慢型心律失常中以房室传导阻滞最为常见，束支传导阻滞和窦性心动过缓也较多见。

低血压和休克：见于20%～30%的患者。疼痛期的血压下降未必是休克。如疼痛缓解后收缩压仍低于10.7 kPa(80 mmHg)，伴有烦躁不安、面色苍白、皮肤湿冷、大汗淋漓、脉细而快、少尿、精神迟钝、甚或昏迷者，则为休克表现。休克多在起病后数小时至1周内发生，主要是心源性，为心肌收缩力减弱、心排血量急剧下降所致，尚有血容量不足、严重心律失常、周围血管舒缩功能障碍和酸中毒等因素参与。

心力衰竭：主要为急性左心衰竭。可在发病最初的几天内发生，或在疼痛、休克好转阶段出现。是因为心肌梗死后心脏收缩力显著减弱或不协调所致。患者可突然出现呼吸困难、咳泡沫痰、发绀等，严重时可发生急性肺水肿，也可继而出现全心衰竭，并伴血压下降。

(3)体征，包括全身和特殊器官表现体征。

一般情况：患者常呈焦虑不安或恐惧，手抚胸部，面色苍白，皮肤潮湿，呼吸增快；如左心功能不全时呼吸困难，常采半卧位或咯粉红色泡沫痰；发生休克时四肢厥冷，皮肤有蓝色斑纹。多数患者于发病第2天体温升高，一般在38 ℃左右，不超过39 ℃，1周内退至正常。

心脏：心脏浊音界可轻至中度增大；心率增快或减慢；可有各种心律失常；心尖部第一心音常减弱，可出现第三或第四音奔马律；一般听不到心脏杂音，二尖瓣乳头肌功能不全或腱索断裂时心尖部可听到明显的收缩期杂音；室间隔穿孔时，胸骨左缘可闻及响亮的全收缩期杂音；发生严重的左心衰竭时，心尖部也可闻及收缩期杂音；1%～20%的患者可在发病1～3天内出现心包摩擦音，持续数天，少数可持续1周以上。

肺部：发病早期肺底可闻及少数湿啰音，常在1～2天内消失，啰音持续存在或增多常提示左心衰竭。

3.实验室及其他检查

(1)心电图：可起到定性、定位、定期的作用。透壁性心肌梗死典型改变是：出现异常、持久宽而深的Q波或QS波。损伤型ST段的抬高，弓背向上与T波融合形成单向曲线，起病数小时之后出现，数天至数周回到基线。T波改变：起病数小时内异常增高，数天至2周变为平坦，继而倒置。但有5%～15%病例心电图表现不典型，其原因：小灶梗死，多处或对应性梗死，再发梗死，心内膜下梗死以及伴室内传导阻滞，心室肥厚或预激综合征等。以上情况可不出现坏死性Q波，只表现为QRS波群高度、ST段、T波的动态改变。另外，右心梗死，真后壁和局限性高侧壁心肌梗死，常规导联中不显示梗死图形，应加做特殊导联以明确诊断。

(2)心向量图：当心电图不能肯定诊断为心肌梗死时，往往可通过心向量图得到证实。

(3)超声心动图：超声心动图并不用来诊断急性心肌梗死，但对探查心肌梗死的各种并发症极有价值，尤其是室间隔穿孔破裂，乳头肌或腱索断裂或功能不全造成的二尖瓣关闭不全、脱垂、室壁瘤和心包积液。

(4)放射性核素检查:放射性核素心肌显影及心室造影^{99m}Tc 及^{131}I 等形成热点成像或^{201}TI、^{42}K等冷点先是 ST 段普通压低,继而 T 波倒置。成像可判断梗死的部位和范围。用门电路控制γ闪烁照相法进行放射性核素血池显像,可观察壁动作及测定心室功能。

(5)心室晚电位(LPs):心肌梗死时 LPs 阳性率 28%~58%,其出现不似陈旧性心梗稳定,但与室速与室颤有关,阳性者应进行心电监护及予以有效治疗。

(6)磁共振成像(MRI 技术):易获得清晰的空间隔像,故对发现间隔段运动障碍、间隔心肌梗死并发症较其他方法优越。

(7)实验室检查,包括血常规、血清酶学检查等。

血常规:白细胞计数上升,达(10~20)×10^9/L,中性粒细胞增至 75%~90%。

红细胞沉降率增快;C 反应蛋白(CRP)增高可持续 1~3 周。

血清酶学检查:心肌细胞内含有大量的酶,受损时这些酶进入血液,测定血中心肌酶谱对诊断及估计心肌损害程度有十分重要的价值。常用的有以下 2 种。①血清肌酸磷酸激酶(CPK):发病 4~6 小时在血中出现,24 小时达峰值,后很快下降,2~3 天消失;②乳酸脱氢酶(LDH)在起病 8~10 小时后升高,达到高峰时间在 2~3 天,持续 1~2 周恢复正常。其中 CPK 的同工酶 CPK-MB 和 LDH 的同工酶 CDH,诊断的特异性最高,其增高程度还能更准确地反映梗死的范围。

肌红蛋白测定:血清肌红蛋白升高出现时间比 CPK 略早,在 2 小时左右,多数 24 小时即恢复正常;尿肌红蛋白在发病后 5~40 小时开始排泄,持续时间平均达 83 小时。

(二)护理目标

(1)患者疼痛减轻。

(2)患者能遵医嘱服药,说出治疗的重要性。

(3)患者的活动量增加、心率正常。

(4)生命体征维持在正常范围。

(5)患者看起来放松。

(三)护理措施

1.一般护理

(1)安置患者于冠心病监护病房(CCU),连续监测心电图、血压、呼吸 5~7 天,对行漂浮导管检查者做好相应护理,询问患者有无心悸、胸闷、胸痛、气短、乏力、头晕等不适。

(2)病室保持安静、舒适,限制探视,有计划地护理患者,减少对患者的干扰,保证患者充足的休息和睡眠时间,防止任何不良刺激。据病情安置患者于半卧位或平卧位。如无并发症,24 小时内可在床上活动肢体,无合并症者可在床上坐起,逐渐过渡到坐在床边或椅子上,每次 20 分钟,每天 3~5 次,鼓励患者深呼吸;第 1~2 周后开始在室内走动,逐步过渡到室外行走;第 3~4 周可试着上下楼梯或出院。病情严重或有并发症者应适当延长卧床时间。

(3)介绍本病知识和监护室的环境。关心、尊重、鼓励、安慰患者,以和善的态度回答患者提出的问题,帮助其树立战胜疾病的信心。

(4)给予低钠、低脂、低胆固醇、无刺激、易消化的饮食,少量多餐,避免进食过饱。

(5)心肌梗死患者由于卧床休息、消化功能减退、哌替啶或吗啡等止痛药物的应用,使胃肠功能和膀胱收缩无力抑制,易发生便秘和尿潴留。应予以足够的重视,酌情给予轻泻剂,嘱患者排便时勿屏气，避免增加心脏负担和导致附壁血栓脱落。排便不畅时宜加用开塞露，对 5 天无大便者可保留灌肠或给低压盐水灌肠。对排尿不畅者，可采用物理或诱导法，协助排尿，必要时行导尿。

(6)吸氧：氧治疗可提高改善低氧血症，有利于心肌梗死的康复。急性期给患者高流量吸氧，持续 48 小时。氧流量在每分钟 3～5 L，病情变化可延长吸氧时间。待疼痛减轻，休克解除，可减低氧流量。注意鼻导管的通畅，24 小时更换 1 次。如果合并急性左心衰竭，出现重度低氧血症时。死亡率较高，可采用加压吸氧或乙醇除泡沫吸氧。

(7)防止血栓性静脉炎或深部静脉血栓形成：血栓性静脉炎表现为受累静脉局部红、肿、痛，可延伸呈条索状，多因反复静脉穿刺输液和多种药物输注所致。所以行静脉穿刺时应严格无菌操作，患者感觉输液局部皮肤疼痛或红肿，应及时更换穿刺部位，并予以热敷或理疗。下肢静脉血栓形成一般在血栓较大引起阻塞时才出现患肢肤色改变，皮肤温度升高和可凹性水肿。应注意每天协助患者做被动下肢活动 2～3 次，注意下肢皮肤温度和颜色的变化避免选用下肢静脉输液。

2.病情观察与护理

急性心肌梗死系危重疾病、应早期发现危及患者生命的先兆表现，如能得到及时处理，可使病情转危为安。故需严密观察以下情况。

(1)血压：始发病时应 0.5～1 小时测量一次血压，随血压恢复情况逐步减少测量次数为每天 4～6次，基本稳定后每天 1～2 次。若收缩压在 12.0 kPa(90 mmHg)以下，脉压减小，且音调低落，要注意患者的神志状态、脉搏、面色、皮肤色泽及尿量等，是否有心源性休克的发生。此时，在通知医师的同时，对休克者采取抗休克措施，如补充血容量，应用升压药、血管扩张剂以及纠正酸中毒，避免脑缺氧，保护肾功能等。有条件者应准备好中心静脉压测定装置或漂浮导管测定肺微血管楔嵌压设备，以正确应用输液量及调节液体滴速。

(2)心率、心律：在冠心病监护病房(CCU)进行连续的心电、呼吸监测，在心电监测示波屏上，应注意观察心率及心律变化。及时检出可能作为恶性心动过速先兆的任何室性期前收缩，以及室颤或完全性房室传导阻滞，严重的窦性心动过缓，房性心律失常等，如发现室性期前收缩为：①每分钟 5 次以上；②呈二、三联律；③多源性期前收缩；④室性早搏的 R 波落在前一次主搏的 T 波之上，均为转变阵发性室性心动过速及心室颤动的先兆，易造成心搏骤停。遇有上述情况，在立即通知医师的同时，需应用相应的抗心律失常药物，并准备好除颤器和人工心脏起搏器，协同医师抢救处理。

(3)胸痛：急性心肌梗死患者常伴有持续剧烈的胸痛，因此，应注意观察患者的胸痛程度，因剧烈胸痛可导致低血压，加重心肌缺氧，扩大梗死面积，引起心力衰竭、休克及心律失常。常用的止痛剂有罂粟碱肌内注射或静脉滴注，硝酸甘油 0.6 mg 含服，疼痛较重者可用哌替啶或吗啡。在护理中应注意可能出现的药物不良反应，同时注意观察血压、尿量、呼吸及一般状态，确保用药的安全。

(4)呼吸急促：注意观察患者的呼吸状态，对有呼吸急促的患者应注意观察血压，皮肤黏膜的血循环情况，肺部体征的变化以及血流动力学和尿量的变化。发现患者有呼吸急促，不能平卧，烦躁不安，咳嗽，咯泡沫样血痰时，立即取半坐位，给予吸氧，准备好快速强心、利尿剂，配合医师按急性心力衰竭处理。

(5)体温：急性心肌梗死患者可有低热，体温在 37～38.5 ℃，多持续 3 天左右。如体温持续升高，1 周后仍不下降，应疑有继发肺部或其他部位感染，及时向医师报告。

(6)意识变化：如发现患者意识恍惚，烦躁不安，应注意观察血流动力学及尿量的变化。警惕心源性休克的发生。

(7)器官栓塞：在急性心肌梗死第 1、2 周内，注意观察组织或脏器有无发生栓塞现象。因左心室内附壁血栓可脱落，而引起脑、肾、四肢、肠系膜等动脉栓塞，应及时向医师报告。

(8)心室膨胀瘤：在心肌梗死恢复过程中，心电图表现虽有好转，但患者仍有顽固性心力衰竭或心绞痛发作，应疑有心室膨胀瘤的发生。这是由于在心肌梗死区愈合过程中，心肌被结缔组织所替代，成为无收缩力的薄弱纤维瘢痕区。该区内受心腔内的压力而向外呈囊状膨出，造成心室膨胀瘤。应配合医师进行 X 线检查以确诊。

(9)心肌梗死后综合征：需注意在急性心肌梗死后 2 周、数月甚至 2 年内，可并发心肌梗死后综合征。表现为肺炎、胸膜炎和心包炎征象，同时也有发热、胸痛、血沉和白细胞升高现象，酷似急性心肌梗死的再发。这是由于坏死心肌引起机体自身免疫变态反应所致。如心肌梗死的特征性心电图变化有好转现象又有上述表现时，应做好 X 线检查的准备，配合医师做出鉴别诊断。因本病应用激素治疗效果良好，若因误诊而用抗凝药物，可导致心腔内出血而发生急性心包压塞。故应严密观察病情，在确诊为本病后，应向患者及家属做好解释工作，解除顾虑，必要时给患者应用镇痛及镇静剂；做好休息、饮食等生活护理。

(四)健康教育

(1)注意劳逸结合，根据心功能进行适当的康复锻炼。

(2)避免紧张、劳累、情绪激动、饱餐、便秘等诱发因素。

(3)节制饮食，禁忌烟酒、咖啡、酸辣刺激性食物，多吃蔬菜、蛋白质类食物，少食动物脂肪、胆固醇含量较高的食物。

(4)按医嘱服药，随身常备硝酸甘油等扩张冠状动脉药物，定期复查。

(5)指导患者及家属，病情突变时，采取简易应急措施。

(李洛金)

第四章 内分泌科护理

第一节 糖 尿 病

糖尿病是一常见的代谢内分泌疾病，可分为原发性和继发性两类。原发者简称糖尿病，其基本病理生理改变为胰岛素分泌绝对或相对不足，从而引起糖、脂肪和蛋白质代谢紊乱。临床以血糖升高、糖耐量降低和尿糖以及多尿、多饮、多食和消瘦为特点。长期血糖控制不良可并发血管、神经、眼和肾脏等慢性并发症，急性并发症中以酮症酸中毒和高渗非酮性昏迷最多见和最严重。糖尿病的患病率在国内为10%左右。继发性糖尿病又称症状性糖尿病，大多继发于拮抗胰岛素的内分泌疾病。

一、病因

本病病因至今未明，目前认为与下列因素有关。

(一)遗传因素

遗传因素在糖尿病发病中的重要作用较为肯定，但遗传方式不清。糖尿病患者，尤其成年发病的糖尿病患者有明显的遗传因素已在家系调查中得到证实。同卵孪生子，一个发现糖尿病，另一个发病的机会就很大。

(二)病毒感染

尤以柯萨奇病毒B、巨细胞病毒、心肌炎、脑膜炎病毒感染后，导致胰岛β细胞破坏致糖尿病。幼年型发病的糖尿病患者与病毒感染致胰岛功能减退关系更为密切。

(三)自身免疫紊乱

糖尿病患者常发现同时并发其他自身免疫性疾病，如甲亢、慢性淋巴细胞性甲状腺炎等。此外，在部分糖尿病患者血清中可发现抗胰岛细胞的抗体。

(四)胰高血糖素过多

胰岛细胞分泌胰高血糖素，其分泌受胰岛素和生长激素抑制因子的抑制。糖尿病患者常发现胰高血糖素水平增高，故认为糖尿病除有胰岛素相对或绝对不足外，还有胰高血糖素的分泌增多。

(五)其他因素

现公认的现代生活方式、摄入的热量过高而体力活动减少导致肥胖、紧张的生活工作节奏、社会、精神等应激增加等都与糖尿病的发病有密切的关系。

二、分型

(一)1型糖尿病

1型糖尿病：胰岛β细胞破坏，常导致胰岛素绝对缺乏。

(二)2型糖尿病

2型糖尿病：从以胰岛素抵抗为主伴胰岛素分泌不足到以胰岛素分泌不足为主伴胰岛素抵抗。

(三)其他特殊类型糖尿病

其他特殊类型糖尿病指病因相对比较明确，如胰腺炎、库欣综合征等引起的一些高血糖状态。

(四)妊娠期糖尿病

妊娠期糖尿病指妊娠期间发生的不同程度的糖代谢异常。

三、护理观察要点

(一)病情判断

糖尿病患者入院后首先要明确患者是属于哪一型的，是1型还是2型。病情的轻重、有无并发症，包括急性和慢性并发症。对于合并急性并发症如糖尿病酮症酸中毒，高渗非酮性昏迷等应迅速抢救，做好给氧、输液、定时检测血糖、血气分析、血电解质及尿糖、尿酮体等检查准备。

(二)胰岛素相对或绝对不足所致代谢紊乱症群观察

(1)葡萄糖利用障碍：由于肝糖原合成降低，分解加速，糖异生增加，临床出现明显高血糖和尿糖，口渴、多饮、多尿，善饥多食症状加剧。

(2)蛋白质分解代谢加速，导致负氮平衡，患者表现为体重下降、乏力，组织修复和抵抗力降低，儿童则出现发育障碍、延迟。

(3)脂肪动用增加，血游离脂肪酸浓度增高，酮体的生成超过组织排泄速度，可发展为酮症及酮症酸中毒。脂肪代谢紊乱可导致动脉粥样硬化，影响眼底动脉、脑动脉、冠状动脉、肾动脉及下肢动脉，发生相应的病变如心肌梗死、脑血栓形成、肾动脉硬化、肢端坏死等。

(三)其他糖尿病慢性病变观察

神经系统症状、视力障碍、皮肤变化，有无创伤、感染等。

(四)生化检验

尿糖、血糖、糖化血红蛋白、血脂、肝功能、肾功能、血电解质、血气分析等。

(五)糖尿病酮症酸中毒观察

1.诱因

常见的诱因是感染、胰岛素中断或减量过多、饮食不当、外伤、手术、分娩、情绪压力、过度疲劳等，对胰岛素的需要量增加。

2.症状

症状有烦渴、多尿、消瘦、软弱加重，逐渐出现恶心、呕吐、脱水，甚至少尿、肌肉疼痛、痉挛。亦可有不明原因的腹部疼痛，中枢神经系统有头痛、嗜睡，甚至昏迷。

3.体征

(1)有脱水征:皮肤干燥,缺乏弹性、眼球下陷。

(2)库斯莫尔呼吸:呼吸深快和节律不整,呼气有酮味(烂苹果味)。

(3)循环衰竭表现:脉细速、四肢厥冷、血压下降甚至休克。

(4)各种反射迟钝、消失,嗜睡甚至昏迷。

4.实验室改变

血糖显著升高>16.7 mmol/L,血酮增高,二氧化碳结合力降低、尿糖及尿酮体呈强阳性反应,血白细胞增高。酸中毒失代偿期血 pH<7.35,动脉 HCO_3^- 低于 15 mmol/L,剩余碱负值增大,血 K^+、Na^+、Cl^- 降低。

(六)低血糖观察

1.常见原因

糖尿病患者过多使用胰岛素,口服降糖药物,进食减少,或活动量增加而未增加食物的摄入。

2.症状

头晕、眼花、饥饿感、软弱无力、颤抖、出冷汗、心悸、脉快、严重者出现精神、神经症状甚至昏迷。

3.体征

面色苍白、四肢湿冷、心率加快、初期血压上升后期下降,共济失调,定向障碍甚至昏迷。

4.实验室改变

正常人血糖<2.8 mmol/L,糖尿病患者<3.9 mmol/L。

(七)高渗非酮性糖尿病昏迷的观察

1.诱因

本病最常见于老年糖尿病患者,常突然发作。感染、急性胃肠炎、胰腺炎、脑血管意外、严重肾脏疾病、血液透析治疗、手术及服用加重糖尿病的某些药物:如可的松、免疫抑制剂,噻嗪类利尿剂,在病程早期因误诊而输入葡萄糖液,口服大量糖水、牛奶,诱发或促使病情发展恶化,出现高渗非酮性糖尿病昏迷。

2.症状

多尿、多饮、发热、食欲缺乏、恶心、失水、嗜睡、幻觉、上肢震颤,最后陷入昏迷。

3.体征

失水及休克体征。

4.实验室改变

高血糖>33.0 mmol/L、高血浆渗透压>330 mmol/L,高钠血症>155 mmol/L和氮质血症,血酮、尿酮阴性或轻度增高。

四、检查护理

(一)血糖

关于血糖的监测目前国内大多地区一直用静脉抽取血浆(或离心取血清)测血糖,这对于病情轻,血糖控制满意者,只需数周观察一次血糖者仍是目前常用方法。但这种方法不可能自我监测。近年来袖珍式快速毛细血管血糖计的应用日渐趋普遍,用这种方法就可能由患者自己操作,进行监测。这种测定仪器体积较小,可随身携带,取手指血或耳垂血,只需一滴血,滴在血糖试纸条的有试剂部分，袖珍血糖计的种类很多，从操作来说大致可分为两类：一类是要抹去血液的，另一类则不必抹去血液。1分钟左右即可得到血糖结果。血糖监测的频度应该根据病情而定。袖珍血糖计只要操作正确，即可反映血糖水平，但操作不符合要求，如对于要抹去血液的血糖计，如血液抹得不干净、血量不足、计时不准确等可造成误差。国外医院内设有专门的DM教员，由高级护师担任，指导患者正确的使用方法、如何校正血糖计、更换电池等。

1.空腹血糖

一般指过夜空腹8小时以上，于晨6～8时采血测得的血糖。反映了无糖负荷时体内的基础血糖水平。测定结果可受到前1天晚餐进食量及成分、夜间睡眠情况、情绪变化等因素的影响。故于测试前晚应避免进食过量或含油脂过高的食物，在保证睡眠及情绪稳定时检测。一般从肘静脉取血，止血带压迫时间不宜过长，应在几秒内抽出血液，以免血糖数值不准确。采血后立即送检。正常人空腹血糖为3.9～6.1 mmol/L，如空腹血糖＞7 mmol/L，提示胰岛分泌能力减少3/4。

2.餐后2小时血糖

指进餐后2小时所采取的血糖。有标准餐或随意餐2种进餐方式。标准餐是指按统一规定的碳水化合物含量所进的饮食，如100 g或75 g葡萄糖或100 g馒头等；随意餐多指患者平时常规早餐，包括早餐前、后常规服用的药物，为平常治疗效果的1个观察指标。均反映了定量糖负荷后机体的耐受情况。正常人餐后2小时血糖应＜7.8 mmol/L。

3.即刻血糖

根据病情观察需要所选择的时间采血测定血糖，反映了所要观察时的血糖水平。

4.口服葡萄糖耐量试验(OGTT)

观察空腹及葡萄糖负荷后各时点血糖的动态变化，了解机体对葡萄糖的利用和耐受情况，是诊断糖尿病和糖耐量低减的重要检查。①方法：空腹过夜8小时以上，于晨6～8时抽血测定空腹血糖，抽血后即饮用含75 g葡萄糖的溶液(75 g葡萄糖溶于250～300 mL，20～30 ℃的温开水中，3～5分钟内饮完)，于饮葡萄糖水后1小时、2小时分别采血测定血糖。②判断标准：成人服75 g葡萄糖后2小时血糖≥11.1 mmol/L可诊断为糖尿病。血糖在7～11.1 mmol/L为葡萄糖耐量低减(IGT)。

要熟知本试验方法，并注意以下影响因素，①饮食因素：试验前3天要求饮食中含糖量每天不少于150 g。②剧烈体力活动：在服糖前剧烈体力活动可使血糖升高，服糖后剧烈活动可致低血糖反应。③精神因素：情绪剧烈变化可使血糖升高。④药物因素影响：如避孕药、普萘洛尔等应在试验前3天停药。此外，采血时间要准确，要及时观察患者的反应。

5.馒头餐试验

原理同OGTT。本试验主要是对已明确诊断的糖尿病患者，须了解其对定量糖负荷后的耐受程度时选用。也可适用于不适应口服葡萄糖液的患者。准备100 g的馒头一个，其中含碳化合物的量约等于75 g葡萄糖；抽取空腹血后食用，10分钟内吃完，从吃第1口开始计算时间，分别是于食后1小时、2小时采血测定血糖。结果判断同OGTT。

(二)尿糖

检查尿糖是诊断糖尿病最简单的方法，正常人每天仅有极少量葡萄糖从尿中排出(＜100 mg/d)，一般检测方法不能测出。如果每天尿中排糖量＞150 mg，则可测出。但除葡萄糖外，果糖、乳糖或尿中一些还原性物质(如吗啡、水杨酸类、水合氯醛、氨基比林、尿酸等)都可发生尿糖阳性。尿糖含量的多少除反映血糖水平外，还受到肾糖阈的影响，故对尿糖结果的判定要综合分析。下面是临床常用的尿糖测定的方法。

1.定性测定

定性测定为较粗糙的尿糖测定方法，依尿糖含量的高低，分为5个等级（表4-1）。因检测方便，易于为患者接受。常用班氏试剂检测法：试管内滴班氏试剂20滴加尿液2滴煮沸冷却，观察尿液的颜色以判断结果。近年来尿糖试纸亦广泛应用，为患者提供了方便。根据临床需要，常用以下几种测定形式。

表4-1　尿糖定性结果

颜色	定性	定量(g/dL)
蓝色	0	0
绿色	+<	0.5
黄色	++	0.5～1
橘红	+++	1～2
砖红	++++	>2

2.随机尿糖测定

随机尿糖测定常作为粗筛检查。随机留取尿液测定尿糖，其结果反映测定前末次排尿后至测定时这一段时间所排尿中的含糖量。

3.次尿糖测定

次尿糖测定也称即刻尿糖测定。方法是准备测定前先将膀胱内原有尿液排尽，适量(200 mL)饮水，30分钟后再留尿测定尿糖，此结果反映了测定当时尿中含糖量，常作为了解餐前血糖水平的间接指标。常用于新入院或首次使用胰岛素的患者、糖尿病酮症酸中毒患者抢救时，可根据三餐前及睡前四次尿糖定性结果，推测患者即时血糖水平，以利随时调整胰岛素的用量。

4.分段尿糖测定

将1天(24小时)按3餐进食，睡眠分为4个阶段，测定每个阶段尿中的排糖情况及尿量，间接了解机体在3餐进餐后及夜间空腹状态下的血糖变化情况，作为调整饮食及治疗药物用量的观察指标。方法为按四段时间分别收集各阶段时间内的全部尿液，测量各段尿量并记录，分别留取四段尿标本10 mL测定尿糖。第1段：早餐后至午餐前(上午7～11时)。第2段：午餐后至晚餐前(上午11时～下午5时)。第3段：晚餐后至睡前(下午5时～晚上10时)。第4段：入睡后至次日早餐前(晚上10时～次日上午7时)。

5.尿糖定量测定

尿糖定量测定指单位时间内排出尿糖的定量测定。通常计算24小时尿的排糖量。此项检查是对糖尿病患者病情及治疗效果观察的一个重要指标。方法如下：留取24小时全部尿液收集于一个储尿器内，测量总量并记录，留取10 mL送检，余尿弃之。或从已留取的四段尿标本中用滴管依各段尿量按比例(50 mL取1滴)吸取尿液，混匀送检即可。经葡萄糖氧化酶法测定每100 mL尿液中含糖量，结果乘以全天尿量(毫升数)，再除以100，即为检查日24小时排糖总量。

五、饮食治疗护理

饮食治疗是糖尿病治疗中最基本的措施。通过饮食控制，减轻胰岛β细胞负担，以求恢复或部分恢复胰岛的分泌功能，对于年老肥胖者饮食治疗常常是主要或单一的治疗方法。

(一)饮食细算法

1.计算出患者的理想体重

身高(cm)－105＝体重(kg)。

2.饮食总热量的估计

根据理想体重和工作性质，估计每天所需总热量。

儿童、孕妇、乳母、营养不良及消瘦者、伴有消耗性疾病者应酌情增加；肥胖者酌减，使患者体重逐渐下降到正常体重±5%左右。

3.食物中糖、蛋白质、脂肪的分配比例

蛋白质按成人每天每千克体重(1～1.5)$\times 10^{-3}$ kg 计算，脂肪每天每千克体重(0.6～1)$\times 10^{-3}$kg，从总热量中减去蛋白质和脂肪所供热量，余则为糖所提供的热量。总括来说：糖类占饮食总热量的50%～60%，蛋白质占 12%～15%，脂肪占 30%。但近来有实验证明，在总热量不变的情况下，增加糖供热量的比例，即糖类占热量的 60%～65%，对糖尿病的控制有利。此外，在糖类食物中，以高纤维碳水化合物更为有利。

4.热量分布

三餐热量分布约 1/5、2/5、2/5 或 1/3、1/3、1/3，亦可按饮食习惯和病情予以调整，如可以分为四餐等。

(二)饮食粗算法

(1)肥胖患者，每天主食 200～300 g，副食中蛋白质 30～60 g，脂肪 25 g。

(2)体重在正常范围者：轻体力劳动每天主食 250～400 g，重体力劳动，每天主食 400～500 g。

(三)注意事项

(1)首先向患者阐明饮食治疗的目的和要求，使患者自觉遵守医嘱按规定进食。

(2)应严格定时进食，对于使用胰岛素治疗的患者，尤应注意。如因故不能进食，餐前应暂停注射胰岛素，注射胰岛素后，要定时进食。

(3)除三餐主食外，糖尿病患者不宜食用糖和糕点甜食。水果含糖量多，病情控制不好时应禁止食用；病情控制较好，可少量食用。医护人员应劝说患者亲友不送其他食物，并要检查每次进餐情况，核对数量是否符合要求，患者是否按量进食。

(4)患者需甜食时，一般食用糖精或木糖醇或其他代糖品。

(5)控制饮食的关键在于控制总热量。在治疗开始，患者会因饮食控制而出现易饥的感觉，此时可增加蔬菜，豆制品等副食。在蔬菜中碳水化合物含量少于 5%的有南瓜、青蒜、小白菜、油菜、菠菜、西红柿、冬瓜、黄瓜、芹菜、大白菜、茄子、卷心菜、茭白、韭菜、丝瓜、倭瓜等。豆制品含碳水化合物为 1%～3%的有豆浆，豆腐，含 4%～6%的有豆腐干等均可食用。

(6)在总热量不变的原则下，凡增加一种食物应同时相应减去其他食物，以保证平衡。指导患者熟悉并灵活掌握食品热量交换表。

(7)定期测量体重，一般每周 1 次。定期监测血糖、尿糖变化，观察饮食控制效果。

(8)当患者腹泻或饮食锐减时，要警惕腹泻诱发的糖尿病急性并发症，同时也应注意有无电解质失衡，必要时给予输液以免过度脱水。

六、运动疗法护理

(一)运动的目的

运动能促进血液循环中的葡萄糖与游离脂肪酸的利用，降低血糖、甘油三酯，增加人体对胰岛素的敏感性，使胰岛素与受体的结合率增加。尤其对肥胖的糖尿病患者，运动既可减轻体重，降低血压，又能改善机体的异常代谢状况，改善血液循环与肌肉张力，增强体力，同时还能减轻患者的压力和紧张性。

(二)运动方式

最好做有氧运动，如散步、跑步、骑自行车、做广播操、游泳、爬山、打太极拳、打羽毛球、滑冰、划船等。其中步行安全简便，容易坚持，可作为首选的锻炼方式。如步行 30 分钟约消耗能量 0.4 J，如每天坚持步行 30 分钟，1 年内可减轻体重 4 kg。骑自行车每小时消耗 1.2 J，游泳每小时消耗 1.2 J，跳舞每小时消耗1.21 J，球类活动每小时消耗 1.6～2.0 J。

(三)运动时间的选择

Ⅱ型患者推荐餐后 1 小时运动较为合适。Ⅰ型患者在餐后 0.5～1.5 小时运动较为合适，可使血糖下降。

(四)注意事项

(1)在运动前，首先请医师评估糖尿病的控制情况，有无增殖性视网膜病变、肾病和心血管病变。有微血管病变的糖尿病患者，在运动时最大心率应限制在同年龄正常人最大心率的 80%～85%，血压升高不要超过 26.6/13.8 kPa，晚期病变者，应限于快步走路或轻体力活动。

(2)采用适中的运动量，逐渐增加，循序渐进。

(3)不在胰岛素作用高峰时间运动，以免发生低血糖。

(4)运动肢体注射胰岛素，可使胰岛素吸收加快，应予注意。

(5)注意运动诱发的迟发性低血糖，可在运动停止后数小时发生。

(6)制定运动计划，持之以恒，不要随便中断，但要避免过度运动，反而使病情加重。

七、口服降糖药物治疗护理

(一)双胍类

目前临床上使用的双胍类药物主要是盐酸二甲双胍，苯乙双胍因其乳酸酸中毒发生率高，在欧美国家已停止使用，在我国也已趋淘汰。许多国家和国际组织制定的糖尿病指南中推荐二甲双胍作为 2 型糖尿病患者控制高血糖的一线用药和联合用药中的基础用药。二甲双胍可以使患者糖化血红蛋白下降 1%～2%，并可使体重下降，减少肥胖 2 型糖尿病患者心血管事件和死亡。

1.作用机制

增加胰岛素敏感性；抑制肠道葡萄糖吸收，抑制食欲；抑制肝糖生成，减少肝糖输出；增加周围组织对葡萄糖转运利用及氧化；抑制糖原分解；降低极低密度脂蛋白(very low density lipoprotein，V-LDL)、TG 水平，抑制肠道胆固醇生物合成和储存；抑制血小板聚集、增加纤溶活性，降低血管通透性，延缓血管并发症发生。

2.作用特点

不刺激胰岛 β 细胞分泌胰岛素，主要是胰外作用降血糖，单用不会导致低血糖，正常人服用无降糖作用；不会加重胰岛β细胞的负担，不会导致高胰岛素血症，可有效控制体重；可以改善血脂，减少血小板凝聚力，改善纤溶酶活性，因而对心脑血管具有保护作用，是目前唯一有证据表明可以降低2型糖尿病患者心血管并发症的降糖药物；无致癌、致突变作用，对生育能力无影响，是目前唯一被美国食品与药品管理局(food and drug administration，FDA)批准可用于儿童2型糖尿病的口服降糖药物；美国糖尿病预防计划(DDP研究)证明，二甲双胍可减少糖耐量降低者发展成糖尿病的概率，对青少年及肥胖IGT人群最明显。

3.适应人群

肥胖2型糖尿病患者经饮食、运动治疗后，血糖控制不佳者，可作为首选药物；非肥胖2型糖尿病患者与磺脲类或α-葡萄糖苷酶抑制剂合用可增强降糖效果；接受胰岛素治疗者(包括1型糖尿病、2型糖尿病和一些特殊类型的糖尿病)，血糖波动大或胰岛素用量大，有胰岛素抵抗者可合用双胍类药物；可用于治疗肥胖的非糖尿病患者及多囊卵巢综合征患者；糖耐量受损或空腹葡萄糖受损者，使用双胍类药物可防止和延缓其发展为糖尿病；青少年2型糖尿病，尤其是肥胖和超重者；代谢综合征患者。

4.不适应人群

糖尿病代谢急性紊乱期，如酮症酸中毒等；糖尿病患者应激状况下，如重度感染、高热、创伤、手术、妊娠、分娩等；糖尿病合并严重慢性并发症，肝肾功能不全等；慢性营养不良、消瘦；低氧血症，如慢性心功能不全、心力衰竭、慢性阻塞性肺气肿、肺源性心脏病、贫血等；既往有乳酸性酸中毒史者；对双胍类药物过敏者；1型糖尿病不能单独使用；线粒体糖尿病患者；近期有上消化道出血或消化道反应剧烈及原有慢性消化道疾病者。

5.护理要点

(1)服用方法和时间：可饭后服用，若无胃肠道反应亦可饭前服用。

(2)常见不良反应的观察及护理：①常见胃肠道反应，与剂量有关，减量后可减轻或消失。服药时从小剂量开始，逐渐加量是减少不良反应的有效方法。②肝、肾功能损害。③乳酸性酸中毒，老年人或者合并心血管、肺、肝、肾并发症等低氧状态的糖尿病患者容易发生。④加重酮症酸中毒，有酮症酸中毒或酮症酸中毒倾向的糖尿病患者不宜使用。

(3)药物间相互反应：与磺脲类降糖药或胰岛素合用时可能引起低血糖。

(4)其他注意事项：①造影检查前、后48小时内暂停二甲双胍，造影检查48小时后，检查肾功能正常后恢复二甲双胍。②血肌酐：男性≥1.5 mg/dL，女性≥1.4 mg/dL时停用二甲双胍。③长期服用二甲双胍可能干扰维生素B_{12}的吸收导致贫血，应至少每年检查一次血象。④计划怀孕、妊娠期间或哺乳期女性避免服用双胍类药物。⑤各种原因导致脱水、尿量减少时应停用二甲双胍。⑥服用二甲双胍时饮酒易致乳酸性酸中毒，尽量避免饮酒。

(二)α-糖苷酶抑制剂

该药适用于以碳水化合物为主要食物成分和餐后血糖升高的患者，可使糖化血红蛋白下降0.5%～1%，不增加体重，并且有使体重下降的趋势，可与磺脲类、双胍类、TZDs或胰岛素合用。

1.作用机制

抑制小肠壁细胞和寡糖竞争，与α-葡萄糖苷酶可逆性结合，抑制酶的活性，使淀粉类分解为葡萄糖的速度减慢，从而延缓碳水化合物的降解，造成肠道葡萄糖吸收缓慢，降低餐后高血糖。

2.作用特点

(1)不抑制蛋白质和脂肪的吸收，一般不引起营养吸收障碍。

(2)本药可使糖化血红蛋白下降0.5%～1%，与磺酰脲类或双胍类药物合用可使糖化血红蛋白下降1.5%～2%。

(3)低剂量时几乎完全不吸收，安全性高。

(4)能降低餐后血糖、安全和不增加胰岛素分泌，但其降糖作用较弱，单用不会导致低血糖。

3.适应人群

2型糖尿病患者、肥胖超重者、高胰岛素血症者；磺脲类或双胍类口服降糖药疗效不满意，尤其是餐后血糖控制不佳者；1型糖尿病患者作为胰岛素的辅助治疗用药，可减少餐后血糖波动；预防和延缓IGT转化为显性糖尿病。

4.不适应人群

糖尿病急性并发症，如酮症酸中毒等；炎症性肠道疾病、肠梗阻、消化道溃疡、腹水明显的患者；部分性小肠梗阻或有小肠梗阻倾向的患者；妊娠或哺乳女性及<18岁的儿童；肝肾功能受损的患者；酗酒者。

5.护理要点

(1)服用方法和时间：服药时应与前几口碳水化合物类食物一起嚼服，且服药期间保证一定量糖水化合物的摄入。

(2)常见不良反应的观察及护理：①常见胃肠道反应，常有胃肠胀气和肠鸣音，肛门排气增多，偶有腹泻，极少见腹痛。使用该药若出现较明显的胃肠道反应，可继续使用或减量后消失。②偶见红斑、皮疹和荨麻疹等皮肤变态反应。③个别患者在使用大剂量时会发生无症状的转氨酶升高，故应在用药前6～12个月监测转氨酶的变化。停药后转氨酶值会恢复正常。

(3)药物间相互反应：服用抗酸剂、考来烯胺、肠道吸附剂和消化酶类制剂，会影响疗效。

(4)其他注意事项：①服药期间患者如果出现低血糖，不能食用淀粉类食物纠正低血糖，需使用葡萄糖或蜂蜜等单糖。②如果饮食中淀粉类比例太低，而单糖或啤酒过多则该药治疗疗效不佳，应加强对患者饮食健康宣教。

(三)磺脲类降糖药

磺脲类药物可以使糖化血红蛋白降低1%～2%，是目前许多国家和国际组织制订的糖尿病指南中推荐的控制2型糖尿病患者高血糖的主要用药。

1.作用机制

(1)胰腺内作用机制：促进胰岛β细胞释放胰岛素，有功能的胰腺是发挥这种作用的前提。这种作用通过两条途径实现，包括依赖ATP敏感的钾离子通道(K^+-ATP)以及不依赖K^+-ATP通道的途径。

(2)胰外作用机制：加强胰岛素介导的肌肉、脂肪组织对葡萄糖的摄取和利用，其主要形式是糖原和脂肪的合成。

(3)磺脲类降糖药的其他作用：第三代格列苯脲具有抗动脉粥样硬化斑块形成的作用，可能对大血管病变有一定的保护作用。格列苯脲和格列齐特影响血栓素诱导的活化和聚集作用对糖尿病微血管慢性并发症有一定的作用。

2.作用特点

(1)此药与血浆蛋白结合率高，血浆蛋白降低或同时使用非甾体抗炎药可使血药浓度增高，引起低血糖反应。

(2)常致高胰岛素血症，导致胰岛β细胞出现疲劳，甚至衰竭。

(3)20%～30%糖尿病患者出现对磺脲类产生耐受性，并且每年有5%～10%的糖尿病患者继发失效。

3.适应人群

中年以上的2型糖尿病患者，经饮食、运动等治疗血糖未能控制者；未用过胰岛素或每天应用胰岛素剂量在20～30 IU以下者；体重正常或轻度肥胖的患者。

4.不适应人群

1型糖尿病或胰岛功能衰竭的2型糖尿病；妊娠及哺乳期；严重肝、肾功能不全；糖尿病患者发生急性代谢紊乱、严重感染、急性心肌梗死、严重创伤及手术等应激状态；严重的慢性并发症或并发症进展迅速时；磺脲类、磺胺类药物过敏者；白细胞减少的患者；高胰岛素血症者。

5.护理要点

(1)服用方法和时间：饭前口服。

(2)常见不良反应的观察及护理。①低血糖反应：是磺脲类降糖药最重要、最危险的不良反应。各种磺脲类降糖药引起低血糖反应的危险性区别很大，与药物的降糖强度、剂量和患者本身有关。②体重增加：磺脲类降糖药使用后，胰岛素分泌量增加，糖分得到较充分利用，如不注意饮食调节和适当的运动，可能使患者体重增加。③其他：如消化道反应、皮肤变态反应、骨髓抑制、神经系统反应，个别有转氨酶升高，但均不常见。

(3)药物间相互作用：此药物与磺胺类、水杨酸制剂、β受体阻滞剂、利血平等药物合用时会产生协同作用，可增加其降糖效应，注意观察血糖变化。而噻嗪类利尿剂、糖皮质激素和口服避孕药则减弱其效果。

(4)其他注意事项：①在高血糖得到纠正后，胰岛β细胞的分泌功能可能会部分地恢复，要及时调整磺脲类药物的剂量，尽量避免发生低血糖反应。②教会患者掌握低血糖的症状及处理原则。③磺脲类药物普遍存在继发性失效的问题，一定要定期复查血糖，及时调整治疗方案。

(四)格列奈类

非磺脲类胰岛素促泌剂，主要通过刺激胰岛素的早期分泌而降低餐后血糖，模仿胰岛素生理性分泌。指南指出，此类药物可使糖化血红蛋白降低0.3%～1.5%，发生低血糖风险相对较低。

1.作用机制

作用机制与磺脲类药物相似，但其结合位点与磺脲类不同，故结合和解离迅速。该药不进入β细胞内，不抑制细胞内蛋白质合成，不影响胰岛素的直接胞泌作用，因此不会导致β细胞功能衰竭。

2.作用特点

(1)具有吸收快、起效快和作用时间短的特点，故又名餐时血糖调节剂。

(2)能模拟胰岛素的生理分泌，主要抑制餐后高血糖，可单独使用或与其他降糖药物联合应用。

(3)瑞格列奈主要在肝脏中降解，代谢产物经胆道排出，只有8%的剂量经泌尿系统排出，因此非常适合合并肾脏病变的2型糖尿病患者。该药对功能受损的胰岛细胞能起到保护作用，且其作用强弱取决于投药剂量和体内血糖浓度，过高的血糖及低血糖均不利于药效发挥，然而这对饮食不规律或漏餐的患者却起到了保护作用。

(4)能延缓糖尿病患者血管及微血管并发症的进程，可降低餐后血浆游离脂肪酸以及血小板黏附等。

3.适应人群

饮食控制、降低体重及运动锻炼不能有效控制高血糖的 2 型糖尿病患者，尤其是基础血糖正常，餐后血糖高；肾功能不全的患者。

4.不适应人群

与磺脲类药物类似：①糖尿病急性并发症，如酮症酸中毒、高渗昏迷等；②1 型糖尿病，C-肽阴性糖尿病患者；③肝肾功能严重受损的糖尿病患者；④妊娠或哺乳女性；⑤12 岁以下儿童；⑥已知对瑞格列奈或那格列奈过敏的患者。

5.护理要点

(1)服用方法和时间：此类药物需在餐前即刻服用，不进餐不服药，可单独使用或与其他降糖药联合应用。

(2)常见不良反应的观察及护理。①低血糖：发生率较磺脲类药物相对较少，也较轻微。②视觉异常：极少见，多见于治疗开始时，血糖水平改变可导致暂时性视觉异常。③胃肠道反应：如腹痛、腹泻、恶心、呕吐和便秘。④转氨酶指标升高：治疗期间发生，多为轻度和暂时性。⑤变态反应：皮肤瘙痒、发红、荨麻疹。

(3)药物间相互反应：①单胺氧化酶抑制剂(monoamine oxidase inhibitor，MAOI)、非选择性 β 受体阻滞剂、血管紧张素转换酶抑制剂(angiotensin converting enzyme inhibitors，ACEI)抑制剂、非甾体抗炎药、水杨酸盐、奥曲肽、乙醇以及促合成代谢的激素类可增强该类药物疗效，应注意观察血糖变化。②口服避孕药、噻嗪类药、糖皮质激素、甲状腺激素和拟交感神经药可拮抗该类药物作用。③瑞格列奈片禁忌与酮康唑、伊曲康唑、红霉素、氟康唑、米比法地尔、利福平或苯妥英合用。

(4)其他注意事项：①衰弱和营养不良的患者，应谨慎调整剂量。②预防和及时纠正低血糖。

(五)噻唑烷二酮类

噻唑烷二酮类(TZDs)降糖药为高选择性过氧化物酶体增殖激活的 γ 受体(peroxisome proliferator activated receptor γ，PPARγ)的激动药，明显降低空腹血糖及胰岛素和 C-肽水平，对餐后血糖和胰岛素亦有明显的降低作用。指南指出 TZDs 可以使糖化血红蛋白下降 1.0%～1.5%。目前在我国上市的主要有马来酸罗格列酮和盐酸吡格列酮。

1.作用机制

激活脂肪、骨骼肌和肝脏等胰岛素所作用组织的 PPARγ 核受体，增加肝脏、肌肉和脂肪组织对胰岛素作用的敏感性。

2.作用特点

单独使用不引起低血糖，无继发性失效；不刺激胰岛素分泌，明显降低空腹及餐后血清胰岛素及前胰岛素水平；不增加体重；该药 95%经肝代谢，故也可适用于糖尿病肾病患者；本品需内源性胰岛素作为发挥作用的基础，故对 1 型糖尿病患者及胰岛功能衰竭的 2 型糖尿病患者无效；有降血压、调节脂质代谢、抑制炎症反应、抗动脉粥样硬化以及保护肾脏的作用。

3.适应人群

单独用于经饮食和运动控制不佳的 2 型糖尿病患者；与双胍类、磺脲类药物或胰岛素合用于 2 型糖尿病患者；伴有胰岛素抵抗的患者，代谢综合征及多囊卵巢综合征。

4.不适应人群

已知对药物过敏者；伴糖尿病急性并发症如酮症酸中毒者；1 型糖尿病患者；有心力衰竭(纽

约心脏学会心功能分级Ⅱ级以上)、活动性肝病或转氨酶升高超过正常上限 2.5 倍以及严重骨质疏松和骨折病史的患者应禁用本类药物;妊娠和哺乳女性以及 18 岁以下儿童;水肿患者慎用。

5.护理要点

(1)服用方法和时间:应在空腹或进餐时服用,食物不影响药物吸收。

(2)常见不良反应的观察及护理:①体重增加和水肿是 TZDs 的常见不良反应,与胰岛素联合使用时表现更加明显;②TZDs 的使用还与骨折和心力衰竭风险增加相关;③转氨酶增高,其发生率为 0.54%~1.9%,用药前常规监测肝功能,用药期间定期监测肝功能,最初一年每 2 个月复查,以后定期检查。

(3)其他注意事项:①此药起效时间较其他降糖药慢,一般需数周至数月才能达到最大作用;②单用不发生低血糖,但与其他口服降糖药或胰岛素合用时可能发生低血糖,应密切监测血糖;③加强健康宣教,药物治疗必须与饮食控制和运动锻炼相结合,监测血糖,按时就医。

(六)DDP-4 抑制剂

目前在国内上市的 DPP-4 抑制剂为西格列汀、沙格列汀和维格列汀。包括我国 2 型糖尿病患者在内的临床试验显示西格列汀可使糖化血红蛋白降低 1.0%。

1.作用机制

该药通过抑制 DPP-4 而减少胰高血糖素样肽-1(glucagon-like peptide-1,GLP-1)在体内的失活,增加 GLP-1 在体内的水平。GLP-1 以葡萄糖浓度依赖的方式增强胰岛素分泌,抑制胰高血糖素分泌。

2.作用特点

不增加低血糖发生的风险,不增加体重;GLP-1 主要的优点之一是具有血糖依赖性的肠促胰岛素分泌作用,从而明显减少了糖尿病药物治疗中常存在的低血糖的危险;阻止胰岛 β 细胞退化,刺激 β 细胞的增殖和分化,从根本上改善糖尿病病程的发展;延缓胃排空,抑制食欲。

3.护理要点

常见不良反应的观察及护理:沙格列汀最常见不良反应为上呼吸道感染、尿路感染和头痛。在有肾功能不全的患者中使用时,应注意按照药物说明书来减少药物剂量。加强健康宣教,药物治疗必须与饮食控制和运动锻炼相结合,监测血糖,按时就医。

(七)GLP-1 受体激动剂

胰高血糖素样肽-1(glucagon-like peptide-1,GLP-1)是一种肠促胰岛素,主要由小肠黏膜 L 细胞分泌,并由胰高血糖素原基因转录、翻译及加工而成的多肽。有两种活性形式:GLP-1-(7-37)和 GLP-1-(7-36)-酰胺。GLP-1 半衰期极短,分泌后很快被二肽基肽酶-Ⅳ(dipeptidyl-peptidase-Ⅳ,DPP-Ⅳ)或中性肽链内切酶(neutral endopeptidase,NEP)降解,针对内源性 GLP-1 的优点和不足,研制的药物因分子结构不同,分为 GLP-1 受体激动剂和 GLP-1 类似物。主要生理功能有:改善胰岛 β 细胞功能、促进胰岛素分泌、降低餐后血糖而维持血糖稳态、加强胰岛素生物合成、抑制胰高血糖素分泌、抑制胃肠蠕动尤其是胃排空从而增加饱足感、降低食欲并控制体重。

1.作用机制

GLP-1 通过与特异性受体结合而发挥抗糖尿病作用,当 GLP-1 与位于胰岛 β 细胞上的 GLP-1 受体结合后,激活腺苷酰环化酶,产生 cAMP,cAMP 可激活 PKA,抑制胰岛 β 细胞膜上的 K^+-ATP 通道,引起胰岛 β 细胞去极化,使电压依赖性的钙离子通道激活而导致细胞内钙离子内流增加，触发胰岛素的分泌和释放。这种促进胰岛素分泌作用是葡萄糖依赖性的，当高血糖时 GLP-1 可促进胰岛素分泌降低血糖；当血糖恢复正常时，GLP-1 的作用减弱或停止。GLP-1 还作用于胰岛 α 细胞，强烈抑制胰高血糖素的分泌，因而抑制肝糖输出，降低空腹血糖；对胰岛 δ 细胞促进生长抑素的分泌，生长抑素又作为旁分泌激素参与抑制胰高血糖素的分泌。

2.适应证

用于改善 2 型糖尿病患者的血糖控制，适用于单用二甲双胍、磺脲类以及二甲双胍合用磺脲类，血糖仍控制不佳的患者。

3.禁忌证

对药品或本品其他成分过敏的患者。

4.常用药物及用法

目前国内已上市的新药有艾塞那肽、利拉鲁肽。

(1)艾塞那肽：无色澄明液体。推荐起始剂量为每次 5 μg，每天 2 次。在早餐和晚餐前 60 分钟内或每天 2 次主餐前(给药间隔大约 6 小时或更长)皮下注射，不应在餐后注射。根据疗效，在治疗 1 个月后剂量可增加至每次 10 μg，每天 2 次。

(2)利拉鲁肽：无色澄明液体，GLP-1 类似物。推荐起始剂量为每天 0.6 mg。至少 1 周后，剂量应增加至 1.2 mg/d。预计一些患者在将剂量从 1.2 mg/d 增加至 1.8 mg/d 时可以获益，为了进一步改善降糖效果，在至少一周后可将剂量增加至 1.8 mg/d。推荐每天剂量不超过 1.8 mg。每天一次，可在任意时间注射，无须根据进餐时间给药，推荐每天固定在最为方便的时间注射。

5.护理要点

(1)注射部位：可选择大腿、腹部、臀部或上臂皮下注射，不可静脉或肌内注射。

(2)存储和使用：在使用前，2～8 ℃冷藏保存。首次使用后，百泌达在不高于 25 ℃的室温条件下可保存 30 天；诺和力在 30 ℃以下贮藏或冷藏在 2～8 ℃冰箱中。两种药物均需避光保存，不得冷冻，冷冻后或当药物有颗粒、浑浊或变色时均不得使用。百泌达注射笔使用方法与胰岛素笔不同，使用前仔细阅读注射笔使用手册。

(3)观察用药后不良反应：遵医嘱准确用药，观察患者出现不良反应后及时通知医师处理。常见不良反应有恶心、呕吐、腹泻等胃肠道反应；无力、不安感等一般状况反应；注射部位反应；食欲下降、低血糖等代谢及营养异常；眩晕、头痛等神经系统异常等。与磺脲类降糖药合用后低血糖发生率增加，告知患者低血糖反应的症状、预防措施等，特别是从事驾驶和操作机器工作的患者更应注意。

八、胰岛素治疗护理

胰岛素能加速糖利用，抑制糖原异生以降低血糖，并改善脂肪和蛋白质代谢，目前使用的胰岛素制剂是从家畜(牛、猪)或鱼的胰腺制取，现已有人工基因重组合成的人胰岛素也常用，如诺和灵、优泌林等。因胰岛素是一种蛋白质，口服后易被消化酶破坏而失效，故需用注射法给药。

(一)适应证

胰岛素治疗的适应证：①Ⅰ型患者。②重型消瘦型。③糖尿病急性并发症或有严重心、肾、眼并发症的糖尿病。④饮食控制或口服降糖药不能控制病情时。⑤外科大手术前后。⑥妊娠期、分娩期。

（二）制剂类型

(1)根据胰岛素的来源不同又分为：动物胰岛素（猪、牛）、人胰岛素、胰岛素类似物。

(2)根据作用快慢和维持时间长短，胰岛素又可分为超短效胰岛素类似物、常规（短效）胰岛素、中效胰岛素、长效胰岛素制剂（包括长效胰岛素和长效胰岛素类似物）和预混胰岛素制剂（包括预混胰岛素和预混胰岛素类似物）。

（三）注意事项

(1)注射方式：胰岛素注射方式主要包括静脉注射和皮下注射。除非抢救或特殊情况（如糖尿病患者输注葡萄糖）胰岛素需静脉注射外，胰岛素一般应皮下注射。

(2)注射装置的选择：胰岛素皮下注射时，应避免将胰岛素注射到肌肉层。传统的胰岛素注射为有针注射，注射装置含注射器和针头。目前常使用的有胰岛素专用注射器、胰岛素笔和胰岛素泵，具有注射灵活、允许混合不同类型胰岛素制剂而减少每天注射次数的优点，。

(3)皮下注射部位的选择：①胰岛素皮下注射时宜选取皮下脂肪丰富的部位，常用部位包括腹部脐周 2.5 cm 外、大腿上端外侧、上臂外上侧、臀部外上侧。不同注射部位吸收胰岛素速度快慢不一，腹部最高，其次依次为上臂、大腿和臀部。②由于不同胰岛素制剂的起效和作用时间不同，临床常用于控制不同时间的血糖，适当的部位选择可以更好保证这一治疗目的。短效胰岛素和速效胰岛素最好选择腹部注射，尤其是用于紧急降低高血糖时；中效胰岛素或者长效胰岛素最好选择臀部或大腿注射。③妊娠期末三个月应避免在脐周注射；有剖宫产手术风险者，妊娠后期应避免在前腹部注射，可在侧腹部捏皮注射。④运动前，不要在运动的部位注射胰岛素。

(4)注射部位的轮换：注射部位的轮换可以有效预防注射胰岛素后产生的局部硬结和皮下脂肪增生，包括不同注射部位之间的轮换和同一注射部位内的轮换。①不同部位之间的轮换：将注射部位等分为四个区域（大腿或臀部可等分为两个区域），每周使用一个等分区域并始终按顺时针方向进行轮换。②同一注射部位的轮换：为避免短时间内重复的组织损伤，在任何一个等分区域内注射时，注射点间应至少间隔 1 cm。③注射前检查注射部位，做好注射部位的清洁和消毒，不在发生皮下脂肪增生、炎症或感染的部位注射胰岛素。一旦注射部位出现疼痛、凹陷或硬结等现象，应立即停止在该部位注射，直至症状消失。

(5)捏皮方法：注射前，仔细检查注射部位，推测注射部位皮下组织的厚度，根据患者的体形、注射部位以及针头的长度，确定是否需要捏皮注射及注射角度。①作用：捏起皮肤可以加深局部皮下组织的深度，避免肌内注射，有效提升注射的安全性。②捏皮注射的方法：用拇指、示指和中指提起皮肤形成皮褶；使用 4 mm 或 5 mm 针头时，大部分患者可使针头和皮褶表面呈 90°角进针且无须捏起皮肤，但消瘦者除外；使用≥8 mm 针头时，需要捏皮和（或）45°角进针以避免注射到肌内；缓慢推注胰岛素，至活塞完全推压到底后，针头在皮肤内停留至少 10 秒钟后拔出（胰岛素笔）或立即拔出（胰岛素专用注射器）；松开皮褶。③注意事项：注意控制捏皮时的力度，过大可导致皮肤发白或疼痛；不要用整只手捏皮，以免将肌肉及皮下组织一同提起；糖尿病伴有妊娠患者需在腹部注射时应捏皮注射。

（四）胰岛素笔注射胰岛素的护理

胰岛素注射笔又名胰岛素笔式注射器，包括笔身、笔芯（胰岛素）和针头，笔身上的显示窗口可清晰显示胰岛素的剂量，胰岛素注射笔使用的针头非常细小，能较好地保证注射的准确性和减少患者注射时的痛苦和精神负担，故以下介绍胰岛素笔注射胰岛素的护理。胰岛素注射笔分为可更换笔芯的胰岛素注射笔和不可更换笔芯的胰岛素特充注射笔。可更换笔芯的胰岛素注射笔可重复使用，但笔芯一旦用完需更换新的笔芯；胰岛素特充注射笔是一种预置胰岛素笔芯的一次性注射装置，无须更换笔芯，用完后废弃。目前，临床常用的胰岛素注射笔有诺和笔、优伴笔、来得时预填充笔、甘舒霖笔、万邦笔、联邦笔等系列。同一品牌的胰岛素注射笔只能与同一品牌的胰岛素笔芯匹配，使用方法也存在一定差异。现以诺和笔为例介绍胰岛素注射笔的操作。

1.操作前准备

(1)评估：①患者注射部位皮肤的颜色、温度、污染及感染等情况。②患者的合作程度。③必要时评估患者食物是否准备妥当，能否按时进餐。

(2)准备：①护士，洗手，戴口罩。②环境，清洁、安静。③用物，U100 胰岛素制剂(100 IU/mL)、胰岛素笔、针头、皮肤消毒液、速干洗手液、消毒棉签、注射单、笔、表、锐器盒、污物桶等。

2.胰岛素注射笔针头和进针角度的选择

临床有多种规格胰岛素注射笔针头可供选择，应根据患者的身体状况、药理学和心理学等因素，选择适宜的胰岛素注射笔针头，保证皮下注射，避免注射到肌肉，减轻患者疼痛。

(1)儿童及青少年：①不推荐使用长度超过 6 mm 的针头。4 mm 和 5 mm 针头垂直皮肤进针时大多数儿童和青少年不需捏皮，但身材瘦小或选择四肢部位注射者需捏皮形成皮褶后再注射；6 mm 针头需 45°角进针，可以不捏皮。②尽量避免使用 8mm 针头，如果只有 8 mm 针头可供使用，应捏皮并 45°角进针。③在上臂注射胰岛素时需捏皮注射，患者最好不要自行在上臂注射，除非使用 4 mm 或 5 mm 的短针头。④注射时不要按压皮肤出现凹陷，以避免注射到肌肉。

(2)成人：①大部分成人患者在使用 4 mm、5 mm 和 6 mm 针头时，宜垂直进针且无须捏起皮肤，但极度消瘦患者需捏皮注射或 45°角注射。②使用长度≥8 mm 针头注射的患者，应捏皮注射或以 45°角注射以避免注射到肌肉。

3.操作流程

(1)安装胰岛素笔：①核对医嘱，检查胰岛素制剂。②检查胰岛素笔的旋钮和推杆是否正常。③扭开笔芯架，将推杆归位，装入笔芯，旋回笔芯架。④将笔放入治疗盘待用。

(2)注射胰岛素：①备齐用物，携至床旁。②呼叫患者床号、询问患者姓名，核对腕带，向患者解释操作的目的，取得同意。③协助患者取合适的体位，选择注射部位。④消毒手。⑤消毒笔芯前端橡皮膜和注射部位皮肤。⑥核对医嘱，检查针头包装和有效期。⑦再次消毒笔芯前端橡皮膜和注射部位皮肤。⑧取出针头，打开包装，顺时针旋紧针头。⑨摘去针头保护帽，排气后将旋钮调至所需单位数。如为中效或预混胰岛素，应在排气前充分混匀。⑩左手拇指、示指和中指捏起注射部位的皮肤，右手握笔按 45°角(瘦人)或垂直(胖人)快速进针，右拇指按压旋钮缓慢匀速推注药液，注射完毕后针头在皮下停留至少 10 秒钟后再顺着进针方向快速拔出针头，剂量较大时需超过 10 秒。⑪取下针头弃于锐器盒，整理床单元，交代注意事项。⑫消毒手，再次核对医嘱后在注射单上签时间和全名。⑬收拾用物，离开病房。

(3)操作后护理：①胰岛素笔一人一支，在笔杆上清楚标记床号、姓名、笔芯种类和装笔时间，在有效期内使用。②保持胰岛素笔身清洁，及时消毒。

(五)不良反应观察

1.低血糖反应

低血糖反应是最常见副反应，其反应有饥饿、头晕、软弱、心悸、出汗、脉速等，重者晕厥、昏迷、癫痫等，轻者进食饼干、糖水，重者静脉注射 50%的葡萄糖 20～40 mL。

2.变态反应

极少数人有，如荨麻疹、血管神经性水肿、紫癜等。可用抗组胺类药物，重者需调换胰岛素剂型，或采用脱敏疗法。

3.胰岛素性水肿

胰岛素性水肿多发生在糖尿病控制不良、糖代谢显著失调经胰岛素治疗迅速得到控制时出现。表现为下肢轻度水肿直至全身性水肿，可自然消退。处理方法主要给患者低盐饮食、限制水的摄入，必要时给予利尿剂。

4.局部反应

注射部位红肿、发痒、硬结、皮下脂肪萎缩等，多见于小儿与青年。预防可采用高纯度胰岛素制剂，注射部位轮替、胰岛素深部注射法。

九、慢性并发症的护理

(一)感染的预防护理

糖尿病患者因三大代谢紊乱，机体抵抗力下降，易发生各种感染，因此，需采取以下护理措施。

(1)加强皮肤护理：因高血糖及B族维生素代谢紊乱，可致皮肤干燥、发痒；在酮症酸中毒时酮体自汗腺排出可刺激皮肤而致瘙痒。故须勤沐浴，以减轻刺痒，避免因皮肤抓伤而引起感染，皮肤干燥者可涂擦羊毛脂保护。

(2)女性患者因尿糖刺激，外阴常瘙痒，必须每晚用温水清洗，尿后可用4%硼酸液冲洗。

(3)对皮肤感觉障碍者，应避免任何刺激。避免用热水袋保暖，防止烫伤。

(4)每晚用温水泡脚，水温不宜过热，防止烫伤。穿宽松柔软鞋袜，修剪趾甲勿损伤皮肤，以免发生感染，形成糖尿病足。

(5)保持口腔卫生，坚持早晚刷牙，饭后漱口，酮症酸中毒患者口腔有烂苹果味，必须加强口腔护理。

(6)嘱患者预防呼吸系统感染，及时增减衣服，注意保暖，已有感染时，应及时治疗，预防并发肺炎。

(7)根据细菌感染的病变部位，进行针对性观察护理。如尿路感染时，要注意有无排尿困难、尿少、尿频、尿痛等症状，注意尿标本的收集，保持外阴部清洁；皮肤化脓感染时进行清洁换药。

(二)糖尿病肾脏病变护理

除积极控制高血糖外，主要是限制患者活动，给予低盐高蛋白饮食，对应用激素的患者，注意观察用药效果和不良反应。一旦出现肾衰竭，则需限制蛋白。由于肾衰竭，胰岛素灭活减弱，一些应用胰岛素治疗的患者，常因胰岛素未能及时调整而产生低血糖反应，甚至低血糖昏迷。

(三)神经病变的护理

(1)密切观察病情，及早控制高血糖，以减轻或预防神经病变。

(2)对于因周围神经损害而剧烈疼痛者除用止痛剂及大量维生素B_1外，要进行局部按摩和理疗，以改善血液循环。对于那些痛觉异常过敏，不能接触皮肤，甚至接触被服亦难忍受者，要注意室内保暖，用支撑架支撑被褥，以避免接触引起的剧痛，并注意安慰患者，解除其烦恼。教会患者每天检查足部，预防糖尿病足的发生。

(3)如出现晨起腹泻或膀胱收缩无力等自主神经症状,要注意勤换内裤、被褥,做好肛周清洁护理,防止损伤肛周皮肤。

(4)对膀胱收缩无力者,鼓励患者定时自行解小便和按压下腹部尽量排出残余尿,并要训练患者白天每2~3小时排尿一次,以弥补排尿感缺乏造成的不足。尿潴留明显须导尿时应严格无菌技术操作,采用闭式引流,每天用1∶5 000呋喃西林液冲洗膀胱,病情允许时尽早拔尿管。

(5)颅神经损害者,依不同病变部位采取不同的措施,如面神经损害影响眼睛不能闭合时,应注意保护眼睛,定期涂眼膏、戴眼罩。第Ⅸ、Ⅹ对颅神经损害进食困难者,应鼻饲流质饮食、维持营养,并防止吸入性肺炎、口腔炎及化脓性腮腺炎的发生。

(四)糖尿病足的护理

1.原因

因糖尿病引起神经功能缺损及循环障碍,引起下肢及足部缺血、疼痛、麻木、感觉异常。40岁以上糖尿病患者或糖尿病病史10年以上者,糖尿病足的发病率明显增高。

2.糖尿病足的危险信号

(1)吸烟者,因为吸烟可使循环障碍加重。

(2)末梢神经感觉丧失及末梢动脉搏动减弱或消失者。

(3)足的畸形如高足弓爪形趾者。

(4)有足部溃疡或截肢史者。

3.护理措施

(1)每天查足部是否有水泡、裂口、擦伤以及其他异常改变。如发现有皮肤发红、肿胀或脓肿等感染征象时,应立即到医院治疗。

(2)每天晚上用温水(低于40℃)及软皂洗足,用柔软而吸水性强的毛巾,轻柔地将脚擦干。然后用羊毛脂或植物油涂抹并按摩足部皮肤,以保护皮肤的柔软性,防止干燥。

(3)如为汗脚者,可放少许滑石粉于趾间、鞋里及袜中。

(4)勿赤足行走,以免足部受伤。

(5)严禁用强烈的消毒药物如碘酒等,避免使用侵蚀性药物抹擦鸡眼和胼胝。

(6)为防止烫伤足,禁用热水袋、电热毯及其他热源温暖足部。可通过多穿袜子、穿护脚套等保暖。但不要有松紧带,以免妨碍血液循环。

(7)足部变形者应选择质地柔软、透气性好,鞋头宽大的运动鞋或软底布鞋。

(8)每天做小腿和足部运动,以改善血液循环。

(9)若趾甲干脆,可用1%的硼砂温水浸泡半小时,以软化趾甲。

(10)指导患者每天检查并按摩双脚,注意足部皮肤颜色、完整性、表面温度及感染征象等。

十、急性并发症抢救护理

(一)酮症酸中毒的护理

(1)按糖尿病及昏迷护理常规。

(2)密切观察T、P、R、BP、神志以及全身症状,尤其要注意呼吸的气味,深度和频度的改变。

(3)留好标本提供诊治依据:尽快留取好血糖、钾、钠、氯、CO_2结合力,肾功能、动脉血气分析、尿酮体等标本,及时送检。切勿在输液肢体抽取血标本,以免影响化验结果。

(4)患者入院后立即建立两条静脉通道,一条通道用以输入胰岛素,另一条通道主要用于大量补液及输入抗生素和碱性液体、电解质，以维持水电解质及酸碱平衡。

(5)采用小剂量胰岛素疗法，按胰岛素 4～6 U/h，如 24 U 胰岛素加入 1 000 mL 生理盐水中静脉滴注，调整好输液速度 250 mL/h，70 滴/分左右，最好使用输液泵调节。

(6)禁食，待神志清醒后改为糖尿病半流质饮食或糖尿病饮食。

(7)做好基础护理，预防皮肤、口腔、肺部及尿路感染等并发症。

(二)低血糖的护理

(1)首先了解胰岛素治疗情况，根据低血糖临床表现做出正确判断(与低血糖昏迷鉴别)。

(2)立即测定血糖浓度。

(3)休息与补糖：低血糖发作时卧床休息，轻者食用少量馒头、饼干等食物，重者(血糖低于 2.7 mmol/L)立即口服或静脉注射 50%葡萄糖 40～60 mL。

(4)心理护理：对神志清楚者，给予精神安慰，嘱其勿紧张，主动配合治疗。

(三)高渗非酮性昏迷的护理

(1)按糖尿病及昏迷护理常规。

(2)严密观察患者神志、精神、体温、脉搏、呼吸、血压、瞳孔等变化。

(3)入院后立即采集血糖、乳酸、CO_2 结合力、血 pH、K^+、Na^+、Cl^- 及血、尿渗透压标本送检，并注意观察其结果，及时提供诊断治疗依据。

(4)立即建立静脉通道，做好补液护理，补液内容应依据所测得的血生化指标参数，正确选择输液种类。无血压下降者遵医嘱静脉滴注低渗盐水(0.45%～0.6%)，输入时速度宜慢，慎防发生静脉内溶血及血压下降，注意观察血压、血钠、血糖情况。小剂量应用胰岛素，在血糖稳步下降的同时，严密观察患者有无低血糖的症状，一旦发现及时与医师联系进行处理。补钾时，注意液体勿渗出血管外，以免血管周围组织坏死。

(5)按昏迷护理常规，做好基础护理。

(荆　会)

第二节　痛　　风

一、疾病概述

(一)疾病概述

痛风是嘌呤代谢障碍或尿酸排泄障碍引起的代谢性疾病，但痛风发病有明显的异质性，除高尿酸血症外可表现为急性关节炎、痛风石沉积、慢性关节炎、关节畸形、慢性间质性肾炎和尿酸性尿路结石。随着经济发展和生活方式的改变，其患病率逐渐上升。痛风发病年龄为30～70 岁，男性发病年龄有年轻化趋势，一般成人仅有 10%～20%的高尿酸血症者发生痛风，老年人高尿酸血症患病率达 24%以上。高尿酸血症发生的男女比例为 2∶1，而痛风发病的男女比例为 20∶1，即 95%的痛风患者是男性。这是因为男性喜饮酒、赴宴，喜食富含嘌呤、蛋白质的食物，使体内尿酸增加，排出减少。

(二)相关病理生理

痛风的发生取决于血尿酸的浓度和在体液中的溶解度。血尿酸的平衡取决于嘌呤的吸收和生成与分解和排泄。①嘌呤的吸收:体内的尿酸20%来源于富含嘌呤食物的摄取,摄入过多可诱发痛风发作。②嘌呤的分解:尿酸是嘌呤代谢的终产物,正常人约1/3的尿酸在肠道经细菌降解处理,约2/3经肾以原型排出。③嘌呤的生成:体内的尿酸80%来源于体内嘌呤生物合成。参与尿酸代谢的嘌呤核苷酸有三种:次黄嘌呤核苷酸、腺嘌呤核苷酸、鸟嘌呤核苷酸。在嘌呤代谢过程中,各环节都有酶参与调控,一旦酶发生异常,即可发生血尿酸增多或减少。④嘌呤的排泄:在原发性痛风中,80%~90%的直接发病机制是肾小管对尿酸盐的清除率下降或重吸收升高。痛风意味着尿酸盐结晶、沉积所致的反应性关节炎或痛风石疾病。

(三)痛风的病因与诱因

临床上仅有部分高尿酸血症的患者发展为痛风,确切原因不清。临床上分为原发性和继发性两大类。原发性基本属于遗传性,与肥胖、原发性高血压、血脂异常、糖尿病、胰岛素抵抗关系密切。继发性主要因肾脏病、血液病等疾病或药物、高嘌呤食物等引起。

(四)临床表现

临床多见于40岁以上的男性,女性多在绝经期后发病。

1.无症状期

早期症状不明显,有些可终身不出现症状,仅有血尿酸持续性或波动性增高,但随着年龄增长其患病率也随之增加,且与高尿酸血症的水平和持续时间有关。

2.急性关节炎期

为通风的首发症状,多于春秋季节发病。常有以下特点:①多在夜间或清晨突然起病,多呈剧痛,数小时内出现受累关节的红、肿、热、痛和功能障碍,最常见于单侧跗趾及第1跖趾关节,其次为踝、膝、腕、指、肘等关节。②秋水仙碱治疗后,关节炎症状可迅速缓解。③发热,白细胞计数增多。④初次发作常呈自限性,数天内自行缓解,受累关节局部皮肤出现脱屑和瘙痒,是本病特有的表现。⑤关节腔滑囊液偏振光显微镜检查可见双折光的针形尿酸盐结晶,是确诊本病的依据。⑥高尿酸血症。

3.痛风石及慢性关节炎期

痛风石(tophi)是痛风的特征性临床表现,是尿酸盐沉积所致,常见于耳轮、跖趾、指间和掌指关节,常为多关节受累,多见关节远端,表现为关节肿胀、僵硬、畸形及周围组织的纤维化和变形,严重时患处皮肤发亮、菲薄,破溃则有豆渣样的白色物质排出。

4.肾脏病变

肾脏病变分为痛风性肾病和尿酸性肾石病2种。前者早期仅有间歇性蛋白尿,随着病情的发展而呈持续性,晚期可发生肾功能不全,表现为水肿、高血压、血尿素氮和肌酐升高。少数表现为急性肾衰竭,出现少尿或无尿。后者10%~25%的患者肾脏有尿酸结石,呈泥沙样,常无症状,结石者可发生肾绞痛、血尿。

(五)辅助检查

1.血尿酸测定

正常值:男性为150~380 μmol/L,女性为100~300 μmol/L,更年期后接近男性血尿酸测定高于正常值可确定高尿酸血症。

2.尿尿酸测定

限制嘌呤饮食5天后，每天尿酸排出量超过3.57 mmol/L，可认为尿酸生成增多。

3.滑囊液或痛风石内容物检查

急性关节炎期行关节穿刺，提取滑囊液，在偏振光显微镜下可见针形尿酸盐结晶。

4.X线检查

急性关节炎期可见非特征性软组织肿胀；慢性期或反复发作后可见软骨破坏，关节面不规则，特征性改变为穿凿样、虫蚀样圆形或弧形的骨质透亮缺损。

5.电子计算机X线体层显像(CT)与磁共振显像(MRI)检查

CT扫描受累部位可见不均匀的斑点状高密度痛风石影像；MRI的T_1和T_2加权图像呈斑点状低信号。

(六)主要治疗原则

目前尚无根治原发性痛风的方法。治疗原则：①控制高尿酸血症，预防尿酸盐沉积。②迅速终止急性关节炎的发作，防止复发。③防止尿酸结石形成和肾功能损害。

(七)治疗

1.一般治疗

控制饮食总热量；限制饮酒和高嘌呤食物(如动物的内脏：肝、肾、心等)的大量摄入；每天饮水2 000 mL以上以增加尿酸排泄；慎用抑制尿酸排泄的药物，如噻嗪类利尿药等；避免诱发因素和积极治疗相关疾病。

2.高尿酸血症的治疗

(1)排尿酸药：抑制近端肾小管对尿酸盐的重吸收，增加尿酸排泄，降低尿酸水平，适用于肾功能良好者。当内生肌酐清除率＜30 mL/min时无效；已有尿酸盐结石形成，或每天尿排出尿酸盐＞3.57 mmol时不宜使用。用药期间多饮水，并服用碳酸氢钠3～6 g/d。常用药物有苯溴马隆、丙磺舒、磺吡酮等。

(2)抑制尿酸生成药物：常用药物为别嘌醇，通过抑制黄嘌呤氧化酶，使尿酸的生成减少，适用于尿酸生成过多或不适合使用排尿酸药物者。

3.急性痛风性关节炎期的治疗

绝对卧床休息，抬高患肢，避免负重，迅速给秋水仙碱，越早用药疗效越好。

(1)秋水仙碱：是治疗急性痛风性关节炎的特效药，通过抑制中性粒细胞、单核细胞释放白三烯B_4、白细胞介素-1等炎症因子，同时抑制炎症细胞的变形和趋化，从而缓解炎症。不良反应有恶心、呕吐、厌食、腹胀和水样腹泻，如出现上述症状应及时调整剂量或停药；还可出现白细胞计数减少、血小板计数减少等，也会发生脱发现象。

(2)非甾体抗炎药：通过抑制花生四烯酸代谢中的环氧化酶活性，进而抑制前列腺素的合成而达到消炎镇痛的作用。活动性消化性溃疡、消化道出血为禁忌证。常用药物：吲哚美辛、双氯芬酸、布洛芬、罗非昔布等。

(3)糖皮质激素：上述药物治疗无效或不能使用秋水仙碱和非甾体抗炎药时，可考虑使用糖皮质激素或ACTH短程治疗。疗程一般不超过2周。

二、护理评估

(一)一般评估

1.生命体征(T、P、R、Bp)

每天监测 T、P、R、Bp,特别是体温的变化。

2.关节与皮肤

评估患者痛风石、关节炎的情况;评估皮肤的情况,如有无皮疹,剥脱性皮炎、出血性带状疱疹、过敏性皮炎等。

3.相关记录

饮食、皮肤等,必要时记录饮水量。

(二)身体评估

1.视诊

患者痛风石、关节炎情况,有无红、肿、热、痛等。全身皮肤情况,有无皮疹等异常。

2.触诊

痛风石、关节炎疼痛情况。皮肤弹性,皮肤压之是否褪色等。

(三)心理-社会评估

评估患者对疾病治疗的信心,对痛风相关知识的掌握情况。

(四)辅助检查

1.血尿酸检查

当血尿酸男性超过 420 μmol/L,女性>350 mmol/L 可诊断为高尿酸血症。血尿酸波动较大,应反复监测。限制嘌呤饮食5 天后,如每天小便中尿酸排出量>3.57 mmol/L,则提示尿酸生成增多。

2.滑囊液或痛风石检查

急性关节炎期行关节腔穿刺,抽取滑囊液,如见白细胞内有双折光现象的针形尿酸结晶,是确诊本病的依据。痛风结石活检也可见此现象。

3.慢性并发症的检查

全身关节、足部检查、疼痛评估等。

(五)主要用药的评估

1.应用治疗高尿酸血症药的评估

用药剂量、用药时间、药物不良反应的评估与记录。

2.急性痛风性关节炎期治疗药物的评估

用药剂量、用药时间的评估、药物不良反应的评估、注意有无出现“反跳”现象并记录。

三、主要护理诊断及问题

(一)疼痛:关节痛

关节痛与痛风结石、关节炎症有关。

(二)躯体活动障碍

躯体活动障碍与关节受累、关节畸形有关。

(三)知识缺乏

缺乏痛风用药知识和饮食知识。

(四)潜在并发症

肾衰竭。

四、护理措施

(一)疾病知识指导

指导患者与家属有关痛风预防、饮食、治疗、活动等的相关知识。如注意避免进食高蛋白和高嘌呤的食物,忌饮酒,每天多饮水,饮水量>2 000 mL/d,特别是服药排尿酸药物时更应多饮水,以帮助尿酸的排出。

(二)保护关节指导

指导患者日常生活中应注意:①活动时尽量使用大肌群,如能用肩部负重者不用手提,能用手臂者不用手指。②避免长时间持续进行重体力劳动。③经常变换姿势,保持受累关节舒适。④如有关节局部温热和肿胀,尽可能避免其活动。如运动后疼痛超过1~2小时,应暂时停止该项运动。

(三)药物服用的指导

排尿酸药、抑制尿酸生成药的服用应逐渐递增用量,用药过程中应按要求对肝功能、肾功能和尿酸水平进行测定,使用过程中,注意胃肠道反应,有无皮疹、过敏性皮炎等不良情况。如发生上述不良反应,应减量。

(四)关节及皮肤护理

指导患者保持关节功能位,防止变形。保持皮肤清洁,防止外伤导致皮肤破损,一旦发生皮肤破损,应及时予以处理。如皮肤出现瘙痒,注意不要抓破皮肤。

五、护理效果评估

(1)患者血尿酸水平控制正常。

(2)患者尿尿酸检测结果正常。

(3)患者无出现关节肿胀、畸形等并发症的发生。

(4)患者及家属基本掌握痛风相关知识,特别是预防和饮食的相关知识。

(荆　会)

第三节　高脂血症

高脂血症是指脂质代谢或运转异常而使血浆中一种或几种脂质高于正常的一类疾病。由于血脂在血液中是以脂蛋白的形式进行运转的,因此高脂血症实际上也可认为是高脂蛋白血症。老年人高脂血症的发病率明显高于年轻人。血浆低密度脂蛋白(LDL)、血清总胆固醇(TC)、高密度脂蛋白(HDL)与临床心血管病事件发生密切相关。

一、护理评估

(一)健康史

(1)询问患者病史,主要是引起高脂血症的相关疾病,如有无糖尿病、甲状腺功能减退症、肾病综合征、透析、肾移植、胆道阻塞等。

(2)询问患者有无高脂饮食、嗜好油炸食物、酗酒、运动少等不良生活和饮食习惯。

(二)临床表现

患者血脂中一项或多项脂质检测指标超过正常值范围。此外,部分患者的临床特征是眼睑黄斑瘤、肌腱黄色瘤及皮下结节状黄色瘤(好发于肘、膝、臀部)。易伴发动脉粥样硬化、肥胖或糖尿病。少数患者有肝、脾大。此外,患者常有眩晕、心悸、胸闷、健忘、肢体麻木等自觉症状,但多数患者虽血脂高而无任何自觉症状。

(三)实验室及其他检查

1.血脂

常规检查血浆 TC 和 TG 的水平。我国血清 TC 的理想范围是低于 5.20 mmol/L,5.23～5.69 mmol/L为边缘升高,高于 5.72 mmol/L 为升高。TG 的合适范围是低于1.70 mmol/L,高于1.70 mmol/L为升高。

2.脂蛋白

正常值 LDL＜3.12 mmol/L,3.15～3.61 mmol/L 为边缘升高,＞3.64 mmol/L 为升高;正常 HDL≥1.04 mmol/L,＜0.91 mmol/L 为降低。

(四)心理-社会状况

了解老年患者对高脂血症的认识和患病的态度,治疗的需求。

二、主要护理诊断

(一)活动无耐力

活动无耐力与肥胖导致体力下降有关。

(二)知识缺乏

患者缺乏高脂血症的有关知识。

(三)个人应对无效

个人应对无效与不良饮食习惯有关。

三、护理目标

(1)患者体重接近或恢复正常。

(2)患者血脂指标恢复正常或趋于正常。

(3)患者自觉饮食习惯得到纠正。

四、主要护理措施

(一)建立良好的生活习惯,纠正不良的生活方式

1.饮食

由于降血脂药物的不良反应及考虑治疗费用,并且大部分人经过饮食控制可以使血脂水平

有所下降，故提倡首先采用饮食治疗。饮食控制应长期坚持地进行。膳食宜清淡、低脂肪。烹调食用油用植物油，每天低于 25 g。少吃动物脂肪、内脏、甜食、油炸食品及含热量较高的食品，宜多吃新鲜蔬菜和水果，少饮酒、不吸烟。设计饮食治疗方案时应仔细斟酌膳食，尽可能与患者的生活习惯相吻合。以便使患者可接受而又不影响营养需要的最低程度。主食每天不要超过 300 g，可适当饮绿茶，以利降低血脂。

2.休息

生活要有规律，注意劳逸结合，保证充足睡眠。

3.运动

鼓励老年人进行适当的体育锻炼，如散步、慢跑、太极拳、门球等，不仅能增加脂肪的消耗、减轻体重，而且可减轻高脂血症。活动量应根据患者的心脑功能、生活习惯和身体状况而定，提倡循序渐进，不宜剧烈运动。运动后个人最大心率的 80%，若经过饮食和调节生活方式达半年以上，血脂仍未降至正常水平，则可考虑使用药物治疗。

(二)用药护理

对饮食治疗无效，或有冠心病、动脉粥样硬化等危险因素的患者应考虑药物治疗。治疗前应向患者进行药物治疗目的、药物的作用与不良反应等方面的详细指导，以利长期合作。向患者详述服药的剂量和时间，并定期随诊，监测血脂水平。常用的调节血脂药有以下几种。

1.羟甲基戊二酰辅酶 A

主要能抑制胆固醇的生物合成。

2.贝特类

此类药不良反应较轻微，主要有恶心、呕吐、腹泻等胃肠道症状。肝肾功能不全者忌用。

3.胆酸螯合树脂质

此类药阻止胆酸或胆固醇从肠道吸收，使其随粪便排出。不良反应有胀气、恶心、呕吐、便秘，并干扰叶酸、地高辛、甲状腺素及脂溶性维生素的吸收。

4.烟酸

有明显的调脂作用。主要不良反应有面部潮红、瘙痒、胃肠道症状。

(三)心理护理

主动关心患者，耐心解答其各种问题，使患者明了本病经过合理的药物和非药物治疗病情可控制，解除患者思想顾虑，使其保持乐观情绪，树立战胜疾病的信心，并长期坚持治疗，以利控制病情。

五、健康教育

(1)向患者及其家属讲解老年高脂血症的有关知识，使其明了糖尿病、肾病综合征和甲减等可引起高脂血症，积极治疗原发病。

(2)引导患者及其家属建立健康的生活方式，坚持低脂肪、低胆固醇、低糖、清淡的饮食原则，控制体重；生活规律，坚持运动，劳逸结合；戒烟、戒酒。

(3)嘱咐患者严格遵医嘱服药，定期监测血脂、肾功能等。

(荆　会)

第四节　肥　胖　症

肥胖症指体内脂肪堆积过多和(或)分布异常、体重增加，是包括遗传和环境因素在内的多种因素相互作用所引起的慢性代谢性疾病。肥胖症分单纯性肥胖症和继发性肥胖症两大类。临床上无明显内分泌及代谢性病因所致的肥胖症，称单纯性肥胖症。若作为某些疾病的临床表现之一，称为继发性肥胖症，约占肥胖症的1%。据估计，在西方国家成年人中，约有半数人超重和肥胖。我国肥胖症患病率也迅速上升，肥胖症已成为重要的世界性健康问题之一。

一、病因与发病机制

病因未明，被认为是包括遗传和环境因素在内的多种因素相互作用的结果。总的来说，脂肪的积聚是由于摄入的能量超过消耗的能量。

(一)遗传因素

肥胖症有家族聚集倾向，但遗传基础未明，也不能排除共同饮食、活动习惯的影响。

(二)中枢神经系统

体重受神经系统和内分泌系统双重调节，最终影响能量摄取和消耗的效应器官而发挥作用。

(三)内分泌系统

肥胖症患者均存在血中胰岛素升高，高胰岛素血症可引起多食和肥胖。

(四)环境因素

通过饮食习惯和生活方式的改变，如坐位生活方式、体育运动少、体力活动不足使能量消耗减少、进食多、喜甜食或油腻食物，使摄入能量增多。

(五)其他因素

1.与棕色脂肪组织(BAT)功能异常有关

可能由于棕色脂肪组织产热代谢功能低下，使能量消耗减少。

2.肥胖症与生长因素有关

幼年起病者多为增生型或增生肥大型，肥胖程度较重，且不易控制；成年起病者多为肥大型。

3.调定点说

肥胖者的调定点较高，具体机制仍未明了。

二、临床表现

肥胖症可见于任何年龄，女性较多见。多有进食过多和(或)运动不足，肥胖家族史。引起肥胖症的病因不同，其临床表现也不相同。

(一)体型变化

脂肪堆积是肥胖的基本表现。脂肪组织分布存在性别差异，通常男性型主要分布在腰部以上，以颈项部、躯干部为主，称为苹果型。女性型主要分布在腰部以下，以下腹部、臀部、大腿部为主，称为梨型。

(二)心血管疾病

肥胖患者血容量、心排血量均较非肥胖者增加而加重心脏负担，引起左心室肥厚、扩大；心肌脂肪沉积导致心肌劳损，易发生心力衰竭。由于静脉回流障碍，患者易发生下肢静脉曲张、栓塞性静脉炎和静脉血栓形成。

(三)内分泌与代谢紊乱

常有高胰岛素血症、动脉粥样硬化、冠心病等，且糖尿病发生率明显高于非肥胖者。

(四)消化系统疾病

胆石症、胆囊炎发病率高，慢性消化不良、脂肪肝、轻至中度肝功能异常较常见。

(五)呼吸系统疾病

由于胸壁肥厚，腹部脂肪堆积，使腹内压增高、横膈升高而降低肺活量，引起呼吸困难。严重者导致缺氧、发绀、高碳酸血症，可发生肺动脉高压和心力衰竭。还可引起睡眠呼吸暂停综合征及睡眠窒息。

(六)其他

恶性肿瘤发生率升高，如女性子宫内膜癌、乳腺癌；男性结肠癌、直肠癌、前列腺癌发生率均升高。因长期负重易发生腰背及关节疼痛。皮肤皱褶易发生皮炎、擦烂、并发化脓性或真菌感染。

三、医学检查

肥胖症的评估包括测量身体肥胖程度、体脂总量和脂肪分布，其中后者对预测心血管疾病危险性更为准确。常用测量方法如下。

(一)体质指数(BMI)

测量身体肥胖程度，BMI=体重(kg)/身长$(m)^2$，是诊断肥胖症最重要的指标。我国成年人BMI值≥24为超重，≥28为肥胖。

(二)腰围(WC)

目前认为测定腰围更为简单可靠，是诊断腹部脂肪积聚最重要的临床指标。世界卫生组织建议男性WC>94 cm、女性WC>80 cm为肥胖。中国肥胖问题工作组建议，我国成年男性WC≥85 cm、女性WC≥80 cm为腹部脂肪积蓄的诊断界限。

(三)腰臀比(WHR)

反映脂肪分布。腰围测量髂前上棘和第12肋下缘连线的中点水平，臀围测量环绕臀部的骨盆最突出点的周径。正常成人WHR男性<0.90，女性<0.85，超过此值为中央性(又称腹内型或内脏型)肥胖。

(四)CT或MRI

计算皮下脂肪厚度或内脏脂肪量。

(五)其他

身体密度测量法、生物电阻抗测定法、双能X线(DEXA)吸收法测定体脂总量等。

四、诊断要点

目前国内外尚未统一。根据病史、临床表现和判断指标即可诊断。在确定肥胖后，应鉴别单纯性或继发性肥胖症，并注意肥胖症并非单纯体重增加。

五、治疗

治疗要点：减少热量摄取、增加热量消耗。

(一)行为治疗

教育患者采取健康的生活方式，改变饮食和运动习惯，并自觉地长期坚持。

(二)营养治疗

控制总进食量，采用低热量、低脂肪饮食。对肥胖患者应制订能为之接受、长期坚持下去的个体化饮食方案，使体重逐渐减轻到适当水平，再继续维持。

(三)体力活动和体育运动

体力活动和体育运动与医学营养治疗相结合，并长期坚持，尽量创造多活动的机会、减少静坐时间，鼓励多步行。运动方式和运动量应适合患者具体情况，注意循序渐进，有心血管并发症和肺功能不好的患者必须更为慎重。

(四)药物治疗

长期用药可能产生药物不良反应及耐药性，因而选择药物必须十分慎重，减重药物应根据患者个体情况在医师指导下应用。

(五)外科治疗

外科治疗仅用于重度肥胖、减重失败、又有能通过体重减轻而改善的严重并发症者。对伴有糖尿病、高血压和心肺功能疾病的患者应给予相应监测和处理。可选择使用吸脂术、切脂术和各种减少食物吸收的手术，如空肠回肠分流术、胃气囊术、小胃手术或垂直结扎胃成形术等。

(六)继发性肥胖

应针对病因进行治疗。

六、护理诊断及问题

(一)营养失调

高于机体需要量与能量摄入和消耗失衡有关。

(二)身体意象紊乱

身体意象紊乱与肥胖对身体外形的影响有关。

(三)有感染的危险

危险与机体抵抗力下降有关。

七、护理措施

(一)安全与舒适管理

肥胖症患者的体育锻炼应长期坚持，并提倡进行有氧运动，包括散步、慢跑、游泳、跳舞、太极拳、球类活动等，运动方式根据年龄、性别、体力、病情及有无并发症等情况确定。

1.评估患者的运动能力和喜好

帮助患者制定每天活动计划并鼓励实施，避免运动过度和过猛。

2.指导患者固定每天运动的时间

每次运动30～60分钟，包括前后10分钟的热身及整理运动，持续运动20分钟左右。如出现头昏、眩晕、胸闷或胸痛、呼吸困难、恶心、丧失肌肉控制能力等应停止活动。

(二)饮食护理

1.评估

评估患者肥胖症的发病原因，仔细询问患者单位时间内体重增加的情况，饮食习惯，了解患者每天进餐量及次数，进食后感觉和消化吸收情况，排便习惯。有无气急、行动困难、腰痛、便秘、怕热、多汗、头晕、心悸等伴随症状及其程度。是否存在影响摄食行为的精神心理因素。

2.制定饮食计划和目标

与患者共同制定适宜的饮食计划和减轻体重的具体目标，饮食计划应为患者能接受并长期坚持的个体化方案，护士应监督和检查计划执行情况，使体重逐渐减轻(每周降低0.5～1 kg)直到理想水平并保持。①热量的摄入：采用低热量、低脂肪饮食，控制每天总热量的摄入。②采用混合的平衡饮食，合理分配营养比例，进食平衡饮食：饮食中蛋白质占总热量的15%～20%，碳水化合物占50%～55%，脂肪占30%以下。③合理搭配饮食：饮食包含适量优质蛋白质、复合糖类(如谷类)、足量的新鲜蔬菜(400～500 g/d)和水果(100～200 g/d)、适量维生素及微量营养素。④养成良好的饮食习惯：少食多餐、细嚼慢咽、蒸煮替代煎炸、粗细搭配、少脂肪多蔬菜、多饮水、停止夜食及饮酒、控制情绪化饮食。

(三)疾病监测

定期评估患者营养状况和体重的控制情况，观察生命体征、睡眠、皮肤状况，动态观察实验室有关检查的变化。注意热量摄入过低可引起衰弱、脱发、抑郁甚至心律失常，应严密观察并及时按医嘱处理。对于焦虑的患者，应观察焦虑感减轻的程度，有无焦虑的行为和语言表现；对于活动无耐力的患者，应观察活动耐力是否逐渐增加，能否耐受日常活动和一般性运动。

(四)用药护理

对使用药物辅助减肥者，应指导患者正确服用，并观察和处理药物的不良反应。①服用西布曲明患者可出现头痛、口干、畏食、失眠、便秘、心率加快，血压轻度升高等不良反应，故禁用于冠心病、充血性心力衰竭、心律失常和脑卒中的患者。②奥利司他主要不良反应为胃肠胀气、大便次数增多和脂肪便。由于粪便中含有脂肪多而呈烂便、脂肪泻、恶臭，肛门常有脂滴溢出而容易污染内裤，应指导患者及时更换，并注意肛周皮肤护理。

(五)心理护理

鼓励患者表达自己的感受；与患者讨论疾病的治疗及预后，增加战胜疾病的信心；鼓励患者自身修饰；加强自身修养，提高自身的内在气质；及时发现患者情绪问题，及时疏导，严重者建议心理专科治疗。

八、健康指导

(一)预防疾病

加强患者的健康教育，特别是有肥胖家族史的儿童，女性产后及绝经期，男性中年以上或病后恢复期尤应注意。说明肥胖对健康的危害，使其了解肥胖症与心血管疾病、高血压、糖尿病、血脂异常等密切相关。告知肥胖患者体重减轻5%～10%，就能明显改善以上与肥胖相关的心血管病危险因素以及并发症。

(二)管理疾病

向患者宣讲饮食、运动对减轻体重及健康的重要性，指导患者坚持运动，并养成良好的进食习惯。

(三)康复指导

运动要循序渐进并持之以恒,避免运动过度或过猛,避免单独运动;患者运动期间,不要过于严格控制饮食;运动时注意安全,运动时有家属陪伴。

(荆　会)

第五节　腺垂体功能减退症

腺垂体功能减退症是由多种病因引起一种或多种腺垂体激素减少或缺乏所致的一系列临床综合征。腺垂体功能减退症可原发于垂体病变,或继发于下丘脑病变,表现为甲状腺、肾上腺、性腺等功能减退症和(或)蝶鞍区占位性病变。由于病因多,涉及的激素种类和数量多,故临床症状变化大,但补充所缺乏激素治疗后症状可快速缓解。

一、病因与发病机制

(一)垂体瘤

成人最常见的原因,大都属于良性肿瘤。肿瘤可分为功能性和无功能性。腺瘤增大可压迫正常垂体组织,引起垂体功能减退或功能亢进,并与腺垂体功能减退症同时存在。

(二)下丘脑病变

如肿瘤、炎症、浸润性病变(如淋巴瘤、白血病等)、肉芽肿(如结节病)等,可直接破坏下丘脑神经内分泌细胞,使释放激素分泌减少。

(三)垂体缺血性坏死

妊娠期垂体呈生理性肥大,血供丰富,若围产期前置胎盘、胎盘早期剥离、胎盘滞留、子宫收缩无力等引起大出血、休克、血栓形成,可使腺垂体大部分缺血坏死和纤维化,致腺垂体功能低下,临床称为希恩综合征。糖尿病血管病变使垂体供血障碍也可导致垂体缺血性坏死。

(四)蝶鞍区手术、放疗和创伤

垂体瘤切除、术后放疗及乳腺癌做垂体切除治疗等,均可导致垂体损伤。颅底骨折可损毁垂体柄和垂体门静脉血液供应。鼻咽癌放疗也可损坏下丘脑和垂体,引起腺垂体功能减退。

(五)感染和炎症

细菌、病毒、真菌等感染引起的脑炎、脑膜炎、流行性出血热、梅毒或疟疾等均可损伤下丘脑和垂体。

(六)糖皮质激素长期治疗

可抑制下丘脑-垂体-肾上腺皮质轴,突然停用糖皮质激素后可出现医源性腺垂体功能减退,表现为肾上腺皮质功能减退。

(七)先天遗传性

腺垂体激素合成障碍可有基因遗传缺陷,转录因子突变可见于特发性垂体单一或多激素缺乏症患者。

(八)垂体卒中

垂体瘤内突然出血,瘤体骤然增大,压迫正常垂体组织和邻近视神经束,可出现急症危象。

(九)其他

自身免疫性垂体炎、空泡蝶鞍、颞动脉炎、海绵窦处颈内动脉瘤均可引起腺垂体功能减退。

二、临床表现

垂体组织破坏达95%临床表现为重度,75%临床表现为中度,破坏60%为轻度,破坏50%以下者不出现功能减退症状。促性腺激素、生长激素(GH)和催乳素(PRL)缺乏为最早表现;促甲状腺激素(TSH)缺乏次之;然后可伴有促皮质素(ACTH)缺乏。希恩综合征患者往往因围产期大出血休克而有全垂体功能减退症,即垂体激素均缺乏,但无占位性病变发现。腺垂体功能减退主要表现为相应靶腺(性腺、甲状腺、肾上腺)功能减退。

(一)靶腺功能减退表现

1.性腺(卵巢、睾丸)功能减退

常最早出现。女性多数有产后大出血、休克、昏迷病史,表现为产后无乳、绝经、乳房萎缩、性欲减退、不育、性交痛、阴道炎等。查体见阴道分泌物减少,外阴、子宫和阴道萎缩,毛发脱落,尤以阴毛、腋毛为甚。成年男子表现为性欲减退、阳痿、无男性气质等,查体见肌力减弱、皮脂分泌减少、睾丸松软缩小、胡须稀少、骨质疏松等。

2.甲状腺功能减退

表现与原发性甲状腺功能减退症相似,但通常无甲状腺肿。

3.肾上腺功能减退

表现与原发性慢性肾上腺皮质功能减退症相似,所不同的是本病由于缺乏黑素细胞刺激激素,故皮肤色素减退,表现为面色苍白、乳晕色素浅淡,而原发性慢性肾上腺功能减退症则表现为皮肤色素加深。

4.生长激素不足

成人一般无特殊症状,儿童出现生长障碍,表现为侏儒症。

(二)垂体内或其附近肿瘤压迫症群

最常见的为头痛及视神经交叉受损引起的偏盲甚至失明。

(三)垂体功能减退性危象

在全垂体功能减退症基础上,各种应激如感染、败血症、腹泻、呕吐、失水、饥饿、寒冷、急性心肌梗死、脑血管意外、手术、外伤、麻醉及使用镇静药、安眠药、降糖药等均可诱发垂体功能减退性危象(简称垂体危象)。临床表现为:①高热型(体温>40 ℃)。②低温型(体温<30 ℃)。③低血糖型。④低血压、循环虚脱型。⑤水中毒型。⑥混合型。各种类型可伴有相应的症状,突出表现为消化系统、循环系统和神经精神方面的症状,如高热、循环衰竭、休克、恶心、呕吐、头痛、神志不清、谵妄、抽搐、昏迷等严重垂危状态。

三、医学检查

(一)性腺功能测定

女性有血雌二醇水平降低,没有排卵及基础体温改变,阴道涂片未见雌激素作用的周期性改变;男性见血睾酮水平降低或正常低值,精液检查精子数量减少,形态改变,活动度差,精液量少。

(二)甲状腺功能测定

游离T_4、血清总T_4均降低,而游离T_3、总T_3可正常或降低。

(三)肾上腺皮质功能测定

24 小时尿 17-羟皮质类固醇及游离皮质醇输出量减少;血浆皮质醇浓度降低,但节律正常;葡萄糖耐量试验显示血糖曲线低平。

(四)腺垂体分泌激素测定

如 FSH、LH、TSH、ACTH、GH、PRL 均减少。

(五)腺垂体内分泌细胞的储备功能测定

可采用 TRH、PRL 和 LRH 兴奋试验。胰岛素低血糖激发试验忌用于老年人、冠心病、惊厥和黏液性水肿的患者。

(六)其他检查

通过 X 线、CT、MRI 无创检查来了解、辨别病变部位、大小、性质及其对邻近组织的侵犯程度。肝、骨髓和淋巴结等活检,可用于判断原发性疾病的原因。

四、诊断要点

本病诊断须根据病史、症状、体征,结合实验室检查和影像学发现进行全面分析,排除其他影响因素和疾病后才能明确。

五、治疗

(一)病因治疗

肿瘤患者可通过手术、放疗或化疗等措施缓解症状,对于鞍区占位性病变,首先必须解除压迫及破坏作用,减轻和缓解颅内高压症状;出血、休克而引起的缺血性垂体坏死,预防是关键,应加强产妇围产期的监护。

(二)靶腺激素替代治疗

需长期甚至终身维持治疗。①糖皮质激素:为预防肾上腺危象发生,应先补糖皮质激素。常用氢化可的松,20～30 mg/d,服用方法按照生理分泌节律为宜,剂量根据病情变化做相应调整。②甲状腺激素:常用左甲状腺素 50～150 μg/d,或甲状腺干粉片 40～120 mg/d。对于冠心病、老年人、骨密度低的患者,用药从最小剂量开始缓慢递增剂量,防止诱发危象。③性激素:育龄女性病情较轻者可采用人工月经周期治疗,维持第二性征和性功能;男性患者可用丙酸睾酮治疗,以改善性功能与性生活。

(三)垂体危象抢救

抢救过程见图 4-1。抢救过程中,禁用或慎用麻醉剂、镇静药、催眠药或降糖药等。

六、护理诊断及问题

(一)性功能障碍

性功能障碍与促性腺激素分泌不足有关。

(二)自我形象紊乱

自我形象紊乱与身体外观改变有关。

(三)体温过低

体温过低与继发性甲状腺功能减退有关。

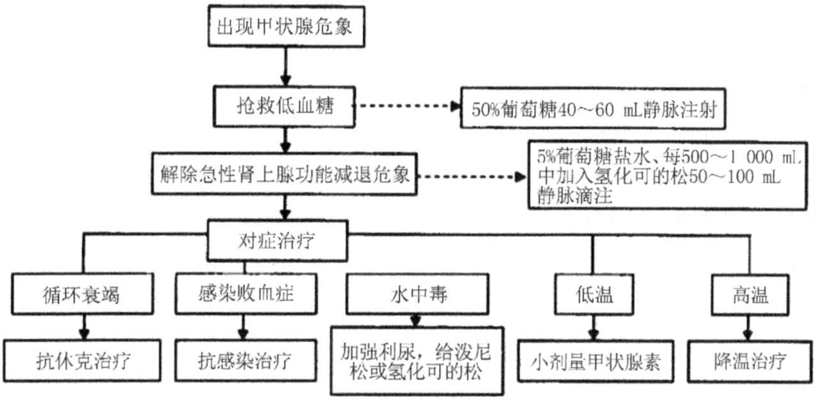

图 4-1　垂体危象抢救

(四)潜在并发症

垂体危象。

七、护理措施

(一)安全与舒适管理

根据自身体力情况安排适当的活动量，保持情绪稳定，注意生活规律，避免感染、饥饿、寒冷、手术、外伤、过劳等诱因。更换体位时注意动作易缓慢，以免发生晕厥。

(二)疾病监测

1.常规监测

观察有无视力障碍，脑神经压迫症状及颅内压增高征象。

2.并发症监测

严密观察患者生命体征、意识、瞳孔变化，一旦出现低血糖、低血压、高热或体温过低、谵妄、恶心、呕吐、抽搐甚至昏迷等垂体危象的表现，立即通知医师并配合抢救。

(三)对症护理

对于性功能障碍的患者，应安排恰当的时间与患者沟通，了解患者目前的性功能、性活动与性生活情况。向患者解释疾病及药物对性功能的影响，为患者提供信息咨询服务的途径，如专业医师、心理咨询师、性咨询门诊等。鼓励患者与配偶交流感受，共同参加性健康教育及阅读有关性健康教育的材料。女性患者若存在性交痛，推荐使用润滑剂。

(四)用药护理

向患者介绍口服药物的名称、剂量、用法、剂量不足和过量的表现；服甲状腺激素应观察心率、心律、体温及体重的变化；嘱患者避免服用镇静剂、麻醉剂等药物。应用激素替代疗法的患者，应使其认识到长期坚持按量服药的重要性和随意停药的危险性。严重水中毒水肿明显者，应用利尿剂应注意观察药物治疗效果，加强皮肤护理，防止擦伤，皮肤干燥者涂以油剂。

(五)垂体危象护理

急救配合：立即建立静脉通路，维持输液通畅，保证药物、液体输入；保持呼吸道通畅，氧气吸入；做好对症护理，低温者可用热水袋或电热毯保暖，但要注意防止烫伤；高热者应进行降温处理，如酒精擦浴、冰敷或遵医嘱用药。加强基础护理，如口腔护理、皮肤护理，防止感染。

八、健康指导

(一)预防疾病

保持皮肤清洁,注意个人卫生,督促患者勤换衣、勤洗澡。保持口腔清洁,避免到人多拥挤的公共场所。鼓励患者活动,减少皮肤感染和皮肤完整性受损的机会;告知患者要注意休息,保持心情愉快,避免精神刺激和情绪激动。

(二)管理疾病

指导患者定期复查,发现病情加重或有变化时及时就诊。嘱患者外出时随身携带识别卡,以便发生意外时能及时救治。

(三)康复指导

遵医嘱定时、定量服用激素,勿随意停药。若需要生育者,可在医师指导下使用性激素替代疗法,以期精子(卵子)生成。

(荆　会)

第六节　甲状腺功能亢进症

甲状腺功能亢进症(简称甲亢)指由多种病因导致的甲状腺激素(TH)分泌过多,引起各系统兴奋性增高和代谢亢进为主要表现的一组临床综合征。其中以毒性弥漫性甲状腺肿(Graves病)最多见。

一、病因

(一)遗传因素

弥漫性毒性甲状腺肿是器官特异性自身免疫病之一,有显著的遗传倾向。

(二)免疫因素

弥漫性毒性甲状腺肿的体液免疫研究较为深入。最明显的体液免疫特征为血清中存在甲状腺细胞促甲状腺激素(TSH)受体抗体。即甲状腺细胞增生,TH合成及分泌增加。

(三)环境因素

环境因素对本病的发生、发展有重要影响,如细菌感染、性激素、应激等,可能是该病发生和恶化的重要诱因。

二、临床表现

(一)一般临床表现

1.甲状腺激素分泌过多综合征

(1)高代谢综合征:多汗怕热、疲乏无力、体重锐减、低热和皮肤温暖潮湿。

(2)精神神经系统:焦躁易怒、神经过敏、紧张忧虑、多言好动、失眠不安、思想不集中和记忆力减退等。

(3)心血管系统:心悸、胸闷、气短,严重者可发生甲亢性心脏病。

(4)消化系统:常表现为食欲亢进,多食消瘦。重者可有肝功能异常,偶有黄疸。

(5)肌肉骨骼系统:部分患者有甲亢性肌病、肌无力和周期性瘫痪。

(6)生殖系统:女性月经常有减少或闭经。男性有勃起功能障碍,偶有乳腺发育。

(7)内分泌系统:早期血促肾上腺皮质激素(ACTH)及24小时尿17-羟皮质类固醇升高,继而受过高 T_3、T_4 抑制而下降。

(8)造血系统:血淋巴细胞升高,白细胞计数偏低,血容量增大,可伴紫癜或贫血,血小板寿命缩短。

2.甲状腺肿

(1)弥漫性、对称性甲状腺肿大。

(2)质地不等、无压痛。

(3)肿大程度与甲亢轻重无明显关系。

(4)甲状腺上下可触及震颤,闻及血管杂音,为诊断本病的重要体征。

3.眼征

(1)单纯性突眼:眼球轻度突出,瞬目减少,眼裂增宽。

(2)浸润性突眼:眼球突出明显,眼睑肿胀,眼球活动受限,结膜充血水肿,严重者眼睑闭合不全、眼球固定、角膜外露而形成角膜溃疡、全眼炎,甚至失明。

(二)特殊临床表现

(1)甲亢危象:①高热(40 ℃以上);②心率快(>140次/分);③烦躁不安、呼吸急促、大汗、恶心、呕吐和腹泻等,严重者可出现心力衰竭、休克及昏迷。

(2)甲状腺毒症性心脏病主要表现为心排血量增加、心动过速、心房颤动和心力衰竭。

(3)淡漠型甲状腺功能亢进症:①多见于老年患者,起病隐袭;②明显消瘦、乏力、头晕、淡漠、昏厥等;③厌食、腹泻等消化系统症状。

(4)T_3 型甲状腺毒症多见于碘缺乏地区和老年人,实验室检查:血清总三碘甲腺原氨酸(TT_3)与游离三碘甲腺原氨酸(FT_3)均增高,而血清总甲状腺素(TT_4)、血清游离甲状腺素(FT_4)正常。

(5)亚临床型甲状腺功能亢进症血清 FT_3、FT_4 正常,促甲状腺激素(TSH)降低。

(6)妊娠期甲状腺功能亢进症:①妊娠期甲状腺激素结合球蛋白增高,引起 TT_4 和 TT_3 增高。②一过性甲状腺毒症。③新生儿甲状腺功能亢进症。④产后由于免疫抑制的解除,弥漫性毒性甲状腺肿易于发生,称为产后弥漫性毒性甲状腺肿。

(7)胫前黏液性水肿多发生在胫骨前下1/3部位,也见于足背、踝关节、肩部、手背或手术瘢痕处,偶见于面部,皮损大多为对称性。

(8)Graves眼病(甲状腺相关性眼病)。

三、辅助检查

(一)实验室检查

检测血清游离甲状腺素(FT_4)、游离三碘甲腺原氨酸(FT_3)和促甲状腺激素(TSH)。

(二)影像学及其他检查

放射性核素扫描、CT检查、B超检查、MRI检查等有助于甲状腺、异位甲状腺肿和球后病变性质的诊断,可根据需要选用。

四、处理原则和治疗要点

(一)抗甲状腺药物

口服抗甲状腺药物是治疗甲亢的基础措施,也是手术和^{131}I治疗前的准备阶段。常用的抗甲状腺药物包括硫脲类(丙硫氧嘧啶、甲硫氧嘧啶等)和咪唑类(甲巯咪唑、卡比马唑等)。

(二)^{131}I治疗甲亢

目的是破坏甲状腺组织,减少甲状腺激素产生。该方法简单、经济,治愈率高,尚无致畸、致癌、不良反应增加的报道。

(三)手术治疗

通常采取甲状腺次全切术,两侧各留下2~3 g甲状腺组织。

五、护理评估

(一)病史

详细询问过去健康情况,有无甲亢家族史,有无病毒感染,应激因素,诱发因素,生活方式,饮食习惯,排便情况;查询上次住院的情况,药物使用情况,以及出院后病情控制情况;询问最近有无疲乏无力、怕热多汗、大量进食却容易饥饿、甲状腺肿大、眼部不适、高热的症状。

(二)身体状况

评估生命体征的变化,包括体温是否升高,脉搏是否加快,脉压是否增大等;情绪是否发生变化;有无体重下降,是否贫血。观察和测量突眼度;观察甲状腺肿大的程度,是否对称,有无血管杂音等。

(三)心理-社会评估

询问对甲状腺疾病知识的了解情况,患病后对日常生活的影响,是否有情绪上的变化,如急躁易怒,易与身边的人发生冲突或矛盾;了解所在社区的医疗保健服务情况。

六、护理措施

(一)饮食护理

(1)给予高蛋白、高维生素、矿物质丰富、高热量饮食。

(2)适量增加奶类、蛋类、瘦肉类等优质蛋白以纠正体内的负氮平衡,多摄取新鲜蔬菜和水果。

(3)多饮水,保证每天2 000~3 000 mL,以补充腹泻、出汗等所丢失的水分。若患者并发心脏疾病应避免大量饮水,以预防水肿和心力衰竭的发生。

(4)为避免引起患者精神兴奋,不宜摄入刺激性的食物及饮料,如浓茶、咖啡等。

(5)为减少排便次数,不宜摄入过多的粗纤维食物。

(6)限制含碘丰富的食物,不宜食海带、紫菜等海产品,慎食卷心菜、甘蓝等易致甲状腺肿的食物。

(二)用药护理

(1)指导患者正确用药,不可自行减量或停药。

(2)观察药物不良反应:①粒细胞缺乏症多发生在用药后2~3个月内。定期复查血常规,如血白细胞计数低于3×10^9/L或中性粒细胞计数低于1.5×10^9/L,应考虑停药,并给予升白药物。②如伴咽痛、发热、皮疹等症状须立即停药。③药疹较常见，可用抗组胺药控制，不必停药，发生严重皮疹时应立即停药，以免发生剥脱性皮炎。④发生肝坏死、中毒性肝炎、精神病、狼疮样综合征、胆汁淤滞综合征、味觉丧失等应立即停药进行治疗。

(三)休息与活动

评估患者目前的活动情况，与患者共同制订日常活动计划。不宜剧烈活动，活动时以不感疲劳为好，适当休息，保证充足睡眠，防止病情加重。如有心力衰竭或严重感染者应严格卧床休息。

(四)环境

保持病室安静，避免嘈杂，限制探视时间，告知家属不宜提供兴奋、刺激的信息，以减少患者激动、易怒的精神症状。甲亢患者因怕热多汗，应安排通风良好的环境，夏天使用空调，保持室温凉爽而恒定。

(五)生活护理

协助患者完成日常的生活护理，如洗漱、进餐、如厕等。对大量出汗的患者，加强皮肤护理，应随时更换浸湿的衣服及床单，防止受凉。

(六)心理护理

耐心细致地解释病情，提高患者对疾病的认知水平，让患者及其家属了解其情绪、性格改变是暂时的，可因治疗而得到改善，鼓励患者表达内心感受，理解和同情患者，建立互信关系。与患者共同探讨控制情绪和减轻压力的方法，指导和帮助患者正确处理生活中的突发事件。

(七)病情观察

观察患者精神状态和手指震颤情况，注意有无焦虑、烦躁、心悸等甲亢加重的表现，必要时使用镇静剂。

(八)眼部护理

采取保护措施，预防眼睛受到刺激和伤害。外出戴深色眼镜，减少光线、灰尘和异物的侵害。经常用眼药水湿润眼睛，避免过度干燥；睡前涂抗生素眼膏，眼睑不能闭合者用无菌纱布或眼罩覆盖双眼。指导患者当眼睛有异物感、刺痛或流泪时，勿用手直接揉眼睛。睡眠或休息时，抬高头部，使眶内液回流减少，减轻球后水肿。

七、健康指导

(一)疾病知识指导

为患者讲解有关甲亢的疾病知识，指导患者注意加强自我保护，上衣领宜宽松，避免压迫甲状腺，严禁用手挤压甲状腺以免 TH 分泌过多，加重病情。对有生育需要的女性患者，应告知其妊娠可加重甲亢，宜治愈后再妊娠。育龄女性在^{131}I治疗后的 6 个月内应当避孕。妊娠期间监测胎儿发育。鼓励患者保持身心愉快，避免精神刺激或过度劳累，建立和谐的人际关系和良好的社会支持系统。

(二)患者用药指导

坚持遵医嘱按剂量、按疗程服药，不可随意减量或停药。对妊娠期甲亢患者，应指导其避免各种对母亲及胎儿造成影响的因素，宜选用抗甲状腺药物治疗，禁用^{131}I 治疗，慎用普萘洛尔。产后如需继续服药，则不宜哺乳。

(三)定期监测及复查

指导患者服用抗甲状腺药物，开始 3 个月，每周检查血常规 1 次，每隔 1～2 个月做甲状腺功能测定，每天清晨卧床时自测脉搏，定期测量体重。脉搏减慢、体重增加是治疗有效的标志。若出现高热、恶心、呕吐、不明原因腹泻、突眼加重等症状，警惕甲状腺危象可能，应及时就诊。指导患者出院后定期复查甲状腺功能、甲状腺彩超等。

（荆　会）

第七节　甲状腺功能减退症

甲状腺功能减退症（简称甲减）是由各种原因导致的甲状腺激素合成和分泌减少（低甲状腺激素血症），或组织利用不足（甲状腺激素抵抗）而引起的全身性低代谢并伴各系统功能减退的综合征。其病理征表现为黏液性水肿。起病于胎儿或新生儿的甲减称为呆小病，常伴有智力障碍和发育迟缓。起病于成人者称成年型甲减。本节主要介绍成年型甲减。

一、病因

（一）自身免疫损伤

常见于自身免疫性甲状腺炎引起 TH 合成和分泌减少。

（二）甲状腺破坏

甲状腺切除术后、^{131}I 治疗后导致的甲状腺功能减退。

（三）中枢性甲减

由垂体外照射、垂体大腺瘤、颅咽管瘤及产后大出血引起的促甲状腺激素释放激素（TRH）和促甲状腺激素（TSH）产生和分泌减少所致。

（四）碘过量

可引起具有潜在性甲状腺疾病者发生甲减，也可诱发和加重自身免疫性甲状腺炎。

（五）抗甲状腺药物使用

硫脲类药物、锂盐等可抑制 TH 合成。

二、临床表现

甲减多病程较长、病情轻或早期可无症状，其临床表现与甲状腺激素缺乏的程度有关。

（一）一般表现

1.基础代谢率降低

体温偏低、怕冷，易疲倦、无力，水肿、体重增加，反应迟钝、健忘、嗜睡等。

2.黏液性水肿面容

面部虚肿、面色苍白或呈姜黄色，部分患者鼻唇增厚、表情淡漠、声音低哑、说话慢且发音不清。

3.皮肤及附属结构

皮肤苍白、干燥、粗糙少光泽，肢体凉。少数病例出现胫前黏液性水肿。指甲生长缓慢、厚脆，表面常有裂纹，毛发稀疏干燥、眉毛外 1/3 脱落。

(二)各系统表现

1.心血管系统

主要表现为心肌收缩力减弱、心动过缓、心排血量降低。久病者由于胆固醇增高,易并发冠心病,10%的患者伴发高血压。

2.消化系统

主要表现为便秘、腹胀、畏食等,严重者可出现麻痹性肠梗阻或黏液水肿性巨结肠。

3.内分泌生殖系统

主要表现为性欲减退,女性常有月经过多或闭经情况。

4.肌肉与关节

主要表现为肌肉乏力,暂时性肌强直、痉挛和疼痛等。

5.血液系统

主要表现为贫血。

6.黏液水肿性昏迷

主要表现为低体温(<35 ℃)、嗜睡、呼吸减慢、心动过缓、血压下降、四肢肌肉松弛、腱反射减弱或消失、血压明显降低,甚至发生昏迷、休克而危及生命。

三、辅助检查

(一)实验室检查

血常规检查、血生化检查、尿常规检查、甲状腺功能检查。

(二)影像学及其他检查

颈部 B 超检查、心电图检查、胸部 X 线检查、头 MRI 检查、头 CT 检查。

四、处理原则及治疗要点

(一)替代治疗

首选左甲状腺素钠片口服。替代治疗时,需从最小剂量开始用药,之后根据 TSH 目标调整剂量,逐渐纠正甲减而不产生明显不良反应,使血 TSH 和 TH 水平恒定在正常范围内。

(二)对症治疗

有贫血者补充铁剂、维生素 B_{12}、叶酸等。胃酸分泌过少者补充稀盐酸,与 TH 合用疗效好。

(三)亚临床甲减的处理

亚临床甲减引起的血脂异常可导致动脉粥样硬化,部分亚临床甲减也可发展为临床甲减。目前认为只要患者有高胆固醇血症、血清 TSH>10 mU/L,就需要给予左甲状腺素钠片进行替代治疗。

(四)黏液性水肿昏迷的治疗

(1)立即静脉补充 TH,清醒后改口服维持治疗。

(2)保持呼吸道通畅,吸氧,同时给予保暖。

(3)糖皮质激素持续静脉滴注,待患者清醒后逐渐减量、停药。根据需要补液。

(4)祛除诱因,治疗原发病。

五、护理评估

(一)病史

(1)详细了解患者患病的起始时间,有无诱因,发病的缓急,主要症状及其特点。

(2)评估患者有无进食异常或营养异常,有无排泄功能异常和体力减退等。

(3)评估患者有无失眠、瞌睡、记忆力下降、注意力不集中、畏寒、手足搐搦、四肢感觉异常或麻痹等症状。

(4)评估患者既往检查情况,是否遵从医嘱治疗,用药及治疗效果。

(5)询问患者家族有无类似疾病发生。

(二)身体状况

(1)观察有无体温降低、脉搏减慢等体征。

(2)观察患者有无记忆力减退、反应迟钝和表情淡漠等表现。

(3)观察患者皮肤有无干燥发凉、粗糙脱屑、毛发脱落和黏液性水肿等表现。

(4)有无畏食、腹胀和便秘等。

(5)有无肌肉乏力、暂时性肌强直、痉挛、疼痛等表现,有无关节病变。

(6)有无心肌收缩力减弱、心动过缓、心排血量下降等表现。

(三)心理-社会状况

(1)评估患者患病后的精神、心理变化。

(2)评估疾病对患者日常生活、学习或工作、家庭的影响,是否适应角色的转变。

(3)评估患者对疾病的认知程度。

(4)评估社会支持系统,如家庭成员、经济状况等能否满足患者的医疗护理需求。

六、护理措施

(一)心理护理

多与患者接触交流,鼓励患者表达其感受,交谈时语言温和,耐心倾听,消除患者的陌生感和紧张感。耐心向患者解释病情,消除紧张和顾虑,保持一个健康的心态,积极面对疾病,使其积极配合治疗,树立信心。

(二)饮食护理

给予高维生素、高蛋白、低钠、低脂饮食。宜进食粗纤维食物,促进排便。桥本甲状腺炎所致的甲减应避免摄取含碘食物和药物,以免诱发严重的黏液性水肿。

(三)低体温护理

(1)保持室内空气新鲜,每天通风,调节室温在22～24 ℃,注意保暖。可通过添加衣服,包裹毛毯,睡眠时加盖棉被,冬季外出时戴手套、穿棉鞋,以避免着凉。

(2)注意监测生命体征变化,观察有无体温过低、心律失常等表现,并给予及时处理。

(四)便秘护理

指导患者每天定时排便,养成规律的排便习惯。适当地按摩腹部,多进食富含粗纤维的蔬菜、水果、全麦制品。根据患者病情、年龄进行适度的运动,如慢走、慢跑,促进胃肠蠕动。

(五)用药护理

通常需要终身服药,从小剂量开始,逐渐加量至达到完全替代剂量。空腹或餐前30分钟口服，一般与其他药物分开服用。如用泻剂，观察排便的次数、量，有无腹痛、腹胀等麻痹性肠梗阻的表现。

(六)黏液水肿昏迷的护理

(1)应立即建立静脉通路，给予急救药物。

(2)保持呼吸道通畅，给予吸氧，必要时配合气管插管术或气管切开术。

(3)监测生命体征和动脉血气分析的变化，记录 24 小时出入液量。

(4)给予保暖，避免局部热敷，以免烫伤和加重循环不良。

七、健康指导

(一)疾病知识指导

讲解疾病发生原因及注意事项，如地方性缺碘者可采用碘化盐。药物引起者应调整剂量或停药。注意个人卫生，注意保暖，避免在人群集中的地方停留时间过长，预防感染和创伤。慎用催眠、镇静、止痛等药物。

(二)饮食原则

遵循高蛋白、高维生素、低钠、低脂肪的饮食原则。

(三)药物指导

向其解释终身坚持服药的必要性。不可随意停药或更改剂量，否则可能导致心血管疾病，如心肌缺血、心肌梗死或充血性心力衰竭。替代治疗效果最佳的指标为血 TSH 恒定在正常范围内，长期行替代治疗者宜每 6～12 个月检测1 次。对有心脏病、高血压、肾炎的患者，注意剂量的调整。服用利尿药时，指导患者记录 24 小时出入量。

(四)病情观察

观察患者的症状和体征改善情况，如出现明显的药物不良反应或并发症，应及时给予处置。讲解黏液性水肿昏迷发生的原因及表现，若出现低血压、心动过缓、体温<35 ℃等，应及时就医。指导患者自我监测甲状腺激素服用过量的症状，如出现多食消瘦、脉搏>100 次/分、心律失常、体重减轻、发热、大汗、情绪激动等情况，及时报告医师。指导患者定期复查肝肾功能、甲状腺功能、血常规、心电图等。

(五)定期复查甲状腺功能

药物治疗开始后 4～8 周或剂量调整后检测 TSH，TSH 恢复正常后每 6～12 个月检查 1 次甲状腺功能。监测体重，以了解病情控制情况，及时调整用药剂量。

(荆　会)

第八节　库欣综合征

一、疾病概述

(一)概念和特点

库欣综合征是由各种原因引起肾上腺皮质分泌过量的糖皮质激素所致病症的总称，以满月脸、多血质外貌、向心性肥胖、皮肤紫纹、痤疮、继发性糖尿病、高血压、骨质疏松等为主要表现。

(二)相关病理生理

高皮质醇血症是本病主要病生理学基础。皮质醇为人体代谢及应激等所必需,过量则引起全身代谢紊乱,导致临床综合征的发生。

(三)病因与诱因

肾上腺皮质主要受下丘脑-垂体的调节形成下丘脑-垂体-肾上腺皮质轴。这个轴的任何环节出现紊乱,都会影响肾上腺皮质的功能,使其分泌的激素发生变化,导致机体产生一系列病理生理过程,引起肾上腺皮质疾病。因此本病既可原发于肾上腺疾病,也可继发于下丘脑垂体疾病。

1.依赖 ACTH 的库欣综合征

(1)库欣病最常见,占库欣综合征的 70%,指垂体 ACTH 分泌过多,伴肾上腺皮质增生。垂体多有微腺瘤,也有未能发现肿瘤者。

(2)异位 ACTH 综合征,是由于垂体以外的恶性肿瘤产生 ACTH,刺激肾上腺皮质增生,分泌过量的皮质醇。最常见的是肺癌(约占 50%),其次是胸腺癌和胰腺癌(各约 10%),甲状腺髓样癌,鼻咽症等。

2.不依赖 ACTH 的库欣综合征

(1)肾上腺皮质腺瘤:占库欣综合征的 15%～20%。

(2)肾上腺皮质癌:占库欣综合征的 5%以下,病情重,进展快。

(3)不依赖 ACTH 的双侧肾上腺小结节性增生:患者血中 ACTH 低或检测不到,大剂量地塞米松不能抑制。发病机制与遗传和免疫有关。

(4)不依赖 ACTH 的双侧肾上腺大结节性增生:可能为抑胃肽促进皮质醇分泌,同时又反馈抑制垂体和下丘脑。

(四)临床表现

1.脂肪代谢障碍

向心性肥胖,多数为轻至中度肥胖、满月脸、水牛背、多血质、紫纹等。锁骨上窝脂肪垫。颊部及锁骨上窝堆积有特征性。

2.蛋白质代谢障碍

患者蛋白质分解加速、合成减少,以致负氮平衡状态,而引起皮肤弹性纤维断裂,可见微血管的红色紫纹。毛细血管脆性增加易有皮下淤血。肌萎缩及无力。骨质疏松,病理性骨折。

3.糖代谢障碍

有半数患者糖耐量低减,20%有显性糖尿病,外周组织糖利用减少,肝糖输出增多,糖异生增加。

4.电解质紊乱

过多皮质醇致潴钠排钾,高血压,低血钾(去氧皮质铜盐皮质样作用)、水肿及夜尿增加,低血钾性碱中毒(异位 ACTH 综合征和肾上腺皮致癌)。

5.心血管病变

高血压常见,皮质醇和去氧皮质酮等增多是其主要原因。患者伴有动脉硬化和肾小动脉硬化,既是高血压的后果,又可加重高血压。

6.感染

长期皮质醇分泌增多使患者免疫功能减弱,患者容易感染某些化脓性细菌、真菌和病毒性疾病。因皮质醇增多使发热等机体防御反应被抑制，患者的感染征象往往不显著，易造成漏诊，后果严重。

7.造血系统及血液改变

大量的皮质醇使红细胞计数和血红蛋白含量偏高，且患者皮肤菲薄而呈多血质面容，白细胞总数及中性粒细胞增多，淋巴细胞和嗜酸性粒细胞减少。

8.性功能异常

女性患者出现月经减少、不规则或停经表现，多伴有不孕、轻度脱毛、痤疮等。男性患者性欲减退、阴茎缩小、睾丸变软、男性性征减少等。

9.神经、精神障碍

患者常有不同程度的精神、情绪变化，如情绪不稳定、有欣快感、烦躁、失眠，严重者精神变态，个别可发生偏执狂。

10.皮肤色素沉着

异位 ACTH 综合征患者皮肤色素明显加深。

(五)实验室及其他检查

(1)血浆皮质醇测定：血浆皮质醇水平增高且昼夜节律消失，早晨高于正常，晚上不显著低于早晨。

(2)24 小时尿 17-羟皮质类固醇、血游离皮质醇升高。

(3)地塞米松抑制试验：小剂量地塞米松抑制试验，尿 17-羟皮质类固醇不能被抑制到对照值的 50%以下；大剂量地塞米松试验：能被抑制到对照值的 50%以下者病变多为垂体性，不能被抑制者可能为原发性肾上腺皮质肿瘤或异位 ACTH 综合征这是确诊库欣病的必须试验。

(4)ATCH 试验：垂体性库欣病和异位 ACTH 综合征者有反应，原发性肾上腺皮质肿瘤者多数无反应。

(5)影像学检查：肾上腺超声检查、蝶鞍 X 线、垂体 CT、MRI 等检查可发现相应病变。

(六)治疗原则

(1)库欣病：常采用手术、放射治疗或药物等方法来去除、破坏病灶或抑制肾上腺皮质激素的合成。

(2)肾上腺肿瘤：经检查明确腺瘤部位后，手术切除可根治。

(3)不依赖 ACTH 小结节性或大结节性双侧肾上腺增生，做双侧肾上腺切除术，术后做激素替代治疗。

(4)异位 ACTH 综合征：应治疗原发性肿瘤，根据具体病情做手术、放疗和化疗。如不能根治，则需用肾上腺皮质激素合成阻滞药。

二、护理评估

(一)一般评估

1.患者主诉

如皮肤瘀斑、多血质、近端肌无力、乏力、抑郁、向心性肥胖、糖尿病、高血压或月经不规律等症状。

2.生命体征(T、P、R、BP)

生命体征基本正常。

3.相关记录

体重、饮食、皮肤、出入量等记录结果。

(二)身体评估

注意患者有无出现典型的满月脸、多血质、向心性肥胖、皮肤紫纹、痤疮、糖尿病倾向、高血压和骨质疏松等。

(三)心理-社会评估

患者在疾病治疗过程中的心理反应与需求，家庭及社会支持情况，引导患者正确配合疾病的治疗与护理。

(四)辅助检查结果评估

1.实验室检查

各型库欣综合征共有的糖皮质激素分泌异常——皮质醇分泌增多，失去昼夜分泌节律，且不能被小剂量地塞米松抑制。

2.ATCH 试验

垂体性库欣病和异位 ACTH 综合征者有反应，原发性肾上腺皮质肿瘤者多数无反应。

3.影像学检查

影像学检查包括肾上腺超声检查、蝶鞍 X 线、垂体 CT、MRI 等检查可发现相应病变。

(五)主要用药的评估

主要用药为作用于下丘脑-垂体的神经递质：如赛庚啶、溴隐亭、奥曲肽、二氯二苯二氯乙烷等，多数药物作用缺乏特异性，效果一般。

(1)用药剂量、用药的方法(静脉注射、口服)的评估与记录。

(2)症状和体征改善，激素水平及生化指标恢复正常或接近正常，长期控制防止复发。

三、主要护理诊断及问题

(一)活动无耐力

活动无耐力与蛋白质分解过多、肌肉萎缩有关。

(二)自我形象紊乱

自我形象紊乱与库欣综合征引起身体外观改变有关。

(三)体液过多

体液过多与糖皮质激素过多引起水、钠潴留有关。

(四)有感染的危险

有感染的危险与长期皮质醇分泌过多抑制免疫功能及高血糖引起的白细胞吞噬功能降低有关。

(五)有受伤的危险

有受伤的危险与代谢异常引起钙吸收障碍，导致骨质疏松及疾病所致皮肤菲薄有关。

四、护理措施

(一)病情观察

向心性肥胖的表现，紫纹，满月脸的变化。有无咽痛、发热，注意观察注射部位皮肤，定期监测血压，血糖，血 K^+、Na^+、Cl^- 水平，询问患者睡眠情况。

(二)饮食护理

给予高蛋白、高维生素、低脂、低盐、含钾和钙丰富的饮食,含钾丰富的食品有菠菜、橘子、香蕉、猕猴桃等,含钙丰富的食品有豆制品、牛奶、虾等。

(三)适当活动

鼓励患者做一些力所能及的活动,以增强完成日常自理活动的耐受性,减缓肌肉萎缩的进程。同时嘱其感到疲劳时,应适当休息。

(四)心理护理

鼓励患者表达自己的感受,耐心倾听患者的倾诉;对于其所表现出来的情绪反应,给予理解,避免一些刺激性的言行;安慰患者,向患者说明当激素水平控制至正常后,症状、体征即可消失;嘱患者的亲友关心、体贴患者,与护士一起帮助患者树立战胜疾病的信心。

(五)预防感染

对患者的日常生活进行保健指导,向患者及家属说明保持皮肤、口腔、会阴等清洁卫生的重要性,注意保暖,预防上呼吸道感染。护理人员做到保持病室通风,温湿度适宜,并定期进行紫外线照射消毒;保持床单清洁、干燥。

(六)防止外伤、骨折、皮肤破损

保持地面清洁、干燥、无障碍物,以减少患者摔倒受伤的危险;经常巡视患者,及时满足生活需求;嘱患者穿柔软宽松的衣裤,不要系腰带;嘱其在活动中避免范围过大、运动量过强。

(七)健康教育

(1)为患者及其家属讲解本病各种症状、体征出现的原因以及各种治疗护理措施的依据及其重要性,使其能够自觉坚持饮食、饮水、活动、自我保护及治疗等要求。为了解治疗后机体激素水平,需定期复查。

(2)除肾上腺皮质腺瘤手术切除效果良好外,其他方法疗效均欠佳。如肾上腺切除术者约10%复发,且有10%~15%出现 Nelson 综合征;垂体放射治疗虽有较高治愈率,但并发症亦较多;经蝶窦显微外科手术是治疗垂体性库欣综合征最重要的进展,但不适用于大腺瘤者。

五、护理效果评估

(1)患者相应的症状和体征有所改善。

(2)患者激素水平及生化指标恢复正常或接近正常。

(3)患者未发生皮肤破损、感染等并发症或发生时被及时发现和处理。

(荆　会)

第五章　泌尿外科护理

第一节　泌尿系统感染

泌尿系统感染一般又称为尿路感染(urinary tract infections，UTI)。泌尿生殖系统感染主要是由病原微生物侵入泌尿、男性生殖系统内繁殖而引起的炎症。尿路感染是最常见的感染性疾病之一，目前已是仅次于呼吸道感染的第二大感染性疾病。病原微生物大多为革兰阴性杆菌。由于解剖学上的特点，泌尿道与生殖道关系密切，且尿道外口与外界相通，两者易同时引起感染或相互传播。

一、病因

尿路感染的病原微生物主要是细菌，极少数为厌氧菌、真菌、支原体、病毒和滴虫等。诱发感染的因素主要有以下四个方面。

(一)机体防御下降

局部抗感染能力及免疫功能下降都易诱发泌尿系统感染。如糖尿病、营养不良、肿瘤、妊娠及先天性免疫缺陷或长期应用免疫抑制剂治疗等。

(二)尿路结石及梗阻因素

结石、梗阻、感染三者常相互促发，互为因果。如先天性泌尿生殖系异常、结石导致尿液引流不畅，引起尿液滞留，降低尿路及生殖道上皮防御细菌的能力。

(三)医源性因素

如留置导尿管、造瘘管、尿道扩张、前列腺穿刺活检、膀胱镜检查等操作，都可能不同程度损害尿路上皮的完整性，易引入致病菌而诱发或扩散感染。

(四)女性易感因素

由于女性尿道较短，容易招致上行感染，特别是经期、更年期、性交时更易发生。

二、发病机制

正常人的尿道口皮肤和黏膜有一些正常菌群停留。在致病菌未达到一定数量及毒力时，正常菌群对于致病菌起到抑制平衡的作用，而膀胱的排尿活动又可以将细菌冲刷出去，所以正常人对感染具有防御功能。尿路感染主要是尿路病原体和宿主之间相互作用的结果，尿路感染在一定程度上是由细菌的毒力、接种量和宿主的防御机制不完全造成的，这些因素在最终决定细菌定植水平及尿路损伤的程度也会起到一定作用。

三、感染途径

感染途径主要有四种，最常见为上行感染和血行感染。

（一）上行感染

致病菌经尿道进入膀胱，还可沿输尿管腔内播散至肾，占尿路感染的95%，大约50%下尿路感染会导致上尿路感染。病原菌也可沿男性生殖管道逆行感染引起细菌性前列腺炎、附睾睾丸炎。

（二）血行感染

较为少见，在机体免疫功能低下或某些因素促发下，某些感染病灶如皮肤疖、痈、扁桃体炎、龋齿等细菌直接由血行传播至泌尿生殖系统器官，常见为肾皮质感染。病原菌多为金黄色葡萄球菌、溶血性链球菌等革兰阳性菌。

（三）淋巴感染

致病菌从邻近器官的血行感染，较少见，致病菌多为金黄色葡萄球菌。

（四）直接感染

由于邻近器官的感染直接蔓延所致或外来的感染，致病菌经肾区瘘管和异物的感染等。

四、临床表现

临床表现以尿路及受累的器官为基础，重者出现全身感染表现。膀胱刺激症状是最常见的表现。

（一）症状

细菌性膀胱炎。

（二）急性肾盂肾炎

可有高热、寒战等全身症状，甚至双侧腰痛，多呈胀痛。有尿频、尿急、尿痛等膀胱刺激症状，多伴有急性期患侧肾区压痛、疼痛往往较为明显，可出现肌紧张；为病原菌入侵膀胱后引起，常伴尿道炎症。

（三）慢性肾盂肾炎

临床表现复杂，易反复发作。与急性肾盂肾炎相似，症状相对较轻，有时可表现为无症状性菌尿和脓尿。

五、辅助检查

（一）实验室检查

1.尿常规检查

尿常规检查包括尿生化检查和尿沉渣检查。尿中白细胞计数显著增加，出现白细胞管型提示肾盂肾炎。

2.尿培养

临床根据标本采集方式不同而应用不同的“有意义的细菌”计数来表示尿路感染。同时治疗前的中段尿标本培养是诊断尿路感染最可靠的指标。

3.血液检查

上尿路感染多出现白细胞计数和中性粒细胞比值升高。

(二)影像学检查

影像学检查包括超声、尿路平片、静脉尿路造影、膀胱或尿道造影、CT、放射性核素和磁共振水成像(MRU)等。其中超声检查无创、简单可作为首选,CT有助于确定感染诱因、尿路平片有助于发现结石。影像学检查在慢性泌尿系统感染和久治不愈的患者中有重要意义。

六、诊断要点

泌尿系统非特异性感染需与泌尿系统结核相鉴别,尤其是反复出现尿路感染症状者。另外关于有尿路感染症状时应考虑妇科疾病等。

七、治疗原则

(一)一般治疗

急性治疗期间注意休息、营养,避免性生活;给予饮食指导,多饮水,保持每天尿量在2 000 mL以上,有助于细菌的排出。

(二)抗感染治疗

选用适当抗生素。单纯性尿路感染者应持续使用敏感抗生素至症状消失,尿常规检查恢复正常,尿细菌培养转阴。

(三)对症治疗

使用解热镇痛药缓解高热、疼痛;使用碱性药物如碳酸氢钠降低尿液酸性,缓解膀胱刺激症状。

(四)纠正基础疾病

需积极纠正引起局部和全身免疫功能下降的疾病,如糖尿病、营养不良等。

(五)去除诱发因素

非单纯性尿路感染需针对合并的危险因素采取相应治疗措施。

八、临床护理

(一)评估要点

1.健康史

了解患者基本情况,包括年龄、职业、生活环境、饮食饮水习惯等。

2.相关因素

了解患者的既往史和家族史,包括每天排尿的次数、尿量,询问尿频、尿急、尿痛的起始时间,有无发热、腰痛等伴随症状,有无导尿、尿路器械检查等明显诱因,有无泌尿系统畸形、前列腺增生、妇科炎症等相关疾病病史;询问患病以来的治疗经过,药物使用情况,包括药物的名称、剂量、用法、疗程及其疗效;有无发生不良反应。

3.心理和社会支持状况

本病起病急,易反复发作,伴有尿路刺激征、血尿、乏力等不适的症状,应评估患者有无紧张、焦虑等不良心理反应。

（二）护理诊断/问题

1.排尿异常

与尿频、尿急、尿痛有关。

2.体温过高

与疾病炎症有关。

3.焦虑/恐惧

与患者疾病迁延不愈，担心预后有关。

4.舒适的改变

与疼痛有关。

5.睡眠形态紊乱

与焦虑/恐惧、疼痛不适、排尿异常等有关。

6.潜在并发症

精索静脉曲张、精索炎、前列腺炎、肾炎等肾脏疾病。

（三）护理目标

（1）患者自述减轻尿频、尿急、尿痛。

（2）患者恢复正常的体温。

（3）患者了解相关疾病知识及预防知识。

（4）患者减轻痛苦、舒适度增加。

（5）患者睡眠情况得到改善。

（6）积极预防潜在并发症发生。

（四）护理措施

1.疼痛护理

向患者解释疼痛的原因、机制，讲解有关疾病发展及预后的相关知识，缓解负面情绪及疼痛压力；遵医嘱使用止痛药物，或进行封闭治疗；合理运用冷、热疗法减轻局部疼痛；分散患者注意力。尽可能满足患者对舒适的需求，如变换体位，减少压迫等。用物放于患者易取用处。

2.发热护理

遵医嘱应用药物进行降温，可用温水擦浴、冰袋降温及乙醇擦浴等；维持水、电解质平衡，必要时静脉补充液体、电解质等；增进舒适，预防并发症，高热时绝对卧床休息，做好基础护理。

3.用药护理

联合用药时，注意药物配伍禁忌。遵医嘱正确选择抗生素，同时指导患者擅自停药。

4.心理护理

关心了解患者感受，给予患者心理上的安慰和支持，针对患者个体情况进行针对性心理护理。鼓励患者积极参与感兴趣的活动，学会自我放松法，保持乐观情绪。同时做好患者家属的思想工作，争取得到患者家属的支持和配合，鼓励患者家属及朋友给予患者心理上的支持。

（五）健康教育

1.疾病预防指导

多饮水、勤排尿是预防尿路感染最简便而有效的措施。另外，保持规律生活，避免劳累，注意个人卫生，尤其女性在月经期、妊娠期、产褥期；学会正确清洁外阴部的方法。与性生活有关的反复发作者，应注意性生活后立即排尿。

2.疾病知识指导

告知患者疾病的病因、疾病特点和治愈标准，使其理解多饮水、保持个人卫生的重要性，确保其出院后仍能严格遵从。教会患者识别尿路感染的临床表现，一旦发生尽快到医院诊治。

3.用药指导

嘱患者按时、按量、按疗程服药，勿擅自停药并遵医嘱定期随访。

（刘　培）

第二节　尿路结石

尿路结石又称尿石症，是泌尿外科最常见疾病之一。按尿路结石所在的部位基本分为上尿路结石和下尿路结石。尿路结石发生与流行病学因素（年龄、性别、职业、饮食成分和结构、水摄入量、气候、代谢和遗传等）、尿液因素（尿 pH 改变、尿液浓缩、抑制晶体形成的物质不足）、泌尿系统局部因素（尿液的淤积、尿路感染、尿路异物）等有关。尿路结石以草酸钙结石最常见，磷酸盐、尿酸盐、碳酸盐次之，胱氨酸结石罕见。上尿路结石主要表现为与活动有关的疼痛和血尿；膀胱结石的典型症状为排尿突然中断，伴疼痛、排尿困难和膀胱刺激征；尿道结石的典型症状为排尿困难、点滴状排尿及尿痛。处理原则包括病因治疗、非手术治疗、体外冲击波碎石、内镜取石或碎石术、开放手术等。

一、护理评估

（一）术前评估

1.健康史

（1）个人情况：患者的年龄、性别、职业、居住地、饮食及饮水习惯、营养状况等。

（2）既往史：患者既往有无结石史，有无代谢和遗传性疾病，有无长期卧床病史；有无泌尿系统感染、梗阻性疾病、甲状旁腺功能亢进、痛风等病史。

2.身体状况

（1）疼痛的部位与程度，肾绞痛的发作情况。

（2）血尿的特点，有无活动后血尿。

（3）排尿情况与尿石排出情况。

（4）是否有膀胱刺激征。

（5）是否并发肾积脓、肾积水。

（6）实验室检查是否提示代谢、肾功能、凝血功能异常，影像学检查有哪些异常发现。

3.心理社会状况

（1）患者是否了解尿石症的治疗方法。

（2）患者是否担心尿石症的预后。

（3）患者是否知晓尿石症的预防方法。

（二）术后评估

（1）术后结石排出情况。

(2)尿路梗阻解除程度。

(3)肾功能恢复情况。

(4)有无尿路感染、出血、“石街”形成等并发症发生。

二、常见护理诊断/问题

(一)疼痛

疼痛与结石刺激引起的炎症、损伤及平滑肌痉挛有关。

(二)潜在并发症

感染、出血、“石街”形成。

(三)知识缺乏

缺乏预防尿石症的知识。

三、护理目标

(1)患者自述疼痛减轻,舒适感增强。

(2)患者未发生并发症,或并发症发生后得到及时发现与处理。

(3)患者知晓尿石症的预防知识。

四、护理措施

(一)非手术治疗的护理

1.缓解疼痛

嘱患者卧床休息,局部热敷,指导患者做深呼吸、放松以减轻疼痛。肾绞痛发作时遵医嘱使用镇痛、解痉药。

2.饮水与活动

鼓励患者大量饮水,每天 3 000 mL;适当做一些跳跃运动或经常改变体位,有助于结石的排出。

3.病情观察

观察尿液的颜色与性状,监测体温、尿中白细胞数,及早发现感染征象;观察结石排出情况,排出结石可进行成分分析,以指导结石治疗与预防。

(二)体外冲击波碎石治疗的护理

1.术前护理

(1)解释:向患者及家属解释体外冲击波碎石治疗的方法、碎石效果及配合要求;嘱患者术中配合作好体位固定,不能随意变换体位,以确保碎石定位的准确性。

(2)检查:术前行腹部平片复查,了解结石位置、数量与大小。同时行实验室检查,了解凝血功能与肝、肾功能。

2.术后护理

(1)鼓励患者多饮水:每天饮水量大于 3 000 mL,可根据出汗量适当增减饮水量,促进排石。

(2)采取有效体位、促进排石。①结石位于肾下盏:取头低位;②肾结石碎石后:一般取健侧卧位。

注意:同时叩击患侧肾区,利于碎石由肾盏排入肾盂、输尿管。巨大肾结石碎石后可因短时间内大量碎石突然积聚于输尿管而发生堵塞，引起“石街”和继发感染，严重者引起肾功能改变。因此，碎石后宜取患侧卧位，以利结石随尿液缓慢排出。

3.术后并发症的观察与护理

(1)血尿：碎石术后多数患者出现暂时性肉眼血尿，一般不需要特殊处理。

(2)发热：感染性结石患者，由于结石内细菌播散而引起尿路感染，往往引起发热。遵医嘱应用抗菌药物，高热者采用降温措施。

(3)疼痛：结石碎片或颗粒排出可引起肾绞痛，应给予解痉止痛等处理。

(4)“石街”形成：“石街”是常见且较严重的并发症之一。体外冲击波碎石术后碎石过多地积聚于输尿管内，可引起“石街”。患者有腰痛或不适，有时可合并继发感染。可用输尿管镜取石或碎石。除多饮水外，必要时留置双“J”管以预防“石街”形成。

(三)手术治疗的护理

1.术前护理

协助做好术前检查，术前常规准备，协助术前结石定位。

2.术后护理

(1)病情观察：观察患者生命体征，尿量、尿液颜色和性状。

(2)肾造瘘管护理。内镜碎石术(PCNL)后常留置肾造瘘管，主要起引流残余碎石作用。要点：①妥善固定肾造瘘管。②预防感染。③保持引流管通畅：勿压迫、折叠管道。若发现肾造瘘管被堵塞，可用注射器吸取少量(5～10 mL)生理盐水冲洗，反复多次，直至管道通畅。④观察记录引流液的量、颜色和性状。术后早期，肾造瘘管引流出血性尿液，一般1～3天内尿液颜色转清，不需特殊处理。⑤拔管：术后3～5天若引流尿液转清、体温正常，则可考虑拔管，拔管前作拔管试验，无腰部胀痛、渗液、发热等不适可拔管。

(3)双“J”管护理：碎石术后于输尿管内放置双“J”管，可起到内引流、内支架的作用，还可扩张输尿管，有助于小结石的排出。要点：①术后指导患者尽早取半卧位，多饮水、勤排尿；②鼓励患者早期下床活动，但避免活动不当(如四肢同时伸展的动作，剧烈运动，过度弯腰，突然下蹲等)引起双“J”管滑脱或上下移位。

(4)肾周引流管护理：开放性手术后常留置肾周引流管，起引流渗血、渗液作用。注意妥善固定，保持引流通畅，观察、记录引流液颜、性状与量。

(5)膀胱造瘘管护理：膀胱结石行耻骨上膀胱切开取石术后常留置膀胱造瘘管，应做好管道护理。

(四)并发症的观察与护理

1.出血

(1)观察：术后早期易发生。若术后短时间内肾造瘘管或肾周引流管内引出大量鲜红色血性液，须警惕为出血。

(2)护理：应安慰患者，嘱其卧床休息，及时报告医师，遵医嘱应用止血药、抗感染等。留置肾造瘘管者可夹管1～3小时，以造成肾盂内压力增高，从而达到压迫性止血的目的。若经止血处理后，患者生命体征平稳，再重新开放造瘘管。拔除肾造瘘管后也应警惕出血的发生。

2.感染

(1)观察：术后应密切观察患者体温变化，及早发现感染性休克征象。

(2)护理：遵医嘱应用抗菌药物；保持各引流管通畅，留置导尿管者做好尿道口与会阴部的清洁;肾造瘘口应定时更换敷料,保持清洁、干燥。

3.输尿管损伤

术后观察有无漏尿及腹膜炎征象。一旦发生,及时处理。

五、健康教育

(一)尿石症的预防

(1)嘱患者大量饮水防石。

(2)饮食指导:根据结石成分、代谢状态调节饮食。①含钙结石:合理摄入钙量,适当减少牛奶、奶制品、豆制品、巧克力、坚果等含钙量高食物的摄入。②草酸盐结石:限制浓茶、菠菜、番茄、芦笋、花生等食物。③尿酸结石:不宜食用含嘌呤高的食物,如动物内脏、豆制品、啤酒。避免大量摄入动物蛋白、精制糖和动物脂肪。

(3)药物预防:根据结石成分,血、尿钙磷、尿酸、胱氨酸和尿 pH,应用药物预防结石发生。草酸盐结石患者可口服维生素 B_6 以减少草酸盐排出;口服氧化镁可增加尿中草酸溶解度。尿酸结石患者可口服别嘌醇和碳酸氢钠,以抑制结石形成。

(二)双“J”管的自我观察与护理

1.自我护理

部分患者行碎石术后带双“J”管出院,期间若出现排尿疼痛、尿频、血尿时,多为双 J 管膀胱端刺激所致,一般经多饮水、减少活动和对症处理后均能缓解。嘱患者术后 4 周回院复查并拔除双“J”管。避免过大的体力活动强度,一般的日常生活活动不需受限。

2.自我观察

如果出现无法缓解的膀胱刺激征、尿中有血块、发热等症状,应及时就诊。

3.复查

定期行 X 线或 B 超检查,观察有无残余结石或结石复发。若出现腰痛、血尿等症状,及时就诊。

六、护理评价

(1)患者疼痛程度是否减轻。

(2)患者是否出现并发症,若并发症发生是否得到及时发现和处理。

(3)患者是否知晓尿石症的预防知识。

(刘　培)

第三节　尿道下裂

尿道下裂是男性泌尿系统生殖系最常见的先天畸形。正常情况下,当胚胎第 7 周后尿道皱襞自尿道近段逐渐向龟头端融合成一管形即尿道,当尿道皱襞形成管形发生障碍时即导致尿道下裂。临床上按尿道开口位置分四型:阴茎头型、阴茎体型、阴囊型、会阴型。其主要临床症状:排尿异常为尿线细,自下无射程,排尿时打湿衣裤;阴茎勃起时明显向下弯曲。手术一般分为两期:第一期阴茎矫正术,第二期尿道成形术。

一、护理措施

(一)术前护理

(1)更换内裤,避免漏尿引起尿疹和皮肤溃烂。

(2)术前 3 天开始,每天用肥皂水清洁阴茎冠状沟、阴囊皮肤各一次,并用聚维酮碘棉球局部擦拭。

(3)观察患者有无尿频、尿急等症状,如有应用抗生素积极治疗,防止泌尿系统感染。

(4)心理指导:尽早手术,可促进生殖器正常发育,也可正常排尿。

(二)术后护理

1.导尿管固定

妥善固定导尿管,保持通畅;导尿管同时起到支架作用,操作时注意保护导尿管,防止活动时牵拉脱出。

2.观察血运,保持局部清洁

密切观察阴茎局部情况,阴茎头充血、水肿、颜色发绀等提示血运不佳,及时通知医师给予处理。

3.观察排尿情况

观察引流尿液的性质、颜色及量,保持膀胱造瘘管通畅,避免从尿道排尿,保持伤口敷料干燥完整。活动时防止膀胱造瘘管脱出。术后 10～12 天拔除导尿管,鼓励患者自行站立排尿,观察排尿出口和尿线。若排尿正常可于 1～2 天后拔除膀胱造瘘管,若排尿困难,通知医师尽早行尿道扩张术。

4.饮食护理

嘱患者多饮水,每天 1 500～2 000 mL,可起到自然冲洗作用。肛门排气后进流食,减少粪便形成,以防污染伤口;给予高蛋白、高热量、高维生素、易消化的食物,多进粗纤维食物,多吃新鲜蔬菜和水果,保持大便通畅,预防便秘,必要时给予缓泻剂。

5.减轻疼痛

用支被架支起棉被,避免直接接触伤口,减轻疼痛及污染伤口的机会。尿道下裂修补术后,因膀胱造瘘管、尿道支架管、血块等刺激,可引起膀胱痉挛或尿道肌肉痉挛而致疼痛,尤其术后 1～3 天症状最明显,以后逐渐减轻。术后给予雌激素治疗,7 天每晚口服己烯雌酚 1 mg,防止阴茎勃起而造成伤口疼痛和出血,影响伤口愈合,必要时给予止痛剂。

6.预防感染

伤口感染是造成尿道成形术失败的主要原因,应积极预防;保持伤口敷料清洁、干燥,应用抗生素预防感染。

7.心理护理

护士应尊重患者,保护其隐私,取得患者的信任,使其能够主动配合治疗、护理工作,并给患者讲解,如果配合好治疗、护理的工作能够尽快康复,拔除导尿管后,就能像正常人一样站立排尿,树立患者战胜疾病的信心,并在其治疗、护理后给予鼓励及表扬。

(三)健康指导

(1)注意休息,术后 1～2 个月限制剧烈活动,防止伤口裂开。

(2)加强营养,多食高蛋白(鱼、肉类)、富含维生素(蔬菜水果等)的食物。

(3)保持会阴部清洁,注意患者的排尿情况,多喝水,保持大小便通畅。

(4)术后一个月后复诊,行预防性尿道扩张1次,有尿道狭窄者定期行尿道扩张,有尿瘘者于术后半年修补。

(5)如有异常(尿线变细、尿漏等),及时就诊,以免造成尿道狭窄。

二、主要护理问题

(一)疼痛

与手术伤口有关(或与阴茎头肿胀有关)。

(二)生活自理能力部分缺陷

与术后卧位有关。

(三)潜在并发症

感染,与手术有关。

(刘 培)

第四节 肾 移 植

器官移植是临床治疗器官衰竭的重要手段之一,在20世纪终于将器官移植这一神话变成了现实。慢性肾衰竭终末期(尿毒症)患者较常见,肾移植已成为挽救尿毒症患者的常规治疗方法。肾脏移植是指把一个来自供体的健康肾脏以手术方式植入到尿毒症患者的身体内,以代替无功能的肾脏工作,发挥其正常的肾功能。近一个世纪,随着移植外科、移植内科、免疫学、免疫药理学等学科的不断发展,移植肾的成活率大大提高。肾移植成功率(1年人/肾存活率)也从过去的50%上升到现在的96%,甚至近100%。我国最长的单次肾移植移植肾存活时间近40年,但总体长期存活时间仍需提高。

一、病因

各种肾脏疾病最终造成的不可逆转的慢性肾功能衰竭。

二、临床表现

当肾脏失去代偿功能后,其功能将发生一系列紊乱,临床可出现各种症状。

(一)脱水或水肿

患者因肾浓缩尿液的功能差而先表现出多尿、夜尿等,继而肾功能进一步恶化,出现少尿,以至于无尿,引起水钠潴留造成水肿,引起四肢水肿、腹水、胸腔积液、心包积液,更甚者发生纵隔水肿、左心衰等。

(二)皮肤表现

皮肤失去光泽,干燥、脱屑,严重时会出现皮肤尿毒霜,引起尿毒症性皮炎,患者因觉奇痒而搔抓。

(三)胃肠道症状

胃肠道症状是尿毒症最早和最常见出现的症状。初期出现厌食、腹部不适等,以后逐渐出现恶心、呕吐、腹泻、口有尿臭味、口腔黏膜溃疡等。

(四)造血系统症状

贫血是尿毒症患者必有的症状,除贫血外,还容易出血,如皮下瘀斑、牙龈出血、黑粪等。

(五)呼吸系统症状

慢性肾衰竭尿毒症期患者酸中毒时呼吸慢而深,呼出的气体有尿味,这是由于细菌分解唾液中的尿素形成氨的缘故。

(六)代谢性酸中毒

尿毒症患者都有轻重不等的代谢性酸中毒,患者疲乏软弱、感觉迟钝、呼吸深而长,甚至进入昏迷状态。

(七)钙磷代谢紊乱

患者肾功能障碍,尿磷排出减少,导致血磷升高。磷从肠道排出与钙结合,又限制了钙的吸收,导致低钙血症。高血磷和低血钙引起继发性甲状旁腺功能亢进,导致骨质钙化障碍,患者出现尿毒症性骨病。

(八)低钾血症和高钾血症

当患者出现厌食、腹泻、大量使用利尿剂时会造成低钾血症,表现为全身软弱无力、心律失常等,严重时出现嗜睡甚至昏迷;肾衰竭时引起少尿甚至无尿,引起高钾血症,表现为各种心律失常、心搏骤停等。

(九)精神、神经系统症状

精神萎靡、疲乏、头晕、头痛、记忆力减退、失眠等,部分患者可能出现四肢发麻、皮肤瘙痒,晚期可出现嗜睡、烦躁、谵语、肌肉颤动甚至抽搐、惊厥、昏迷等。

三、治疗要点

目前的治疗主要为患者肾衰竭到达终末期进行血液净化治疗(包括血液透析、腹膜透析、血浆置换、血液滤过)和肾脏移植。

四、肾脏移植术护理

(一)术前护理

(1)按泌尿外科一般护理常规护理。

(2)心理护理:根据患者的心理反应,针对性地给予相应的心理护理。介绍移植手术及相关的治疗方案,列举肾移植术成功案例,必要时可请移植后的患者一起交流,使患者在术前对肾移植及其治疗有一定的的认识,减少对手术的恐惧和不必要的担心,以积极的心态接受和配合手术。

(3)遵医嘱术前给予免疫抑制剂。

(4)严格掌握肾移植禁忌证:全身散在的恶性淋巴肿瘤、顽固性心力衰竭、慢性呼吸衰竭、严重血管病变、进行性肝脏疾病、全身严重感染、活动性结核病、凝血机制紊乱、精神病等。

此外,溃疡病患者,移植前要治愈;陈旧性结核病灶的患者,移植后易激活,要谨慎;乙型肝炎表面抗原阳性患者,如有病毒复制,应列为禁忌。另外,肾移植手术部位(髂窝部)血管硬化无法吻合的患者，也不适宜做肾移植手术治疗；肾脏疾病为急性期者不能做肾移植。

(5)完善相关检查。①配型检查：ABO 血型配型、淋巴毒实验(交叉配型实验)、群体反应性抗体(PRA)、人类白细胞抗原(HLA)。②其他检查：血生化、血常规、尿常规、粪常规、血型、出凝血功能、感染筛查、抗 CMV、EB 病毒等；心电图、超声心动图、腹部 B 超、髂血管彩超、胸片等。

(二)术后护理

1.监测生命体征

术后每小时测量血压、脉搏 1 次，每 4 小时测量中心静脉压 1 次并记录。

2.维持体内内环境平衡

详细记录出入量，尤其要密切监测每小时尿量，并根据尿量、心率、中心静脉压、血压的变化，遵医嘱调节输液速度和补液量，保持出入水量的平衡，以预防心力衰竭。避免因入量不足而引起移植肾灌注不良，继而引起肾功能的延迟恢复。

(1)监测尿量：尿量是反映肾移植功能状况及体液平衡的重要指标。术后 4 天内每小时监测尿量1 次，随时根据中心静脉压、血压、心率、输液速度分析排尿情况，当尿量每小时少于 100 mL 时，及时与医师沟通处理。

(2)监测引流量：密切观察伤口引流液的颜色、性质、量，观察伤口有无出血及伤口周围敷料渗血情况、淋巴漏或尿外渗，并及时记录。

(3)合理静脉输液：术后当患者尿量比较多时开放两条静脉通道，防止因补液不足造成全身容量不足。

3.饮食指导

患者胃肠功能逐渐恢复后，从半流食开始，逐渐过渡到普食。鼓励患者进食，早期以发酵食物开始，如馒头、面包等。

4.活动指导

为了防止移植肾移位，要求术后卧床 4 天。期间鼓励患者进行床上四肢运动，可以取侧卧位或变换体位，但严禁患者坐起，移植肾脏的部位防止受压。

5.并发症的预防和护理

(1)防治排异反应：由于供、受体之间遗传学上的差异，在移植后必然会产生免疫反应。受体内对移植物产生的免疫反应称为排异反应。只有坚持服用免疫抑制剂，抵抗排异反应，才能稳定新移植肾的功能。预防排异反应的发生，可靠并稳定的血药浓度是其基础。超级、急性排斥反应的预防和护理如下：①准确遵医嘱应用免疫抑制剂，定期监测患者的血药浓度，以了解免疫治疗情况，防止因血药浓度不足而引起排异反应，同时避免因药物浓度过高而引起中毒。②密切观察患者的生命体征、尿量、肾功能及移植肾区局部情况。若患者体温突然升高且持续高热，并出现血压升高、尿量减少、血肌酐上升、移植肾区有胀感、压痛及情绪改变等，应考虑发生急性排斥反应，及时通知医师，并配合医师处理。③严格遵医嘱应用抗排异反应药物，如泼尼松龙、抗胸腺细胞球蛋白(ATG)等，及时观察用药疗效。

(2)出血的预防和护理。①加强观察：观察手术切口有无渗血及引流液情况，移植肾区有无肿胀，心率、血压、中心静脉压有无异常，以及时发现患者可能出现的手术伤口或其他部位的出血。②及时处理出血：一旦发现出血征象，如伤口大量渗血、肿胀和(或)心率加快、血压及中心静脉压降低，应及时通知医师，并配合医师，进行相应处理。

(3)感染的预防和处理：①给予雾化吸入，雾化吸入后，进行翻身拍背，防止呼吸感染。②口腔护理:每天进行口腔护理,保持口腔清洁,根据患者口腔 pH 值,选择适合的漱口液,预防口腔感染。③严格病房管理:病房每天通风换气,病室地面和物体表面每天擦拭,每天一次紫外线灯照射消毒,确保病室符合器官移植病房的感染控制规范要求。医护人员进入病室前应洗手、戴口罩。

(4)防止移植肾下移、移植肾血管打折以及下肢深静脉血栓:患者术后需卧床 4 天,其目的是防止因大幅度活动造成移植肾位置改变,导致移植肾下移和移植肾血管打折。但卧床的同时,也要鼓励患者在床上积极活动四肢,防止下肢深静脉血栓的发生。

6.心理护理

肾移植术后患者应该培养乐观的人生态度,让患者锻炼自己的意志,尽量避免各种消极情绪。另外鼓励患者合理表达自己的感情,不要将其压抑,也能增进身心健康。让患者学会自我称赞,自我欣赏,坦然面对不良刺激,以保持情绪稳定,心情愉快。

(三)出院指导

教会患者如何自我管理,让患者终身遵医嘱按时服用药物,以延长移植肾寿命,并针对肾移植术后患者特点制订出院后的自我管理方案。肾移植术后患者的特点:慢性肾功能不全(尿毒症)导致的全身各脏器损伤;需终身服用免疫抑制剂、终身定期复查;需要及时发现排异、感染、肿瘤、肾炎的复发或新发;终身低免疫状态。

1.用药指导

嘱患者遵医嘱终身、定时、定量服用抗排斥反应的药物。目前一般采用三联的治疗方案即“他克莫司(FK506)或环孢素(CSA)+麦考酚吗乙酯(MMF)+激素”来抑制排异反应。常用的免疫抑制剂有环孢素(CSA)、他克莫司(FK506)、激素、吗替麦考酚酯(MMF)、西罗莫司。告知患者肾移植手术后,终生存在排异反应,可靠的免疫抑制剂是人/肾生存的基础,稳定的血药浓度是人/肾长期存活的关键。如无稳定可靠的免疫抑制剂治疗和血药浓度,就可能会因免疫抑制剂用量少而发生排异,也可能因免疫抑制剂用量过多而发生中毒或感染,或因免疫抑制剂抑制免疫力而发生肿瘤,并加重免疫抑制剂的各种不良反应,因此要根据个体差异摸索出一个可靠、稳定的血药浓度,并以此为依据终生、规律地服用免疫抑制剂,这样才能获得移植肾的长期存活。

(1)环孢素 A 或他克莫司(FK506):易受体内外多种因素影响,血中浓度易发生变化,故应定期复查血药浓度,根据血药浓度由医师调整用药量。他克莫司服药前后均需禁食、禁饮 2 小时,否则影响药物吸收,影响血药浓度,影响疗效。

(2)吗替麦考酚酯(MMF):应定期复查血常规,根据血常规指标变化来调整用药量。

(3)醋酸泼尼松龙(Pred):随着时间的推移遵医嘱逐渐减少药量,最终达到维持量。

(4)禁用提高机体免疫力的免疫增强剂。

(5)因补品能提高机体抵抗力,应忌用,如人参、黄芪、桂圆、西洋参,枸杞等。

(6)谨慎使用抗生素:如万古霉素、喹诺酮类、磺胺类、大环内酯类(如阿奇霉素,可提高 CsA 和 Fk 浓度)、抗真菌药(也能提高药物浓度)。

(7)不得服用任何减肥药,否则会造成药物浓度改变。

2.饮食指导

(1)注意饮食卫生,忌食生冷、熏烤食物,防止腹泻;存于冰箱中的或外买的熟食需重新加热消毒后食用;不食用罐头食品,因其中含有防腐剂。

(2)少食、不食高糖、高脂类饮食,预防糖尿病、高血脂的发生(如动物内脏、各种饮料等)。

(3)忌食辛辣食物以减少对胃肠的刺激(如辣椒、芥末等),禁食易过敏食物,如花粉、蜂王浆、海虾、海蟹、海鱼等海产品。

(4)可食用蛋类、奶制品、豆制品、蘑菇、木耳、青菜、水果、鸡、鸭、猪肉、水牛肉、羊肉等;如血红蛋白过高(14g/L 以上),应减少蛋白质的摄入。

(5)注意饮食的合理搭配,每天不可过多摄入蛋白质,如摄入过多会增加移植肾的负担。

(6)禁止吸烟和饮酒,包括啤酒。

3.日常生活指导

(1)避免情绪激动,保持愉快心情。

(2)注意个人卫生,勤换洗内衣。

(3)宜参加一些有利于身心健康的活动,如养花(绿色植物)、练字、画画、散步等。

(4)不养宠物,如猫、狗、鸟等。

(5)避免强烈日光照射,防止皮肤癌。

(6)不染发、烫发。

(7)尽量避免下蹲动作,以免挤压移植肾,外出时要小心,不要挤压碰撞移植肾部位。

(8)注意保暖,季节交替时要加强预防呼吸道感染,减少外出。

4.病情观察指导

(1)每天记录尿量、血压、体温、体重(晨起、空腹、排尿后),记好病情日记。

(2)学会自我观察移植肾,观察移植肾的软硬度、大小、是否有压痛。

(3)如出现以下情况及时就医:①不明原因的发热。②不明原因的情绪变化。③血压突然升高。④尿量突然减少,出现血尿。⑤不明原因的腹胀,移植肾区不适或疼痛、移植肾增大变硬。⑥四肢关节酸痛。⑦呕吐、腹泻。⑧出现鼻塞、流涕、咳嗽。

5.定期复查

(1)肾移植后,患者各种恶性肿瘤的发病率较普通人群升高,这不仅与患者的年龄、性别、术前所患疾病的种类以及病程有关,而且与术后免疫抑制剂的类别及服用时间、某些病原体等密切相关。再者,移植肾能否长期存活,除了取决于移植肾本身的质量及身体的免疫状态外,还取决于患者是否按时服药与复查。复查的主要目的是为了了解移植肾功能情况,了解肝功能情况,适时调整和停用一些药物,监测免疫抑制剂血药浓度,观察免疫抑制剂用量是否充分或不足,从而使移植肾功能保持稳定。

(2)常规复查时间:每周或 2 周复查 1 次。

6.加强远期并发症的控制与随访

(1)术后糖尿病及高血糖。①原因:糖尿病是肾移植术后的主要并发症之一,糖尿病的发生与肾衰竭时毒素对胰腺的侵害、糖尿病家族史及年龄、术后使用皮质醇类激素、环孢素及他克莫司对胰腺 B 细胞有直接的毒性作用导致胰岛素分泌异常等因素有关。②控制措施:患者要控制饮食,减少食量,控制碳水化合物的摄入,严格禁用含糖饮料,严格禁烟禁酒,并适当运动;适当调整免疫抑制剂的用法用量,减少激素的使用,在保证不发生排异的情况下减至最小剂量或停用,但应适当增加吗替麦考酚酯的使用,减少他克莫司或环孢素的使用,并密切观察肾功能的变化;如通过控制饮食、加强运动还不能控制好血糖,应积极用药,如口服降糖药或注射胰岛素等,并积极监测血糖,但应警惕低血糖的发生,尤其是老年患者;控制血糖的同时一定要降压,并控制高血脂和高尿酸,否则糖尿病还易反复发生。

(2)术后高血压。①原因:肾移植患者中高血压发生率约80%,引起高血压的原因与移植前即存在高血压、免疫抑制剂治疗(如环孢素、他克莫司、激素的使用等)、移植肾动脉狭窄有关,也可能与原肾脏病变有关。高血压可导致血管壁弹性降低、动脉壁增厚、管腔狭窄,直接引起动脉收缩痉挛,对移植肾造成损害。②控制标准:理想的血压是≤17.3/10.7 kPa(130/80 mmHg),无并发症的血压应≤18.7/12.0 kPa(140/90 mmHg)。如合并有糖尿病或有蛋白尿者,血压应≤16.7/10.0 kPa(125/75 mmHg),老年人血压≤20.0/12.0 kPa(150/90 mmHg)。高血压治疗指南指出舒张压不可低于8.0 kPa(60 mmHg),舒张压过低更易造成冠状动脉灌注不良,易发生心肌缺血、心肌梗死。③控制措施:患者要有积极的生活态度,保持情绪稳定,生活规律,运动适当,避免钠盐的过多摄入,控制体重,戒烟戒酒,并积极控制高血脂、高尿酸。必要时,可选择联合口服降糖药,以减轻各种药物的不良反应。环孢素和他克莫司易引起血管收缩,如血压高不易控制时,可在严密监测下逐渐减少其用量,同时增加吗替麦考酚酯的使用,这样既可减少环孢素和他克莫司的不良反应,又不影响减少排异反应。

(3)术后高血脂。①原因:肾移植术后,易发生高胆固醇血症,发生率为60%~70%。引起高血脂的原因包括移植前血脂水平异常、免疫抑制剂的使用(如激素、环孢素、他克莫司、西罗莫司)、高脂高胆固醇饮食、糖尿病、肥胖、吸烟、家族史。②不良影响:高脂血症可引起动脉硬化,尤其是动脉粥样硬化,因此高脂血症不仅可引起心脑血管硬化,还可危及移植肾的血管,造成移植肾的功能减退。③控制措施:首先要重视生活习惯的改变,如适当增加运动量,不食用甜食、油炸食物及含糖饮料,饮食粗细搭配,多食新鲜蔬菜等粗纤维食品,限制盐的摄入。通过饮食和运动仍控制不理想者,可在医师的指导下进行他汀类降脂药物治疗,但肝功能异常者慎用,并密切观察其不良反应。

(4)术后高尿酸:高尿酸血症是指肾移植术后血中尿酸高于416 μmol/L,大约80%服用环孢素的患者会发生高尿酸血症,早期发现高尿酸血症可及时采取有效措施:①调节饮食,限制进食富含嘌呤的食物,如动物内脏、骨髓、海鲜等。②避免劳累、受凉、阴湿环境及关节损害等诱因。③多饮水、戒烟酒、保持乐观心情。④必要时服用别嘌醇,因别嘌醇可引起白细胞计数下降,应定期复查血常规。

7.预防上呼吸道感染

肾移植术后为防止排异反应的发生,必须终身服用免疫抑制剂,使患者体内免疫系统功能受到很大压制,机体抵抗力大大下降,很容易发生呼吸道感染,从而出现一系列问题:①治疗上呼吸道感染的药物有可能会影响移植肾功能,或与免疫抑制剂发生相互作用,打破免疫系统平衡,从而引发免疫抑制过度或不足等问题。②上呼吸道感染有可能引起严重的肺部感染,不仅发生病毒感染,还可能合并细菌、真菌感染,严重者甚至危及生命。③引发移植肾排异反应的发生。

五、亲体肾移植供者腹腔镜肾摘取术护理

(一)术前护理

(1)按泌尿外科一般护理常规护理。

(2)心理护理:作为一个健康的个体,经受一次手术并切除一个肾脏,难免会出现畏惧心理。再者,亲属供体有迫切的愿望帮助自己心爱的人恢复健康,但又担心手术及其相关的后遗症给自己的身体带来伤害,会产生焦虑。因此,应该与医师一起共同给予安慰,以消除其畏惧、焦虑心理。同时,对他们进行仔细的心理评估,详细阐述手术可能带来的不利因素,包括移植失败、各种

手术并发症等。

(3)术前一日晚,遵医嘱供体静脉输液 2 000 mL,以保证供者尿量,其目的是确保移植肾的功能恢复。

(二)术后护理

(1)按泌尿外科术后一般护理常规护理。

(2)心理护理:绝大部分供者术后有巨大的成就感,表示如果还有一次捐肾的机会,他们会做同样的选择,但少部分仍会遇到一些心理问题,如面临供肾效果不佳时,会产生受挫感、抑郁等症状,因此要给予相应的心理疏导,消除其不良情绪。

(3)病情观察:见根治性肾切除术相关内容。

(4)管路护理:见根治性肾切除术相关内容。

(5)饮食及活动指导:见根治性肾切除术相关内容。

(三)出院指导

(1)注意休息,适当运动;不宜提重物,避免腰部碰撞。若出现腰酸、胀痛、血尿,应及时就诊。

(2)嘱患者进食优质蛋白,但蛋白摄入量不宜过高,以免增加肾脏负担;嘱患者增加含粗纤维的食物摄入,以保持大便通畅。

(刘 培)

第五节 肾 结 核

肾结核在泌尿生殖系统结核中占重要地位,泌尿生殖系统中其他器官的结核,大多继发于肾结核,因此,既要把泌尿生殖系统结核作为全身结核病的一部分,也要把泌尿生殖系统某一器官的结核作为整个系统结核病的一部分。肾结核是由结核杆菌引起的慢性、进行性、破坏性病变,结核杆菌经血行或淋巴途径进入肾脏后,常引起双侧肾皮质的病变。据临床统计,肾结核约90%为单侧性病变,10%为双侧性病变;发病年龄多在20~40岁,男性较女性多见,约为2∶1。手术治疗以切除患侧肾为主。肾结核的主要临床表现如下。①进行性膀胱刺激症状:主要表现为尿频、尿痛、尿急进行性加重,早期尿频是由于结核杆菌和脓尿刺激膀胱黏膜或黏膜溃疡所致,晚期尿频由膀胱容量减少引起。②血尿:镜下血尿或肉眼血尿,有3%的患者,血尿为唯一首发症状。③脓尿:尿中可出现大量脓细胞,同时尿液中可混有干酪样物质,使尿液混浊不清,严重者呈米汤样脓尿。④腰痛:肾结核一般无明显疼痛,但晚期患者出现结核性脓肾,由于肾体积增大,可出现腰痛,若血块和脓块堵塞输尿管则引起绞痛。⑤全身症状;如贫血、消瘦、低热、盗汗、食欲减退等,晚期患者可有双侧肾积水,出现尿毒症。

一、护理措施

(一)术前护理

(1)术前应用抗结核药物,配合手术治疗。遵循早期、联合、足量和规律用药的原则。向患者及其家属讲清坚持服药的重要性,取得合作,使病情得以控制,防止进一步加重。一般术前需服用抗结核药物6~7个月后方可进行手术。

(2)加强营养:鼓励患者进食高蛋白质、高维生素的食物。

(3)保持个人卫生,预防感冒,鼓励患者多饮水。

(4)了解患侧及健侧肾脏的功能,做好各项检查,以决定手术是否可行。

(5)心理护理:详细评估患者对疾病的心理承受能力及对接受治疗的心理准备,通过护理与患者建立良好的护患关系,鼓励患者要正确对待自己所患疾病,接受现实。向患者讲解有关疾病的知识,以解除顾虑和恐惧,增强信心。家庭成员应倍加爱护、关心患者,患者可经常锻炼、散步,进行听音乐等多种休闲怡情活动,以减轻及消除悲观的不快情绪,使自身保持良好的精神状态,以促进康复。

(二)术后护理

1.体位

术后血压平稳后给予半卧位,有利于伤口引流,减轻伤口张力,促进愈合。

2.继续应用抗结核药物

术后即静脉滴注异烟肼 300 mg,防止结核感染扩散。术后第 2 天改为口服抗结核药,协助患者按时按量服用。

3.给予静脉营养:静脉滴注清蛋白、脂肪乳或输血治疗,增加热量和蛋白含量,有利于组织修复,提高抗感染能力。

4.预防感染

由于手术应激,术后患者可出现高热,持续数天。定时每天测体温 4 次,当体温>39 ℃时改为每天测体温 6 次,同时遵医嘱给予降温处理,把体温控制在 39 ℃以下;注意补足液体量,保持出入量平衡,保持水、电解质和平衡;随时倾听患者主诉。应用抗生素,预防全身感染;协助患者早期床上活动,定时翻身拍背,鼓励咳痰,预防肺部感染;保持导尿管通畅,外阴清洁,鼓励大量饮水,预防泌尿系统感染。

5.生活护理

护士定时巡视病房,及时满足患者的基本生活需要。增加营养,多给予色、香、味俱佳的饮食,以提高食欲,增强机体抵抗力。

(三)健康指导

(1)坚持药物治疗:出院后在医师的指导下继续服用抗结核药物,至少继续服用 3～6 个月;肾部分切除术后则需抗结核治疗 1 年;对于确诊为肾结核的患者,无论其病变程度如何,无论是否需行外科手术,抗结核药必须按一定方案服用。在治疗时必须坚持早期、联合、足量和规律用药原则,才能收到最好的治疗效果。

(2)女性患者在术后 2 年内应避免妊娠。凡对肾脏有毒性作用的药物,要禁用或慎用。因抗结核药物对肝脏有一定的毒性,故同时服用保肝药,减轻肝损伤的程度。术后 3 个月复查,检测生化指标,指导用药。

(3)加强锻炼身体,增强体质,提高身体抵抗力。

二、主要护理问题

(一)潜在的并发症

与机体抵抗力降低有关。

(二)恐惧

与不了解病情有关。

(三)知识缺乏

与缺乏相关知识有关。

（刘　培）

第六节　肾　囊　肿

肾囊肿属于良性肿瘤，在肾囊性疾病中，单纯性肾囊肿最为常见，一般为单侧单发，双侧发生少见。任何年龄均可发生，但2/3以上见于60岁以上者，被认为是老年病。临床表现为腰腹不适或疼痛、血尿、腹部肿块和高血压。如肾囊肿＜4 cm，无肾盂、肾盏明显受压，无感染、恶变、高血压或症状不明显者，只需密切随访观察，定期B超复查。手术方式主要为腹腔镜囊肿去顶术。

一、护理措施

(一)术前护理

(1)心理护理：术前评估患者的身心状态及患者对手术的心理接受能力，通过护理与患者建立良好的护患关系，鼓励患者树立战胜疾病的信心。

(2)加强营养，保持大便通畅。

(二)术后护理

1.体位

术后平卧位，血压平稳后给予半卧位。开腹手术需准备腹带。

2.出血的观察

密切注意有无术后出血及休克表现。观察患者生命体征及意识情况，观察腹部情况及伤口敷料有无渗血渗液，保持引流管通畅，记录引流液的色、量和性质；一般24小时内引流液＜200 mL，以后逐渐减少，颜色逐渐变淡，24～72小时拔除引流管。如发现引流量多同时血压下降，脉快而弱，应警惕邻近脏器(如肝、脾、肠管及胰腺尾)的误伤及内出血的可能，及时通知医师进行处理。

3.抗生素的应用

选择对肾脏无害或毒性较轻的抗生素，保护肾功能。

4.预防术后并发症

卧床期间鼓励并协助患者定时翻身，给予拍背，嘱患者将痰液及时咳出，防止发生肺部感染，嘱患者多活动双下肢，防止下肢静脉血栓的形成，第二天可下床活动，以有利于尽早排气及伤口的愈合。

5.饮食护理

术后患者禁食水6～8小时，排气后可进流食，逐渐进食。

6.疼痛

可遵医嘱给予止痛镇静剂。

(三)健康指导

定期门诊复查,每 3 个月复查 B 超、CT。

二、主要护理问题

(一)知识缺乏

与缺乏疾病相关知识有关。

(二)恐惧

与不了解病情有关。

(三)疼痛

与手术有关。

(四)并发症

出血,与手术有关。

(刘　培)

第七节　阴囊与睾丸损伤

一、概述

睾丸位于阴囊内、体表外,是男性最容易被攻击的部位。两者损伤常同时存在。闭合性损伤较多见,如脚踢、手抓、挤压、骑跨等。开放性损伤除战争年代外,平时较少,如刀刺、枪弹伤等。睾丸损伤的程度可以是挫伤、破裂、扭转、脱位,严重时睾丸组织完全缺失。阴囊皮肤松弛,睾丸血液回流丰富,损伤后极易引起血肿、感染。此外,睾丸或其供应血管的严重损伤可导致睾丸萎缩,坏死,可能并发阳痿或其他性功能障碍。有阴茎损伤时要注意有无合并尿道损伤,阴囊皮肤撕脱伤应尽早清创缝合,若缺损过大可行植皮术。阴茎、阴囊损伤的治疗原则与一般软组织的损伤相似。睾丸损伤最常见,本节主要介绍睾丸损伤的护理。

二、护理评估

(一)损伤的类型及临床表现

阴囊及睾丸损伤时常出现疼痛、肿胀,甚至晕厥、休克,有时可危及生命。

1.阴囊损伤

阴囊皮肤瘀斑、血肿,开放性损伤阴囊撕裂,睾丸外露。

2.睾丸损伤的类型及临床表现

(1)睾丸挫伤:睾丸肿胀、硬,剧痛与触痛。

(2)睾丸破裂:剧疼甚至昏厥,阴囊血肿,触痛明显,睾丸轮廓不清。

(3)睾丸脱位:指睾丸被挤压到阴囊以外的部位,如腹股沟管、股管、会阴等部位的皮下,局部剧痛、触痛,痛侧阴囊空虚。

(4)睾丸扭转:是指睾丸或精索发生扭转,造成睾丸急性缺血。近年来报告此病在青少年中有逐渐增多趋势，睾丸下降不全或睾丸系带过长时容易发生扭转。临床表现为突然发作的局部疼痛，可以向腹股沟及下腹部放射，可伴有恶心及呕吐。其主要体征是阴囊皮肤局部水肿，患侧睾丸上缩至阴囊根部；睾丸轻度肿大并有触痛；附睾摸不清；体温轻度升高。不及时治疗，睾丸会发生缺血性坏死，颜色发黑，逐渐萎缩以致功能丧失。

(二)辅助检查

1.视诊

阴囊在体表外，损伤的部位、程度可以直接判断。

2.B超检查

彩色超声波检查可以判断睾丸及其血管损伤的程度，能鉴别睾丸破裂与睾丸挫伤，以及睾丸内血肿的存在，因而可为手术探查提供客观的检查依据。

(三)护理问题

1.疼痛

疼痛与外伤有关。

2.舒适改变

舒适改变与疼痛及手术后卧床有关。

3.部分生活自理缺陷

部分生活自理缺陷与外伤及手术有关。

4.知识缺乏

缺乏疾病相关知识。

三、护理措施

(一)生活护理

(1)做好基础护理，协助患者完成“七洁”。

(2)保持会阴部皮肤的清洁，避免排尿、排便污染。

(3)满足患者的护理需求，让患者感到舒适，遵医嘱应用止痛剂。

(4)加强病房管理，创造整洁安静的休养环境。

(二)心理护理

巡视患者或做治疗时多与患者交流，用通俗易懂的语言向患者讲解损伤的治疗及保健知识，缓解患者对突如其来的损伤产生的恐惧和焦虑，认真倾听患者主诉，及时帮助患者解决问题，做好基础护理，满足患者的合理需求，向患者解释每项检查治疗的目的，使患者能积极配合治疗护理。

(三)治疗配合

1.阴囊闭合性损伤

阴囊无明显血肿时应动态观察，卧床休息，将阴囊悬吊，早期局部冷敷；血肿较大时应抽吸或切开引流，放置引流条以充分引流渗液、渗血，给予抗生素预防感染。

2.阴囊开放性损伤

局部彻底清创，除去异物还纳睾丸，注射破伤风抗毒素，给予抗生素预防感染。

3.睾丸损伤破裂

止痛，减轻睾丸张力，控制出血。当有精索动脉断裂或睾丸严重破裂无法修复时，可手术切除睾丸,阴囊放置引流条,减少局部感染。

4.睾丸扭转

睾丸固定术是可靠、有效的治疗方法,术中可将扭转的睾丸松解后,观察血液循环恢复情况,半小时以内,如果血液运行逐渐恢复,睾丸颜色逐渐变红,表示睾丸功能已经恢复,可以保留。如果术中睾丸颜色呈黑紫色,则表示已经坏死,应该切除。

(四)护理措施

(1)患者卧床休息,注意观察伤口周围的渗出,及时更换敷料,防止感染。

(2)观察生命体征变化,及时发现出血倾向。

(3)遵医嘱给予止痛剂,缓解疼痛不适;给予抗生素治疗、预防感染。

(4)观察局部血运情况,保持导尿管和引流管的通畅,多饮水。

四、健康教育

(1)手术近期避免剧烈活动,禁房事。

(2)按时复诊,有不适及时来医院,不能随便用药。 (刘 培)

第八节 前列腺增生症

前列腺增生症为老年男性常见病,多发于50岁以上,出现下尿路梗阻引起排尿异常,甚至影响肾功能。临床表现为排尿困难,尿线变细,尿频,夜尿次数增多及终末尿滴沥等,严重时可发生急性尿潴留。有些患者还可并发血尿、泌尿系统感染、肾功能不全等。

一、护理措施

(一)术前护理

(1)预防泌尿系统感染:多数患者因尿频、排尿困难而害怕喝水,向患者讲明饮水的意义,鼓励患者多饮水,并注意记录患者排尿情况;注意个人卫生,勤换衣裤。若出现排尿困难、膀胱区憋胀、有尿不能完全排出,应通知医师给予α受体阻滞剂,减轻排尿困难症状,如药物治疗无效,可留置导尿管或行膀胱造口术,同时口服抗生素。

(2)了解患者心肺功能。患者多为老年人,防止心脏意外。

(3)了解患者排便情况,鼓励患者进高纤维食品,改善排便情况,习惯性便秘的患者可口服缓泻药物,保持排便通畅。

(4)配合手术治疗,口服5α还原酶抑制剂,使前列腺腺体缩小,减轻充血,减少术中出血情况。

(5)带 Folley 三腔导尿管去手术室,术中留置。

(二)术后护理

1.观察冲洗情况

术后给予持续膀胱冲洗。护士应密切观察冲洗的情况,如冲洗速度减慢同时冲出速度减慢,冲洗液颜色一过性加深,并患者主诉痉挛性疼痛,提示膀胱痉挛,应通知医师使用解痉药,也可放出导尿管气囊内的部分液体，均能减轻患者症状。如冲洗速度减慢同时冲出液停止滴出，患者腹部膨隆并主诉憋尿感，提示冲洗堵塞，应给予冲洗导尿管。并注意尿道口有无溢血、溢液，如污染床单位，应重新更换。

2.观察出血情况

护士应密切观察冲出液的颜色，冲洗速度依导尿管引流液的颜色而调节，颜色变浅，冲洗速度可调慢，变为尿色，可遵医嘱停止冲洗。如为鲜红色，混有泡沫提示有手术创面出血的可能，调快冲洗速度，保持导尿管通畅，避免血块堵塞。当创面大量出血，血压下降，脉搏增快，应给予止血药治疗，必要时手术止血。

3.观察冲洗液有无外渗现象

术后如患者出现腹部张力增加、烦躁不安、叩诊为浊音，提示有前列腺包膜受损的可能，及时通知医师，停止冲洗或手术放置耻骨后引流管，防止大量冲洗液被机体吸收，造成稀释性低钠血症。

4.饮食

术后第 1 天，进半流食，以易消化的食物为宜，多吃水果、蔬菜，并嘱患者大量饮水，3 000 mL/d左右，使尿液排出增加，起到自然冲洗的目的，也可防止便秘。

5.防止静脉血栓的形成

鼓励患者活动，防止下肢静脉血栓及肺栓塞的发生。手术当天冲洗期间，指导患者侧身活动，进行下肢屈腿运动。术后第一天，停止膀胱冲洗后，协助患者离床活动，注意观察患者有无呼吸困难等肺栓塞症状。

6.防止继发出血

腹压增高是导致继发出血的主要原因。术后粪便干燥、咳嗽等均可导致腹压增高，应积极防治。

7.尿失禁患者的护理

拔除导尿管后，患者发生一过性尿失禁，一般几天到 1 个月可自行恢复，向患者及其家属解释清楚，减轻思想顾虑；并勤更换内衣裤，保证患者清洁卫生。个别患者尿失禁时间较长，可指导患者进行缩肛训练，并配合药物治疗，一般在半年至 1 年可恢复正常。

(三)健康指导

(1)术后勿用力活动，如提重物、用力排便、活动过量等，防止腹压增加引起继发性出血。尽量不骑车、不久坐，避免骑跨性动作。

(2)多饮水，每天保持足够尿量。

(3)禁烟酒。避免性生活，原则上一个月后可恢复性生活。如有出血、尿流阻塞等现象，及时到医院复诊。

二、主要护理问题

(一)排尿形态改变

与疾病本身有关。

(二)潜在并发症

出血、感染，与手术有关。

(三)有皮肤完整性受损的危险

与持续膀胱冲洗有关。

(四)生活自理能力部分缺陷

与持续膀胱冲洗有关。

(刘　培)

第九节　肾　癌

肾癌又称肾细胞癌,肾腺癌,是最常见的肾脏恶性肿瘤,未有确切的病因。典型的临床表现是腰部肿块、疼痛和突发性无痛性全程肉眼血尿。现无症状肾癌的发病率逐年升高,10%～40%的患者出现副瘤综合征,表现为高血压、贫血、体重减轻、恶病质、发热、红细胞增多症、肝功能异常、高钙血症、高血糖、血沉加快、凝血机制异常等改变;30%为转移性癌,有骨痛、骨折、咳嗽、咯血等症状。治疗方法有单纯性肾癌切除术和根治性肾癌切除术。

一、护理措施

(一)术前护理

1.控制血压

每天测量血压 2 次,控制在正常范围。协助医师了解患侧和健侧肾脏功能及手术方式。

2.心理护理

向患者及其家属讲解切除一侧肾脏,只要健侧肾脏功能正常,对自身各方面无影响。可让术后恢复良好的肾切除患者与之交谈,解除思想顾虑,取得合作。

(二)术后护理

1.体位

术后平卧位,应用腹带减少疼痛,促进伤口愈合。术后第一天可下床活动。肾部分切除后,有继续出血的可能,卧床时间需延长 4～5 天。

2.观察出血及排尿

密切观察生命体征,注意伤口敷料及引流液性状及有无出血,及时发现,及时处理。肾部分切除术后,也有继发性出血的可能,应严加注意。

3.导尿管的护理

术后常规保留导尿管,注意观察尿量和血尿的情况,如术后尿量过少或排出大量血尿,需及时通知医师进行处理。

4.肾功能的观察

由于手术对肾脏的影响,可暂时增加健侧肾脏的负担。术后需准确记录出入量,并根据血、尿生化检查相应调整水和电解质的摄入量,防止水、电解质和紊乱,减轻健侧肾脏负担。

5.预防并发症

卧床期间鼓励患者进行床上活动,可向健侧翻身,鼓励患者咳嗽,及时将痰液排出,必要时每天 2～3 次行雾化治疗,防止发生肺部感染,促进肠蠕动,减轻腹胀。

6.饮食护理

术后禁食 6～8 小时,如肠蠕动恢复良好,已排气,可逐步进食,忌食或少食易胀气的食物。

7.疼痛护理

可应用止痛泵,观察麻醉药品的不良反应及止痛效果,防止脱落。

(三)健康指导

(1)术后 1 个月复查,3 个月复查 B 超、CT。

(2)出院后如使用免疫治疗,提前告知患者及其家属应用干扰素等免疫制剂后,可出现高热,为药物的不良反应,属正常现象,对症处理即可。

(3)如有异常,及时就诊。

二、主要护理问题

(一)疼痛

与手术有关。

(二)活动无耐力

与卧床、血尿、手术有关。

(三)潜在并发症

出血,与手术切除部分肾脏有关。

(刘 培)

第十节 输尿管肿瘤

输尿管肿瘤少见,约占泌尿系统肿瘤的 3%。随着诊疗技术的提高,人类寿命的延长,输尿管肿瘤的发病率有所增高,多见于 49 岁以上男性,其中下 1/3 段输尿管占 75%,双侧很少见,同时或先后出现尿路其他部位癌者可达 1/2 以上。输尿管肿瘤分为原发性和继发性两类。临床表现为:80%患者出现的症状为血尿,40%患者伴有疼痛和梗阻,很少有可触及的肿块。静脉尿路造影可显示充盈缺损,并能被逆行肾盂造影确定。

一、护理措施

(一)术前护理

(1)心理护理:详细评估患者对疾病的心理承受能力及接受治疗的心理准备,通过护理过程与患者建立良好的护患关系,鼓励患者学会倾诉心里的悲伤,以减轻其心理压力,接受现实,并向患者及其家属讲解切除一侧肾脏,只要健侧肾脏功能正常,对自身各个方面没有影响,可让术后恢复良好的此类患者与之交流,解除思想顾虑,取得合作。

(2)严密观察患者血尿的程度,血常规的指标,每天定时监测生命体征,发现问题及时通知医师。

(3)营养支持:进食高蛋白、高热量食物。

(二)术后护理

1.出血的观察

密切注意有无术后内出血及休克表现;应密切观察患者血压;脉搏及意识的变化,每0.5～1小时测量血压、脉搏1次;保持引流管通畅,观察引流液色、量是否正常,当引流液颜色鲜红、量>100 mL/h时,脉搏加快,脉压缩小,提示有腹腔内出血,立即通知医师;同时注意观察伤口敷料有无渗血。

2.体位

术后平卧位,血压平稳后给予半卧位。

3.肾功能的观察

由于手术对肾脏的直接影响,可暂时增加健侧肾脏的负担,术后准确记录出入量,并根据血、尿生化检查相应调整水和电解质的摄入量,防止水和电解质紊乱,减轻健侧肾脏负担。

4.预防术后并发症

卧床期间鼓励并协助患者定时(每2小时)向健侧翻身,给予拍背,嘱患者将痰液及时咳出,防止发生肺部感染,并且有利于肠蠕动的早日恢复,减轻腹胀。

5.预防感染

合理应用抗生素,选用对肾脏无损害或毒性较轻的抗生素,保护肾功能。术后置导尿管易发生感染,保持会阴部的清洁干燥,每天尿道口护理两次,监测体温变化,及时发现感染的征兆。

6.生活护理

卧床期间给予患者必要的生活帮助,做好晨晚间护理。根据患者的个体情况,出院后可用放射治疗、全身化学治疗提高生存率。术后3个月复查B超、CT、膀胱镜。

二、主要护理问题

(一)焦虑

与担心疾病的预后有关。

(二)知识缺乏

与缺乏特定知识来源有关。

(三)有外伤的危险

与长期血尿继发贫血有关。

(四)疼痛

与手术伤口有关。

(五)有感染的危险

与留置引流管及手术创伤有关。

(六)部分生活自理缺陷

与术后卧床、输液、留置导尿管、引流管有关。

(七)潜在的并发症

出血,与手术有关。

(刘　培)

第十一节 膀胱癌

膀胱癌是泌尿系统最常见的肿瘤，发病率在泌尿生殖系肿瘤中占首位，包括上皮性肿瘤、腺癌及鳞状上皮癌，其中98%的膀胱癌来自上皮组织，其中移行上皮癌占95%。膀胱癌的发病年龄多在40岁以上，男女之比为4∶1。病因有以下几点：长期接触芳香族等致癌物质；吸烟；体内色氨酸代谢异常；药物；膀胱局部黏膜长期受到刺激等。临床表现主要是间歇性、无痛性、肉眼血尿或显微镜下血尿，尿频、尿急、尿痛等膀胱刺激症状及排尿困难，严重的可引起肾积水，出现腰酸、腰疼、发热等表现。主要治疗方法有手术治疗、放射治疗、化学治疗、介入治疗，其中手术治疗又分经尿道膀胱肿瘤切除术、膀胱部分切除术和根治性膀胱全切术(回肠代膀胱术)。

一、护理措施

(一)术前护理

(1)评估患者营养状况，鼓励进食高蛋白、高维生素、易消化的食物。

(2)心理护理：多巡视病房，加强护患间的沟通，了解患者所想，解除思想顾虑。向尿路改道者讲解手术的必要性及术后自我护理的方法。

(3)肠道准备：术前一天口服酚酞片2片，术晨开塞露1支置肛。全膀胱切除肠道准备需要术前三天开始禁食补液。术前两天开始肠道准备，予导泻药(和爽)口服，2次/天，直至解出无渣便。术前一天禁水。在进行肠道准备的过程中，嘱患者大量饮水，每天3 000 mL左右，观察患者排便情况，如大便颜色、排便效果等。询问患者有无头晕、乏力，预防脱水发生，保证患者安全。

(二)术后护理

(1)密切监测生命体征，每小时测量生命体征，如生命体征平稳可行半卧位。

(2)引流管护理：术后各种引流管较多，通常留置胃管、左右输尿管支架管、左右盆腔(或耻骨后)引流管，应分别标明，避免混淆。保持各种引流管通畅，妥善固定，防止移位和脱出。密切观察引流液的颜色、性质和量；详细记录24小时出入量。观察腹部伤口情况，如出现渗血、渗液，需通知医师进行换药。如发生吻合口瘘，立即通知并协助医师处理，及时清理分泌物，应用硼锌糊或保护膜保护周围皮肤。

(3)代膀胱引流管的护理：如回肠代膀胱，可能因肠道分泌黏液而堵塞，在巡视患者时经常挤压管道，保持通畅。必要时遵医嘱用生理盐水或5%碳酸氢钠溶液间断冲洗，防止堵塞，碱化尿液，预防高氯性酸中毒。

(4)营养支持：由于术中实施肠道吻合，因此禁食时间相对延长。为保证足够的营养，常需静脉营养治疗。如用外周静脉输液，需要注意血管的选择性保护，防止药液外渗，预防静脉炎的发生，如发生静脉炎可用多磺酸黏多糖(喜疗妥)进行局部涂抹。如留置外周中心静脉导管，应保持通畅，严格按照外周中心静脉导管正确流程操作。

(5)预防感染：督促患者进行床上活动，促进肠道蠕动，早日排气。鼓励患者咳嗽，必要时进行雾化吸入治疗，每天2～3次。

(6)饮食护理：术后禁食1～3天，肠蠕动恢复后，先进流质的食物，禁忌喝牛奶、豆浆等产气的食物，逐渐过渡到半流质的食物、软饭和普食。

(7)疾病观察：对膀胱癌术后者进行膀胱灌注化学治疗，化学治疗药物可预防或推迟肿瘤复发。膀胱灌注药物后需将药物保留在膀胱内，变换体位，俯、仰、左、右侧卧位以便药物与膀胱黏膜充分接触，需要观察患者对化学治疗药物有无变态反应，如出现头晕、恶心、心慌、出虚汗等现象，立即通知医师积极抢救；对回肠代膀胱术行皮肤造口的患者要进行健康指导，应学会自我护理，保持造口的清洁，定期更换尿袋。

(三)健康指导

注意休息，适度地进行身体锻炼，加强体质和营养；禁止吸烟；多吃水果蔬菜。术后1个月复查。膀胱癌复发率或再发率很高，患者需定期复查B超、CT和血尿常规，有利于及时发现复发或转移。

二、主要护理问题

(一)焦虑

与手术有关。

(二)自我形象紊乱

与尿路改道有关。

(三)生活自理能力部分缺陷

与术后卧床、多管道牵拉有关。

(四)潜在并发症

吻合口瘘，与手术伤口及低蛋白血症有关。

(刘 培)

第十二节 睾丸肿瘤

睾丸肿瘤占男性恶性肿瘤的1%～2%，分为原发性和继发性两类。绝大多数为原发性，分为生殖细胞肿瘤和非生殖细胞肿瘤两大类。生殖细胞肿瘤发生于曲细精管的生殖上皮，占睾丸肿瘤的90%～95%，睾丸癌的主要临床表现为睾丸呈不同程度肿大，有时睾丸完全被肿瘤取代，质地坚硬，正常的弹性消失。早期表面光滑，晚期表面可呈结节状，可与阴囊粘连，甚至破溃，阴囊皮肤可呈暗红色，表面常有血管迂曲。做透光试验检查时，不透光。若为隐睾发生肿瘤多于腹部、腹股沟等处扪及肿块，而同侧阴囊是空虚的，部分睾丸肿瘤患者同时伴有鞘膜积液。有的尚属正常或稍大，故很少自己发觉，往往在体检或治疗其他疾病时被发现，部分患者因睾丸肿大引起下坠感而就诊。晚期出现转移者可出现相应转移灶症状。

一、护理措施

(一)术前护理。

1.饮食护理

患者久病后导致体质衰弱，热量和蛋白质消耗较多，可通过补充饮食营养和水分来调理。睾丸癌患者每餐应适当配备富有高热量、高蛋白、高维生素的食物，绝对戒烟和禁止酗酒，避免食用刺激之物。

2.心理护理

由于患者发病年龄轻，患者的精神负担之重可想而知，容易悲观、厌世。一方面，患者自身应坚强面对疾病，树立战胜癌症的坚定信念，避免出现消极情绪；另一方面，患者的好友亲属应多给予鼓励，家人要随时观察并与患者沟通思想，重视其心理活动，时时关心、安慰患者，要耐心倾听患者的诉说，使患者感到亲人的温暖，避免情绪波动，消除顾虑，保持心情舒畅，合理安排生活起居，维持患者生存的希望。

3.肠道准备

睾丸切除术肠道准备：术前一天口服酚酞片 2 片，术晨开塞露 1 支置肛。根治性睾丸切除术行腹腔镜腹膜后淋巴结清扫术者，术前三天开始禁食、补液。术前两天开始肠道准备，予导泻药（和爽）口服，2 次/天，直至解出无渣便。术前一天禁水。

（二）术后护理

1.心理护理

如行腹膜后淋巴结清扫，因手术较大，并发症较多，应加强巡视患者，多关心患者，鼓励患者早日战胜疾病，增加信心。

2.观察伤口情况

术后注意观察伤口有无渗血，如有异常，及时通知医师给予换药。

3.导尿管护理

保持导尿管通畅，观察尿液的量与颜色。

（三）健康指导

（1）增强体质，加强身体锻炼。

（2）多进食高蛋白、高维生素、营养丰富的食物，促进身体康复。

（3）定期复查。根据医嘱术后进行复查，早期发现转移灶症状。

二、主要护理问题

（一）焦虑

与疾病有关。

（二）知识缺乏

与缺乏相关疾病知识来源有关。

（刘　培）

第十三节　阴　茎　癌

阴茎癌过去是我国最常见的恶性肿瘤，曾占男性癌瘤的第一位。后随着人民生活和卫生保健工作的不断提高，发病率日趋减少。

一、护理措施

(1)心理护理:详细评估患者对疾病的心理冲突程度及对接受治疗的心理准备,通过护理活动,与患者建立良好的护患关系,鼓励患者表达患病后的哀伤,接受现实,向患者讲解有关疾病及手术的知识,以解除焦虑,增强信心。

(2)控制感染:术前用 1∶5 000 高锰酸钾溶液浸泡阴茎,每天 2～3 次,使用抗生素两周以上。

(3)保持引流通畅,观察引流液的颜色、量及性质。

(4)阴茎部分切除后口服止痛镇静剂,应用女性激素,以免残余阴茎勃起导致出血,保持导尿管引流通畅,5～7 天拔除。

(5)阴茎全切除术尿道移植会阴部后,应妥善固定导尿管,并保持会阴部清洁。

(6)髂腹股沟淋巴结清除术后平卧 2 周,抬高下肢,防止淋巴回流障碍。密切观察下腹部皮肤颜色的改变,防止广泛的剥离组织引起的渗血形成皮下血肿,可使用负压吸引,同时用 0.5～1 kg的沙袋压迫创面。

(7)随访指导:出院一个月到门诊复查,并定期复查、随访。

二、主要护理问题

(一)焦虑/恐惧

与担心疾病愈后有关。

(二)潜在的并发症:感染

与癌肿破溃及术后伤口有关。

(三)知识缺乏

与缺少特定知识来源有关。

(刘　培)

第六章　妇产科护理

第一节　外阴炎与阴道炎

一、外阴炎

外阴炎是妇科常见病，是外阴部的皮肤与黏膜的炎症，可发生于任何年龄，以生育期及绝经后妇女多见。

(一)护理评估

1.健康史

(1)病因评估：外阴炎主要指外阴部的皮肤与黏膜的炎症，以大、小阴唇为多见。由于外阴与尿道、肛门、阴道邻近且暴露，同时，阴道分泌物、月经血、产后的恶露、尿液、粪便的刺激、糖尿病患者的糖尿的长期浸渍，均可引起外阴不同程度的炎症，此外，穿化纤内裤、紧身内裤、使用卫生巾使局部透气性差等，均可诱发外阴部的炎症。

(2)病史评估：评估有无外阴炎的因素存在，有无糖尿病、阴道炎病史。

2.身心状况

(1)症状：外阴瘙痒、疼痛、红、肿、灼热，性交及排尿时加重。

(2)体征：局部充血、肿胀、糜烂，常有抓痕，严重者形成溃疡或湿疹。慢性炎症者，外阴局部皮肤或黏膜增厚、粗糙、皲裂等。

(3)心理-社会状况：了解病程，了解患者对症状的反应，有无烦躁、不安等心理。

(二)护理诊断及合作性问题

(1)皮肤或黏膜完整性受损：与皮肤黏膜炎症有关。

(2)舒适改变：与外阴瘙痒、疼痛、分泌物增多有关。

(3)焦虑：与性交障碍、行动不便有关。

(三)护理目标

(1)患者皮肤与黏膜完整。

(2)患者病情缓解或好转，舒适感增加。

(3)患者情绪稳定，积极配合治疗与护理。

(四)护理措施

1.一般护理

炎症期间宜进食清淡且富含营养的食物,禁食辛辣、刺激性食物。

2.心理护理

患者常出现烦躁不安、焦虑紧张,应帮助患者树立信心,减轻心理负担,坚持治疗,讲究患者常出现烦躁不安、焦虑紧张,应帮助患者树立信心,减轻心理负担,坚持治疗,讲究卫生。

3.病情监护

积极寻找病因,消除刺激原。

4.治疗护理

(1)治疗原则:去除病因,积极治疗原发病,如阴道炎、尿瘘、粪瘘、糖尿病等。

(2)治疗配合:保持外阴清洁干燥,局部使用约 40 ℃的 1∶5 000 高锰酸钾溶液坐浴,每天 2 次,每次15～30分钟,5～10 次为 1 个疗程。如有破溃,可涂抗生素软膏或紫草油,急性期可用物理治疗。

(五)健康指导

(1)卫生宣教,指导妇女穿棉质内裤,减少分泌物刺激,对公共场所,如游泳池、公共浴室等谨慎出入,注意经期、孕期、产期及流产后的生殖道清洁,防止感染。

(2)定期妇科检查,积极参与普查与普治。

(3)指导用药方法及注意事项。

(4)加强性道德教育,纠正不良性行为。

(六)护理评价

(1)患者诉说外阴瘙痒症状减轻,舒适感增加。

(2)患者焦虑缓解或消失,掌握了卫生保健常识,能养成良好卫生习惯。

二、前庭大腺炎

细菌侵入前庭大腺腺管内致腺管充血、水肿称为前庭大腺炎。

(一)护理评估

1.健康史

(1)病因评估:前庭大腺腺管开口位于小阴唇与处女膜之间,在性交、流产、分娩或其他情况污染外阴部时,病原体易侵入引起炎症,因此,以育龄妇女多见,主要病原体为葡萄球菌、链球菌、大肠埃希菌、淋病奈瑟菌及沙眼衣原体等。急性炎症发作时,细菌先侵犯腺管,腺管口因炎症肿胀阻塞,渗出物不能排出,积存而形成脓肿,称为前庭大腺脓肿(又称巴氏腺脓肿),多发于一侧。如急性炎症消退,腺管口粘连阻塞,分泌物不能外流,脓液转清,则形成前庭大腺囊肿,多为单侧,大小不等,可持续数年不增大。患者往往无自觉症状。

(2)病史评估:了解患者有无反复的外阴感染史及卫生习惯。

2.身心状况

(1)症状:初起时局部肿胀、疼痛、烧灼感,行走不便,可伴有大小便困难等。有时可出现发热等全身症状(表 6-1)。

(2)体征:外阴部皮肤红肿、压痛明显。当脓肿形成时,疼痛加剧,并可触及波动感,脓肿直径可达5～6 cm。

表 6-1 前庭大腺炎临床类型及身体状况

临床类型	身体状况
急性期	(1)大阴唇下 1/3 处疼痛、肿胀，严重时行走受限。检查局部可见皮肤红、肿、热、压痛 (2)脓肿形成时，可触及波动感，脓肿直径可达 5～6 cm，可自行破溃。如破口大，引流通畅，脓液流出后炎症消退；如破口小，引流欠佳，炎症持续不退或反复发作 (3)可出现全身不适、发热等全身症状
慢性期	慢性期囊肿形成，患者感到外阴部有坠胀感或性交不适。检查时局部可触及囊性肿物，大小不一，有时可反复急性发作

(3)心理-社会状况：了解病程，了解患者对症状的反应，有无烦躁、不安等心理，患者常有因害羞或怕痛而未及时诊治的心理障碍。

(二)辅助检查

取前庭大腺开口处分泌物作细菌培养，确定病原体。

(三)护理诊断及合作性问题

(1)皮肤完整性受损：与脓肿自行破溃或手术切开引流有关。

(2)疼痛：与局部炎症刺激有关。

(四)护理目标

(1)患者皮肤保持完整。

(2)疼痛缓解或好转。

(五)护理措施

1.一般护理

急性期患者应卧床休息，饮食易消化，富含营养。

2.心理护理

患者常常烦躁不安、焦虑紧张，应尊重患者，为患者保密，以解除其忧虑，使其积极治疗，帮助其建立治愈疾病的信心和生活的勇气。

3.病情监护

观察患者的生命体征，重点观察体温变化，观察伤口愈合情况。

4.治病护理

(1)治疗原则：急性期局部热敷或坐浴，抗生素消炎治疗；脓肿形成或囊肿较大时，切开引流或行囊肿造口术，保持腺体功能，防止复发。

(2)治疗配合：急性炎症发作时，取前庭大腺开口处分泌物作细菌培养，确定病原体。根据细菌培养结果和药物敏感试验选用抗生素口服或肌内注射。脓肿形成或囊肿较大时，切开引流或行囊肿造口术，并放置引流条。术后保持局部清洁，引流条每天更换 1 次，外阴用 1∶5 000 氯己定棉球擦拭，每天擦洗外阴2 次，也可用清热解毒中药热敷或坐浴，每天 2 次。

(六)健康指导

(1)向患者及家属讲解此病的病因及预防措施，指导患者注意外阴清洁卫生。

(2)告知患者及家属月经期、产褥期禁止性交；月经期应使用消毒卫生巾预防感染；术后注意事项及正确用药。告知患者相关卫生保健常识，养成良好卫生习惯。

(七)护理评价

(1)患者诉说外阴不适症状减轻,舒适感增加。

(2)患者接受医护人员指导,焦虑缓解或消失。

阴道炎是阴道黏膜及黏膜下结缔组织的炎症,是妇科常见病。正常健康妇女由于解剖结构、组织特点,阴道对病原体的侵入有自然防御功能。当各种因素导致自然防御功能降低,阴道内生态平衡遭到破坏时,病原体侵入导致阴道炎症。幼女及绝经后妇女由于雌激素缺乏,阴道上皮薄,阴道抵抗力低,比青春期及育龄期妇女更易受感染。

三、滴虫性阴道炎

滴虫性阴道炎(trichomonal vaginitis)是由阴道毛滴虫引起的最常见的阴道炎。阴道毛滴虫主要寄生于女性阴道,也可存在于尿道、尿道旁腺及膀胱。男性可存在于包皮皱襞、尿道及前列腺内。滴虫适宜生长在温度为25～40 ℃,pH为5.2～6.6的潮湿环境。月经前后,阴道内酸性减弱,接近中性,隐藏在腺体及阴道皱襞中的滴虫常得以繁殖,而发生滴虫性阴道炎。此病的传播途径有经性交的直接传播及经游泳池、浴盆、厕所、衣物、器械等途径的间接传播。

(一)护理评估

1.健康史

(1)病因评估:阴道毛滴虫呈梨形,体积为多核白细胞的2～3倍。滴虫顶端有4根鞭毛,体部有波动膜,后端尖并有轴柱凸出。活的滴虫透明无色,如水滴,鞭毛随波动膜的波动而活动(图6-1)。阴道毛滴虫极易传播,pH在4.5以下时便受到抑制甚至致死。pH上升至7.5时,其繁殖可完全被抑制。在妊娠期和月经来潮前后,阴道pH升高,可使阴道毛滴虫的感染率和发病率升高。

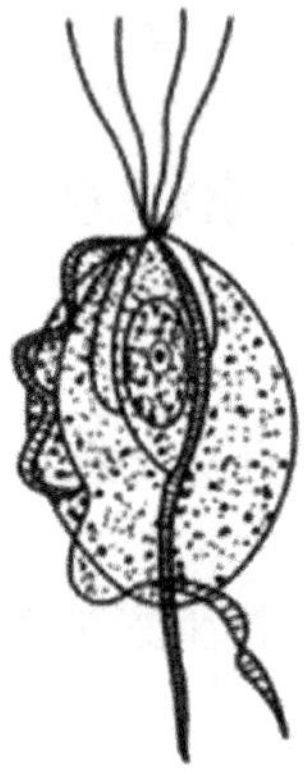

图6-1　滴虫模式图

(2)病史评估:评估发作与月经周期的关系,既往阴道炎病史,个人卫生情况;分析感染经过;了解治疗经过。

2.身心状况

(1)症状:主要症状为白带呈稀薄泡沫状,量多及伴有外阴、阴道口瘙痒。如有其他细菌混合感染,白带可呈黄绿色、血性、脓性且有臭味。局部可有灼热、疼痛、性交痛。合并尿路感染,可有尿频、尿痛、血尿。阴道毛滴虫能吞噬精子,阻碍乳酸生成,影响精子在阴道内存活,可致不孕。

(2)体征:妇科检查时可见阴道黏膜充血,严重时有散在的出血点。有时可见阴道后穹隆处有液性或脓性泡沫状分泌物。

(3)心理-社会状况:患者常因炎症反复发作而烦恼,出现无助感。

(二)辅助检查

(1)悬滴法:在玻片上加1滴温生理盐水,自阴道后穹隆处取少许分泌物混于生理盐水中,用低倍镜检查,如有滴虫,可见其活动。阳性率可达80%~90%。取分泌物检查前24~48小时,避免性交、阴道灌洗及阴道上药。

(2)培养法:适于症状典型而悬滴法未见滴虫者,可用培养基培养,其准确率可达98%。

(三)护理诊断及合作性问题

(1)知识缺乏:缺乏对疾病传染途径的认识及缺乏阴道炎治疗的知识。

(2)舒适改变:与外阴瘙痒、分泌物增多有关。

(3)组织完整性受损:与分泌物增多、外阴瘙痒、搔抓有关。

(四)护理目标

(1)患者能说出疾病传染的途径、阴道炎的治疗与日常防护知识。

(2)患者分泌物减少.舒适度提高。保持组织完整性,无破损。

(五)护理措施

1.一般护理

注意个人卫生,保持外阴部清洁、干燥,避免搔抓外阴导致皮肤破损。

2.心理护理

解除患者因疾病带来的烦恼,减轻其对确诊后的心理压力,增强治疗疾病的信心。告知患者夫妇滴虫性阴道炎的传播途径、临床表现、治疗方法和注意事项,减轻他们的焦虑心理,同时鼓励他们积极配合治疗。

3.病情观察

观察患者的外阴瘙痒症状、阴道分泌物的量及颜色等。

4.治疗护理

(1)治疗原则:杀灭阴道毛滴虫,保持阴道的自净作用,防止复发,夫妻双方要同时治疗,切断直接传染途径。

(2)治疗配合。①局部治疗:增强阴道酸性环境,用1%乳酸溶液、0.5%醋酸溶液或1∶5 000高锰酸钾溶液冲洗阴道后,每晚睡前用甲硝唑200 mg,置于阴道后穹隆,每天1次,10天为1个疗程。②全身治疗:甲硝唑(灭滴灵)每次200~400 mg,每天3次口服,10天为1个疗程。③指导患者正确用药,按疗程坚持用药,注意冲洗液的浓度、温度。④观察用药后反应:甲硝唑口服后偶见胃肠道反应,如食欲缺乏、恶心、呕吐及白细胞减少、皮疹等,一旦发现,应报告医师并停药。妊娠期、哺乳期妇女应慎用,因为药能通过胎盘进入胎儿体内,并可由乳汁排泄。

(六)健康指导

(1)做好卫生宣教,积极开展普查普治,消灭传染源,严格禁止滴虫阴道炎或带虫者进入游泳池。医疗单位做好消毒隔离,防止交叉感染。治疗期间勤换内裤,内裤、坐浴及洗涤用物应煮沸消毒5~10分钟以消灭病原体,禁止性生活,避免交叉或重复感染的机会。哺乳期妇女在用药期间或用药后24小时内不宜哺乳。经期暂停坐浴、阴道冲洗及阴道用药。

(2)夫妻应双双检查,男方若查出毛滴虫,夫妻应同治,有助于提高疗效,治疗期间应禁止性生活。

(3)治愈标准：治疗后应在每次月经干净后复查1次，连续3次均为阴性，方为治愈。

(七)护理评价

(1)患者自诉外阴不适症状减轻，舒适感增加，悬滴法试验连续3个周期复查为阴性。

(2)患者正确复述预防及治疗此疾病的相关知识。

四、外阴阴道假丝酵母菌病

外阴阴道假丝酵母菌病(vulvovaginal candidiasis，VVC)也称外阴阴道念珠菌病，是一种常见的外阴、阴道炎，80%～90%的病原体为白假丝酵母菌，其发病率仅次于滴虫阴道炎。白假丝酵母菌是真菌，不耐热，加热至60 ℃，持续1小时，即可死亡；但对干燥、日光、紫外线及化学制剂的抵抗力较强。

(一)护理评估

1.健康史

(1)病因评估：念珠菌为条件致病菌，可存在口腔、肠道和阴道而不引起症状。当阴道内糖原增多、酸度增加、局部细胞免疫力下降时，念珠菌可繁殖并引起炎症，故外阴阴道假丝酵母菌病多见于孕妇、糖尿病患者及接受大量雌激素治疗者。此外，长期应用抗生素、服用皮质类固醇激或免疫缺陷综合征等，可以改变阴道内微生物之间的相互制约关系，易发此症；紧身化纤内裤、肥胖可使会阴局部的温度及湿度增加，也易使念珠菌得以繁殖而引起感染。

(2)传播途径评估：①内源性感染为主要感染，假丝酵母菌除寄生阴道外，还可寄生于人的口腔、肠道，这些部位的假丝酵母菌可互相传染。②通过性交直接传染。③通过接触感染的衣物等间接传染。

(3)病史评估：了解有无糖尿病及长期使用抗生素、雌激素、类固醇皮质激素病史，了解个人卫生习惯及有无不洁性生活史。

2.身心状况

(1)症状：外阴、阴道奇痒，坐卧不安，痛苦异常，可伴有尿痛、尿频、性交痛。阴道分泌物为干酪样或豆渣样。

(2)体征：妇科检查见小阴唇内侧、阴道黏膜红肿并附着白色块状薄膜，容易剥离，下面为糜烂及溃疡。

(3)心理-社会状况：患者常因外阴瘙痒痛苦不堪，由于影响休息与睡眠，产生忧虑与烦躁，评估患者心理障碍及影响疾病治疗的原因。

3.辅助检查

(1)悬滴法：在玻片上加1滴温生理盐水，自阴道后穹隆处取少许分泌物混于生理盐水中，用低倍镜检查，若找到白假丝酵母菌的芽孢和假菌丝即可确诊。

(2)培养法：适用于症状典型而悬滴法未见白假丝酵母菌者，可用培养基培养。

(二)护理诊断及合作性问题

1.焦虑

与易复发，影响休息与睡眠有关。

2.组织完整性受损

与分泌物增多、外阴瘙痒、搔抓有关。

（三）护理目标

(1)患者情绪稳定，积极配合治疗与护理。

(2)患者病情改善，舒适度提高。

(3)保持组织完整性，组织无破损。

（四）护理措施

1.一般护理

注意个人卫生，保持外阴部清洁、干燥，避免搔抓外阴以免皮肤破损。

2.心理护理

向患者讲解外阴阴道假丝酵母菌病的病因、治疗方法和注意事项等，消除患者的顾虑和焦虑心理，使其积极配合治疗。

3.病情观察

观察患者的外阴瘙痒症状、阴道分泌物的量及颜色等。

4.治疗护理

(1)治疗原则：消除诱因，改变阴道酸碱度，根据患者情况选择局部或全身应用抗真菌药杀灭致病菌。

(2)用药护理。①局部治疗：用2%～4%碳酸氢钠溶液冲洗阴道或坐浴，再选用制霉菌素栓剂、克霉唑栓剂、咪康唑栓剂等置于阴道内，一般7～10天为1个疗程。②全身用药：若局部用药效果较差或病情顽固者，可选用伊曲康唑、氟康唑、酮康唑等口服。③用药注意：孕妇要积极治疗，否则阴道分娩时新生儿易感染发生鹅口疮。妊娠期坚持局部治疗，禁用口服唑类药物。勤换内裤，内裤、坐浴及洗涤用物应煮沸消毒5～10分钟以消灭病原体，避免交叉和重复感染的机会。④用药护理：嘱阴道灌洗或坐浴应注意药液浓度和治疗时间，灌洗药物要充分溶化，温度一般为40 ℃，切忌过烫，以免烫伤皮肤。

（五）健康指导

(1)做好卫生宣教，养成良好的卫生习惯，每天洗外阴、换内裤。切忌搔抓。

(2)约15%男性与女性患者接触后患有龟头炎，对有症状男性也应进行检查与治疗。

(3)鼓励患者坚持用药，不随意中断疗程。

(4)嘱积极治疗糖尿病等疾病，正确使用抗生素、雌激素，以免诱发外阴阴道假丝酵母菌病。

（六）护理评价

(1)患者分泌物减少，性状转为正常，舒适感增加。

(2)患者正确复述预防及治疗此疾病的相关知识，做到积极配合并坚持治疗。

五、萎缩性阴道炎

萎缩性阴道炎属非特异性阴道炎，常见于绝经后及卵巢切除后或盆腔放射治疗者。绝经后的萎缩性阴道炎又称老年性阴道炎。

（一）护理评估

1.健康史

(1)病因评估：①妇女绝经后；②手术切除卵巢；③产后闭经；④药物假绝经治疗；⑤盆腔放射治疗后等。由于雌激素水平降低，阴道上皮萎缩变薄，上皮细胞内糖原减少，阴道内pH增高，阴道自净作用减弱，局部抵抗力降低，致病菌入侵后易繁殖引起炎症。

(2)病史评估:了解有无糖尿病及长期使用抗生素、雌激素、类固醇皮质激素病史;了解个人卫生习惯及有无不洁性生活史;了解有无进行盆腔放疗等。

2.身心状况

(1)症状:白带增多,多为黄水状,严重感染时可呈脓性,有臭味。黏膜有浅表溃疡时,分泌物可为血性,有的患者可有点滴出血,可伴有外阴瘙痒、灼热、尿频、尿痛、尿失禁等症状。

(2)体征:妇科检查可见阴道皱襞消失,上皮菲薄,黏膜出血,表面可有小出血点或片状出血点;严重时可形成浅表溃疡,阴道弹性消失、狭窄,慢性炎症、溃疡还可引起阴道粘连,导致阴道闭锁。

(3)心理-社会状况:老年人常因思想比较保守,不愿就医而出现无助感。其他患者常因知识缺乏而病急乱投医,因此,应注意评估影响患者不愿就医的因素及家庭支持系统。

3.辅助检查

取分泌物检查,悬滴法排除滴虫性阴道炎和外阴阴道假丝酵母菌病;有血性分泌物时,常需做宫颈刮片或分段诊刮排除宫颈癌和子宫内膜癌。

(二)护理诊断及合作性问题

(1)舒适改变:与外阴瘙痒、疼痛、分泌物增多有关。

(2)知识缺乏:与缺乏绝经后妇女预防保健知识有关。

(3)有感染的危险:与局部分泌物增多、破溃有关。

(三)护理目标

(1)患者分泌物减少,性状转为正常,舒适感增加。

(2)患者正确复述预防及治疗此疾病的相关知识,做到积极配合并坚持治疗。

(3)患者无感染发生或感染被及时发现和控制,体温、血象正常。

(四)护理措施

1.一般护理

嘱患者保持外阴清洁,勤换内裤。穿棉织内裤,减少刺激等。

2.心理护理

使患者了解老年性阴道炎的病因和治疗方法,减轻其焦虑;对卵巢切除、放疗者给予心理安慰与相关医学知识解释,增强其治疗疾病的信心;解释雌激素替代疗法可缓解症状,帮助其建立治愈疾病的信心。

3.病情观察

观察白带性状、量、气味,有无外阴瘙痒、灼热及膀胱刺激症状等。

4.治疗护理

(1)治疗原则:增强阴道黏膜的抵抗力,抑制细菌生长繁殖。

(2)治疗配合。①增加阴道酸度:用0.5%醋酸或1%乳酸溶液冲洗阴道,每天1次。阴道冲洗后,将甲硝唑200 mg或氧氟沙星200 mg,放入阴道深部,每天1次,7~10天为1个疗程。②增加阴道抵抗力:针对病因给予雌激素制剂,可局部用药,也可全身用药。将己烯雌酚0.125~0.25 mg,每晚放入阴道深部,7天为1个疗程。③全身用药:可口服尼尔雌醇,首次4 mg,以后每2~4周1次,每晚2 mg,维持2~3个月。

(五)健康指导

(1)对围绝经期、老年妇女进行健康教育,使其掌握预防老年性阴道炎的措施及技巧。

(2)指导患者及其家属阴道灌洗、上药的方法和注意事项。用药前洗净双手及会阴,减少感染的机会。自己用药有困难者,指导其家属协助用药或由医务人员帮助使用。

(3)告知使用雌激素治疗可出现的症状,嘱乳腺癌或子宫内膜癌患者慎用雌激素制剂。

(六)护理评价

(1)患者分泌物减少,性状转为正常,舒适感增加。

(2)患者正确复述预防及治疗此疾病的相关知识,做到积极配合并坚持治疗。

(刘晓玉)

第二节 盆腔炎性疾病

盆腔炎性疾病(PID)是指女性上生殖道的一组炎性疾病,主要包括子宫内膜炎、输卵管炎、输卵管卵巢脓肿、盆腔腹膜炎。最常见的是输卵管炎及输卵管卵巢脓肿。

女性生殖系统具有比较完善的自然防御功能,当自然防御功能遭到破坏,或机体免疫力降低、内分泌发生变化或外源性病原体入侵而导致子宫内膜、输卵管、卵巢、盆腔腹膜、盆腔结缔组织发生炎症。感染严重时,可累及周围器官和组织,当病原体毒性强、数量多、患者抵抗力低时,常发生败血症及脓毒血症,若未得到及时治疗可能发生盆腔炎性疾病后遗症。

一、护理评估

(一)健康史

(1)了解既往疾病史、用药史、月经史及药物过敏史。

(2)了解流产、分娩的时间、经过及处理。

(3)了解本次患病的起病时间、症状、疼痛性质、部位、有无全身症状。

(二)生理状况

1.症状

(1)轻者无症状或症状轻微不易被发现,常表现为持续性下腹痛,活动或性交后加重;发热、阴道分泌物增多等。

(2)重者可表现为寒战、高热、头痛、食欲减退;月经期发病者可表现为经量增多、经期延长;腹膜炎者出现消化道症状,如恶心、呕吐、腹胀等;若脓肿形成,可有下腹包块及局部刺激症状。

2.体征

(1)急性面容、体温升高、心率加快。

(2)下腹部压痛、反跳痛及肌紧张。

(3)检查见阴道充血;大量脓性臭味分泌物从宫颈口外流;穹隆有明显触痛;宫颈充血、水肿、举痛明显;子宫体增大有压痛且活动受限;一侧或双侧附件增厚,有包块,压痛。

3.辅助检查

(1)实验室检查:宫颈黏液脓性分泌物,或阴道分泌物0.9%氯化钠溶液湿片中见到大量白细胞;红细胞沉降率升高;血C反应蛋白升高;宫颈分泌物培养或革兰染色涂片淋病奈瑟菌阳性或沙眼衣原体阳性。

(2)阴道超声检查:显示输卵管增粗,输卵管积液,伴或不伴有盆腔积液、输卵管卵巢肿块。

(3)腹腔镜检查:输卵管表面明显充血;输卵管壁水肿;输卵管伞端或浆膜面有脓性渗透物。

(4)子宫内膜活组织检查证实子宫内膜炎。

(三)高危因素

1.年龄

盆腔炎性疾病高发年龄为15～25岁。

2.性活动及性卫生

初次性交年龄小、有多个性伴侣、性交过频,以及性伴侣有性传播疾病;有使用不洁的月经垫、经期性交等。

3.下生殖道感染

性传播疾病,如淋病奈瑟菌性宫颈炎、衣原体性宫颈炎及细菌性阴道病。

4.子宫腔内手术操作后感染

刮宫术、输卵管通液术、子宫输卵管造影术、宫腔镜检查、人工流产、放置宫内节育器等手术时,消毒不严格或术前适应证选择不当,导致感染。

5.邻近器官炎症直接蔓延

如阑尾炎、腹膜炎等蔓延至盆腔。

6.复发

盆腔炎性疾病再次发作。

(四)心理-社会因素

1.对健康问题的感受

是否存在因无明显症状或症状轻,而不重视致延误治疗。

2.对疾病的反应

是否由于慢性疾病过程长,患者思想压力大而产生焦虑、烦躁情绪;若病情严重,则担心预后,患者往往有恐惧、无助感。

3.家庭、社会及经济状况

是否存在因炎症反复发作,严重影响妇女生殖健康甚至导致不孕,且增加家庭与社会经济负担。

二、护理诊断

(一)疼痛

其与感染症状有关。

(二)体温过高

其与盆腔急性炎症有关。

(三)睡眠型态紊乱

其与疼痛或心理障碍有关。

(四)焦虑

其与病程长治疗效果不明显或不孕有关。

(五)知识缺乏

其与缺乏经期卫生知识有关。

三、护理措施

(一)症状护理

1.密切观察

分泌物增多,观察阴道分泌物颜色、性状、气味及量,选择合适的药液进行阴道冲洗。在不清楚阴道炎的种类时,不可滥用冲洗液,指导患者勤换会阴垫及内裤,保持外阴清洁干燥。

2.支持疗法

卧床休息,取半卧位,有利于脓液积聚于直肠子宫陷凹,使炎症局限;给高热量、高蛋白、高维生素饮食或半流质饮食,及时补充丢失的液体;对出现高热的患者,采取物理降温,出汗时及时更衣,保持身体清洁舒服;若患者腹胀严重,应行胃肠减压。

3.症状观察

密切监测生命体征,测体温、脉搏、呼吸、血压,每 4 小时 1 次;物理降温后 30 分钟测体温,以观察降温效果。若患者突然出现腹痛加剧,寒战、高热、恶心、呕吐、腹胀,应立即报告医师,同时做好剖腹探查的准备。

(二)用药护理

1.门诊治疗

指导患者遵医嘱用药,了解用药方案并告知注意事项。常用方案:头孢西丁钠 2 g,单次肌内注射,同时口服丙磺舒 1 g,然后改为多西环素 100 mg,每天 2 次,连服 14 天,可同时加服甲硝唑 400 mg,每天 2～3 次,连服 14 天;或选用其他第三代头孢菌素与多西环素、甲硝唑合用。

2.住院治疗

严格遵医嘱用药,了解用药方案并密切观察用药反应。

(1)头孢霉素类或头孢菌素类药物:头孢西丁钠 2 g,静脉滴注,每 6 小时 1 次。头孢替坦二钠2 g,静脉滴注,每 12 小时 1 次。加多西环素 100 mg,每 12 小时 1 次,静脉输注或口服。对不能耐受多西环素者,可用阿奇霉素替代,每次 500 mg,每天 1 次,连用 3 天。对输卵管卵巢脓肿患者,可加用克林霉素或甲硝唑。

(2)克林霉素与氨基糖苷类药物联合方案:克林霉素 900 mg,每 8 小时 1 次,静脉滴注;庆大霉素先给予负荷量(2 mg/kg),然后予维持量(1.5 mg/kg),每 8 小时 1 次,静脉滴注;临床症状、体征改善后继续静脉应用 24～48 小时,克林霉素改口服,每次 450 mg,1 天4 次,连用 14 天;或多西环素 100 mg,每 12 小时1 次,连续用药 14 天。

3.观察药物疗效

若用药后 48～72 小时,体温持续不降,患者症状加重,应及时报告医师处理。

4.中药治疗

主要为活血化瘀、清热解毒药物。可遵医嘱指导服中药或用中药外敷腹部,若需进行中药保留灌肠,按保留灌肠操作规程完成。

(三)手术护理

1.药物治疗无效

经药物治疗 48～72 小时,体温持续不降,患者中毒症状加重或包块增大者。

2.脓肿持续存在

经药物治疗病情好转,继续控制炎症数天(2～3 周),包块仍未消失但已局限化。

3.脓肿破裂

突然腹痛加剧,寒战、高热、恶心、呕吐、腹胀,检查腹部拒按或有中毒性休克表现。

(四)心理护理

(1)关心患者,倾听患者诉说,鼓励患者表达内心感受,通过与患者进行交流,建立良好的护患关系,尽可能满足患者的合理需求。

(2)加强疾病知识宣传,解除患者思想顾虑,增加其对治疗的信心。

(3)与家属沟通,指导家属关心患者,与患者及家属共同探讨适合个人的治疗方案,取得家人的理解和帮助,减轻患者心理压力。

四、健康指导

(一)讲解疾病知识

向患者讲解盆腔炎性疾病的疾病知识,告知及时就诊和规范治疗的重要性。

(二)个人卫生指导

保持会阴清洁做好经期、孕期及产褥期的卫生宣传。

(三)性生活指导及性伴侣治疗

注意性生活卫生,月经期禁止性交。

(四)饮食生活指导

给高热量、高蛋白、高维生素饮食,增加营养,积极锻炼身体,注意劳逸结合,不断提高机体抵抗力。

(五)随访指导

对于抗生素治疗的患者,应在 72 小时内随诊,明确有无体温下降、反跳痛减轻等临床症状改善。若无改善,需做进一步检查。对沙眼衣原体及淋病奈瑟菌感染者,可在治疗后 4～6 周复查病原体。

五、注意事项

(一)倾听患者主诉

应仔细倾听患者主诉,全面了解患者疾病史,认真阅读治疗方案,制订相应的护理计划,配合完成相应治疗和处理。

(二)预防宣传

(1)注意性生活卫生,减少性传播疾病。

(2)及时治疗下生殖道感染。

(3)进行公共卫生教育,提高公民对生殖道感染的认识,明白预防感染的重要性。

(4)严格掌握妇科手术指征,做好术前准备,严格无菌操作,预防感染。

(5)及时治疗盆腔炎性疾病,防止后遗症发生。

(刘晓玉)

第三节 子宫颈炎

子宫颈炎是指子宫颈发生的急性/慢性炎症。子宫颈炎是妇科常见疾病之一，包括宫颈阴道部炎症及宫颈管黏膜炎症。临床上分为急性子宫颈炎和慢性子宫颈炎。临床多见的子宫颈炎是急性子宫颈管黏膜炎，若急性子宫颈炎未经及时诊治或病原体持续存在，可导致慢性子宫颈炎症。

由于宫颈管黏膜上皮为单层柱状上皮，抗感染能力较差，当遇到多种病原体侵袭、物理化学因素刺激、机械性子宫颈损伤、子宫颈异物等，引起子宫颈局部充血、水肿，上皮变性、坏死，黏膜、黏膜下组织、腺体周围大量中性粒细胞浸润，或子宫颈间质内有大量淋巴细胞、浆细胞等慢性炎细胞浸润，可伴有子宫颈腺上皮及间质增生和鳞状上皮化生。因子宫颈阴道部鳞状上皮与阴道鳞状上皮相延续，亦可由阴道炎症引起宫颈阴道部炎症。

病原体种类：①性传播疾病的病原体主要是淋病奈瑟菌及沙眼衣原体。②内源性病原体与细菌性阴道病病原体、生殖道支原体感染有关。

一、护理评估

（一）健康史

1.一般资料

年龄、月经史、婚育史，是否处在妊娠期。

2.既往疾病史

详细了解有无阴道炎、性传播疾病及子宫颈炎症的病史，包括发病时间、病程经过、治疗方法及效果。

3.既往手术史

详细询问分娩手术史，了解阴道分娩时有无宫颈裂伤；是否做过妇科阴道手术操作及有无宫颈损伤、感染史。

4.个人生活史

了解个人卫生习惯，分析可能的感染途径。

（二）生理状况

1.症状

(1)急性子宫颈炎：阴道分泌物增多，呈黏液脓性，阴道分泌物的刺激可引起外阴瘙痒及灼热感；可出现月经间期出血、性交后出血等症状；常伴有尿道症状，如尿急、尿频、尿痛。

(2)慢性子宫颈炎：患者多无症状，少数患者可有阴道分泌物增多，呈淡黄色或脓性，偶有接触性出血、月经间期出血，偶有分泌物刺激引起外阴瘙痒或不适。

2.体征

(1)急性子宫颈炎：检查见脓性或黏液性分泌物从子宫颈管流出；用棉拭子擦拭子宫颈管时，容易诱发子宫颈管内出血。

(2)慢性子宫颈炎：检查可见宫颈呈糜烂样改变，或有黄色分泌物覆盖子宫颈口或从宫颈管流出，也可见子宫颈息肉或子宫颈肥大。

3.辅助检查

(1)实验室检查：分泌物涂片做革兰染色，中性粒细胞＞30/高倍视野；阴道分泌物湿片检查白细胞＞10/高倍视野；做淋菌奈瑟菌及沙眼衣原体检测，以明确病原体。

(2)宫腔镜检查：镜下可见血管充血，宫颈黏膜及黏膜下组织、腺体周围大量中性粒细胞浸润，腺腔内可见脓性分泌物。

(3)宫颈细胞学检查：宫颈刮片、宫颈管吸片，与宫颈上皮瘤样病变或早期宫颈癌相鉴别。

(4)阴道镜及活组织检查：必要时进行，以明确诊断。

(三)高危因素

(1)性传播疾病，年龄低于25岁，多位性伴侣或新性伴侣且为无保护性交。

(2)细菌性阴道病。

(3)分娩、流产或手术致子宫颈损伤。

(4)卫生不良或雌激素缺乏，局部抗感染能力差。

(四)心理-社会因素

1.对健康问题的感受

是否存在因无明显症状，而不重视或延误治疗。

2.对疾病的反应

是否因病变在宫颈，又涉及生殖器官与性，而不愿及时就诊；或因阴道分泌物增多引起不适；或治疗效果不明显而烦躁不安；或遇有白带带血或接触性出血时，担心疾病的严重程度，疑有癌变而恐惧、焦虑。

3.家庭、社会及经济状况

家人对患者是否关心；家庭经济状况及是否有医疗保险。

二、护理诊断

(一)皮肤完整性受损

其与宫颈上皮糜烂及炎性刺激有关。

(二)舒适的改变

其与白带增多有关。

(三)焦虑

其与害怕宫颈癌有关。

三、护理措施

(一)症状护理

1.阴道分泌物增多

观察阴道分泌物颜色、性状、气味及量，选择合适的药液进行阴道冲洗。在不清楚种类时，不可滥用冲洗液，指导患者勤换会阴垫及内裤，保持外阴清洁干燥。

2.外阴瘙痒与灼痛

嘱患者尽量避免搔抓，防止外阴部皮肤破损，减少活动，避免摩擦外阴。

(二)用药护理

药物治疗主要用于急性子宫颈炎。

1.遵医嘱用药

(1)经验性抗生素治疗:在未获得病原体检测结果前,采用针对衣原体的经验性抗生素治疗,阿奇霉素 1 g,单次顿服,或多西环素 100 mg,每天 2 次,连服 7 天。

(2)针对病原体的抗生素治疗:临床上除选用抗淋病奈瑟菌的药物外,同时应用抗衣原体感染的药物。对于单纯急性淋病奈瑟菌性子宫颈炎,常用药物有头孢菌素,如头孢曲松钠 250 mg,单次肌内注射,或头孢克肟 400 mg,单次口服等;对沙眼衣原体所致子宫颈炎,治疗药物有四环素类,如多西环素 100 mg,每天 2 次,连服 7 天。

2.用药观察

注意观察药物的不良反应,若出现不良反应,立即停药并通知医师。

3.用药注意事项

注意药物的半衰期及有效作用时间;注意药物的配伍禁忌;抗生素应现配现用。

4.用药指导

若病原体为沙眼衣原体及淋病奈瑟菌,应对性伴侣进行相应的检查和治疗。

(三)物理治疗及手术治疗的护理

1.宫颈糜烂样改变

若为无症状的生理性柱状上皮异位,无需处理;对伴有分泌物增多、乳头状增生或接触性出血,可给予局部物理治疗,包括激光、冷冻、微波等,也可以给予中药作为物理治疗前后的辅助治疗。

2.慢性子宫颈黏膜炎

针对病因给予治疗,若病原体不清可试用物理治疗,方法同上。

3.子宫颈息肉

配合医师行息肉摘除术。

4.子宫颈肥大

一般无需治疗。

(四)心理护理

(1)加强疾病知识宣传,引导患者正确认识疾病,及时就诊,接受规范治疗。

(2)向患者解释疾病与健康的问题,鼓励患者表达自己的想法。对病程长、迁延不愈的患者,给予关心和耐心解说,告知疾病的过程及防治措施;对病理检查发现宫颈上皮有异常增生的病例,告知通过密切监测,坚持治疗,可阻断癌变途径,以缓解焦虑心理,增加治疗的信心。

(3)与家属沟通,让其多关心患者,支持患者,坚持治疗,促进康复。

四、健康指导

(一)讲解疾病知识

向患者讲解子宫颈炎的疾病知识,告知及时就诊和规范治疗的重要性。

(二)个人卫生指导

嘱患者保持外阴清洁,每天清洗外阴 2 次,养成良好的卫生习惯,尤其是经期、孕产期及产褥期卫生，避免感染发生。

（三）随访指导

告知患者，物理治疗后有分泌物增多，甚至有多量水样排液，在术后1～2周脱痂时可有少量出血，是创面愈合的过程，不必应诊；如出血量多于月经量则需到医院就诊处理；在物理治疗后2个月内禁止性生活、盆浴和阴道冲洗；治疗后经过2个月经周期，于月经干净后3～7天来院复查，评价治疗效果，效果欠佳者可进行第二次治疗。

（四）体检指导

坚持每1～2年做1次体检，及早发现异常，及早治疗。

五、注意事项

（1）治疗前，应常规做宫颈刮片行细胞学检查。

（2）在急性生殖器炎症期不做物理治疗。

（3）治疗时间应选在月经干净后3～7天内进行。

（4）物理治疗后可出现阴道分泌物增多，甚至有大量水样排液，在术后1～2周脱痂时可有少许出血。

（5）应告知患者，创面完全愈合时间为4～8周，期间禁盆浴、性交和阴道冲洗。

（6）物理治疗有引起术后出血、宫颈管狭窄、感染的可能，应定期复查，观察创面愈合情况直到痊愈，同时检查有无宫颈管狭窄。

（刘晓玉）

第四节 痛 经

痛经是指在行经前、后或月经期出现下腹疼痛、坠胀伴腰酸及其他不适，严重影响生活和工作质量者。痛经分为原发性痛经与继发性痛经两类。前者指生殖器官无器质性病变的痛经，称功能性痛经；后者指盆腔器质性病变引起的痛经，如子宫内膜异位症等。本节仅叙述原发性痛经。

一、护理评估

（一）健康史

原发性痛经常见于青少年，多发生在有排卵的月经周期，精神紧张、恐惧、寒冷刺激及经期剧烈运动可加重疼痛。评估时需了解患者的年龄和月经史、疼痛特点及与月经的关系、伴随症状和缓解疼痛的方法等。

（二）身体状况

1.痛经

痛经是主要症状，多自月经来潮后开始，最早出现在月经来潮前12小时，月经第1天疼痛最剧烈，持续2～3天后逐渐缓解。疼痛呈痉挛性，多位于下腹正中，常放射至腰骶部、外阴与肛门，少数人的疼痛可放射至大脚内侧。可伴面色苍白、出冷汗、恶心、呕吐、腹泻、头晕、乏力等。痛经多于月经初潮后1～2年发病。

2.妇科检查

生殖器官无器质性病变。

(三)心理-社会状况

患者缺乏痛经的相关知识,担心痛经可能影响健康及婚后的生育能力,表现为情绪低落、烦躁、焦虑;伴随着月经的疼痛,常常使患者抱怨自己是女性。

(四)辅助检查

B超检查生殖器官有无器质性病变。

(五)处理要点

以解痉、镇痛等对症治疗为主,并注意对患者的心理治疗。

二、护理问题

(一)急性疼痛

与经期宫缩有关

(二)焦虑

与反复疼痛及缺乏相关知识有关。

三、护理措施

(一)一般护理

(1)下腹部局部可用热水袋热敷。

(2)鼓励患者多饮热茶、热汤。

(3)注意休息,避免紧张。

(二)病情观察

(1)观察疼痛的发生时间、性质、程度。

(2)观察疼痛时的伴随症状,如恶心、呕吐、腹泻。

(3)了解引起疼痛的精神因素。

(三)用药护理

遵医嘱给予解痉、镇痛药,常用药物有前列腺素合成酶抑制剂如吲哚美辛(消炎痛)、布洛芬等,亦可选用避孕药或中药治疗。

(四)心理护理

讲解有关痛经的知识及缓解疼痛的方法,使患者了解经期下腹坠胀、腰酸、头痛等轻度不适是生理反应。原发性痛经不影响生育,生育后痛经可缓解或消失,从而消除患者紧张、焦虑的情绪。

(五)健康指导

进行经期保健的教育,包括注意经期清洁卫生,保持精神愉快,加强经期保护,避免剧烈运动及过度劳累,防寒保暖等。疼痛难忍时一般选择非麻醉性镇痛药治疗。

(王会芬)

第五节 闭　　经

闭经是妇科常见症状，分为原发性闭经和继发性闭经两类。原发性闭经指年龄超过16岁，第二性征已发育，或年龄超过14岁，第二性征尚未发育，且无月经来潮者；继发性闭经指正常月经建立后，因病理性原因月经停止6个月，或按自身原来月经周期计算停经3个周期以上者。青春期以前、妊娠期、哺乳期及绝经后的无月经均属生理现象。

一、护理评估

（一）健康史

原发性闭经较少见，常由于遗传性因素或先天性发育缺陷所致，评估时应注意患者生殖器官和第二性征发育情况及家族史。继发性闭经发病率高，病因复杂，评估时应详细询问患者月经史，已婚者应注意有无产后大出血、不孕及流产史。根据控制正常月经周期的4个环节，按病变部位将闭经分为下丘脑性闭经、垂体性闭经、卵巢性闭经及子宫性闭经。

1.下丘脑性闭经

最常见，以功能性原因为主。

(1)精神因素：精神创伤、紧张忧虑、环境改变、过度劳累、盼子心切或畏惧妊娠等可使内分泌调节功能紊乱而发生闭经。闭经多为一时性，可自行恢复。

(2)剧烈运动、体重下降和神经性厌食：均可诱发闭经。因初潮发生和月经维持有赖于一定比例(17%～20%)的机体脂肪，中枢神经对体重下降极为敏感。

(3)药物：一般在停药后3～6个月月经恢复。

2.垂体性闭经

垂体器质性病变或功能失调可影响卵巢功能而引起闭经。

(1)垂体梗死：常见于产后出血使垂体缺血坏死，出现闭经、性欲减退、毛发脱落、第二性征衰退等希恩综合征。

(2)垂体肿瘤：可引起闭经溢乳综合征。

3.卵巢性闭经

因性激素水平低落，子宫内膜不发生周期性变化而导致闭经。

(1)卵巢功能早衰：40岁前绝经者称卵巢功能早衰，常伴有围绝经期综合征的表现。

(2)卵巢功能性肿瘤、卵巢切除或组织破坏。

(3)多囊卵巢综合征：表现为闭经、不孕、多毛、肥胖、双侧卵巢增大。

4.子宫性闭经

月经调节功能及第二性征发育正常，但子宫内膜受到破坏或对卵巢激素不能产生正常的反应而引起闭经。

(1)先天性子宫发育不良或子宫切除术后者。

(2)子宫内膜损伤：子宫腔放射治疗后、结核性子宫内膜炎、子宫腔粘连综合征，后者因人工流产刮宫过度，使子宫内膜损伤粘连而无月经产生。

5.其他内分泌功能异常

甲状腺功能减退或亢进、肾上腺皮质功能亢进、糖尿病等可引起闭经。

(二)身体状况

了解患者的闭经类型、时间及伴随症状。注意观察患者精神状态、智力发育、营养与健康状况;检查全身发育状况,测量身高、体重、四肢与躯干比例;第二性征如音调、毛发分布、乳房发育状况,挤压乳腺有无乳汁分泌;妇科检查生殖器官有无发育异常和肿瘤等。

(三)心理-社会状况

患者担心闭经对自己的健康、性生活及生育能力有影响,病程过长及治疗效果不佳会加重患者及其家属的心理压力,产生情绪低落、焦虑,反过来又加重闭经。

(四)辅助检查

1.子宫功能检查

(1)诊断性刮宫:适用于已婚妇女,必要时可在宫腔镜直视下检查。

(2)子宫输卵管碘油造影:了解子宫腔及输卵管情况。

(3)药物撤退试验:①孕激素试验可评估内源性雌激素水平;②雌、孕激素序贯疗法。

2.卵巢功能检查

通过B超检查、基础体温测定、宫颈黏液结晶检查、阴道脱落细胞检查、血清激素测定、诊断性刮宫,了解排卵情况及体内性激素水平。

3.垂体功能检查

如垂体兴奋试验等。

4.其他检查

B超检查、染色体检查及内分泌检查等。

(五)处理要点

(1)全身治疗积极治疗全身性疾病,增强体质,加强营养,保持正常体重。

(2)心理治疗精神因素所致闭经,应行心理疏导。

(3)病因治疗子宫腔粘连、先天畸形、卵巢及垂体肿瘤等采取相应手术治疗。

(4)性激素替代疗法:根据病变部位及病因,给予相应激素治疗,常用雌激素替代疗法,雌、孕激素序贯疗法和雌、孕激素合并疗法。

(5)诱发排卵常用氯米芬、HCG。

二、护理问题

(一)焦虑

与担心闭经对健康、性生活及生育的影响有关。

(二)功能障碍性悲哀

与长期闭经及治疗效果不佳,担心丧失女性形象有关。

三、护理措施

(一)一般护理

1.鼓励患者增加营养

营养不良引起的闭经者,应供给足够的营养。

2.保证睡眠

工作紧张引起的闭经者,鼓励患者加强锻炼,增强体质,注意劳逸结合。如为肥胖引起的闭经,指导患者进低热量饮食,但需要富有维生素和矿物质,嘱咐患者适当增加运动量。

(二)病情观察

(1)观察患者情绪变化,有无引起闭经的精神因素,如工作、家庭、生活等情况。

(2)对有人工流产、剖宫产史的闭经患者,应监测阴道流血情况及月经变化。

(3)注意患者体重增加或减少的数据和时间,与闭经前、后的关系。

(4)观察患者甲状腺有无肿大、有无糖尿病症状。

(三)用药护理

指导患者合理使用性激素,说明性激素的作用、不良反应、用药方法及注意事项。

(四)心理护理

讲解月经的生理知识,使患者了解闭经与女性特征、生育及健康的关系,减轻心理压力,避免闭经加重。对原发性闭经者,特别是生殖器官畸形者进行心理疏导,保持心情舒畅,正确对待疾病,提高对自我形象的认识。

(五)健康指导

(1)告知患者要耐心坚持规范治疗,在医师的指导下接受全身系统检查。

(2)短期治疗效果可能不明显,要有心理准备,不要放弃治疗,树立战胜疾病的信心。

(赵瑞婷)

第六节　流　　产

流产是指妊娠在28周前终止。分自然流产和人工流产,前者是胚胎或胎儿因某种原因不能健康发育,自然脱离母体而排出体外;后者是因某种原因应用人工方法终止妊娠,本节仅叙述自然流产。自然流产分为早期及晚期,妊娠12周以前为早期流产,12～28周为晚期流产,自然流产的发生率为10%～18%。是由多种原因造成的,大致分为以下几种原因。①遗传因素:基因异常是自然流产最常见的原因,早期流产因染色体异常者占50%～60%。②免疫因素:妊娠后由于母儿双方免疫不适应,导致母体排斥胎儿而流产,近几年发现多种与流产有关的抗原、抗体。③母儿血型不合常是引起晚期流产的原因,如ABO、Rh血型不合。④外界因素:影响妊娠的外界因素很多,如孕妇接触有毒物质、放射线、创伤、机械性刺激等。⑤母体方面的因素多为全身性疾病,如急、慢性传染病,内分泌疾病,生殖器官疾病等。

一、护理评估

(一)病史

采集有无停经、早孕反应、阴道流血、阴道水样排液、组织物排出和腹痛史等,此为判断流产及识别流产类型的重要依据之一。

(二)身心状况

1.主要评估患者的生命体征

其包括体温、脉搏、呼吸、血压。

2.阴道流血的量及性状

阴道流血是否有血块、组织、量、味道、开始的时间及状况。

3.患者的一般情况

如面色、腹痛的程度、开始出现的时间及患者的心理状态。

(三)诊断检查

1.妇科检查

重点注意宫颈口有无扩张,有无组织物堵塞,子宫大小是否与停经月份相符,子宫质地、有无压痛,双侧附件有无压痛等。

2.实验室检查

(1)尿妊娠试验,血 HCG 测定,注意流产后血中 HCG 的消失约需 1 个月。

(2)抽血查血常规,以了解 RBC、WBC、血小板、HCT、Hb。

3.B 超

其用来确定诊断并指导正确处理。

二、护理诊断

(一)有组织灌注量改变的危险

其与流产出血有关。

(二)有感染的危险

其与反复出血、抵抗力下降、宫腔内组织物残留、宫口扩张长时间不闭合、刮宫无菌操作技术不严等有关。

(三)自理能力缺陷

其与先兆流产保胎需绝对卧床休息、静脉输液有关。

(四)焦虑

其与腹痛、流血、担心保胎能否有效或胎儿健康是否受影响有关。

(五)预感性悲伤

其与即将失去胎儿有关。

三、护理目标

(1)经过恰当的医护处理后,患者能维持正常的生命体征。

(2)不出现感染的征象。

(3)患者在卧床期间的生活需要得到满足。

(4)患者情绪稳定,能积极配合治疗和护理。

四、护理措施

(一)一般护理

由于流产的类型不同,所采用的护理措施也不同。但均应卧床休息,禁止性生活,以减少刺激、避免宫缩。给予高蛋白、富含维生素、矿物质的食物,以保证母儿的营养需要。

(二)病情观察

对先兆流产和习惯性流产,要严密观察阴道流血量及腹痛变化,经休息与治疗后阴道流血减少、腹痛消失,经辅助检查证实胎儿存活,说明保胎成功。反之,阴道流血增多、腹痛加重或有组织排出,提示已由先兆流产发展为难免流产。如果阴道流血量很多,应立即阴道检查,以明确诊断,如出现休克,应遵医嘱输血、输液进行抢救,并立即行清宫术、止血,同时要检查有无胎盘、胚胎组织排出。

对稽留流产、感染性流产要注意观察全身症状,如体温升高、脉搏加快、白细胞增高、子宫压痛、阴道分泌物增多且有臭味,应通知医师给予抗感染治疗,防止引起盆腔炎、腹膜炎、败血症等。

(三)对症护理

各种类型的流产孕妇往往情绪紧张,尤其对切盼妊娠和习惯性流产的孕妇,一旦发现有流产先兆,情绪非常紧张、烦躁,甚至伤心。对这类孕妇,护士应关心、同情、给予安慰,使孕妇了解情绪紧张是促使流产的重要因素,调整宽松心情,保持稳定情绪,安心休养,是保胎的重要条件,使其主动配合治疗。

(四)治疗护理

先兆流产除注意休息外,要按医嘱给予药物治疗,对黄体功能不足者可给黄体酮 20 mg 肌内注射,也可给绒毛膜促性腺激素(HCG)1 000 U 肌内注射,以促进黄体的分泌,以及口服维生素 E、叶酸等。对习惯性流产,应根据流产的原因进行治疗。宫颈功能不全者应在妊娠 12～20 周行子宫颈缝合术,术后要注意观察流产先兆,进行保胎治疗。若治疗失败,应及时拆除缝合线,以免造成宫颈裂伤;若手术成功,应提前入院,待分娩发动前拆除缝线。

流产感染,应先用抗生素治疗控制感染后再行清宫术;如阴道流血量多,则应与医师配合,在抗生素治疗的同时用卵圆钳将宫腔内容物夹出止血,但不宜用刮匙搔刮宫腔,以免感染扩散,待感染控制后再行清宫术。

五、评价

流产经治疗成功后要做好孕妇保健,注意适当的休息和营养,定期进行检查,在医师的指导下进行孕期自我监护,以期待胎儿正常发育。经治疗失败者,因失血、身体虚弱,除注意休息与营养外,要注意会阴部清洁,每天以消毒剂洗外阴,在子宫没有复旧前禁止性生活。

(刘晓玉)

第七节　妊娠剧吐

妊娠剧吐是指妊娠期恶心,频繁呕吐,不能进食,导致脱水,酸、碱平衡失调,以及水、电解质紊乱,甚至肝肾功能损害,严重可危及孕妇生命。其发生率为 0.3%～1%。

一、病因

尚未明确,可能与下列因素有关。

(一)绒毛膜促性腺激素(HCG)水平增高

因早孕反应的出现和消失的时间与孕妇血清 HCG 值上升、下降的时间一致;另外多胎妊娠、葡萄胎患者 HCG 值,显著增高,发生妊娠剧吐的比率也增高;而终止妊娠后,呕吐消失。但症状的轻重与血 HCG 水平并不一定呈正相关。

(二)精神及社会因素

恐惧妊娠、精神紧张、情绪不稳、经济条件差的孕妇易患妊娠剧吐。

(三)幽门螺杆菌感染

近年研究发现妊娠剧吐的患者与同孕周无症状孕妇相比,血清抗幽门螺杆菌的 IgG 浓度升高。

(四)其他因素

维生素缺乏,尤其是维生素 B_6 缺乏可导致妊娠剧吐;变态反应;研究发现几种组织胺受体亚型与呕吐有关,临床上抗组胺治疗呕吐有效。

二、病理生理

(1)频繁呕吐导致失水、血容量不足、血液浓缩、细胞外液减少,钾、钠等离子丢失使电解质平衡失调。

(2)不能进食,热量摄入不足,发生负氮平衡,使血浆尿素氮及尿酸升高;由于机体动用脂肪组织供给热量,脂肪氧化不全,导致丙酮、乙酰乙酸及 β-羟丁酸聚集,产生代谢性酸中毒。

(3)由于脱水、缺氧血转氨酶值升高,严重时血胆红素升高。机体血液浓缩及血管通透性增加,另外,钠盐丢失,不仅尿量减少,尿中可出现蛋白及管型。肾脏继发性损害,肾小管有退行性变,部分细胞坏死,肾小管的正常排泌功能减退,终致血浆中非蛋白氮、肌酐、尿酸的浓度迅速增加。肾功能受损和酸中毒使细胞内钾离子较多地移到细胞外,出现高钾血症,严重时心脏停搏。

(4)病程长达数周者,可致严重营养缺乏,由于维生素 C 缺乏,血管脆性增加,可致视网膜出血。

三、临床表现

(一)恶心、呕吐

多见于年轻初孕妇,一般停经 6 周左右出现恶心、呕吐,逐渐加重直至频繁呕吐不能进食。

(二)水电解质紊乱

严重呕吐、不能进食导致失水、电解质紊乱,使氢、钠、钾离子大量丢失,出现低钾血症。营养摄入不足可致负氮平衡,使血浆尿素氮及尿素增高。

(三)酸、碱平衡失调

机体动用脂肪组织供给能量,使脂肪代谢中间产物酮体增多,引起代谢性酸中毒。病情发展,可出现意识模糊。

(四)维生素缺乏

频繁呕吐、不能进食可引起维生素 B_1 缺乏,导致 Wernicke-Korsakoff 综合征。维生素 K 缺乏,可致凝血功能障碍,常伴血浆蛋白及纤维蛋白原减少,增加孕妇出血倾向。

四、辅助检查

(1)尿液检查:患者尿比重增加,尿酮体阳性,肾功能受损时,尿中可出现蛋白和管型。

(2)血液检查:血液浓缩,红细胞计数增多,血细胞比容上升,血红蛋白值增高;血酮体可为阳性,二氧化碳结合力降低;肝、肾功能受损害时胆红素、转氨酶、肌酐和尿素氮升高。

(3)眼底检查:严重者出现眼底出血。

五、诊断及鉴别诊断

根据病史、临床表现及妇科检查,诊断并不困难。可用 B 型超声检查排除滋养叶细胞疾病,此外尚需与可引起呕吐的疾病,如急性病毒性肝炎、胃肠炎、胰腺炎、胆管疾病、脑膜炎、脑血管意外及脑肿瘤等鉴别。

六、并发症

(一)Wernicke-Korsakoff 综合征

发病率为妊娠剧吐患者的 10%,是由于妊娠剧吐长期不能进食,导致维生素 B_1 缺乏引起的中枢系统疾病,Wernicke 脑病和 Korsakoff 综合征是一个病程中的先后阶段。

维生素 B_1 是糖代谢的重要辅酶,参与糖代谢的氧化脱羧代谢,维生素 B_1 缺乏时,体内丙酮酸及乳酸堆积,发生糖代谢的三羧酸循环障碍,使得主要靠糖代谢供给能量的神经组织、骨骼肌和心肌代谢出现严重障碍。病理变化主要发生在丘脑、下丘脑的脑室旁区域、中脑导水管的周围区灰质、乳头体、第四脑室底部,迷走神经运动背核,可出现不同程度的神经细胞和神经纤维轴索或髓鞘的丧失,伴有星形细胞和小胶质细胞的增生。毛细血管扩张,血管的外膜和内皮细胞明显增生,有散在小出血灶。

Wernicke 脑病表现为眼球震颤、眼肌麻痹等眼部症状,躯干性共济失调及精神障碍,可同时出现,但大多数患者精神症状迟发。Korsakoff 综合征表现为严重的近事记忆障碍,表情呆滞、缺乏主动性,产生虚构与错构。部分伴有周围神经病变。严重时发展为永久性的精神、神经功能障碍,出现神经错乱、昏迷甚至死亡。

(二)Mallory-Weis 综合征

胃-食管连接处的纵向黏膜撕裂出血,引起呕血和黑粪。严重时,可使食管穿孔,表现为胸痛、剧吐、呕血,需急症手术治疗。

七、护理措施

(一)病情观察

观察患者生命体征、全身营养状况及病情变化。严密观察病情变化,若发现孕妇呕吐物为胆汁,血性或咖啡色样,应通知医师。根据医嘱每天监测生命体征 2～3 次,每天观察孕妇的精神状态、皮肤弹性、巩膜颜色、尿量(每天尿量应在 1 000 mL 以上),准确记录液体出入量,发现异常及时通知医师。通过 B 超检查了解胎儿的发育情况。

(二)心理护理

反复发生孕吐的孕妇,会产生不同的压力及焦虑情绪,应关注其心理状态,关心、体贴孕妇,避免其情绪激动。使其了解妊娠呕吐是一种常见的生理现象,经过治疗和护理是可以缓解的,消除其不必要的思想顾虑,树立妊娠的信心,提高心理舒适度。

(三)生活护理

保持室内整洁、安静,避免异味、异物刺激,每天通风 2 次,每次 30 分钟。保证充足休息睡眠

(7～8 h/d),待病情稳定后鼓励孕妇下床活动,促进胃肠蠕动,增加食欲。注意口腔卫生,除早晚刷牙外要经常漱口。

(四)饮食护理

呕吐剧烈时遵医嘱先禁食2～3天,给予补液治疗,每天2 000～3 000 mL,待病情好转后少量进流食,给予清淡、易消化、适合口味、营养丰富的饮食,少量多餐。

(五)健康指导

(1)保持心情舒畅,有充分的休息和睡眠,进餐前有良好的口腔卫生。

(2)饮食宜清淡,易消化,少量多餐,禁食过甜、油炸及味道过浓食物。

(3)指导孕妇起床前,吃一些干食物(饼干),可吃一些咸的食物,或尝试一些冷饮如酸奶、清凉果汁等。

(4)指导孕妇掌握自测脉搏,如活动后脉搏>100次/分钟,应停止活动立即休息,活动后如有头晕,应立即蹲下或坐下以防摔伤。

八、预后

绝大多数妊娠剧吐患者预后良好,仅少数病例因病情严重而需终止妊娠。然而对胎儿方面,曾有报道妊娠剧吐发生酮症者,所生后代的智商较低。

(刘晓玉)

第八节 早 产

妊娠满28周至不满37足周(196～258天)间分娩者称早产。此时娩出的新生儿称早产儿,出生体重为1 000～2 499 g,各器官发育尚不够成熟。早产占分娩总数的5%～15%。常见的原因有母体、胎儿和胎盘3个方面的因素。孕妇合并子宫畸形、宫颈内口松弛、子宫肌瘤、急慢性疾病及妊娠并发症时,易诱发早产;前置胎盘、胎盘早剥、胎儿畸形、胎膜早破、羊水过多、多胎等,亦可致早产。

临床表现主要是子宫收缩,最初为不规律宫缩,并常伴有少许阴道流血或血性分泌物,以后可发展为规律宫缩,与足月临产相似。胎膜早破的发生较足月临产多。以往有流产、早产史或本次妊娠期有阴道流血史的孕妇,容易发生早产。诊断并不困难,若子宫收缩较规律,间隔5～6分钟,持续30秒钟以上,伴以进行性宫口扩张2 cm以上时,可诊断为早产临产。处理原则主要是通过休息和药物治疗控制宫缩,尽量维持妊娠至足月。如早产已不可避免时,则应尽可能地预防新生儿合并症,以提高早产儿的存活率。

一、护理评估

(一)病史

详细评估孕妇的健康史及孕产史,注意孕妇有无可致早产的病因存在,并详细询问、记录孕妇既往出现的症状及接受治疗的经过。

(二)身心状况

妊娠晚期出现子宫收缩,5～10 分钟 1 次,持续 30 秒以上并伴有阴道血性分泌物,宫颈管缩短及宫口进行性扩张,即可诊断为先兆早产。如宫口≥4 cm 或胎膜早破,则早产已不可避免。

有的孕妇因不了解先兆早产的临床表现及早产的危害性,即使出现先兆早产征象,也不能及时到医院接受检查和治疗,只是到了早产不可避免时,才匆匆来医院就诊。

由于事发突然,孕妇尚未做好迎接新生命到来的准备,且担心胎儿提早娩出能否存活,往往感到恐惧、焦虑或愧疚,怀疑是否因为自己的过失而造成早产。

(三)诊断检查

通过全身检查及产科检查,核实孕周,评估胎儿体重、胎方位等,监测宫缩的强度及频率,监测胎心音变化,观察产程进展,确定早产的进程。

二、护理诊断

(一)知识缺乏

其与不了解先兆早产的征象和早产对新生儿的危害性有关。

(二)焦虑

其与担心早产儿的预后有关。

(三)有新生儿受伤的危险

其与早产儿发育不成熟有关。

三、护理目标

(1)孕妇能陈述先兆早产的临床表现及早产对新生儿的危害性,出现早产征象能及时就诊。

(2)孕妇自诉焦虑、恐惧感减轻。

(3)早产儿不存在因护理不当而发生的并发症。

四、护理措施

(一)一般护理

取左侧卧位卧床休息,以减少自发性宫缩,提高子宫血流量,改善胎盘功能,增加胎儿营养。多食用粗纤维食物,防止便秘,以免腹压增加而导致早产。同时避免吃不洁或刺激性强的食物,以防发生腹泻,诱发早产。

(二)病情观察

孕妇良好的身心状况可减少早产的发生,突然的精神创伤亦可诱发早产。故应随时观察、了解孕妇的精神状态和心理障碍,以便及早对症护理。此外,应注意孕妇有无腹痛或腹痛加重、阴道流血增多或出现阴道流水等,如有异常应及时通知医师,并协助处理。

(三)对症护理

若胎膜早破早产已不可避免,应尽快采用合理的治疗方案,充分估计胎儿的成熟度,避免发生呼吸窘迫综合征,估计短时间内不能分娩者,可选用剖宫产结束分娩。经阴分娩者,应考虑使用产钳和会阴切开术助产,以缩短产程,减少分娩过程中对胎头的压迫,以防早产儿颅内出血。同时充分做好早产儿保暖和复苏的准备,临产后慎用镇静剂,避免发生新生儿呼吸抑制。产程中孕妇应吸氧,新生儿出生后立即结扎脐带,防止过多母血进入新生儿血液循环,造成循环负荷过重。

(四)治疗护理

先兆早产的治疗主要是抑制宫缩，故应熟悉药物的用法、作用及不良反应。常用的抑制宫缩药物有如下几类。

1.β 肾上腺素受体激动剂

其作用为激动子宫平滑肌中的 β_2 受体，抑制子宫平滑肌收缩，减少子宫的活动而延长妊娠期。但其不良反应较多，常使母儿双方的心率增快，孕妇血压下降、恶心、呕吐、血糖增高等，应予以注意。常用药物有利托君、沙丁胺醇等。

2.硫酸镁

其镁离子直接作用于子宫肌细胞，拮抗钙离子对子宫的活性，从而抑制子宫收缩。用药过程中应注意孕妇呼吸(不少于 16 次/分钟)、膝反射(存在)及尿量(不少于 25 mL/h)等。

3.其他

为避免早产儿发生呼吸窘迫综合征，在分娩前给予孕妇糖皮质激素如地塞米松等。可促进胎肺成熟。

五、评价

为减轻孕妇精神紧张，可安排时间与孕妇进行交谈、聊天，分散孕妇的注意力，也可指导孕妇采用放松疗法，如缓慢的深呼吸、全身肌肉放松，以增加睡意，保证充足的睡眠。加强营养，以增强体质。嘱孕妇避免诱发宫缩的活动，如保持平静的心情，勿抬举重物、性生活等。宫颈内口松弛者应于孕 14～16 周行子宫内口缝合术，防止早产的发生。

(刘晓玉)

第九节 过期妊娠

平时月经周期规则，妊娠达到或超过 42 周(＞294 天)尚未分娩者，称为过期妊娠。其发生率占妊娠总数的 3%～15%。过期妊娠使胎儿窘迫、胎粪吸入综合征、过熟综合征、新生儿窒息、围生儿死亡、巨大儿，以及难产等不良结局发生率增高，并随妊娠期延长而增加。

一、病因

过期妊娠可能与下列因素有关。

(一)雌、孕激素比例失调

内源性前列腺素和雌二醇分泌不足而黄体酮水平增高，导致孕激素优势，抑制前列腺素和缩宫素的作用，延迟分娩发动，导致过期妊娠。

(二)头盆不称

部分过期妊娠胎儿较大，导致头盆不称和胎位异常，使胎先露部不能紧贴子宫下段及宫颈内口，反射性子宫收缩减少，容易发生过期妊娠。

(三)胎儿畸形

如无脑儿,由于无下丘脑,垂体肾上腺轴发育不良或缺如,促肾上腺皮质激素产生不足,胎儿肾上腺皮质萎缩,使雌激素的前身物质 16α-羟基硫酸脱氢表雄酮不足,从而雌激素分泌减少;小而不规则的胎儿不能紧贴子宫下段及宫颈内口诱发宫缩,导致过期妊娠。

(四)遗传因素

某家族、某个体常反复发生过期妊娠,提示过期妊娠可能与遗传因素有关。胎盘硫酸酯酶缺乏症是一种罕见的伴性隐性遗传病,可导致过期妊娠。其发生机制是因胎盘缺乏硫酸酯酶,胎儿肾上腺与肝脏产生的 16α-羟基硫酸脱氢表雄酮不能脱去硫酸根转变为雌二醇及雌三醇,从而使血雌二醇及雌三醇明显减少,降低子宫对缩宫素的敏感性,使分娩难以启动。

二、临床表现

(一)胎盘

过期妊娠的胎盘病理有两种类型:一种是胎盘功能正常,除重量略有增加外。胎盘外观和镜检均与妊娠足月胎盘相似;另一种是胎盘功能减退,肉眼观察胎盘母体面呈片状或多灶性梗死及钙化,胎儿面及胎膜常被胎粪污染,呈黄绿色。

(二)羊水

正常妊娠 38 周后,羊水量随妊娠推延逐渐减少,妊娠 42 周后羊水减少迅速,约 30%减至 300 mL 以下;羊水粪染率明显增高,是足月妊娠的 2～3 倍,若同时伴有羊水过少,羊水粪染率达 71%。

(三)胎儿

过期妊娠胎儿生长模式与胎盘功能有关,可分以下 3 种。

1.正常生长及巨大儿

胎盘功能正常者,能维持胎儿继续生长,约 25%成为巨大儿,其中 1.4%胎儿出生体重>4 500 g。

2.胎儿成熟障碍

10%～20%过期妊娠并发胎儿成熟障碍。胎盘功能减退与胎盘血流灌注不足、胎儿缺氧及营养缺乏等有关。由于胎盘合成、代谢、运输及交换等功能障碍,胎儿不易再继续生长发育。临床分为3 期:第Ⅰ期为过度成熟期,表现为胎脂消失、皮下脂肪减少、皮肤干燥松弛多皱褶,头发浓密,指(趾)甲长,身体瘦长,容貌似“小老人”。第Ⅱ期为胎儿缺氧期,肛门括约肌松弛,有胎粪排出,羊水及胎儿皮肤黄染,羊膜和脐带绿染,同胎儿患病率及围生儿死亡率最高。第Ⅲ期为胎儿全身因粪染历时较长广泛黄染,指(趾)甲和皮肤呈黄色,脐带和胎膜呈黄绿色,此期胎儿已经历和渡过第Ⅱ期危险阶段,其预后反较第Ⅱ期好。

3.胎儿生长受限

小样儿可与过期妊娠共存,后者更增加胎儿的危险性,约 1/3 过期妊娠死产儿为生长受限小样儿。

三、处理原则

应根据胎盘功能、胎儿大小、宫颈成熟度综合分析,以确诊过期妊娠,并选择恰当的分娩方式终止妊娠,在产程中密切观察羊水情况、胎心监护,出现胎儿窘迫征象,行剖宫产尽快结束分娩。

四、护理

（一）护理评估

1.病史

准确核实孕周，确定胎盘功能是否正常是关键。诊断过期妊娠之前必须准确核实孕周。

2.身心诊断

平时月经周期规则，妊娠达到或超过42周（＞294天）未分娩者，可诊断为过期妊娠。由于孕妇结果的不可预知、恐惧、焦虑、猜测是过期妊娠孕妇常见的情绪反应。

3.诊断检查

实验室检查：①根据B型超声检查确定孕周，妊娠20周内，B型超声检查对确定孕周有重要意义。妊娠5～12周内以胎儿顶臀径推算孕周较准确，妊娠12～20周以内以胎儿双顶径、股骨长度推算预产期较好。②根据妊娠初期血、尿HCG增高的时间推算孕周。

（二）可能的护理诊断

1.有新生儿受伤的危险

与过期胎儿生长受限有关。

2.焦虑

与担心分娩方式、过期胎儿预后有关。

（三）预期目标

（1）新生儿不存在因护理不当而产生的并发症。

（2）患者能平静地面对事实，接受治疗和护理。

（四）护理措施

1.预防过期妊娠

（1）加强孕期宣教，使孕妇及家属认识过期妊娠的危害性。

（2）定期进行产前检查，适时结束妊娠。

2.加强监测，判断胎儿在宫内情况

（1）教会孕妇进行胎动计数：妊娠超过40周的孕妇，通过计数胎动进行自我监测尤为重要。胎动计数＞30次/12小时为正常，＜10次/12小时或逐日下降，超过50%，应视为胎盘功能减退，提示胎儿宫内缺氧。

（2）胎儿电子监护仪检测：无应激试验（NST）每周2次，胎动减少时应增加检测次数；住院后需每天1次监测胎心变化。NST无反应型需进一步做缩宫素激惹试验（OCT），若多次反复相互现胎心晚期减速，提示胎盘功能减退、胎儿明显缺氧。因NST存在较高假阳性率，需结合B型超声检查，估计胎儿安危。

3.终止妊娠应根据胎盘功能、胎儿大小、宫颈成熟度综合分析，选择恰当的分娩方式

（1）终止妊娠的指征：已确诊过期妊娠，严格掌握终止妊娠的指征。①宫颈条件成熟；②胎儿体重＞4 000 g或胎儿生长受限；③12小时内胎动＜10次或NST为无反应型，OCT可疑；④尿E/C比值持续低值；⑤羊水过少（羊水暗区＜3 cm）和（或）羊水粪染；⑥并发重度子痫前期或子痫。终止妊娠的方法应酌情而定。

（2）引产：宫颈条件成熟、Bishop评分＞7分者，应予引产；胎头已衔接者，通常采用人工破膜，破膜时羊水多而清者，可静脉滴注缩宫素。在严密监视下经阴道分娩。对羊水Ⅱ度污染者，

若阴道分娩,要求在胎肩娩出前用负压吸管或吸痰管吸净胎儿鼻咽部黏液。

(3)剖宫产:出现胎盘功能减退或胎儿窘迫征象,不论宫颈条件成熟与否,均应行剖宫产尽快结束分娩。过期妊娠时,胎儿虽有足够储备力,但临产后宫缩应激力的显著增加超过其储备力,出现隐性胎儿窘迫,对此应有足够认识。最好应用胎儿监护仪,及时发现问题,采取应急措施,适时选择剖宫产挽救胎儿。进入产程后。应鼓励产妇左侧卧位、吸氧。产程中最好连续监测胎心,注意羊水性状,必要时取胎儿头皮血测 pH,及早发现胎儿窘迫,并及时处理。过期妊娠时,常伴有胎儿窘迫、羊水粪染,分娩时应做相应准备。胎儿娩出后立即在直接喉镜指引下行气管插管吸出气管内容物,以减少胎粪吸入综合征的发生。过期儿患病率和死亡率均增高,应及时发现和处理新生儿窒息、脱水、低血容量及代谢性酸中毒等并发症。

(五)护理评价

(1)患者能积极配合医护措施。

(2)新生儿未发生窒息。

(吕卓骏)

第七章 骨科护理

第一节 骨科患者的围术期护理

一、术前护理

完善的手术前准备是手术成功的重要保证。手术前护理的重点是全面地进行评估，发现并消除威胁手术安全性的因素，细致地做好各项准备及健康指导工作，使患者能良好地耐受手术。

（一）病情评估

1.既往史

（1）病史：了解疾病的性质，包括骨关节损伤和先天性畸形、感染、非特异性炎症、代谢性疾病、内分泌疾病、良性及恶性肿瘤等骨关节疾病。应着重了解骨科疾病或损伤的发生、发展过程。对于骨关节疾病，须详细询问病因、症状、治疗经过及病情发展过程。对于骨关节损伤，要询问受伤时间、地点、暴力的性质、方向、着力点等因素，评估损伤的部位、严重程度及是否发生合并伤等，并了解伤后现场急救及运送等情况。病史的评估对于制订手术治疗及护理计划、估计预后等方面具有重要意义。

（2）手术史：了解是否接受过手术治疗及手术名称、部位、时间、术后恢复情况。

（3）用药史及过敏史：询问药物的名称、剂量、时间，有无药物、食物、花粉、气体等过敏史。

（4）个人史：询问有无吸烟史及饮酒史。

2.生理、心理及社会评估

（1）生理状况。①年龄：青壮年对手术耐受力较好。婴幼儿及老年人对手术的耐受力较差，易出现并发症。②营养状况：了解患者是否有营养不良或肥胖。营养不良会影响伤口愈合，降低机体抵抗力；肥胖者常伴有心血管疾病、糖尿病、高血压等，易引起伤口感染及延迟愈合。③体液、电解质平衡状况：评估患者有无脱水、电解质代谢紊乱及酸碱平衡失调。④体温：测量体温有无发热或体温不升。⑤重要器官功能：评估心、肺、肝、肾、脑等重要脏器功能状况。

（2）心理状况：患者最常见的手术前心理反应有焦虑、恐惧，其发生原因多与对手术缺乏了解、担心手术的效果、害怕手术后疼痛和发生术后并发症有关，特别是截肢、截瘫患者易存在抑郁、悲观、绝望的消极情绪。应评估患者的心理活动、心理特征、压力源及其应对方式。

(3)社会状况:了解患者的经济承受能力、家庭及社会对患者的支持程度。

3.辅助检查

(1)实验室检查:包括血尿常规、出凝血时间、肝肾功能、血电解质、血糖、血型、血交叉试验等,是必须进行的检查项目。某些骨病及骨肿瘤进行血沉、血钙、血磷、碱性磷酸酶及本周蛋白的化验检查。血类风湿因子及抗“O”检查对于风湿性、类风湿骨关节疾病的诊断有意义。

(2)X线检查:X线检查是骨科最常用的辅助检查方法,可以了解有无骨折、脱位及损伤的部位、形状及程度。通过局部骨组织在X线片上的表现如破坏、增生及骨膜反应等,可以为骨病的诊断提供参考依据。手术前还应常规进行肺部X线检查,以观察肺脏的健康状况,评估对手术的耐受能力。

(3)影像学检查:CT和MRI可获得人体组织的三维结构,图像清晰。这两种检查方法已被广泛应用于骨科疾病的检查。

(4)心电图检查:术前应常规进行心电图检查,进一步了解患者的心脏功能及对于手术的耐受能力,以确保患者术中及术后的安全。

(二)护理问题

1.焦虑、恐惧

焦虑、恐惧与对手术不了解、担心预后不佳、害怕术后并发症有关。

2.营养失调

营养失调与消耗性疾病、禁食或进食不足有关。

3.体液不足

体液不足与失水过多、摄入过少有关。

4.知识缺乏

缺乏手术前后的配合知识。

(三)护理目标

(1)患者焦虑、恐惧消除或减轻。

(2)患者营养失调得到改善。

(3)患者体液不足得到纠正。

(4)患者获得手术的有关知识。

(四)护理措施

1.心理护理

无论手术大小,对患者都会造成较强的紧张刺激,导致患者出现焦虑、恐惧心理,并将直接影响到手术效果,如手术后出血量大、伤口愈合迟缓等。因此,要根据患者的心理特点进行有效的心理护理,以减轻消极心理反应的程度,使患者顺利度过手术期。

(1)应关心同情患者,鼓励患者诉说疑问、意见和要求,为患者提供期望得到的信息资料。

(2)详细介绍手术的重要性及必要性、手术的安全性及手术前后的注意事项。对心理负担重的患者,应介绍医护人员是如何反复研究病情、确定最佳的手术方案的,重点说明患者的有利条件,以增加患者的信心。

(3)应用行为控制技术,使患者学会放松、深呼吸、咳嗽等方法,并可邀请手术成功的患者介绍手术经验和体会,以减轻患者的焦虑程度。

(4)增强心理社会的支持。安排患者的家属、同事、朋友来探视,并给予安慰和鼓励,以解除患者的心理压力。

2.补充营养,维持体液、电解质平衡

手术前需改善机体营养状况,使之能承受手术创伤带来的损害。应增加营养,给予高蛋白、高热量、高维生素食物。患者若有贫血或低蛋白血症,应少量多次输血或清蛋白、血浆等血制品,使患者身体处于正氮平衡、体重增加的状态。若有体液、电解质平衡紊乱,手术前应予以纠正,方能保证手术的安全性。

3.骨科手术的一般准备

(1)皮肤准备:认真的皮肤准备、彻底的清创技术及严格的无菌操作是防止手术后感染的关键措施。因此,手术前必须做好手术部位的皮肤准备。

方法:一般是从术前3天开始,每天用肥皂及清水洗净手术部位皮肤,擦干后,用75%乙醇涂擦皮肤,并用无菌巾包扎。手术前1天要沐浴更衣,剪短指(趾)甲,以手术伤口为中心剃净备皮范围内的汗毛及毛发,洗净擦干后,再用75%乙醇涂皮肤,并用无菌巾包扎。

范围:因为骨科手术伤口有时临时需要向上下延伸,有时需要徒手牵引及直视下复位,或肢体的位置要在手术中变换,所以,骨科手术皮肤准备的范围比其他专科手术要广泛,原则上要将备皮范围扩展到手术部位的上、下关节部分。

一般手或足部手术要从肘上或膝上部开始、向下至手指或足趾;肘或膝部手术,上起肩或髋部,下至手或足;肩或髋部手术,应包括肩、髋关节的前后侧躯干(并越过中线),上起颈部(肩部手术)或乳部(髋部手术),下至肋缘和肘(肩部手术)或膝部(髋部手术);脊柱及骶尾部躯干手术的范围也很广泛。

注意事项:①若皮肤有胶布遗留的痕迹,可用乙醚或汽油等擦净,再剃毛发。②剃毛时要小心,避免划破皮肤。如因不慎而导致较大的破损伤口或小伤口过多时,应延期手术。③若有手足癣或疖肿,应先行治愈再行手术。④手或足部手术,手术前3天开始用温水浸泡。⑤伤口上若有血痂痂皮,可先覆盖凡士林纱布或植物油纱条以促使其软化脱落,再行备皮,以防止术中痂皮落入伤口内引起感染。

(2)手术前指导。①指导患者练习床上排便:躯干或下肢骨科手术后,患者往往不能下床活动,并且因手术和麻醉的影响,易发生尿潴留和便秘。因此,骨科患者手术前3天应练习床上排尿排便的动作。②指导患者练习深呼吸、咳嗽:深呼吸有助于肺泡扩张、促进气体交换、预防肺部并发症。因此,要教会患者深呼吸、有效呼吸、咳痰方法,并指导患者手术前需戒烟2周以上。③指导患者翻身及床上活动:功能锻炼可促进肿胀消退,防止关节粘连及肌肉萎缩,对手术后功能的恢复大有帮助,因此应使患者预先熟悉手术后的功能锻炼方法,如抬腿练习、腰背肌练习等,有利于手术后早日进行功能锻炼。由于手术后患者需长时间卧床或固定,因而要指导患者学会向两侧翻身、双手支撑床面抬臀等方法。

(3)胃肠道准备:除局麻外,手术前禁食8小时,禁饮水4~6小时。

(4)抗生素的应用:预防手术后感染对于骨科手术来说,极为重要。如果伤口感染,所植入的内固定物将成为非常棘手的问题。如果予以取出将影响固定,不予取出则感染延续不止,难以治愈。因此,对于年老体弱的患者或预计手术时间长、损伤大的手术,可在术前3~7天内,应用适量的抗生素,以预防手术后感染的发生。

(5)其他。①备血与输血:较大骨科手术及不宜应用止血带部位的手术,出血较多,手术前应做好血型检验、血交叉试验等输血准备。如患者贫血或血容量不足,术前应给予输血,以改善全身状况。②保证充足的睡眠：手术前晚酌情给予镇静安眠药。③合并特殊疾病，如高血压、心脏病、糖尿病及肾小球肾炎等，应遵医嘱做好疾病的治疗及控制等特殊准备工作。

4.手术日晨护理

(1)测量体温、脉搏、呼吸、血压，如有体温升高，及时汇报给医师。

(2)检查手术前准备是否完成，如皮肤准备、禁食、禁水、更换清洁衣裤。嘱患者取下首饰、义齿、眼镜、发夹、手表等。

(3)遵医嘱进行导尿，并留置导尿管。

(4)手术前30分钟按医嘱给予术前用药。

(5)准备术中用物，如特殊药物、X线片、CT或MRI、绷带、石膏、支架等，送患者至手术室。

(6)根据手术大小及麻醉方式准备麻醉床及用物，包括输液架、吸引器，氧疗装置、引流袋或负压引流器、各种监护设备等。截肢手术床边应备止血带，气性坏疽手术准备隔离病房及用物。

二、术中护理

手术对患者来说是一种创伤，可引起一系列身体损害，甚至发生严重的并发症而危及患者生命。手术进行期间，护理工作的重点是积极配合手术医师，严密监测生命体征，及早发现并抢救呼吸、心脏骤停，以保护患者免受意外伤害。

(一)病情评估

1.手术情况

了解麻醉种类、手术方式、出血量、尿量、术中输血、补液及用药情况。

2.麻醉情况

评估患者神志、呼吸和循环功能、肢体感觉和运动等情况，判断麻醉程度。

3.身体各系统的功能

(1)呼吸系统：观察呼吸运动、呼吸频率、深度和节律性，必要时测血气分析，以评估呼吸功能。

(2)循环系统：监测血压、脉搏的变化，评估循环功能。

(3)神经系统：评估患者感觉、运动功能。

(二)护理问题

1.焦虑、恐惧

焦虑、恐惧与环境陌生、对手术不了解、害怕麻醉或手术不安全、害怕术后疼痛或发生并发症有关。

2.有受伤的危险

受伤与麻醉后患者感觉减退及术中出血有关。

3.有血管神经功能异常的危险

血管神经功能异常与手术止血带、约束带的使用过久有关。

4.有皮肤完整性受损的危险

皮肤完整性受损与手术体位固定过久、术中使用电刀有关。

5.有感染的危险

感染与手术伤口开放、手术时间长有关。

(三)护理目标

(1)患者焦虑、恐惧感减轻。

(2)患者安全,未受到伤害。

(3)患者未因手术而发生周围神经血管功能障碍。

(4)患者未发生皮肤破损。

(5)手术期间无违反无菌操作原则的操作发生。

(四)护理措施

1.心理护理

(1)热情迎接患者,介绍手术室环境,以减轻患者的焦虑感。

(2)采取语言保护性措施,酌情介绍麻醉及手术程序,消除患者恐惧感。

(3)鼓励患者诉说自己的感受,给予心理安慰。

2.体位护理

根据手术要求摆放体位,患者意识清醒时应给予解释其体位的目的及重要性,以取得患者合作。摆放体位的注意事项:保证患者舒适与安全;充分暴露手术部位;保持呼吸道通畅,防止颈部、胸部受压而影响呼吸;保持循环正常,避免约束带固定过紧影响肢体血液循环;保护受压部位,以防神经、肌肉过度牵拉而造成损伤;注意保暖,避免身体不必要的暴露。

3.避免患者受到意外损伤

(1)严格遵守手术室查对制度,仔细核对患者的姓名、性别、年龄、科别、床号、诊断、手术名称、术前准备、术前用药及药物过敏试验等。接送患者途中,注意保暖,防止患者坠床。

(2)严格遵守无菌操作原则,以预防伤口感染、保证患者安全。手术人员穿上无菌手术衣后,从腰部到肩前缘以下,袖口到手肘以上的 10 cm 为无菌区。手术台及器械台的台面以上是无菌区。传递器械,不允许在手术者背后传递。手术者同侧交换位置时,应背对背进行横向移动换位。手套污染或破损时,必须立即更换。接触污染区的器械应放在另一个弯盘内,不能重复使用于无菌区。

4.维持皮肤完整

(1)保护受压部位,防止压疮。保持床单干燥平整,对易受压部位用软枕垫好,必要时给予按摩。

(2)防止烫伤或灼伤。术中使用高频电刀时,电极板应摆放平整,要放在肌肉丰富的部位,以防止皮肤灼伤。

(3)使用约束带、绷带时注意给予衬垫保护受压部位。

(4)根据麻醉要求安置体位:全麻或神志不清的患者或儿童,应适当约束或专人看护,防止坠床。

5.维持四肢神经血管功能

摆放患者体位时,应使肢体处于功能位。使用约束带时,防止固定过紧导致肢体血液循环障碍及神经受压。观察肢端皮肤有无苍白或发绀,有无肿胀、感觉减退、不能活动、远端动脉搏动减弱或消失等血管神经功能异常情况。

6.病情观察

(1)观察有无麻醉意外的发生,做到早发现、早治疗、早处理。常见的麻醉意外:①呼吸道梗阻;②呼吸抑制及呼吸延长麻痹;③缺氧及二氧化碳蓄积;④低血压及高血压;⑤心律失常或心脏骤停。

(2)手术过程中密切观察患者生命体征情况,如出现大出血、心脏呼吸骤停等意外时,应立即配合医师及麻醉师进行抢救。

7.药物应用的护理

手术中用药时应注意认真核对药名、浓度、剂量、有效期及药物的质量、用法等,执行后应及时记录;紧急情况下可执行口头医嘱,但需复述一遍,确认无误后再执行;使用可能导致过敏的药物前需核对病历,检查有无过敏史后再使用;应用药物后应注意观察药物反应;用过的药瓶、血袋等应放在固定位置,保留至手术结束后方可丢弃,以备查对。

三、术后护理

手术后护理的工作重点是尽快恢复患者的正常生理功能,观察并预防并发症的发生,积极采取措施促进伤口愈合,以及最大限度地促进关节功能的恢复。

(一)病情评估

1.手术情况

了解麻醉种类、手术方式、手术出血量、尿量、术中补液、输血及用药情况,引流管的放置及外固定方式,是否应用持续镇痛泵等。

2.身体状况

(1)麻醉恢复情况:评估患者神志、呼吸和循环功能、肢体感觉和运动等情况,判断麻醉是否苏醒及苏醒程度。

(2)身体各系统的功能。①呼吸系统:观察呼吸运动、呼吸频率、深度和节律性,必要时测血气分析,以评估呼吸功能;②循环系统:监测血压、脉搏的变化,评估循环功能;③泌尿系统:观察有无尿潴留,以及尿液的量及性状;④消化系统:询问患者有无恶心、呕吐、腹胀、便秘等情况;⑤神经系统:评估患者感觉、运动功能。

(3)伤口及引流情况:①观察伤口敷料有无渗血、渗液及其量、性状;②观察伤口有无红肿、压痛、渗液等感染症状;③观察引流是否通畅、有效,评估引流液的量及性状。

(4)体位:评估患者有无消极心理反应。手术后患者常出现焦虑、抑郁,多因渴望了解疾病的真实情况、担忧手术效果和功能的恢复、伤口疼痛等不适而发生。

(二)护理问题

1.有窒息的危险

窒息与呼吸道阻塞、颈部手术后血肿等因素压迫气管有关。

2.有误吸的危险

误吸与麻醉、昏迷后咳嗽反射减弱或呕吐等因素有关。

3.体液不足

体液不足与术中血液、体液的丢失或术后呕吐、引流等有关。

4.疼痛

疼痛与手术有关。

5.尿潴留

尿潴留与紧张疼痛、麻醉后排尿反射受抑制、不习惯床上排尿有关。

6.有感染的危险

感染与手术、呼吸道分泌物排出不畅、留置导尿管有关。

7.焦虑、抑郁

焦虑、抑郁与对手术治疗及术后正常反应认识不足有关。

8.知识缺乏

缺乏术后功能锻炼知识。

(三)护理目标

(1)保持呼吸道通畅。

(2)患者安全无意外。

(3)维持水、电解质平衡,生命体征正常。

(4)患者疼痛缓解或减轻。

(5)患者恢复正常排尿功能。

(6)预防或早期发现并处理手术后并发症。

(7)为患者提供适当的心理支持,患者焦虑、抑郁解除或减轻。

(8)患者能早期有效地功能锻炼。

(四)护理措施

1.维持呼吸与循环功能

(1)监测生命体征:手术当日严密观察血压、脉搏、呼吸。大手术需给予心电监护,每15~30分钟测量1次,病情稳定后改为每1~2小时1次;中小手术每1~2小时测量1次,病情稳定后可改为4小时1次。

(2)保持呼吸道通畅:全麻未清醒患者,应去枕平卧,头偏向一侧,有利于呼吸道分泌物或呕吐物排出,防止误吸。观察有无呼吸道阻塞现象,防止舌后坠、痰液堵塞气道引起缺氧、窒息。鼓励患者深呼吸、咳嗽、咳痰,病情允许时可给予更换卧位、拍背,促使痰液排出,必要时给予吸痰。痰液黏稠者,可行雾化吸入,稀释痰液,以利排出,保持呼吸道通畅。

(3)注意观察头颈胸石膏或支架固定、髋人字石膏固定的患者有无因包扎过紧导致呼吸受限。

(4)观察伤口出血情况、引流物的量及性状。若术中止血不彻底、大血管结扎不牢或结扎缝线松脱,会引起持续的出血,导致血压下降甚至休克而危及生命。术后需严密观察伤口出血情况,应注意敷料或石膏表面的血迹是否扩大或逐渐变干。石膏内伤口出血的观察,可用铅笔在石膏表面描出血迹轮廓,隔1~2小时后再观察血迹是否超出划痕,以判断出血是否停止。对于截肢术后患者,应常规在床旁准备橡皮止血带,以备急用。若因大血管的结扎缝线脱落而致大出血,应立即用手紧压出血的部位并抬高患肢,协助医师系好止血带,急送手术室进行止血处理。

2.改善营养状况,维持水、电解质平衡

使患者了解营养的重要性,多食高蛋白、高热量及富含维生素的食物。术后应给予静脉补液,可根据病情输血、输入葡萄糖溶液或电解质溶液,以维持营养,保持水、电解质平衡。还可将止血药物、抗生素及能量合剂等经静脉通道输入。

3.增进患者的舒适感

手术后不适主要有疼痛、恶心、呕吐、腹胀、尿潴留等。

(1)疼痛的护理:麻醉作用消失后患者即可感觉切口及手术部位疼痛,一般24~72小时后逐渐减轻。手术后外固定包扎过紧也可引起患肢肿胀和疼痛。疼痛会影响患者的休息和睡眠，需采取措施缓解疼痛，以使患者舒适。观察患者疼痛的部位、性质及程度，了解疼痛的原因。介绍疼痛的性质及规律，缓解患者焦虑情绪。指导患者运用无创伤性解除疼痛的方法，如松弛疗法、分散注意力等。疼痛剧烈时，可适当给予镇痛剂或使用镇痛泵，并观察用药后的效果。保持患肢功能位，抬高患肢 15°～30°，促进静脉回流，减轻肿胀。减少或消除引起疼痛的原因。如石膏包扎过紧时，可做石膏开窗或剖开，解除石膏、绷带对患部的压迫。

（2）恶心、呕吐的护理：手术后的恶心、呕吐是麻醉反应，麻醉作用消失后即可自行停止。护理措施：关心、安慰患者，讲解呕吐原因，使患者安静，避免紧张。呕吐时头应偏向一侧，以防呕吐物坠入呼吸道而引起窒息。观察呕吐物颜色、量、性状及次数，大量频繁的呕吐可引起水、电解质丢失，应注意患者全身情况，如血压、脉搏等。呕吐停止后应清理呕吐物，并加强口腔护理。遵医嘱给予止吐药。

（3）腹胀护理：手术后腹胀多因胃肠蠕动受抑制、肠腔内积气过多所致。鼓励患者早期活动，促进肠蠕动。指导患者不要进食产气食物，严重腹胀时酌情禁饮水，行腹部热敷或腹部按摩，针刺疗法。必要时遵医嘱给予胃肠减压、肛管排气或新斯的明肌内注射。

（4）尿潴留护理：手术后麻醉导致排尿反射受抑制，患者紧张、疼痛，不习惯床上排尿等，都可引起尿潴留。解除尿潴留的措施：安慰患者，向患者解释尿潴留的原因，消除紧张心理；创造良好的环境，鼓励患者自行排尿，病情允许时可坐起或下床排尿；按摩下腹部，应用诱导排尿法；经上述处理仍不能解除尿潴留时，可采用导尿术。

（五）促进伤口愈合

（1）保持切口敷料清洁干燥，观察切口有无渗液、渗血，及时更换敷料。

（2）观察切口有无发红、肿胀、热感、疼痛等感染症状。如有感染，应及时引流。

（3）手术后应保证及时给予足量、有效的抗生素，预防切口感染。

（4）注意引流管护理。手术中可放置引流管，连接引流袋或负压引流器，将渗出物引出体外，促进切口愈合。一般术后 2～3 天内，渗血量逐渐减少并自行停止。应妥善固定引流管，防止扭曲、受压；保持引流通畅，观察引流量及性状；每天更换引流袋，严格遵守无菌技术。

（六）患肢血液循环及神经功能的观察

手术后固定包扎过紧，原发创伤和手术创伤所致的肿胀均对肢体形成压迫，能引起血液循环、神经功能障碍。如长时间的缺血，会造成肢体坏疽并可导致严重的全身并发症，如休克、酸中毒、高钾血症及肾衰竭等。因此，术后 1 周内必须严密观察患肢血液循环状况，以便及时发现早期缺血症状并及时处理。

（1）密切观察患肢血液循环，有无皮肤苍白或发绀、温度降低；肢端有无剧烈疼痛或麻木；肢端动脉搏动有无减弱或消失；毛细血管充盈时间是否延长，如发现异常应及时处理。

（2）切口内放置引流管，用以引流术后切口内的渗血，保持引流的通畅，有利于减轻患肢肿胀、改善患肢血液循环。

（3）石膏、绷带包扎不可过紧，术后需严密观察有无肢体受压症状，表现为持久性局限性疼痛。

（4）抬高患肢 15°～30°，以促进静脉回流，利于消肿。

（5）密切观察、早期发现、及时消除影响患肢血液循环及神经功能的因素。

(七)功能锻炼

1.应遵循循序渐进原则

手术后1～2周内,练习患肢的肌肉等长收缩运动及健肢的全关节运动,每天数次,每次5～20分钟,以防止肌肉萎缩与关节粘连。小夹板外固定患者在早期即可进行带夹板的关节活动练习。外固定拆除后,则需加强骨关节的各种活动练习,使之尽可能地达到其应有的功能范围。锻炼的强度、时间及范围,应随全身及局部情况的好转而逐渐增加,不可使患者感到疲劳或疼痛。

2.以恢复患者的固有生理功能为主

上肢以恢复手部灵活性为主,主要练习伸指、握拳、拇指对掌等功能;肩、肘、腕则以伸、屈、旋转练习为主;下肢功能主要是负重及行走,可通过屈伸、蹲站等练习而达到恢复功能的目的。

3.以主动运动为主、被动运动为辅

功能锻炼应以主动运动为主,促进血液循环,防止肌肉萎缩和关节僵硬,以帮助肢体功能的恢复,而且患者可自行调整活动强度及幅度,避免疼痛或加重损伤。对于年老体弱、大手术后、截瘫或关节僵硬患者可协助做全身或肢体的被动运动。

(八)心理护理

手术后消极的情绪反应能影响患者的康复。患者回病房或麻醉清醒后,应及时安慰患者手术已顺利完成,手术目的已达到,减轻患者心理负担。如手术效果不好或术后带来残疾,应同情关心患者,鼓励患者承认现实,正确面对长期的恢复过程,积极配合治疗,以取得最佳的治疗效果。对于术后疼痛的患者,应指导患者运用松弛疗法,疼痛剧烈时,遵医嘱给予镇痛剂,以减轻疼痛,解除焦虑。

(九)并发症的预防及护理

患者长期卧床,可能发生一些并发症,如压疮、坠积性肺炎、泌尿系统感染、血栓性静脉炎等,因此应注意并发症的预防。

1.压疮

骨科手术后因用石膏、夹板、支架等固定患肢而限制肢体的活动,有些患者也因疼痛、神经麻痹而未进行活动,因而易发生压疮。尤其是截瘫患者及年老体弱、营养不良的患者。其预防措施是:勤翻身、避免骨突起部位长时间受压;受压部位给予按摩,以促进局部血液循环;保持床单平整,易受压部位用气垫及棉圈托起,使其不与床面接触而避免受压。一旦发生压疮,应积极治疗。

2.坠积性肺炎、泌尿系统感染等并发症

其预防措施是加强翻身拍背、协助肢体活动、鼓励患者做深呼吸及咳痰、多饮水等。截瘫患者应注意导尿管护理,防止发生尿路感染。

3.血栓性静脉炎

由于肢体活动减少、静脉输液对血管的损伤与刺激,骨科术后的患者易并发下肢静脉血栓形成及血栓性静脉炎。在病情允许的情况下,应鼓励患者多进行患肢的功能锻炼,并协助进行瘫痪肢体的被动活动及按摩。如已发生静脉血栓或静脉炎时,应立即停止活动,遵医嘱给予抗凝治疗。

(十)拆线

骨科手术切口多在四肢或躯干,伤口较长。活动多、张力较大、过早拆线等易导致切口裂开,因此拆线时间较其他外科手术迟,一般术后10～14天拆线。可先行间断拆线,3～4天后观察切口,若生长良好,再拆除余线。

(陈海燕)

第二节　肩胛骨骨折

一、概述

肩胛骨贴附于胸廓后外侧，介于2～7肋骨之间，是三角形的扁骨，有三缘、三角及两面。肩胛骨为肌肉所包裹保护，骨折不常见，其中体部骨折最多见，占49%～89%，多为直接暴力引起，骨折严重移位者，可有肩部塌陷、肩峰隆起呈方肩畸形。伤后肩胛区压痛，局部肿胀，或伴有皮肤挫伤。患侧肩部外展活动受限，内收屈肘时疼痛加重，患者常用健侧手托住患肢以固定保护患侧。X线检查可明确诊断。

二、主要治疗

(一)非手术治疗

用弹力带、三角巾悬吊患肢，适用于无移位骨折、轻度移位骨折。患肢外展皮牵引，适用于肩胛颈骨折无明显移位或移位不大、粉碎性骨折。尺骨鹰嘴牵引，适用于骨折移位明显、嵌插骨折或不稳定骨折。

(二)手术治疗

切开复位钢板内固定术，适用于骨折移位较多，畸形明显或肩关节下沉较多者。

三、护理规范

(一)入院前

入院时详细询问病史，了解患者的生活习惯，认真观察患者疼痛性质及患肢末梢感觉、运动情况。

(二)入院后

入院后需牵引者指导其练习床上大小便，准备手术者还应进行俯卧训练，每天2次，每次1～2小时。

(三)牵引

牵引患者要注意牵引的角度、重量及患者的感觉，保证有效牵引。牵引重量3～6 kg，牵引时肩外展90°、屈肘90°，将患肢抬高10 cm。皮牵引时注意观察患肢末梢血液循环，行骨牵引时要注意保护针眼处不被污染，钢针不移动，并保持有效牵引，一般牵引3～4周去除牵引后下床。

(四)饮食护理

牵引或手术前，根据患者的饮食习惯，指导其进食高维生素、清淡可口、易消化食物，如新鲜蔬菜、香蕉、米粥、面条等，忌生冷、辛辣、油腻、煎炸食物。牵引或手术后根据患者具体情况嘱其进食高蛋白、高营养食物，如牛奶、鸡蛋、排骨汤、瘦肉、水果、新鲜蔬菜等，注意饮食节制，以利骨折愈合。

(五)体位护理

一般采取平卧位，合并肋骨骨折者半卧位，尽量使患者卧位舒适。

(六)病情观察

手术后严密观察刀口渗血情况,记录大小便次数,并与术前对比,如有异常情况及时报告医师处理。

(七)防止发生并发症

(1)便秘:多食含粗纤维食物及润肠通便食物,如芹菜、萝卜、香蕉、蜂蜜水等,同时指导或协助患者沿结肠走向做腹部按摩,每天 2 次。

(2)压疮:每 2 小时按摩受压部位 1 次,必要时用气垫床。

(八)功能锻炼

手法复位固定或手术患者自麻醉消失后开始做腕关节及手指各关节轻度活动,24 小时后做握拳、伸指活动,腕关节做掌屈、背伸活动,肘关节做伸屈活动、前臂做内旋外旋活动,每天 2~3 次,每次 5~10 分钟。2~3 周后用健手扶持患肢前臂肩关节轻度活动,如耸肩,肩关节外展、内收,肘关节屈曲等。4 周后逐渐增加活动量及次数,以不感到疲劳为宜。牵引患者去除牵引后开始进行肘关节及肩关节活动。对老年患者,应鼓励其尽早进行功能锻炼。

(九)出院指导

(1)按医嘱服用接骨续筋药物,以促进骨折愈合。出院时将所带药物的名称、剂量、时间、用法、注意事项,向患者介绍清楚。

(2)嘱患者加强营养,多食胡桃、瘦肉、骨头汤、山芋肉、黑芝麻等补肝肾强筋骨之食品。

(3)功能锻炼:带悬吊带或三角巾出院的患者,应告诉患者保持有效的悬吊,遵医嘱撤除。解除外固定后可做手指爬墙运动,肩关节外展、内收活动,反复多次,循序渐进,不可操之过急,以恢复肩关节的功能为宜。

(4)慎起居,避风寒,注意休息,保持心情愉快,勿急躁。

(5)手法复位后 1 周复查 1 次,术后伤口愈合的患者 2~4 周复查 1 次,未拆线者 1 周来院复查 1 次,如有不适随时来诊。

(6)3 个月可恢复正常活动,并逐渐恢复工作。

(陈海燕)

第三节 锁骨骨折

一、概述

锁骨位于胸廓前上方,呈横 S 形,是唯一联系肩胛骨与躯干的支架。锁骨骨折是常见的骨折之一,各种年龄均可发生,但多见于青壮年及儿童。骨折后局部疼痛,肿胀明显,锁骨上、下窝变浅消失,骨折处异常隆起,功能障碍。患肩下垂并向前内侧倾斜。如幼儿不愿活动上肢,穿衣伸袖时哭闹,提示有锁骨骨折的可能。

二、主要治疗

(一)非手术治疗

手法复位，锁骨带、“8”字绷带或弹力带固定，适用于新生儿、儿童及成年人无移位骨折。

(二)手术治疗

切开复位钢板、锁骨钩内固定术，适用于粉碎性骨折、螺旋或横断骨折，或复位不满意者、锁骨外1/3骨折、陈旧性骨折不愈合、锁骨骨折合并血管神经损伤者。

三、护理规范

(一)询问病史

详细询问病史，了解患者的生活习惯，认真观察患者疼痛性质及患肢末梢感觉，运动情况。

(二)饮食护理

整复或手术前，尊重患者的生活习惯，建议进食高蛋白、高维生素、高纤维易消化饮食，每天饮鲜牛奶250～500 mL，手术当天根据麻醉方式选择进食时间，术后第2天根据患者的饮食习惯，宜食高维生素、清淡味鲜、易消化食物，如新鲜蔬菜、香蕉、米粥、面条等，忌生冷辛辣、油腻、煎炸食物。以后根据患者食欲及习惯进食高蛋白食物，如牛奶、鸡蛋、排骨汤、瘦肉、水果、新鲜蔬菜等，注意饮食节制。

(三)体位护理

复位固定后，站立时保持挺胸提肩、两手叉腰，卧位时应去枕仰卧于硬板床上，两肩胛骨中间垫一窄枕以使两肩后伸、外展，维持良好的复位位置。

(四)病情观察

整复或手术后，严密观察刀口渗血及患肢末梢感觉、运动情况，如有异常情况及时报告医师处理。

(五)防止发生并发症

(1)气胸：患者出现憋气、呼吸频率加快、呼吸困难的情况时，应高度警惕气胸的发生。

(2)臂丛神经损伤：观察患侧肢体、手指的感觉及运动功能，有异常时报告医师。

(六)功能锻炼

复位固定1～3周，做手部及腕、肘关节的各种活动，如抓空增力，左右侧屈，肘部伸屈，每天2～3次，每次5～10分钟，时间因人而异，以不感到疲劳为宜。复位固定3～4周后，做肩部后伸、屈肘耸肩活动，每天2～3次，逐渐增加次数及活动量，以不感到疲劳为宜。小儿4周、成人6周后，去除外固定，逐渐做肩关节各个方向的活动，重点做肩外展和旋转活动，防止肩关节粘连。在骨折未愈合前，严禁做抬臂动作，以防产生剪切力而影响骨折愈合。

(七)出院指导

(1)按医嘱服用接骨续筋药物，以促进骨折愈合。出院时将所带药物的名称、剂量、时间、用法、注意事项等，向患者介绍清楚。

(2)嘱患者加强营养，多食胡桃、瘦肉、骨头汤、山芋肉、黑芝麻等补肝肾强筋骨之食品。

(3)手法复位后儿童外固定2～3周，成人外固定4周，粉碎性骨折固定6周。手术后前臂悬吊带或前臂悬吊上臂贴胸固定带固定患肢5～6周，除必须卧位保持复位和固定的患者均可下地活动，宜多卧硬板床。

(4)复位固定即出院的患者,应告诉其保持正确姿势,早期禁做肩前屈动作,防止骨折移位。解除外固定出院的患者,应告诉其全面练习肩关节的活动,并嘱其活动时勿过快过猛,逐渐增加活动次数,不要操之过急。

(5)注意休息,保持心情愉快,勿急躁。

(6)出院 1 周复查 1 次,如有不适随时来诊。

(7)3 个月后可恢复正常活动,并逐渐恢复工作。

(陈海燕)

第四节 四肢骨折

一、肱骨干骨折

(一)疾病概述

1.概念

肱骨干骨折是发生在肱骨外踝颈下 1～2 cm 至肱骨髁上 2 cm 内的骨折。在肱骨干中下1/3段后外侧有桡神经沟,此处骨折最容易发生桡神经损伤。

2.相关病理生理

(1)骨折的愈合过程包括以下 3 期。①血肿炎症极化期:在伤后 48～72 小时,血肿在骨折部位形成。由于创伤后,骨骼的血液供应减少,可引起骨坏死。死亡细胞促进成纤维细胞和成骨细胞向骨折部位移行,迅速形成纤维软骨,形成骨的纤维愈合。②原始骨痂形成期:由于血管和细胞的增殖,骨折后的 2～3 周内骨折断端的周围形成骨痂。随着愈合的继续,骨痂被塑造成疏松的纤维组织,伸向骨内。此期常发生在骨折后 3 周至6 个月内。③骨板形成塑形期:在骨愈合的最后阶段,过多的骨痂被吸收,骨连接完成。随着肢体的负重,骨痂不断得到加强,损伤的骨组织逐渐恢复到损伤前的结构强度和形状。这个过程最早发生在骨折后 6 周,可持续 1 年。

(2)影响愈合的因素包括以下 3 项。①全身因素:如年龄、营养和代谢因素、健康状况。②局部因素:如骨折的类型和数量、骨折部位的血液供应、软组织损伤程度、软组织嵌入以及感染等。③治疗方法:如反复多次的手法复位、骨折固定不牢固、过早和不恰当的功能锻炼、治疗操作不当等。

3.病因与诱因

肱骨干骨折可由直接暴力或间接暴力引起。直接暴力常由外侧打击肱骨干中部,致横形或粉碎性骨折。间接暴力常由于手部或肘部着地,外力向上传导,加上身体倾斜所产生的剪式应力,多导致中下 1/3 骨折。

4.临床表现

(1)症状:患侧上臂出现疼痛、肿胀、皮下瘀斑,上肢活动障碍。

(2)体征:患侧上臂可见畸形、反常活动、骨摩擦感、骨擦音。若合并桡神经损伤,可出现患侧垂腕畸形、各手指关节不能背伸、拇指不能伸直、前臂旋后障碍、手背桡侧皮肤感觉减退或消失。

5.辅助检查

X线拍片可确定骨折类型、移位方向。

6.治疗原则

(1)手法复位外固定:在止痛、持续牵引和肌肉放松的情况下复位,复位后可选择石膏或小夹板固定。复位后比较稳定的骨折,可用U形石膏固定。中、下段长斜形或长螺旋形骨折因手法复位后不稳定,可采用上肢悬垂石膏固定,宜采用轻质石膏,以免因重量太大导致骨折端分离。选择小夹板固定者可屈肘90°位,用三角巾悬吊,成人固定6~8周,儿童固定4~6周。

(2)切开复位内固定:在切开直视下复位后用加压钢板螺钉内固定或带锁髓内针固定。内固定可在半年以后取出,若无不适也可不取。

(二)护理评估

1.一般评估

(1)健康史。①一般情况:了解患者的年龄、职业特点、运动爱好、日常饮食结构、有无酗酒等。②受伤情况:了解患者受伤的原因、部位和时间,受伤时的体位和环境,外力作用的方式、方向与性质,骨折轻重程度及有无合并桡神经损伤,急救处理的过程等。③既往史:重点了解与骨折愈合有关的因素,如患者有无骨折史,有无药物滥用、服用特殊药物及药物过敏史,有无手术史等。

(2)生命体征(T、P、R、BP):按护理常规监测生命体征。

(3)患者主诉:受伤的原因、时间、外力方式与性质,骨折轻重程度及有无合并桡神经损伤,受伤时的体位和环境,急救处理的过程等。

(4)相关记录:外伤情况及既往史,X线拍片及实验室检查等结果记录。

2.身体评估

(1)术前评估。①视诊:患侧上臂出现疼痛、肿胀、皮下瘀斑,可见畸形,若合并桡神经损伤,可出现患侧垂腕畸形。②触诊:患侧有触痛,骨摩擦感或骨擦音,若合并桡神经损伤,手背桡侧皮肤感觉减退或消失。③动诊:可见反常活动,若合并桡神经损伤,各手指关节不能背伸,拇指不能伸直,前臂旋后障碍。④量诊:患肢有无短缩、双侧上肢周径大小、关节活动度。

(2)术后评估。①视诊:患侧上臂出现肿胀、皮下瘀斑减轻或消退;外固定清洁、干燥,保持有效固定。②触诊:患侧触痛减轻或消退;若合并桡神经损伤者,手背桡侧皮肤感觉改善或恢复正常。③动诊:反常活动消失;若合并桡神经损伤者,各手指关节能背伸,拇指能伸直,前臂旋后正常。④量诊:患肢无短缩、双侧上肢周径大小相等、关节活动度无差异。

3.心理-社会评估

患者突然受伤骨折,患侧肢体活动障碍,生活自理能力下降,疼痛刺激及外固定的使用,易产生焦虑、紧张及自身形象紊乱等心理变化。

4.辅助检查阳性结果评估

X线拍片结果确定骨折类型、移位方向。

5.治疗效果的评估

(1)局部无压痛及纵向叩击痛。

(2)局部无反常活动。

(3)X线拍片显示骨折处有连续骨痂通过,骨折线已模糊。

(4)拆除外固定后,成人上肢能胸前平举1 kg重物持续达1分钟。

(5)连续观察 2 周骨折处不变形。

(三)护理诊断(问题)

1.疼痛

疼痛与骨折、软组织损伤、肌痉挛和水肿有关。

2.潜在并发症

肌萎缩、关节僵硬。

(四)主要护理措施

1.病情观察与体位护理

(1)疼痛护理:及时评估患者疼痛程度,遵医嘱给予止痛药物。

(2)体位:用吊带或三角巾将患肢托起,以促进静脉回流,减轻肢体肿胀、疼痛。

2.饮食护理

指导患者进食高蛋白、高维生素、高热量、高钙和高铁的食物。

3.生活护理

指导患者进行力所能及的活动,必要时为其帮助。

4.心理护理

向患者和家属解释骨折的愈合是一个循序渐进的过程,充分固定能为骨折断端连接提供良好的条件。正确的功能锻炼可以促进断端生长愈合和患肢功能恢复。

5.健康教育

(1)指导功能锻炼:复位固定后尽早开始手指屈伸活动,并进行上臂肌肉的主动舒缩运动,但禁止做上臂旋转运动。2～3 周后,开始主动的腕、肘关节屈伸活动和肩关节的外展、内收活动,逐渐增加活动量和活动频率。6～8 周后加大活动量,并做肩关节旋转活动,以防肩关节僵硬或萎缩。

(2)复查:告知患者若骨折远端肢体肿胀或疼痛明显加重,肢体感觉麻木、肢端发凉,夹板或外固定松动,应立即到医院复查并评估功能恢复情况。

(3)安全指导:指导患者及家属评估家庭环境的安全性,妥善放置可能影响患者活动的障碍物。

(五)护理效果评估

(1)患者是否主诉骨折部位疼痛减轻或消失,感觉舒适。

(2)患侧肢端能否维持正常的组织灌注,皮肤温度和颜色正常,末梢动脉搏动有力。

(3)能否避免肌萎缩、关节僵硬等并发症发生。一旦发生,能否及时发现和处理。

(4)患者在指导下能否按计划进行有效的功能锻炼,患肢功能恢复情况及有无活动障碍。

二、肱骨髁上骨折

(一)疾病概述

1.概念

肱骨髁上骨折是指肱骨干与肱骨髁交接处发生的骨折。在肱骨干中下 1/3 段后外侧有桡神经沟,此处骨折最容易发生桡神经损伤。肱骨髁上骨折多发生于 10 岁以下儿童,占小儿肘部骨折的 30%～40%。

2.相关病理生理

在肱骨髁内、前方有肱动脉和正中神经,肱骨髁的内侧和外侧分别有尺神经和桡神经,骨折断端向前移位或侧方移位可损伤相应神经血管。在儿童期,肱骨下端有骨骺,若骨折线穿过骺板,有可能影响骨骺发育,导致肘内翻或外翻畸形。

骨筋膜室综合征:骨筋膜室是由骨、骨间膜、肌间膜和深筋膜形成的密闭腔隙。骨折时,骨折部位骨筋膜室内的压力增高,导致肌肉和神经因急性缺血而产生一系列早期综合征,主要表现为"5P"征:疼痛、苍白、感觉异常、麻痹及脉搏消失。

骨折的愈合过程及影响愈合的因素参见本节肱骨干骨折的相关内容。

3.病因和诱因

肱骨髁上骨折多为间接暴力引起。根据暴力类型和骨折移位方向,可分为屈曲型和伸直型。

4.临床表现

(1)症状:受伤后肘部出现疼痛、肿胀和功能障碍,肘后凸起,患肢处于半屈曲位,可有皮下瘀斑。

(2)体征:局部明显压痛和肿胀,有骨擦音及反常活动,肘部可扪到骨折断端,肘后三角关系正常。

5.辅助检查

肘部正、侧位 X 线拍片能够确定骨折的存在及骨折移位情况。

6.治疗原则

(1)手法复位外固定:对受伤时间短,局部肿胀轻,没有血液循环障碍者,可进行手法复位外固定。复位后用后侧石膏托在屈肘位固定 4~5 周,屈肘角度以能清晰地扪到桡动脉搏动,无感觉运动障碍为宜。伤后时间较长,局部组织损伤严重,出现骨折部严重肿胀时,应卧床休息,抬高患肢或用尺骨鹰嘴悬吊牵引,牵引重量 1~2 kg,同时加强手指活动,待 3~5 天肿胀消退后进行手法复位。

(2)切开复位内固定:手法复位失败或有神经血管损伤者,在切开直视下复位后内固定。

(二)护理评估

1.一般评估

(1)健康史。①一般情况:了解患者的年龄、运动爱好、日常饮食结构等。②受伤情况:了解患者受伤的原因、部位和时间,受伤时的体位和环境,外力作用的方式、方向与性质,骨折轻重程度及有无合并神经血管损伤,急救处理的过程等。③既往史:重点了解与骨折愈合有关的因素,如患者有无骨折史,有无药物过敏史,有无手术史等。

(2)生命体征(T、P、R、BP):按护理常规监测生命体征。

(3)患者主诉:受伤的原因、时间、外力方式与性质,骨折轻重程度及有无合并桡神经损伤、受伤时的体位和环境、急救处理的过程等。

(4)相关记录:外伤情况及既往史,X 线拍片及实验室检查等结果记录。

2.身体评估

(1)术前评估。①视诊:受伤后肘部出现肿胀和功能障碍,患肢处于半屈曲位,可有皮下瘀斑。若肱动脉挫伤或受压,可因前臂缺血而表现为局部肿胀、剧痛、皮肤苍白、发凉、麻木。②触诊:患肢有触痛、骨摩擦音,肘部可扪到骨折断端,肘后关系正常。若合并正中神经、尺神经或桡神经损伤,可有手臂感觉异常。③动诊:可见反常活动,若合并正中神经、尺神经或桡神经损伤,可有运动障碍。④量诊:患肢有无短缩、双侧上肢周径大小、关节活动度。

(2)术后评估。①视诊:受伤后肘部肿胀、皮下瘀斑减轻或消退;外固定清洁、干燥,保持有效固定。若肱动脉挫伤或受压者,前臂缺血改善,局部肿胀减轻或消退、皮肤的颜色、温度、感觉正常。②触诊:患侧触痛减轻或消退,骨摩擦音消失,肘部可不能扪到骨折断端。若合并正中神经、尺神经或桡神经损伤者,手臂感觉恢复正常。③动诊:反常活动消失。若合并正中神经、尺神经或桡神经损伤者,运动正常。④量诊:患肢无短缩,双侧上肢周径大小相等、关节活动度无差异。

3.心理-社会评估

患者突然受伤骨折,患侧肢体活动障碍,生活自理能力下降,疼痛刺激及外固定的使用,易产生焦虑、紧张及自身形象紊乱等心理变化。

4.辅助检查阳性结果评估

肘部正、侧位 X 线拍片结果确定骨折类型、移位方向。

5.治疗效果的评估

(1)局部无压痛及纵向叩击痛。

(2)局部无反常活动。

(3)X 线拍片显示骨折处有连续骨痂通过,骨折线已模糊。

(4)拆除外固定后,成人上肢能胸前平举 1 kg 重物持续达 1 分钟。

(5)连续观察 2 周骨折处不变形。

(三)护理诊断(问题)

1.疼痛

疼痛与骨折、软组织损伤、肌痉挛和水肿有关。

2.外周神经血管功能障碍的危险

外周神经血管功能障碍的危险与骨和软组织损伤、外固定不当有关。

3.不依从行为

不依从行为与患儿年龄小、缺乏对健康的正确认识有关。

(四)主要护理措施

1.病情观察与体位护理

(1)疼痛护理:及时评估患者疼痛程度,遵医嘱给予止痛药物。

(2)体位:用吊带或三角巾将患肢托起,以促进静脉回流,减轻肢体肿胀疼痛。

(3)患肢缺血护理:观察石膏绷带或夹板固定的松紧度,必要时及时调整,以免神经、血管受压,影响有效组织灌注。观察前臂肿胀程度及手的感觉运动功能,如出现高张力肿胀、手指发凉、感觉异常、手指主动活动障碍、被动伸直剧痛、桡动脉搏动减弱或消失,即可确定骨筋膜室高压存在,须立即通知医师,并做好手术准备。如已出现“5P”征,即使手术也难以避免缺血性肌挛缩,从而遗留爪形手畸形。

2.饮食护理

指导患者进食高蛋白、高维生素、高热量、高钙和高铁的食物。

3.生活护理

指导患者进行力所能及的活动,必要时为其提供帮助。

4.心理护理

向患者和家属解释骨折的愈合是一个循序渐进的过程,充分固定能为骨折断端连接提供良好的条件。正确的功能锻炼可以促进断端生长愈合和患肢功能恢复。

5.健康教育

(1)指导功能锻炼:复位固定后尽早开始手指及腕关节屈伸活动,并进行上臂肌肉的主动舒缩运动,有利于减轻水肿。4～6周后外固定解除,开始肘关节屈伸活动。手术切开复位且内固定稳定的患者,术后2周即可开始肘关节活动。若患者为小儿,应耐心向患儿及家属解释功能锻炼的重要性,指导锻炼的方法,使家属能协助其进行功能锻炼。

(2)复查:告知患者及家属若骨折远端肢体肿胀或疼痛明显加重,肢体感觉麻木、肢端发凉,夹板或外固定松动,应立即到医院复查并评估功能恢复情况。

(3)安全指导:指导患者及家属评估家庭环境的安全性,妥善放置可能影响患者活动的障碍物。

(五)护理效果评估

(1)患者是否主诉骨折部位疼痛减轻或消失,感觉舒适。

(2)患侧肢端能否维持正常的组织灌注,皮肤温度和颜色是否正常,末梢动脉搏动是否有力。

(3)能否避免因缺血性肌挛缩导致爪形手畸形的发生。一旦发生骨筋膜室综合征,能否及时发现和处理。

(4)患者在指导下能否按计划进行有效的功能锻炼,患肢功能恢复情况及有无活动障碍。

三、前臂双骨折

(一)疾病概述

1.概念

尺桡骨干双骨折较多见,占各类骨折的6%左右,以青少年多见。因骨折后常导致复杂的移位,使复位十分困难,易发生骨筋膜室综合征。

2.相关病理生理

骨筋膜室综合征:骨筋膜室是由骨、骨间膜、肌间膜和深筋膜形成的密闭腔隙。骨折时,骨折部位骨筋膜室内的压力增高,导致肌肉和神经因急性缺血而产生一系列早期综合征,主要表现为"5P"征:疼痛、苍白、感觉异常、麻痹及脉搏消失。

骨折的愈合过程及影响愈合的因素参见本节肱骨干骨折的相关内容。

3.病因与诱因

尺桡骨干双骨折多由直接暴力、间接暴力和扭转暴力致伤。

(1)直接暴力:多由重物直接打击、挤压或刀伤引起。特点为两骨同一平面的横形或粉碎性骨折,多伴有不同程度的软组织损伤,包括肌肉、肌腱断裂,神经血管损伤等,整复对位不稳定。

(2)间接暴力:常为跌倒时手掌着地,由于桡骨负重较多,暴力作用向上传到后首先使桡骨骨折,继而残余暴力通过骨间膜向内下方传导,引起低位尺骨斜形骨折。

(3)扭转暴力:跌倒时手掌着地,同时前臂发生旋转,导致不同平面的尺桡骨螺旋形骨折或斜形骨折,尺骨的骨折线多高于桡骨的骨折线。

4.临床表现

(1)症状:受伤后,患侧前臂出现疼痛、肿胀、畸形及功能障碍。

(2)体征:可发现畸形、反常活动、骨摩擦感。尺骨上1/3骨干骨折可合并桡骨小头脱位,称为孟氏骨折。桡骨干下1/3骨干骨折合并尺骨小头脱位,称为盖氏骨折。

5.辅助检查

X 线拍片检查应包括肘关节或腕关节，可发现骨折部位、类型、移位方向，以及是否合并有桡骨头脱位或尺骨小头脱位。

6.治疗原则

（1）手法复位外固定：手法复位成功后采用石膏固定，即用上肢前、后石膏夹板固定，待肿胀消退后改为上肢管型石膏固定，一般 8～12 周可达到骨性愈合。也可以采用小夹板固定，即在前臂掌侧、背侧、尺侧和桡侧分别放置四块小夹板并捆扎，将前臂放在防旋板上固定，再用三角巾悬吊患肢。

（2）切开复位内固定：在骨折部位选择切口，在直视下准确对位，用加压钢板螺钉固定或髓内针固定。

（二）护理评估

1.一般评估

（1）健康史。①一般情况：了解患者的年龄、职业特点、运动爱好、日常饮食结构、有无酗酒等。②受伤情况：了解患者受伤的原因、部位和时间，受伤时的体位和环境，外力作用的方式、方向与性质，骨折轻重程度，急救处理的过程等。③既往史：重点了解与骨折愈合有关的因素，如患者有无骨折史，有无药物滥用、服用特殊药物及药物过敏史，有无手术史等。

（2）生命体征（T、P、R、BP）：按护理常规监测生命体征。

（3）患者主诉：受伤的原因、时间、外力方式与性质，骨折轻重程度及有无合并桡神经损伤，受伤时的体位和环境，急救处理的过程等。

（4）相关记录：外伤情况及既往史，X 线拍片及实验室检查等结果记录。

2.身体评估

（1）术前评估。①视诊：患侧前臂出现肿胀、皮下瘀斑。②触诊：患肢有触痛、骨摩擦音或骨擦感。③动诊：可见反常活动。④量诊：患肢有无短缩、双侧上肢周径大小、关节活动度。

（2）术后评估。①视诊：患侧前臂出现肿胀、皮下瘀斑减轻或消退；外固定清洁、干燥，保持有效固定。②触诊：患侧触痛减轻或消退；骨摩擦音或骨擦感消失。③动诊：反常活动消失。④量诊：患肢无短缩，双侧上肢周径大小相等、关节活动度无差异。

3.心理-社会评估

患者突然受伤骨折，患侧肢体活动障碍，生活自理能力下降，疼痛刺激及外固定的使用，易产生焦虑、紧张及自身形象紊乱等心理变化。

4.辅助检查阳性结果评估

肘关节或腕关节 X 线拍片结果确定骨折类型、移位方向及是否合并有桡骨头脱位或尺骨小头脱位。

5.治疗效果的评估

（1）局部无压痛及纵向叩击痛。

（2）局部无反常活动。

（3）X 线拍片显示骨折处有连续骨痂通过，骨折线已模糊。

（4）拆除外固定后，成人上肢能平举 1 kg 重物持续达 1 分钟。

（5）连续观察 2 周骨折处不变形。

(三)护理诊断(问题)

1.疼痛

疼痛与骨折、软组织损伤、肌痉挛和水肿有关。

2.外周神经血管功能障碍的危险

外周神经血管功能障碍的危险与骨和软组织损伤、外固定不当有关。

3.潜在并发症

肌萎缩、关节僵硬。

(四)主要护理措施

1.病情观察与体位护理

(1)疼痛护理:及时评估患者疼痛程度,遵医嘱给予止痛药物。

(2)体位:用吊带或三角巾将患肢托起,以促进静脉回流,减轻肢体肿胀疼痛。

(3)患肢缺血护理:观察石膏绷带或夹板固定的松紧度,必要时及时调整,以免神经、血管受压,影响有效组织灌注。观察前臂肿胀程度及手的感觉运动功能,如出现高张力肿胀、手指发凉、感觉异常、手指主动活动障碍、被动伸直剧痛、桡动脉搏动减弱或消失,即可确定骨筋膜室高压存在,须立即通知医师,并做好手术准备。如已出现5P征,即使手术也难以避免缺血性肌挛缩,从而遗留爪形手畸形。

(4)局部制动:支持并保护患肢在复位后的体位,防止腕关节旋前或旋后。

2.饮食护理

指导患者进食高蛋白、高维生素、高热量、高钙和高铁的食物。

3.生活护理

指导患者进行力所能及的活动,必要时提供帮助。

4.心理护理

向患者和家属解释骨折的愈合是一个循序渐进的过程,充分固定能为骨折断端连接提供良好的条件。正确的功能锻炼可以促进断端生长愈合和患肢功能恢复。

5.健康教育

(1)指导功能锻炼:复位固定后尽早开始手指伸屈和用力握拳活动,并进行上臂和前臂肌肉的主动舒缩运动。2周后局部肿胀消退,开始练习腕关节活动。4周后开始练习肘关节和肩关节活动。8～10周后拍片证实骨折已愈合,才可进行前臂旋转活动。

(2)复查:告知患者及家属若骨折远端肢体肿胀或疼痛明显加重,肢体感觉麻木、肢端发凉,夹板或外固定松动,应立即到医院复查并评估功能恢复情况。

(3)安全指导:指导患者及家属评估家庭环境的安全性,妥善放置可能影响患者活动的障碍物。

(五)护理效果评估

(1)患者是否主诉骨折部位疼痛减轻或消失,感觉舒适。

(2)患侧肢端能否维持正常的组织灌注,皮肤温度和颜色是否正常,末梢动脉搏动是否有力。

(3)能否避免因缺血性肌挛缩导致爪形手畸形的发生。一旦发生骨筋膜室综合征,能否及时发现和处理。

(4)患者在指导下能否按计划进行有效的功能锻炼,患肢功能恢复情况及有无活动障碍。

四、桡骨远端骨折

(一)疾病概述

1.概念

桡骨远端骨折是指距桡骨远端关节面 3 cm 以内的骨折,常见于有骨质疏松的中老年妇女。

2.相关病理生理

骨折的愈合过程及影响愈合的因素参见本节肱骨干骨折的相关内容。

3.病因与分类

多为间接暴力引起。根据受伤机制的不同,可发生伸直型骨折和屈曲型骨折。

4.临床表现

(1)症状:伤后腕关节局部疼痛和皮下瘀斑、肿胀、功能障碍。

(2)体征:患侧腕部压痛明显,腕关节活动受限。伸直型骨折由于远折端向背侧移位,从侧面看腕关节呈“银叉”畸形;又由于其远折端向桡侧移位,从正面看呈“枪刺样”畸形。屈曲型骨折者受伤后腕部出现下垂畸形。

5.辅助检查

X 线拍片可见典型移位。

6.治疗原则

(1)手法复位外固定:对伸直型骨折者,手法复位后在旋前、屈腕、尺偏位用超腕关节石膏绷带固定或小夹板固定 2 周。水肿消退后,在腕关节中立位改用前臂管型石膏或继续用小夹板固定。屈曲型骨折处理原则基本相同,复位手法相反。

(2)切开复位内固定:严重粉碎性骨折移位明显、手法复位失败或复位后外固定不能维持复位者,可行切开复位,用松质骨螺钉、T 形钢板或钢针固定。

(二)护理评估

1.一般评估

(1)健康史。①一般情况:了解患者的年龄、职业特点、运动爱好、日常饮食结构、有无酗酒等。②受伤情况:了解患者受伤的原因、部位和时间,受伤时的体位和环境,外力作用的方式、方向与性质,骨折轻重程度,急救处理的过程等。③既往史:重点了解与骨折愈合有关的因素,如患者有无骨折史,有无药物滥用、服用特殊药物及药物过敏史,有无手术史等。

(2)生命体征(T、P、R、BP):按护理常规监测生命体征。

(3)患者主诉:受伤的原因、时间、外力方式与性质,骨折轻重程度及有无合并桡神经损伤,受伤时的体位和环境,急救处理的过程等。

(4)相关记录:外伤情况及既往史,X 线拍片及实验室检查等结果记录。

2.身体评估

(1)术前评估。①视诊:患侧腕关节出现肿胀、皮下瘀斑;伸直型骨折从侧面看腕关节呈“银叉”畸形,从正面看呈“枪刺样”畸形;屈曲型骨折者受伤后腕部出现下垂畸形。②触诊:患侧腕关节压痛明显。③动诊:患侧腕关节活动受限。④量诊:患肢有无短缩、双侧上肢周径大小、关节活动度。

(2)术后评估。①视诊:患侧腕关节出现肿胀、皮下瘀斑减轻或消退;外固定清洁、干燥,保持有效固定。②触诊:患侧腕关节压痛减轻或消退。③动诊:患侧腕关节活动改善或恢复正常。

④量诊:患肢无短缩,双侧上肢周径大小相等、关节活动度无差异。

3.心理-社会评估

患者突然受伤骨折,患侧肢体活动障碍,生活自理能力下降,疼痛刺激以及外固定的使用,易产生焦虑、紧张及自身形象紊乱等心理变化。

4.辅助检查阳性结果评估

肘腕关节X线拍片结果确定骨折类型、移位方向。

5.治疗效果的评估

(1)局部无压痛。

(2)局部无反常活动。

(3)X线拍片显示骨折处有连续骨痂通过,骨折线已模糊。

(4)拆除外固定后,成人上肢能胸前平举1 kg重物持续达1分钟。

(5)连续观察2周骨折处不变形。

(三)护理诊断(问题)

1.疼痛

疼痛与骨折、软组织损伤、肌痉挛和水肿有关。

2.外周神经血管功能障碍的危险

外周神经血管功能障碍的危险与骨和软组织损伤、外固定不当有关。

(四)主要护理措施

1.病情观察与体位护理

(1)疼痛护理:及时评估患者疼痛程度,遵医嘱给予止痛药物。

(2)体位:用吊带或三角巾将患肢托起,以促进静脉回流,减轻肢体肿胀疼痛。

(3)患肢缺血护理:观察石膏绷带或夹板固定的松紧度,必要时及时调整,以免神经、血管受压,影响有效组织灌注。观察前臂肿胀程度及手的感觉运动功能,如出现高张力肿胀、手指发凉、感觉异常、手指主动活动障碍、被动伸直剧痛、桡动脉搏动减弱或消失,即可确定骨筋膜室高压存在,须立即通知医师,并做好手术准备。

(4)局部制动:支持并保护患肢在复位后体位,防止腕关节旋前或旋后。

2.饮食护理

指导患者进食高蛋白、高维生素、高热量、高钙和高铁的食物。

3.生活护理

指导患者进行力所能及的活动,必要时提供帮助。

4.心理护理

向患者和家属解释骨折的愈合是一个循序渐进的过程,充分固定能为骨折断端连接提供良好的条件。正确的功能锻炼可以促进断端生长愈合和患肢功能恢复。

5.健康教育

(1)指导功能锻炼:复位固定后尽早开始手指伸屈和用力握拳活动,并进行前臂肌肉的主动舒缩运动。4～6周后可去除外固定,逐渐开始关节活动。

(2)复查:告知患者及家属若骨折远端肢体肿胀或疼痛明显加重,肢体感觉麻木、肢端发凉,夹板或外固定松动,应立即到医院复查并评估功能恢复情况。

(3)安全指导:指导患者及家属评估家庭环境的安全性,妥善放置可能影响患者活动的障碍物。

(五)护理效果评估

(1)患者是否主诉骨折部位疼痛减轻或消失,感觉舒适。

(2)患侧肢端能否维持正常的组织灌注,皮肤温度和颜色是否正常,末梢动脉搏动是否有力。

(3)能否避免因缺血性肌挛缩的发生。一旦发生,能否及时发现和处理。

(4)患者在指导下能否按计划进行有效的功能锻炼,患肢功能恢复情况及有无活动障碍。

五、股骨颈骨折

(一)疾病概述

1.概念

股骨颈骨折多发生在中老年人,以女性多见。常出现骨折不愈合(占15%)和股骨头缺血性坏死(占20%~30%)。

2.相关病理生理

股骨颈骨折的发生常与骨质疏松导致骨质量下降有关,使患者在遭受轻微扭转暴力时即发生骨折。

骨折的愈合过程及影响愈合的因素参见本节肱骨干骨折的相关内容。

3.病因与分类

患者多在走路时滑倒,身体发生扭转倒地,间接暴力传导致股骨颈发生骨折。青少年股骨颈骨折较少见,常需较大暴力才会引起,且多为不稳定型。

(1)按骨折线部位分类:股骨头下骨折、经股骨颈骨折和股骨颈基底骨折。

(2)按X线表现分类:内收骨折、外展骨折。

(3)按移位程度分类:常采用Garden分型,可分为不完全骨折、完全骨折但不移位、完全骨折部分移位且股骨头与股骨颈有接触、完全移位的骨折。

4.临床表现

(1)症状:中老年人有摔倒受伤史,伤后感髋部疼痛,下肢活动受限,不能站立和行走。嵌插骨折患者受伤后仍能行走,但是数天后髋部疼痛逐渐加强,活动后更痛,甚至完全不能行走,提示可能由受伤时的稳定骨折发展为不稳定骨折。

(2)体征:患肢缩短,出现外旋畸形,一般在45°~60°。患侧大转子突出,局部压痛和轴向叩击痛。患者较少出现髋部肿胀和瘀斑。

5.辅助检查

髋部正侧位X线拍片可见明确骨折的部位、类型、移位情况,是选择治疗方法的重要依据。

6.治疗原则

(1)非手术治疗:无明显移位的骨折、外展型或嵌插型等稳定性骨折者,年龄过大、全身情况差,或合并有严重心、肺、肾、肝等功能障碍者,可选择非手术治疗。患者可穿防旋鞋,下肢30°外展中立位皮肤牵引,卧床6~8周。对全身情况很差的高龄患者应以挽救生命和治疗并发症为主,骨折可不进行特殊治疗。尽管可能发生骨折不愈合,但患者仍能扶拐行走。

(2)手术治疗:对内收型骨折和有移位的骨折,65岁以上老年人的股骨头下型骨折、青少年股骨颈骨折、股骨陈旧骨折不愈合及影响功能的畸形愈合等,应采用手术治疗。①闭合复位内固定:对所有类型股骨颈骨折患者均可进行闭合复位内固定术。闭合复位成功后,在股骨外侧打入多根空心加压螺钉内固定或动力髋钉板固定。②切开复位内固定：对闭合复位困难或复位失败者可行切开复位内固定术。经切口在直视下复位，用加压螺钉。③人工关节置换术：对全身情况尚好的高龄患者股骨头下骨折，已合并骨关节炎或股骨头坏死者，可选择单纯人工股骨头置换术或全髋关节置换术。

（二）护理评估

1.一般评估

(1)健康史。①一般情况：了解患者的年龄、职业特点、运动爱好、日常饮食结构、有无酗酒等。②受伤史：有摔倒受伤后感髋部疼痛，下肢活动受限，不能站立和行走。③既往史：重点了解与骨折愈合有关的因素，如患者有无骨折史，有无药物滥用、服用特殊药物及药物过敏史，有无手术史等。

(2)生命体征(T、P、R、BP)：根据病情定时监测生命体征。

(3)患者主诉：受伤的原因、时间、外力方式与性质，骨折轻重程度及有无合并桡神经损伤，受伤时的体位和环境，急救处理的过程等。

(4)相关记录：外伤情况及既往史，X线拍片及实验室检查等结果记录。

2.身体评估

(1)术前评估。①视诊：患肢出现外旋畸形，股骨大转子突出。②触诊：患肢局部压痛。③叩诊：患肢局部纵向压痛。④动诊：患肢活动受限。⑤量诊：患肢有无短缩、双侧下肢周径大小、关节活动度。

(2)术后评估。①视诊：患肢保持外展中立位；外固定清洁、干燥，保持有效固定。②触诊：患肢局部压痛减轻或消退。③叩诊：患肢局部纵向压痛减轻或消退。④动诊：患肢根据愈合情况进行相应活动。⑤量诊：患肢无短缩，双侧下肢周径大小相等、关节活动度无差异。

3.心理-社会评估

患者受伤骨折，患侧肢体活动障碍，生活自理能力下降，疼痛刺激及外固定的使用，易产生焦虑、紧张及自身形象紊乱等心理变化。

4.辅助检查阳性结果评估

髋部正侧位X线拍片结果确定骨折的部位、类型、移位方向。

5.治疗效果的评估

(1)局部无压痛及叩击痛。

(2)局部无反常活动。

(3)内固定治疗者，X线拍片显示骨折处有连续骨痂通过，骨折线已模糊。

(4)X线拍片证实骨折愈合后可正常行走或负重行走。

（三）护理诊断(问题)

1.躯体活动障碍

躯体活动障碍与骨折、牵引或石膏固定有关。

2.失用综合征的危险

失用综合征的危险与骨折、软组织损伤或长期卧床有关。

3.潜在并发症

下肢深静脉血栓、肺部感染、压疮、股骨头缺血坏死、骨折不愈合、关节脱位、关节感染等。

(四)主要护理措施

1.病情观察与并发症预防

(1)搬运与移动:尽量避免搬运和移动患者。搬运时将髋关节与患肢整体托起,防止关节脱位或骨折断端移位造成新的损伤。在病情允许的情况下,指导患者借助吊架或床栏更换体位、坐起、转移到轮椅上以及使用助行器、拐杖行走的方法。

(2)疼痛护理:及时评估患者疼痛程度,遵医嘱给予止痛药物。人工关节置换术后患者有中度至重度疼痛,术后用患者自控性止痛治疗、静脉或硬膜外止痛治疗可以控制疼痛。疼痛将逐渐减轻,到术后第3天,口服止痛药就可以充分缓解疼痛。口服止痛药以在运动或体位改变前1.5小时服用为宜。

(3)下肢深静脉血栓的预防:指导患者卧床时多做踝关节运动,鼓励患者术后早期运动和行走。人工关节置换术后患者要穿抗血栓长袜或充气压力长袜,术后第1天鼓励患者下床取坐位。

(4)压疮的预防:保持床单的清洁、干燥,定时翻身并按摩受压的骨突部位,避免剪切力、摩擦力等损伤。

(5)肺部感染的预防:鼓励患者进行主动咳嗽,可指导患者使用刺激性肺活量测定器(一种显示一次呼吸气量多少的塑料装置)来逐步增加患者的呼吸深度,调节深呼吸和咳嗽过程,防止肺炎。

(6)关节感染的预防:保持关节腔内有效的负压吸引,引流管留置不应超过72小时,24小时引流量少于20 mL后才可拔管。若手术后关节持续肿胀疼痛、伤口有异常体液溢出、皮肤发红、局部皮温较高,应警惕是否为关节感染。关节感染虽然少见,但是是最严重的并发症。

2.饮食护理

指导患者进食高蛋白、高维生素、高热量、高钙和高铁的食物。对于手术或进食困难者,予以静脉营养支持。

3.生活护理

指导患者进行力所能及的活动,必要时为其提供帮助,如协助进食、进水、排便和翻身等。

4.心理护理

向患者和家属解释骨折的愈合是一个循序渐进的过程,充分固定能为骨折断端连接提供良好的条件。正确的功能锻炼可以促进断端生长愈合和患肢功能恢复。对可能遗留残疾的患者,应鼓励其表达自己的思想,减轻患者及其家属的心理负担。

5.健康教育

(1)非手术治疗:卧床期间保持患肢外展中立位,即平卧时两腿分开30°,腿间放枕头,脚尖向上或穿"丁"字鞋。不可使患肢内收或外旋,坐起时不能交叉盘腿,以免发生骨折移位。翻身过程应由护士或家属协助,使患肢在上且始终保持外展中立位,然后在两大腿之间放1个枕头以防内收。指导患肢股四头肌等长收缩、踝关节和足趾屈伸旋转运动,在非睡眠状态下每小时练习1次,每次5~20分钟,以防止下肢深静脉血栓、肌萎缩和关节僵硬。在锻炼患肢的同时,指导患者进行双上肢及健侧下肢全范围关节活动和功能锻炼。

一般8周后复查X线片,若无异常可去除牵引后在床上坐起;3个月后骨折基本愈合,可先双扶拐患肢不负重活动,后逐渐单拐部分负重活动;6个月后复查X线检查显示骨折愈合牢固后,可完全负重行走。

(2)内固定治疗:卧床期间不可使患肢内收,坐起不能交叉盘腿。若骨折复位良好,术后早期即可扶双拐下床活动，逐渐增加负重重量，X线检查证实骨折愈合后可弃拐负重行走。

(3)人工关节置换术：卧床期间两腿间垫枕，保持患肢外展中立位，同时进行患肢股四头肌等长收缩、踝关节和足趾屈伸旋转运动。骨水泥型假体置换术后第1天后，即可遵医嘱进行床旁坐、站及扶双拐行走练习。生物型假体置换者一般于术后1周开始逐步进行行走练习。根据患者个体情况不同，制订具体康复计划，如果活动后感觉到关节持续疼痛和肿胀，说明练习强度过大。

在术后3个月内，关节周围软组织没有充分愈合，为避免关节脱位，应尽量避免屈髋大于90°和下肢内收超过身体中线。因此，避免下蹲、坐矮凳、坐沙发、跪姿、盘腿、过度内收或外旋、交叉腿站立、跷二郎腿或过度弯腰拾物等动作；侧卧时应健侧在下，患肢在上，两腿间夹枕头；排便时使用坐便器。可以坐高椅、散步、骑车、跳舞和游泳等，上楼时健肢先上，下楼时患肢先下。另外，嘱患者尽量不做或少做有损人工关节的活动，如爬山、爬楼梯和跑步等；避免在负重状态下反复做髋关节屈伸运动，或做剧烈跳跃和急转急停运动。肥胖患者应控制体重，预防骨质疏松，避免过多负重。

警惕术后关节感染的发生。人工关节置换多年后关节松动或磨损，可在活动时出现关节疼痛、跛行、髋关节功能减退。患者摔倒或髋关节扭伤后髋部不能活动，伴有疼痛，双下肢不等长，可能出现了关节脱位。嘱患者出现以上情况应尽快就诊。

严格定期随诊，术后1、2、3、6、12个月及以后每年，以便指导锻炼和了解康复情况。

(4)安全指导：指导患者及家属评估家庭环境的安全性，妥善放置可能影响患者活动的障碍物。指导患者安全使用步行辅助器械或轮椅。练习行走时需有人陪伴，以防摔倒。

(五)护理效果评估

(1)患者是否主诉骨折部位疼痛减轻或消失，感觉舒适。

(2)患侧肢端能否维持正常的组织灌注，皮肤温度和颜色是否正常，末梢动脉搏动是否有力。

(3)能否避免下肢深静脉血栓、肺部感染、压疮、股骨头缺血坏死、骨折不愈合、关节脱位、关节感染等并发症的发生。一旦发生，能否及时发现和处理。

(4)患者在指导下能否按计划进行有效的功能锻炼，患肢功能恢复情况及有无活动障碍。

六、股骨干骨折

(一)疾病概述

1.概念

股骨干骨折是至股骨转子以下、股骨髁以上部位的骨折，包括粗隆下2～5 cm至股骨髁上2～5 cm的骨干。约占全身骨折的6%。

2.相关病理生理

股骨是人体最粗、最长、承受应力最大的管状骨，股骨干血运丰富，一旦骨折，常有大量失血。股骨干为三组肌肉所包围，其中伸肌群最大，由股神经支配；屈肌群次之，由坐骨神经支配；内收肌群最小，由闭孔神经支配，由于大腿的肌肉发达，骨折后多有错位及重叠。股骨干周围的外展肌群与其他肌群相比肌力稍弱，外展肌群位于臀部附着在大粗隆上，由于内收肌的作用，骨折远端常有向内收移位的倾向，已对位的骨折常有向外弓的倾向，这种移位和成角倾向，在骨折治疗中应注意纠正和防止。

一般股骨上1/3骨折时，其移位方向比较规律，骨折近端因受外展、外旋肌群和髂腰肌的作用而出现外展、外旋和屈曲等向前、外成角突起移位，骨折远端则向内、向后、向上重叠移位。股骨中 1/3 骨折时，除原骨折端向上重叠外，移位多随暴力方向而异，一般远折端多向后向内移位。股骨下 1/3 骨折时，近折端因受内收肌的牵拉而向后倾斜成角突起移位，有损伤腘窝部动、静脉及神经的危险。

3.病因与分类

(1)病因：多数骨折由强大的直接暴力所致，如撞击、挤压等；一部分骨折由间接暴力所致，如杠杆作用、扭转作用、由高处跌落等。正常股骨干在遭受强大外力才发生骨折，多数原因是车祸、行人相撞、摩托车车祸、坠落伤与枪弹伤等高能量损伤。

(2)分类：股骨干骨折由于部位不同可分为上 1/3 骨折、中 1/3 骨折和下 1/3 骨折，以中下 1/3 交界处骨折最为多见。

4.临床表现

(1)症状：受伤后患肢疼痛、肿胀，远端肢体异常扭曲，不能站立和行走。

(2)体征：患肢明显畸形，可出现反常活动、骨擦音。单一股骨干骨折因失血较多，可能出现休克前期表现；若合并多处骨折，或双侧股骨干骨折，发生休克的可能性很大，甚至可以出现休克表现。若骨折损伤腘动脉、腘静脉、胫神经或腓总神经，可出现远端肢体相应的血液循环、感觉和运动障碍。

5.辅助检查

X 线正、侧位拍片可明确骨折部位、类型和移位情况。

6.治疗原则

(1)非手术治疗：①牵引法。皮牵引适用于 3 岁以下儿童，骨牵引适于成人各类型股骨骨折。由于需长期卧床、住院时间长、并发症多，目前已逐渐少用。牵引现在更多的是作为常规的术前准备或其他治疗前使用。②石膏支具。离床治疗和防止髋人字石膏引起膝关节、髋关节挛缩导致石膏支具的发展。石膏支具在理论上有许多特点，它允许逐渐负重，可以改善肌肉和关节的功能，增加骨骼的应力刺激，促进骨折愈合。

(2)手术治疗：采用切开复位内固定。由于内固定器械的改进，手术技术的提高及人们对骨折治疗观念的改变，股骨干骨折多趋向于手术治疗。内固定的选择应考虑到患者的全身情况、软组织情况及骨折损伤类型。内固定材料包括钢板螺钉固定和髓内钉固定。

(二)护理评估

1.一般评估

(1)健康史。①一般情况：了解患者的年龄、职业特点、运动爱好、日常饮食结构、有无酗酒等。②受伤情况：了解患者受伤的原因、部位和时间，受伤时的体位和环境，外力作用的方式、方向与性质，骨折轻重程度，急救处理的过程等。③既往史：重点了解与骨折愈合有关的因素，如患者有无骨折史，有无药物滥用、服用特殊药物及药物过敏史，有无手术史等。

(2)生命体征(T、P、R、BP)：密切观察患者的生命体征及神志，警惕休克发生。

(3)患者主诉：受伤的原因、时间、外力方式与性质，骨折轻重程度及有无合并血管神经损伤，受伤时的体位和环境，急救处理的过程等。

(4)相关记录：外伤情况及既往史，X 线拍片及实验室检查等结果记录。

2.身体评估

(1)术前评估。①视诊：肢体肿胀，缩短，由于肌肉痉挛，常有明显的扭曲畸形。②触诊：局部皮温可偏高，明显压痛。完全骨折有骨擦音。触诊患肢足背动脉、腘窝动脉搏动情况。③动诊：可见反常活动，膝、髋关节活动受限，不能站立和行走。④量诊：患肢有无短缩、双侧下肢周径大小、关节活动度。

(2)术后评估。①视诊：牵引患者患肢保持外展中立位；外固定清洁、干燥，保持有效固定。②触诊：患肢局部压痛减轻或消退。③动诊：患肢根据愈合情况进行如活动足部、踝关节及小腿。④量诊：患肢无短缩，双侧上肢周径大小相等、关节活动度无差异。

3.心理-社会评估

评估心理状态，了解患者社会背景、致伤经过及家庭支持系统，对疾病的接受程度，是否承受心理负担，能否有效调节角色转换。

4.辅助检查阳性结果评估

X线拍片结果明确骨折具体部位、类型、稳定性及损伤程度。

5.治疗效果的评估

(1)非手术治疗评估要点。①消肿处理效果的评估：观察患肢肿胀变化；使用冷疗技术后效果；末梢感觉异常者避免冻伤。联合药物静脉使用时密切观察穿刺部位，谨防药物外渗引起局部组织损害。②保持有效牵引效果评估：骨牵引穿刺的针眼有无出现感染征，注意观察患者有无足下垂情况，并注意膝关节外侧腓总神经有无受压。小儿悬吊牵引时无故哭闹，仔细查找原因，调整牵引带，经常检查双足的血液循环和感觉有无异常，皮肤有无破损、溃疡。③观察石膏松紧情况，有无松脱、过紧、污染、断裂。长期固定有无出现关节僵硬、肌肉萎缩、肺炎、压疮、泌尿系统感染等并发症。

(2)手术治疗评估要点：①评估术区伤口敷料有无渗血、渗液，评估早期功能锻炼的掌握情况。②观察患肢末梢血液循环、活动、感觉，及早发现术后并发症。

(三)护理诊断(问题)

1.疼痛

疼痛与骨折有关。

2.躯体移动障碍

躯体移动障碍与骨折或牵引有关。

3.潜在并发症

低血容量性休克。

(四)主要护理措施

1.病情观察与并发症预防

(1)病情观察：由于股骨干骨折失血量较大，观察患者有无脉搏增快、皮肤湿冷、血压下降等低血容量性休克表现。因骨折可损伤下肢重要神经或血管，观察患肢血液供应，如足背动脉搏动和毛细血管充盈情况，并与健肢比较，同时观察患肢是否出现感觉和运动障碍等。一旦发生异常，及时报告医师并协助处理。

(2)疼痛护理：及时评估患者疼痛程度，遵医嘱给予止痛药物。

(3)牵引护理：①保持有效牵引，定期测量下肢的长度和力线，以免造成过度牵引和骨端旋转。②注意牵引针是否有移位，若有移位应消毒后调整。③预防腓总神经损伤，在膝外侧腓骨头处垫纱布或棉垫，防止腓总神经受压，经常检查足部背伸运动，询问是否有感觉异常等情况。④长期卧床者，骶尾处皮肤受压易发生压疮，给予睡气垫床，定时按摩受压处皮肤，足跟悬空。

2.饮食

给予患者高热量、高蛋白、高纤维素、高钙、富含维生素及果胶成分饮食，如牛奶、鸡蛋、海米、虾皮、鱼汤、骨头汤、新鲜蔬菜和水果等。

3.用药护理

了解药物不良反应，对症处理用药时观察其用药后效果。根据疼痛程度使用止痛药，并评估不良反应。

4.心理护理

向患者和家属解释骨折的愈合是一个循序渐进的过程，充分固定能为骨折断端连接提供良好的条件。正确的功能锻炼可以促进断端生长愈合和患肢功能恢复。鼓励患者表达自己的思想，减轻患者及其家属的心理负担。

5.健康教育

(1)指导功能锻炼：患肢固定后，可在持续牵引下做股四头肌等长舒缩运动，并活动足部、踝关节和小腿。卧床期间鼓励患者利用牵引架拉手环或使用双肘、健侧下肢三点支撑抬起身体使局部减轻压力。在X线拍片证实有牢固的骨折愈合后，才能取消牵引，进行较大范围的运动。有条件时，也可在8～10周后，由外固定架保护，早起不负重活动，以后逐渐增加负重。股骨中段以上骨折，下床活动时始终应注意保持患肢的外展体位，以免因负重和内收肌的作用而发生继发性向外成角突起畸形。

(2)复查：告知患者及家属若骨折远端肢体肿胀或疼痛明显加重，肢体感觉麻木、肢端发凉，应立即到医院复查并评估功能恢复情况。

(3)安全指导：指导患者及家属评估家庭环境的安全性，妥善放置可能影响患者活动的障碍物。

(五)护理效果评估

(1)患者是否主诉骨折部位疼痛减轻或消失，感觉舒适。

(2)患侧肢端能否维持正常的组织灌注，皮肤温度和颜色是否正常，末梢动脉搏动是否有力。

(3)能否避免低血容量休克等并发症的发生。一旦发生，能否及时发现和处理。

(4)患者在指导下能否按计划进行有效的功能锻炼，患肢功能恢复情况及有无活动障碍。

七、胫腓骨干骨折

(一)疾病概述

1.概念

胫腓骨干骨折指胫骨平台以下至踝以上部分发生的骨折。占全身骨折的13%～17%。

2.相关病理生理

胫腓骨是长管状骨中最常发生骨折的部位，10岁以下儿童尤为多见，其中以胫腓骨双骨折最多，胫骨骨折次之，单纯腓骨骨折最少。胫腓骨由于部位的关系，遭受直接暴力打击、压轧的机会较多，又因胫骨前内侧紧贴皮肤，所以开放性骨折较多见。严重外伤、创口面积大、骨折粉碎、污染严重、组织遭受挫裂伤为本病的特点。

3.病因与分类

(1)病因。①直接暴力：多为重物撞击伤、车轮碾轧等直接暴力损伤，可引起胫腓骨同一平面的横形、短斜形或粉碎性骨折。②间接暴力：多为高处坠落后足着地，身体发生扭转所致。可引起胫骨、腓骨螺旋形或斜形骨折，软组织损伤较小，腓骨的骨折线高于胫骨骨折线。儿童胫腓骨干骨折常为青枝骨折。

(2)分类：胫腓骨干骨折可分为胫腓骨干双骨折、单纯胫骨干骨折和单纯腓骨骨折。

4.临床表现

(1)症状：患肢局部疼痛、肿胀，不敢站立和行走。

(2)体征：患肢可有反常活动和明显畸形。由于胫腓骨表浅，骨折常合并软组织损伤，形成开放性骨折，可见骨折端外露。胫骨上1/3骨折可致胫后动脉损伤，引起下肢严重缺血甚至坏死。胫骨中1/3骨折可引起骨筋膜室压力升高，胫前区和腓肠肌区可有张力增加。胫骨下1/3骨折由于血运差，软组织覆盖少，容易发生延迟愈合或不愈合。腓骨颈有移位的骨折可损伤腓总神经，可出现相应感觉和运动功能障碍。骨折后期，若骨折对位对线不良，使关节面失去平行，改变了关节的受力面，易发生创伤性关节。小儿青枝骨折表现为不敢负重和局部压痛。

5.辅助检查

X线检查应包括膝关节和踝关节，可确定骨折的部位、类型和移位情况。

6.治疗原则

(1)非手术治疗。①手法复位外固定：稳定的胫腓骨骨干横形骨折或短斜形骨折可在手法复位后用小夹板或长腿石膏固定，6～8周可扶拐负重行走。单纯胫骨干骨折由于有完整腓骨的支撑，石膏固定6～8周后可下地活动。单纯胫骨干骨折若不伴有胫腓上、下关节分离，也无须特殊治疗。为减少下地活动时疼痛，用石膏固定3～4周。②牵引复位：不稳定的胫腓骨干双骨折可采用腿骨结节牵引，纠正缩短畸形后手法复位，小夹板固定。6周后去除牵引，改用小腿功能支架固定，或行长腿石膏固定，可下地负重行走。

(2)手术治疗：手法复位失败、损伤严重或开放性骨折者应切开复位，选择钢板螺钉或髓内针固定。若固定牢固，手术4～6周后可负重行走。

(二)护理评估

1.一般评估

(1)健康史。①一般情况：了解患者的年龄、职业特点、运动爱好、日常饮食结构、有无酗酒等。②受伤情况：了解患者受伤的原因、部位和时间，受伤时的体位和环境，外力作用的方式、方向与性质，骨折轻重程度，急救处理的过程等。③既往史：重点了解与骨折愈合有关的因素，如患者有无骨折史，有无药物滥用、服用特殊药物及药物过敏史，有无手术史等。

(2)生命体征(T、P、R、BP)。①发热：骨折患者体温一般在正常范围。损伤严重或因血肿吸收，可出现低热但一般不超过38℃。开放性骨折出现高热，多由感染引起。②休克：因骨折部位大量出血、剧烈疼痛或合并内脏损伤引起失血性或创伤性休克，多见于严重的开放性骨折。

(3)患者主诉：受伤的原因、时间、外力方式与性质，骨折轻重程度及有无合并血管神经损伤，受伤时的体位和环境，急救处理的过程等。

(4)相关记录：外伤情况及既往史，X线拍片及实验室检查等结果记录。

2.身体评估

(1)术前评估。①视诊：肢体肿胀，有明显畸形。②触诊：局部皮温可偏高，明显压痛；有骨擦音。③动诊：可见反常活动，不能站立和行走。④量诊：患肢有无短缩、双侧下肢周径大小、关节活动度。

(2)术后评估。①视诊：牵引患者患肢保持外展中立位；外固定清洁、干燥，保持有效固定。

②触诊:患肢局部压痛减轻或消退。③动诊:患肢根据愈合情况进行如活动足部、踝关节及小腿。④量诊:患肢无短缩,双侧上肢周径大小相等、关节活动度无差异。

3.心理-社会评估

评估心理状态,了解患者社会背景,致伤经过及家庭支持系统,对疾病的接受程度,是否承受心理负担,能否有效调节角色转换。

4.辅助检查阳性结果评估

X 线拍片结果明确骨折具体部位、类型、稳定性及损伤程度。

5.治疗效果的评估

(1)局部无压痛及叩击痛。

(2)局部无反常活动。

(3)内固定治疗者,X 线拍片显示骨折处有连续骨痂通过,骨折线已模糊。

(4)X 线拍片证实骨折愈合后可正常行走或负重行走。

(5)连续观察 2 周骨折处不变形。

(三)护理诊断(问题)

1.疼痛

疼痛与骨折、软组织损伤、肌痉挛和水肿有关。

2.外周神经血管功能障碍的危险

外周神经血管功能障碍的危险与骨和软组织损伤、外固定不当有关。

3.潜在并发症

肌萎缩、关节僵硬。

(四)主要护理措施

1.病情观察与并发症预防

(1)病情观察:因骨折可损伤下肢重要神经或血管,观察患肢血液供应,如足背动脉搏动和毛细血管充盈情况,并与健肢比较,同时观察患肢是否出现感觉和运动障碍等。一旦发生异常,及时报告医师并协助处理。

(2)疼痛护理:及时评估患者疼痛程度,遵医嘱给予止痛药物。

(3)牵引护理:①保持有效牵引,定期测量下肢的长度和力线,以免造成过度牵引和骨端旋转。②注意牵引针是否有移位,若有移位应消毒后调整。③预防腓总神经损伤,经常检查足部背伸运动,询问是否有感觉异常等情况。④长期卧床者,骶尾处皮肤受压易发生压疮,让患者睡气垫床,定时按摩受压处皮肤,足跟悬空。

2.饮食

给予患者高热量、高蛋白、高纤维素、高钙、富含维生素及果胶成分饮食,如牛奶、鸡蛋、海米、虾皮、鱼汤、骨头汤、新鲜蔬菜和水果等。

3.用药护理

了解药物不良反应,对症处理用药时观察其用药后效果。根据疼痛程度使用止痛药,并评估不良反应。

4.心理护理

向患者和家属解释骨折的愈合是一个循序渐进的过程,充分固定能为骨折断端连接提供良好的条件。正确的功能锻炼可以促进断端生长愈合和患肢功能恢复。鼓励患者表达自己的思想，减轻患者及其家属的心理负担。

5.健康教育

(1)指导功能锻炼：复位固定后尽早开始趾间和足部关节的屈伸活动，做四头肌等长舒缩运动以及髌骨的被动运动。有夹板外固定者可进行踝关节和膝关节活动，但禁止在膝关节伸直情况下旋转大腿，以防发生骨不连。去除牵引或外固定后遵医嘱进行膝关节和踝关节的屈伸练习和髋关节各种运动，逐渐下地行走。

(2)复查：告知患者及家属若骨折远端肢体肿胀或疼痛明显加重，肢体感觉麻木、肢端发凉，应立即到医院复查并评估功能恢复情况。

(3)安全指导：指导患者及家属评估家庭环境的安全性，妥善放置可能影响患者活动的障碍物。

(五)护理效果评估

(1)患者是否主诉骨折部位疼痛减轻或消失，感觉舒适。

(2)患侧肢端能否维持正常的组织灌注，皮肤温度和颜色是否正常，末梢动脉搏动是否有力。

(3)能否避免低血容量休克等并发症的发生。一旦发生，能否及时发现和处理。

(4)患者在指导下能否按计划进行有效的功能锻炼，患肢功能恢复情况及有无活动障碍。

(陈海燕)

第五节　肩关节周围炎

一、概述

肩关节周围炎即肩周炎，是肩关节周围肌肉、肌腱滑液囊及关节囊的慢性损伤性炎症，以肩部疼痛，肩关节活动受限或僵硬等为临床特征。肩周炎的发生与发展大致可分为急性期、粘连期、缓解期。①急性期：病程约1个月，主要表现为肩部疼痛，肩关节活动受限，但有一定的活动度。②粘连期：病程2～3个月，本期患者疼痛症状已明显减轻，主要表现为肩关节活动严重受限，肩关节因肩周软组织广泛性粘连，活动范围极小，以外展及前屈运动时，肩胛骨随之摆动而出现耸肩现象。③缓解期：病程2～3个月，患者疼痛减轻，肩关节粘连逐渐消除而恢复正常功能。

二、治疗原则

主要采取非手术治疗，如推拿、中药熏洗、封闭、理疗、小针刀、针灸、药物治疗、功能锻炼。

三、护理措施

(一)心理护理

肩周炎因病程长，患者畏痛而不敢活动，首先护理人员以亲切的语言同患者交谈，介绍肩周炎的发生发展及形成机制，使患者对自己的病情有所了解，鼓励患者树立战胜疾病的信心，积极配合治疗护理。

(二)侵入性治疗的护理

环境宜保持温暖,防止局部暴露受凉,同时要严格消毒,防止感染,注意观察患者面色、神志,防止晕针。封闭、针刺后24小时以内不宜熏洗,小针刀治疗1周内局部保持干燥。熏洗时,按中药熏洗护理常规护理。

四、功能锻炼

护士亲自示范讲解,教会患者主动行肩关节功能锻炼的方法,与患者一起制订锻炼计划和工作量。

(一)手指爬墙

双足分开与肩同宽面向墙壁或侧向墙壁站立,在墙壁画一高度标志,用患手指沿墙徐徐上爬。使上肢抬举到最大限度,然后沿墙回位,反复进行。每天2~3次,每次10~15分钟。

(二)手拉滑车

患者坐位或站立,双手拉住滑轮上绳子的把手,以健肢带动患肢,慢慢拉动绳子一高一低,两手轮换进行,逐渐加力,反复运动5~10分钟。

(三)弯腰划圈

两足分开与肩同宽站立,向前弯腰,上肢伸直下垂做顺逆时针方向划圈,幅度由小到大,速度由慢到快,每天2次,每次5~10分钟。

(四)其他

梳头,摸耳,内收探肩,后伸揉背,外展指路。

五、出院指导

(1)继续肩部功能锻炼,预防关节粘连,防止肌肉萎缩。

(2)日常生活中注意颈肩部保暖防寒,夏季防止肩部持续吹风,避免受凉,在阴凉处过久暴露。防止过猛过快,单调重复的肩部活动,提重物,承受应力时要有思想准备,防止肩损伤。

(3)加强营养,积极锻炼身体,多晒太阳,打太极拳。做好预防保健。

(陈海燕)

第六节 肩袖损伤

一、概述

肩袖为包绕于肩关节周围的冈上肌、冈下肌、小圆肌和肩胛下肌4块肌肉的总称,肩袖损伤指此4块肌肉损伤。肩袖的作用主要为参与肩关节外展、内收、上举等活动。肩袖损伤后,患者出现肩关节功能障碍,外展上举困难,出现疼痛弧。肩部疼痛或酸困不适,夜间疼痛尤甚,姿势不对时疼痛加重不能入睡,常放射至三角肌止点、大结节处及上臂中段外侧,肱二头肌肌间沟压痛。肩袖损伤多发生于创伤后,并发有骨折或脱位。

二、治疗原则

(一)非手术治疗

肩袖不完全损伤,采用保守治疗,外展架或石膏固定于外展位,采用理疗,口服非甾体抗炎药、活血药等,1 个月后进行肩关节功能锻炼;关节镜治疗只对一些小撕裂、不全层撕裂有效。

(二)手术治疗

肩袖撕裂较重或肩袖全层断裂,或陈旧性肩袖损伤患者,采用手术切开肩袖修补术。

三、护理措施

(一)入院评估

患者入院后,认真观察患者疼痛性质、部位及肢体感觉、运动情况。

(二)心理护理

加强心理护理,了解心理所需,解除心理障碍。

(三)半卧位训练

入院后即给予患肢外展架固定,床头抬高半卧位训练,每天 2 次,1 次 30～120 分钟,以适应术后体位。

(四)中药熏洗

术前 4～7 天给予中药熏洗,将中药加水 2 000 mL 煮沸,煎 30 分钟后,取药汁放入中药熏洗机中,打开电源继续加热保持温度在 70 ℃左右。让患者仰卧在熏洗床上并充分暴露患肩,肩部用双层治疗巾覆盖,保持药液的蒸汽能充分蒸到患者的肩部。每次熏蒸30 分钟,每天 2 次。熏蒸 30 分钟后关闭电源停止加热,待药液温度在 40～45 ℃时,给患者洗患肩,在熏洗的过程中配合关节功能锻炼,活动肩关节,主动询问患者的适应程度,熏蒸时注意保持药液温度,不可过热防止烫伤皮肤,也不可过凉影响治疗效果。

(五)饮食护理

手术前尊重患者的生活习惯,建议进食高蛋白、高维生素、高纤维等易消化饮食,每天饮鲜牛奶 250～500 mL,手术当天根据麻醉方式选择进食时间,术前 4～6 小时禁食,术后第 2 天根据患者饮食习惯,宜食高维生素、清淡可口、易消化食物,如新鲜蔬菜、香蕉、米粥、面条等;忌食生冷、辛辣、油腻、煎炸、腥发之物,如辣椒、鱼、牛羊肉等。以后根据患者食欲及习惯进食高蛋白、高营养之饮食,如牛奶、鸡蛋、水果新鲜蔬菜等,中后期多食滋补肝肾之品,如动物肝脏、排骨汤、鸡汤等,注意饮食节制。

(六)体位护理

手术前 3 天指导患者进行抬肩练习,每天 2 次,每次 10～15 分钟,可在患者平卧时于患肢下垫棉垫或软枕。手术后患者取半卧位,患肢置于外展 60°,前屈 30°,保持床铺清洁、平整,防止压伤(石膏固定者按石膏固定的护理措施)术后第 2 天下床时(石膏干后),先坐起 30 分钟,站立2 分钟,再活动,防止因手术后体质虚弱或直立性低血压而致晕倒。

(七)病情观察

手术及石膏、外展架固定后,如发现指端严重肿胀、发绀、麻木、剧痛、发凉、桡动脉搏动异常,及时报告医师处理。观察手术部位有无渗血情况,对于术后采用管型肩胸石膏固定的患者,观察石膏上血迹的范围是否扩大或渗血,以及是否从石膏的边际流出。

四、功能锻炼

手术当天麻醉消失后，做伸屈手指、握拳及腕关节功能锻炼。术后第 2 天可主动收缩肱二头肌及前臂肌肉，做握拳、伸指、伸掌等活动。术后第 3 天开始，做掌屈背伸、上翘下钩、五指增力、左右摆掌等，活动要循序渐进，每天 2～3 次，每次 5～10 分钟。6～8 周石膏及外展架固定拆除后，进行肩、肘关节全方位功能锻炼，加大活动强度，如屈肘耸肩，托手屈肘，肘关节的屈伸活动，也可做弯腰划圈、后伸探肩等，逐渐做提重物等活动。活动要循序渐进，逐渐增加次数，以不疲劳为度。必要时做后伸探背，手指爬墙，肩关节的外展、内收、上举。

五、出院指导

(1)嘱患者加强营养，增强机体抵抗力，多食胡桃、瘦肉、骨头汤、山芋肉、黑芝麻等补肝肾、强筋骨之品。

(2)肩袖损伤保守治疗外展架固定最少 4 周，术后固定最少 6 周，固定期间勿随意调节松紧、高度，勿随意拆除。

(3)继续进行手、腕、肘部功能锻炼，持之以恒，忌盲目粗暴活动。

(4)慎起居，避风寒，保持心情愉快，生活有规律，按时用药。

(5)出院 1 周后门诊复查，不适时来诊。

(6)3 个月可恢复正常活动，并逐渐恢复工作。

(陈海燕)

第七节　颈　椎　病

一、疾病概述

(一)概念

颈椎病指因颈椎间盘退行性变及其继发性改变，刺激或压迫相邻脊髓、神经、血管和食管组织，并引起相应症状和体征。颈椎病是 50 岁以上人群的常见病，男性居多，好发部位依次为 $C_{5\sim6}$，$C_{6\sim7}$。

(二)相关病理生理

颈椎病的发生和发展必须具备以下条件：一是以颈椎间盘为主的退行性变；二是退变的组织和结构必须对颈部脊髓或血管或神经或气管等器官或组织构成压迫或刺激，从而引起临床症状。椎间盘是无血运的组织，由于软骨板营养代谢的改变，致使髓核、纤维环发生退变。一方面退变的髓核后突，穿过破裂的纤维环直接压迫脊髓；另一方面髓核脱水使椎间隙高度降低，椎体间松动，刺激椎体后缘骨赘形成，而且椎节的松动还使钩椎关节、后方小关节突以及黄韧带增生。

从病理角度看，颈椎病是一个连续的病理反应过程，可将其分为 3 个阶段：椎间盘变性阶段、骨刺形成阶段和脊髓损害阶段。

(三)病因与分类

1.病因

(1)颈椎间盘退行性变:颈椎病发生和发展的最基本原因。颈椎活动度大,随年龄增长,椎间盘逐渐发生退行性变,使椎间隙狭窄,关节囊、韧带松弛,脊柱活动时稳定性下降,进一步发展引起椎体、椎间关节及其周围韧带发生变性、增生、钙化,最后致相邻脊髓、神经、血管受到刺激或压迫。

(2)先天性颈椎管狭窄:颈椎管的矢状内径对颈椎病的发病有密切关系。椎管矢状内径小于正常(14~16 mm)时,即使退行性变比较轻,也可产生临床症状和体征。

(3)损伤:急性损伤可使原已退变的椎体,椎间盘和椎间关节损害加重而诱发颈椎病;慢性损伤可加速其退行性变的过程。

2.分型

根据受压部位的临床表现不同,一般分为 4 类。但有些患者以某型为主,同时伴有其他型的部分表现,称为复合型颈椎病。

(1)神经根型颈椎病:在颈椎病中发病率最高,占 50%~60%,是由于椎间盘向后外侧突出,致钩椎关节或椎间关节增生、肥大,刺激或压迫单侧或双侧神经根所致。

(2)脊髓型颈椎病:占颈椎病的 10%~15%。由于后突的髓核、椎体后缘的骨赘、增生肥厚的黄韧带及钙化的后纵韧带等压迫或刺激脊髓所致。

(3)椎动脉型颈椎病:由于颈椎横突孔增生狭窄、颈椎稳定性下降、椎间关节活动移位等直接压迫或刺激椎动脉,使椎动脉狭窄或痉挛,造成椎-基底动脉供血不足所致。

(4)交感神经型颈椎病:由于颈椎各种结构病变的刺激或压迫颈椎旁的交感神经节后纤维所致。

(四)临床表现

根据颈椎病的类型可有不同表现。

1.神经根型颈椎病

(1)症状:患者常先有颈痛及颈部僵硬,短期内加重并向肩部及上肢放射。用力咳嗽、打喷嚏及颈部活动时疼痛加剧。皮肤可有麻木、过敏等感觉改变;上肢肌力减退、肌萎缩,以大、小鱼际肌和骨间肌最为明显,手指动作不灵活。

(2)体征:颈部肌痉挛,颈肩部有压痛,颈部和肩关节活动有不同程度受限。上肢肌腱反射减弱或消失,上肢牵拉试验阳性。

2.脊髓型颈椎病

(1)症状:手部麻木,运动不灵活,特别是精细活动失调、握力减退、下肢无力、步态不稳、有踩棉花样的感觉、躯干有紧束感等;后期出现大小便功能障碍,表现为尿频或排尿、排便困难。

(2)体征:肌力减退,四肢腱反射活跃或亢进,腹部反射、提睾反射和肛门反射减弱或消失。Hoffmann 征、髌阵挛及 Babinski 征等阳性。

3.椎动脉型颈椎病

(1)症状。①眩晕:最常见,多伴有复视、耳鸣、耳聋、恶心呕吐等症状,头颈部活动或姿势改变可诱发或加重眩晕。②猝倒:本型特有的症状,表现为四肢麻木、软弱无力而跌倒,多在头部突然活动后姿势改变时发生,倒地后再站立起来可继续正常活动。③头痛:表现为发作性胀痛,以枕部、顶部为主,发作时可有恶心、呕吐、出汗、流涎、心慌、憋气及血压改变等自主神经功能紊乱症状。

(2)体征：颈部疼痛，活动受限。

4.交感神经型颈椎病

此型颈椎病表现为一系列交感神经症状。①交感神经兴奋症状：如头痛或偏头痛、视物模糊、眼球胀痛、耳鸣、听力下降、心前区疼痛、心律失常、血压升高等。②交感神经抑制症状，如畏光、流泪、头晕、眼花、血压下降等。

(五)辅助检查

1.影像学检查

(1)X线检查：神经根型颈椎病患者和脊髓型颈椎病患者，X线正侧位摄片可显示颈椎生理前凸减小、消失或反常，椎间隙变窄，椎体后缘骨赘形成，椎间孔狭窄。

(2)脊髓造影、CT、MRI：可显示颈椎间盘突出，颈椎管矢状径变小，脊髓受压情况。

2.实验室检查

脑脊液动力学试验：脊髓型颈椎病患者显示椎管有梗阻现象。

(六)治疗原则

神经根型、椎动脉型和交感型颈椎病以非手术治疗为主；脊髓型颈椎病由于疾病自然史逐渐发展使症状加重，故确诊后应及时行手术治疗。

1.非手术治疗

原则是去除压迫因素，消炎止痛，恢复颈椎稳定性。

(1)颌枕带牵引：取坐位或卧位，头前屈10°左右，牵引重量2～6 kg，每天2次，每次1～1.5小时，也可做持续牵引，每天6～8小时，2周为1个疗程。脊髓型颈椎病一般不宜做此牵引。

(2)颈托或颈领：限制颈椎过度活动，如充气型颈托除可固定颈椎，还有牵张作用。

(3)推拿按摩：可减轻肌痉挛，改善局部血液循环。脊髓型颈椎病不宜采用此疗法。

(4)理疗：采用热疗、磁疗、超声疗法等，可改善颈部血液循环，促进局部水肿消退和肌肉松弛。

(5)药物治疗：目前无治疗颈椎病的特效药物，所用药物皆属对症治疗，如非甾体抗炎药、肌松弛剂及镇静剂等。

2.手术治疗

适用于诊断明确，且出现以下情况时考虑手术。

(1)保守治疗半年无效或影响正常生活和工作。

(2)神经根性剧烈疼痛，保守治疗无效。

(3)上肢某些肌肉，尤其手内在肌无力、萎缩，经保守治疗4～6周后仍有发展趋势时。

手术的目的是通过切除对脊髓、神经造成压迫的组织、骨赘、椎间盘和韧带，或椎管扩大成形，使脊髓和神经得到充分减压；或通过植骨，内固定行颈椎融合，获得颈椎稳定性。手术可分前路、前外侧和后路手术。常用的术式有颈椎间盘摘除、椎间植骨融合术、前路侧方减压术、颈椎半椎板切除减压或全椎板切除术、椎管成形术等。

二、护理评估

(一)术前评估

1.健康史

(1)一般情况：了解患者的性别、年龄、职业、营养状况、生活自理能力、大小便情况等。

(2)既往史:有无颈肩部急慢性损伤和肩部长期固定史,以往的治疗方法和效果。以往是否有高血压及病糖尿病等病史。

(3)家族史:家中有无类似病史。

2.生命体征(T、P、R、BP)

按护理常规监测生命体征。

3.患者主诉

有无颈肩痛,肢体麻木、无力,大、小便障碍等症状。

4.相关记录

疼痛部位及程度,疼痛与活动、体位有无明显关系,有无颈部活动受限,四肢感觉运动情况等。有无眩晕、头痛、视物模糊、耳鸣、心跳加速或猝倒等,导致症状加重或减轻的因素。

(二)身体评估

1.术前评估

(1)视诊:观察步态有无跛行、摇摆步态等,椎旁皮肤有无红肿、破损,脊柱有无畸形。

(2)触诊:棘突、椎旁有无压痛,评估患者躯干、四肢感觉功能。

(3)叩诊:局部有无叩击痛,肢体腱反射。

(4)动诊:颈椎及肢体活动度、肌力、肌张力情况,观察对比双侧有无差异。

(5)特殊试验:臂丛牵拉试验、压颈试验、椎间孔挤压、分离试验,病理征(Hoffmann 征,Babinski 征等)。

2.术后评估

(1)视诊:手术切口、步态。

(2)触诊:评估患者躯干、四肢感觉功能。

(3)叩诊:四肢腱反射。

(4)动诊:肢体肌力、肌张力情况。

(三)心理-社会评估

患者及家属对该病的认识、心理状态,有无焦虑及焦虑的原因,家庭及社会对患者的支持程度。

(四)辅助检查阳性结果评估

X 线片显示颈椎曲度改变、椎间隙变窄、椎间孔狭窄等。CT、MRI 显示椎间盘突出的部位、程度及有无神经根受压。

(五)治疗效果的评估

1.非手术治疗评估要点

(1)病史评估:了解与患者相关的情况,例如职业、有无外伤、发病时间、治疗经过等。

(2)影像资料评估:查看 CT、MRI,了解椎管形态、观察颈椎间盘突出、颈椎管狭窄、脊髓受压情况。

2.手术治疗评估要点

(1)心理评估:向患者介绍与疾病相关的知识,说明手术的重要性,解释手术的方式、术前术后的配合事项及目的,耐心解答问题,消除不良心理,使其增加战胜疾病的信心,积极配合治疗。

(2)既往史:了解患者全身的情况,是否有心脏病、高血压、糖尿病等,如有异常积极治疗,减少术后并发症的发生。

(3)疼痛评估:评估患者疼痛诱发因素、部位、性质、程度和持续时间,并进行疼痛评分。

(4)神经功能评估:严密观察四肢感觉运动及会阴部神经功能情况,并进行术前术后对比,可了解神经受压症状有无改善或加重。

三、护理诊断(问题)

(一)低效型呼吸形态

其与颈髓水肿、植骨块脱落或术后颈部水肿有关。

(三)有受伤害的危险

其与肢体无力及眩晕有关。

(三)潜在并发症

术后出血、脊髓神经损伤。

(四)躯体活动障碍

其与颈肩痛及活动受限有关。

四、主要护理措施

(一)术前护理

1.心理护理

向患者解释病情,告知其治疗的周期较长,术后恢复可能需要数月甚至更长时间,让患者做好充分的思想准备。对患者焦虑的心情表示理解,向患者介绍治疗方案及手术的必要性、手术目的及优点、目前医院的医疗护理情况和技术水平,使其产生安全感,愉快地、充满信心地接受手术。重视社会支持系统的影响,尤其是亲人的关怀和鼓励。

2.术前训练

(1)呼吸功能训练:术前指导患者练习深呼吸、吹气泡或吹气球等训练,以增加肺的通气功能。

(2)气管食管推移训练:适用于颈椎前路手术患者。指导患者用自己的2～4指插入切口侧的内脏鞘与血管神经鞘间隙处,持续将气管、食管向非手术侧推移。用力要缓和,如出现头晕、恶心、呕吐等不适,可休息后再继续。

(3)俯卧位训练:适用于后路手术的患者,以适应术中长时间俯卧位并预防呼吸受阻。开始每次30～40分钟,每天3次;以后逐渐增至每次3～4小时,每天1次。

3.安全护理

患者存在肌力下降致四肢无力时,应防烫伤和跌倒,指导患者不要自行倒开水,穿防滑鞋,在干燥地面、有人陪同的情况下行走。

(二)术后护理

1.密切监测生命体征

注意呼吸频率、深度的改变,脉搏节律、速率的改变,保持呼吸道通畅,低流量给氧。呼吸困难是前路手术最危急的并发症,多发生在术后1～3天内。因此,颈椎手术患者床旁应常规准备气管切开包。

2.体位护理

行内固定植骨融合的患者,加强颈部制动。患者取平卧位,颈部稍前屈,两侧颈肩部置沙袋以固定头部，侧卧位时枕与肩宽同高，在搬动或翻身时，保持头、颈和躯干在同一平面上，维持颈部相对稳定。下床活动时，需行头颈胸支架固定颈部。

3.并发症的观察与护理

(1)术后出血：注意观察生命体征、伤口敷料及引流液。如 24 小时出血量超过 200 mL，检查是否有活动性出血；若引流量多且呈淡红色，考虑脑脊液漏发生，及时报告医师处理。注意观察颈部情况，检查颈部软组织张力。若发现患者颈部明显肿胀，并出现呼吸困难、烦躁、发绀等表现时，报告并协助医师剪开缝线、清除血肿。若血肿清除后，呼吸仍不改善应实施气管切开术。

(2)脊髓神经损伤：手术牵拉和周围血肿压迫均可损伤脊髓及神经，患者出现声嘶、四肢感觉运动障碍及大小便功能障碍。手术牵拉所致的神经损伤为可逆的，一般在术后 1～2 天内明显好转或消失；血肿压迫所致的损伤为渐进的，术后应注意观察，以便及时发现问题并处理。

(3)植骨块脱落、移位：多发生在术后 5～7 天内，是颈椎活动不当时椎体与植骨块间产生界面间的剪切力使骨块移位、脱落。所以，颈椎术后应重视体位护理。

4.功能训练

指导肢体能活动的患者做主动运动，以增强肢体肌肉力量；肢体不能活动者，病情许可时，协助并指导其做各关节的被动运动，以防肌肉萎缩和关节僵硬。一般术后第 1 天，开始进行各关节的主被动功能锻炼；术后 3～5 天，引流管拔出后，可戴支架下地活动，坐位和站立位平稳训练及日常生活能力的训练。

(三)健康教育

1.纠正不良姿势

在日常生活、工作、休息时注意纠正不良姿势，保持颈部平直，以保护头、颈、肩部。

2.保持良好睡眠体位

理想的睡眠体位应该是使头颈部保持自然仰伸位、胸部及腰部保持自然曲度、双髋及双膝略呈屈曲，使全身肌肉、韧带及关节获得最大限度的放松和休息。

3.选择合适枕头

以中间低两端高、透气性好、长度超过肩宽 10～16 cm、高度以颈部压下一拳头高为宜。

4.避免外伤

行走或劳动时注意避免损伤颈肩部。一旦发生损伤，尽早诊治。

5.加强功能锻炼

长期伏案工作者，宜定期远视，以缓解颈部肌肉的慢性劳损。

五、护理效果评估

(1)患者维持正常、有效的呼吸。

(2)患者安全，未发生眩晕和意外伤害、能陈述预防受伤的方法。

(3)患者术后未发生相关并发症，或并发症发生后得到及时的治疗处理。

(4)患者肢体感觉和活动能力逐渐恢复正常。

(张莉莉)

第八节 腰椎间盘突出症

一、疾病概述

(一)概念

腰椎间盘突出症是腰椎间盘变性，纤维环破裂，髓核突出刺激或压迫神经根、马尾神经所表现的一种综合征，是腰腿疼痛最常见的原因之一。腰椎间盘突出中以 $L_4 \sim L_5$、$L_5 \sim S_1$ 间隙发病率最高，占 90%～96%，多个椎间隙同时发病者仅占 5%～22%。

(二)分型及病理

腰椎间盘突出症的分型方法较多，各有其根据及侧重面。从病理变化及 CT、MRI 发现，结合治疗方法可进行如下分型。

1.膨隆型

纤维环有部分破裂，而表层完整，此时髓核因压力而向椎管局限性隆起，但表面光滑。这一类型经保守治疗大多数可缓解或治愈。

2.突出型

纤维环完全破裂，髓核突向椎管，但有后纵韧带或一层纤维膜覆盖，表面高低不平或呈菜花状，常需手术治疗。

3.脱垂游离型

破裂突出的椎间盘组织或碎块脱入椎管内或完全游离。此型不单可引起神经根症状，还易压迫马尾神经，非手术治疗往往无效。

4.Schmorl 结节及经骨突出型

前者是指髓核经上、下软骨终板的发育或后天性裂隙突入椎体松质骨内；后者是髓核沿椎体软骨终板和椎体之间的血管通道向前纵韧带方向突出，形成椎体前缘的游离骨块。这两型临床上仅出现腰痛，而无神经根症状，无须手术治疗。

(三)病因

1.椎间盘退行性变

椎间盘退行性变是椎间盘突出的基本病因。随年龄增长，纤维环和髓核含水量逐渐减少，使髓核张力下降，椎间盘变薄。同时，透明质酸钠及角化硫酸盐减少，低分子量糖蛋白增加，原纤维变性及胶原纤维沉积增加，髓核失去弹性，椎间盘结构松弛、软骨板囊性变。

2.损伤

积累伤力是椎间盘变性的主要原因，也是椎间盘突出的诱因。积累伤力中，反复弯腰、扭转动作最易引起椎间盘损伤，故本症与某些职业、工种有密切关系，例如驾驶员、举重运动员和从事重体力劳动者。

3.遗传因素

有色人种本症发病率较低，<20 岁的青少年患者中约 32%有阳性家族史。

4.妊娠

妊娠期盆腔、下腰部组织充血明显，各种结构相对松弛，而腰骶部又承受较平时更大的重力，这样就增加了椎间盘损害的机会。

5.其他

如遗传、吸烟以及糖尿病等诸多因素。

上腰段椎间盘症少见，其发生多存在下列因素：①脊柱滑脱症；②病变间隙原有异常；③过去有脊柱骨折或脊柱融合术病史。

(四)临床表现

腰椎间盘突出症常见于20～50岁患者，男女之比为(4～6)∶1。20岁以内占6%左右，老人发病率最低。患者多有弯腰劳动或长期坐位工作室，首次发病常是半弯腰持重或突然扭腰动作过程中，其症状、体征如下所述。

1.症状

(1)腰痛是大多数本症患者最先出现的症状，发生率约91%。由于纤维环外层及后纵韧带受到突出髓核刺激，经窦椎神经而产生的下腰部感应痛，有时亦影响到臀部。

(2)坐骨神经痛：虽然高位腰椎间盘突出可引起股神经痛，但其发病率不足5%。绝大多数患者是腰L_4～L_5、L_5～S_1间隙突出，故坐骨神经痛最为多见，发生率为97%左右。典型坐骨神经痛是从下腰部向臀部、大腿后方、小腿外侧直到足部的放射痛。约60%患者在喷嚏或咳嗽时由于腹压增加而使疼痛加剧。早期为痛觉过敏，病情较重者出现感觉迟钝或麻木。少数患者可有双侧坐骨神经痛。

(3)马尾神经受压：向正后方突出的髓核或脱垂、游离椎间盘组织可压迫马尾神经，出现大小便障碍、鞍区感觉异常，发生率占0.8%～24.4%。

2.体征

(1)腰椎侧凸：是一种为减轻疼痛的姿势性代偿畸形，具有辅助诊断价值。如髓核突出在神经根外侧，上身向健侧弯曲，腰椎侧凸向患侧可松弛受压的神经根；当突出的髓核在神经根内侧时，上身向患侧弯曲，腰椎凸向健侧可缓解疼痛。如神经根与脱出的髓核已有粘连，则无论腰椎凸向何侧均不能缓解疼痛。

(2)腰部活动受限：几乎全部患者都有不同程度的腰部活动受限。其中以前屈受限最明显，是由于前屈位时进一步促使髓核向后移位并增加对受压神经根的牵张之故。

(3)压痛及骶棘肌痉挛：89%患者在病变间隙的棘突间有压痛，其旁侧1 cm处压之有沿坐骨神经的放射痛。约1/3患者有腰部骶棘肌痉挛，使腰部固定于强迫体位。

(4)直腿抬高试验及加强试验：患者仰卧、伸膝、被动抬高患肢。正常人下肢抬高到60°～70°始感腘窝不适。本症患者神经根受压或粘连，下肢抬高在60°以内即可出现坐骨神经痛，称为直腿抬高试验阳性。其阳性率约90%。在直腿抬高试验阳性时，缓慢降低患肢高度，待放射痛消失，这时再被动背屈患肢踝关节以牵拉坐骨神经，如又出现放射痛成为加强试验阳性。有时因突出髓核较大，抬高健侧下肢也可因牵拉硬脊膜而累及患侧诱发患侧坐骨神经发生放射痛。

(五)辅助检查

1.X线平片

单纯X线平片不能直接反应是否存在椎间盘突出。片上所见脊柱侧凸，椎体边缘增生及椎间隙变窄等均提示退行性改变。如发现腰骶椎结构异常(移行椎、椎弓根崩裂、脊椎滑脱等)，说明相邻椎间盘将会由于应力增加而加快变性，增加突出的机会。

2.CT 和 MRI 检查

CT 可显示骨性椎管形态，黄韧带是否增厚及椎间盘突出的大小、方向等，对本病有较大诊断价值，目前已普遍采用。MRI 可全面地观察各腰椎间盘是否病变，也可在矢状面上了解髓核突出的程度和位置，并鉴别是否存在椎管内其他占位性病变。

3.其他检查

电生理检查(肌电图、神经传导速度及诱发电位)可协助确定神经损害的范围及程度，观察治疗效果。

(六)治疗原则

1.非手术治疗

腰椎间盘突出症中多数患者可经非手术疗法缓解或治愈。其目的是使椎间盘突出部分和受到刺激的神经根的炎性水肿加速消退，从而减轻或解除对神经根的刺激或压迫。非手术治疗主要适用于：①年轻、初次发作或病程较短者。②休息后症状可自行缓解者。③X 线检查无椎管狭窄。方法包括绝对卧床休息，持续牵引，理疗、推拿、按摩，封闭，髓核化学溶解法等。

2.经皮髓核切吸术

经皮髓核切吸术是通过椎间盘镜或特殊器械在 X 线监视下直接进入椎间隙，将部分髓核搅碎吸出，从而减轻了椎间盘内压力达到缓解症状的目的。主要适用于膨出或轻度突出型的患者，且不合并侧隐窝狭窄者。对明显突出或髓核已脱入椎管者仍不能回纳。与本方法原理和适应证类似的尚有髓核激光气化术。

3.手术治疗

已确诊的腰椎间盘突出症患者，经严格非手术治疗无效，马尾神经受压者或伴有椎管狭窄者可考虑行髓核摘除术。手术治疗有可能发生椎间盘感染、血管或神经根损伤，以及术后粘连症状复发等并发症，故应严格掌握手术指征及提高手术技巧。

近年来采用微创外科技术使手术损伤减小，取得良好效果。

(七)预防

由于腰椎间盘突出症是在退行性变基础上受到积累伤力所致，而积累伤又是加速退变的重要因素，故减少积累伤就显得非常重要。长期坐位工作者需注意桌、椅高度，定时改变姿势。职业工作中常弯腰劳动者，应定时伸腰、挺胸活动，并使用宽腰带。治疗后患者在一定期间内佩戴腰围，但应同时加强腰背肌训练，增加脊柱的内在稳定性。长期使用腰围而不锻炼腰背肌，反可因失用性肌萎缩带来不良后果。如需弯腰取物，最好采用屈髋、屈膝下蹲方式，减少对椎间盘后方的压力。

二、护理评估

(一)一般评估

1.健康史

(1)一般情况：了解患者的性别、年龄、职业、营养状况、生活自理能力等。

(2)既往史：是否有先天性的椎间盘疾病、既往有无腰部外伤、慢性损伤史，是否做过腰部手术。

(3)外伤史：评估患者有无急性腰扭伤或损伤史。询问受伤时患者的体位、外来撞击的着力点，受伤后的症状和腰痛的特点和程度、致腰痛加剧或减轻的相关因素、有无采取制动和治疗措施。

(4)家族史：家中有无类似病史。

2.生命体征(T、P、R、BP)

按护理常规监测生命体征。

3.患者主诉

有无腰背痛、下肢痛、麻木、大小便障碍等症状。

4.相关记录

疼痛部位及程度，疼痛与腹压、活动、体位有无明显关系，有无跛行、脊柱畸形及活动受限，有无压痛、反射痛，双下肢肢体感觉运动情况等。

(二)身体评估

1.术前评估

(1)视诊：观察有无跛行、摇摆步态等；椎旁皮肤有无破损，肢体有无肿胀或肌萎缩；脊柱有无畸形。

(2)触诊：棘突、椎旁有无压痛，下肢、肛周感觉有无减退，肛门括约肌功能等。

(3)动诊：腰椎活动范围，腰部有无叩击痛，双下肢的运动功能、肌力、肌张力的变化，对比双侧有无差异等。

(4)量诊：肢体长度测量、肢体周径测量及腰椎活动度测量。

(5)特殊检查试验：直腿抬高试验、股神经牵拉试验、肛门反射等。

2.术后评估

(1)视诊：患者手术切口、步态、肢体有无肿胀或肌萎缩等。

(2)触诊：切口周围皮温有无增高，下肢有无肌肉萎缩，下肢、肛周感觉情况。

(3)动诊：双下肢的运动功能、肌力的变化，双侧有无差异，腰椎活动范围。

(4)量诊：肢体长度测量、肢体周径测量。

(5)特殊检查试验：直腿抬高试验、股神经牵拉试验、肛门反射等。

(三)心理-社会评估

观察患者的情绪变化，了解其对疾病的认知程度及对手术的了解程度，有无紧张、恐惧心理；评估患者的家庭及支持系统对患者的支持帮助能力等。

(四)辅助检查阳性结果评估

X线片显示腰椎生理曲度消失，侧突畸形、椎间隙变窄及椎体边缘骨质增生等。CT、MRI显示椎间盘突出的部位、程度及与有无神经根受压。

(五)治疗效果的评估

1.非手术治疗评估要点

(1)病史评估：了解与患者相关的情况，例如职业、有无外伤、发病时间、治疗经过等。

(2)影像资料评估：查看CT、MRI，了解椎管形态、观察腰椎间盘髓核突出的程度和位置等，分析是否需要手术治疗。

2.手术治疗评估要点

(1)心理评估：向患者介绍与疾病相关的知识，说明手术的重要性，解释手术的方式、术前术后的配合事项及目的，耐心解答问题，消除不良心理，使其增加战胜疾病的信心，积极配合治疗。

(2)既往史:了解患者全身的情况,是否有心脏病、高血压、糖尿病等,如有异常,积极治疗,减少术后并发症的发生。

(3)疼痛评估:评估患者疼痛诱发因素、部位、性质、程度和持续时间,并进行疼痛评分。

(4)神经功能评估:严密观察双下肢感觉运动及会阴部神经功能情况,并进行术前术后对比,可了解神经受压症状有无改善或加重。

三、护理诊断(问题)

(一)疼痛

疼痛与髓核受压水肿、神经根受压及肌痉挛有关。

(二)躯体移动障碍

躯体移动障碍与椎间盘突出或手术有关。

(三)便秘

便秘与马尾神经受压或长期卧床有关。

(四)知识缺乏

缺乏对疾病的认识。

(五)潜在并发症

脑脊液漏、椎间隙感染。

四、主要护理措施

(一)减轻疼痛

1.休息

长时间站立或坐立使腰椎负荷增加,神经根受压症状加重,故减轻腰椎负荷的方法就是卧床休息,卧硬板床,采取舒适、腰背肌放松体位。翻身时保持脊柱呈一直线。

2.心理护理

指导患者放松心情,可让患者听音乐、看电视或与人聊天,分散其注意力。

3.药物镇痛

根据医嘱使用镇痛药或非甾体抗炎药。

(二)患者活动能力改善、舒适度增加

(1)体位护理:术后平卧 2 小时后即可协助患者轴线翻身,四肢成舒适体位摆放。

(2)按摩受压部位,避免压疮发生,更换床单时避免拖、拉、推等动作。指导患者进行功能锻炼。

(3)协助患者做好生活护理。

(三)预防便秘

1.排便训练

多数患者不习惯床上排便而导致便秘,应指导患者在床上使用便盆,指导床上排便。

2.饮食指导

指导患者多饮水,给予富含膳食纤维的易消化饮食,多食新鲜蔬菜、水果。

3.药物通便

根据医嘱使用开塞露、麻仁软胶囊等通便药物。

4.适宜环境及心理疏导

可在患者排便时挡上屏风，尽可能减少病房人员，并给患者予心理支持，给其提供适宜的环境和时间。

（四）功能锻炼

向患者说明术后功能锻炼对预防深静脉血栓、防止神经根粘连及恢复腰背肌功能的重要性。功能锻炼的原则：幅度由小到大、次数由少到多，以身体无明显不适为宜。

1.术后第1天

(1)踝泵运动：全范围地伸屈踝关节或360°旋转踝关节，在能承受的范围内尽可能多做，200～300次/天，以促进血液循环，防止深静脉血栓的形成。

(2)股四头肌舒缩运动：主动收缩和放松大腿肌肉，每次持续5～10秒，如此反复进行，100～200次/天，锻炼下肢肌力。

2.术后第2天

(1)直腿抬高运动：患者平卧于床上，伸直膝关节并收缩股四头肌后抬高患肢，抬到最高点时停留10～15秒，再缓慢放下，双下肢交替进行，每天3～4次，每次20分钟。

(2)屈膝屈髋运动：患者平卧于床上，下肢屈曲，双手抱住膝关节，使其尽可能向胸前靠近。

3.术后1周

腰背肌锻炼：采用5点支撑法，患者仰卧，屈肘伸肩，然后屈膝伸髋，以双脚双肘及头部为支点，使腰部离开床面，每天坚持数十次。

（五）并发症的护理

1.脑脊液漏

脑脊液漏表现为恶心、呕吐和头痛等，伤口引流量大、色淡。给予去枕平卧、头低脚高位，伤口局部用沙袋压迫，同时放松引流负压，将引流瓶放置于床缘水平，遵医嘱补充大量液体。必要时探查伤口，行裂口缝合或修补硬膜。

2.椎间隙感染

椎间隙感染是椎节深部的感染，表现为腰背部疼痛和肌肉痉挛，并伴有体温升高。一般采用抗生素治疗。

（六）用药护理

遵医嘱按时、按量口服止痛药，神经营养药物。

（七）健康教育

1.起卧方法

术后坐位或下床时需戴腰围，起床时先平卧戴好腰围，然后侧卧，用双上肢慢慢撑起身体坐立。禁止平卧位突然起床的动作。由坐位改为卧位时先双手支撑慢慢侧卧，然后平卧，松开腰围。

2.维持正常体重

因肥胖会加重腰椎的负荷，超重或肥胖者必要时应控制饮食和减轻体重。

3.休息

术后注意劳逸结合，避免长时间坐位或站立，三个月内避免弯腰负重、提重物等活动，戴腰围6～8周。

五、护理效果评估

(1)患者舒适度增加，疼痛症状减轻或消失。

(2)患者躯体活动能力改善。

(3)患者下肢肌力增强。

(4)患者无并发症发生，或发生后得到及时处理。

(张莉莉)

第九节 半月板损伤

一、概述

半月板是位于股骨胫骨内髁及股骨胫骨外踝之间的一种纤维软骨组织，其横断面呈半月形，外侧呈“O”形，内侧呈“C”形。主要功能是传导载荷，维持关节稳定。半月板损伤是指半月板组织的连续性或完整性的破坏和中断。主要症状和体征为膝关节疼痛、打软腿、关节绞索或弹响、股四头肌萎缩，急性期可有关节肿胀。

二、治疗原则

(一)非手术治疗

石膏固定、手法复位、针灸推拿治疗、药物治疗。

(二)手术治疗

半月板修补、半月板成形、半月板切除、关节镜微创治疗。

三、护理措施

(一)休息

卧床休息，下床时指导其正确扶拐，避免关节活动时出现绞索，造成摔倒。

(二)石膏固定的护理

石膏固定适用于 14 岁以下急性稳定性半月板撕裂的患者，保持膝关节伸直位固定，石膏固定常规护理，观察石膏松紧度和患肢血液循环活动。卧床制动 4～6 周。

(三)关节绞索复位时注意事项

关节绞索时，手法复位动作应轻，避免暴力，以免加重损伤。

(四)术前准备

手术治疗时，协助做好术前准备及各项检查，指导患者练习床上大小便，掌握股四头肌锻炼方法。

(五)术后病情观察

密切观察生命体征，并做好记录。抬高患肢，观察伤口渗血及关节肿胀情况；伤口包扎松紧适宜，防止过紧影响血液循环或过松出现滑脱。

四、功能锻炼

根据筋骨并用原则，早期指导患者加强足踝部的屈伸活动和股四头肌的收缩锻炼，防止髌骨与股骨关节粘连，每天 2 次，每次 5～10 分钟。

五、出院指导

(1)告知患者坚持锻炼的重要性，并能按要求循序渐进功能锻炼。

(2)保护膝关节。6 个月内，不做跑步、下蹲、剧烈活动。

(3)关节镜下半月板部分切除术后患者，2 周后可骑自行车、游泳、散步等活动。缝合术后患者，4 周可带限制型支具屈伸活动，6 周后去掉支具进行膝关节康复锻炼。

(张莉莉)

第十节　膝关节交叉韧带损伤

一、概述

交叉韧带位于膝关节内，分为前交叉韧带和后交叉韧带，与内外侧副韧带和关节囊韧带共同构成关节囊网，成为维持关节稳定的基本结构。前交叉韧带自胫骨前窝斜向外后上方，止于股骨外踝内侧面的后部。后交叉韧带自胫骨髁间后窝斜向内前上方，止于股骨内髁的外侧面，交叉韧带损伤是指交叉韧带的连续性、完整性的破坏和中断。

二、治疗原则

(一)非手术治疗

非手术治疗适用于交叉韧带部分断裂、超限拉长的患者，主要采取石膏固定，肌力练习。

(二)手术治疗

手术治疗包括交叉韧带修补缝合、紧缩、重建和移植。

三、护理措施

(一)体位

协助患者取舒适卧位。

(二)入院评估

了解生活习惯，详细询问病史，做好记录。

(三)石膏固定者的病情观察

单纯石膏固定者，固定膝关节于伸直位置后，密切观察伤肢末梢血液循环、活动、感觉、运动。观察石膏的松紧度是否合适，遇有伤肢末梢发凉、颜色发紫及足部肿胀明显时，报告医师，做好处理。

(四)加压包扎者的病情观察

行手术治疗患者，指导其练习床上大小便。抬高患肢，密切观察患肢的血液循环、活动、感觉情况。观察伤口渗血及引流管通畅情况。加压包扎者观察包扎伤口绷带的松紧度是否合适，避免过紧时引起下肢肿胀，影响血液循环，或造成腓总神经损伤。

四、功能锻炼

石膏固定者，石膏干燥后即指导其行股四头肌的收缩锻炼和踝关节的屈伸锻炼。主动做股四头肌、腘绳肌的收缩锻炼，每天 2 次，每次 5～10 分钟。伤口愈合后，被动做患肢髌骨的推移训练，每天 2 次，每次 5～10 分钟。膝关节活动度在 2 周内逐渐达 60°～90°。

五、出院指导

(1)告知功能锻炼的重要性，取得患者配合，积极坚持行被动屈伸练习。

(2)指导患者正确的步态，正确的扶拐方法，扶单拐时应健侧扶拐。

(3)石膏、支具固定的患者应根据医嘱复查调整。

(4)整个锻炼过程应循序渐进，不可过度。

（张莉莉）

第十一节 腱鞘炎与腱鞘囊肿

一、概述

腱鞘炎系指腱鞘因机械性摩擦而引起的慢性无菌性炎症改变。常发部位是手指或拇指屈肌纤维腱鞘起始部、桡骨茎突处拇短伸肌腱及拇长展肌腱的腱鞘，以及肱二头肌长头腱的腱鞘。而屈指肌腱腱鞘炎又称“扳机指”，任何手指均可发生，但多发于拇指、中指、环指。腱鞘囊肿是常发生于关节附近的囊性肿物，囊肿可单独存在或几个连在一起，多见于腕、踝关节背侧面，其他如腕关节掌侧，指、趾背面与掌面，以及膝关节侧面与腘窝等部位亦可发生。

二、治疗原则

(一)非手术治疗

腱鞘炎采取限制手部活动、理疗、药物治疗、腱鞘内封闭术。腱鞘囊肿采用理筋手法、药物治疗、针灸治疗、注射疗法。

(二)手术治疗

腱鞘炎采用腱鞘切开松解术，适用于反复发作或封闭无效者。腱鞘囊肿采取囊肿摘除术，适用于多次复发者。

三、护理措施

(一)禁止反复活动

发生腱鞘炎和腱鞘囊肿后禁止发病部位的反复活动，以减轻对病灶的进一步刺激。

(二)观察病情变化

手术治疗后,患肢抬高,观察局部肿胀、患肢末梢血液循环、感觉、运动情况,发现异常及时报告医师并处理。

四、功能锻炼

腱鞘炎和腱鞘囊肿多发于关节部位,术后长时间的制动,会导致关节的强直,故术后第 2 天开始练习自主屈伸活动,活动时往往由于剧痛而使患者缺乏勇气和信心,医护人员应耐心解释,鼓励患者忍受一定的疼痛,坚持锻炼,才能获得良好的治疗效果。练习屈伸活动时,先被动活动 1 次,使关节活动度尽量加大,然后进行主动活动。术后 2～4 天内主动活动次数不宜过多,4 天后逐渐增加次数和时间。伤口拆线后,配合理疗,如外洗药熏洗,超短波等。

五、出院指导

(1)讲究卫生,养成良好的卫生习惯。

(2)继续加强功能锻炼。避免患肢重复同一个可能诱发本病的动作。

(3)定期复查。

(张莉莉)

第八章　康复科护理

第一节　康复护理程序

一、康复护理评估

评估是指有目的地、系统地收集资料。此步骤在康复护理程序中很关键，是顺利进行康复护理工作的基础和制定护理计划的重要依据。评估阶段包括收集资料、整理分析资料和资料的记录。

(一)康复护理评定的作用

康复功能评定，是康复治疗的基础，客观地、准确地评定功能障碍的性质、部位、范围、程度、发展趋势和预后，为制定康复治疗原则、计划奠定科学、合理依据。工作中又分初期、中期、末期评定，评定的项目和内容主要包括躯体方面、精神方面、言语方面和社会方面四大方面的功能。

康复评定不同于临床医学的疾病诊断，它不是寻找疾病的病因和论断，而是客观地评定功能障碍的性质、部位、严重程度、发展趋势、预后和转归。

康复护理评定是一个反馈过程，通过评定可以为提出护理诊断提供依据，了解护理计划、实施护理活动的效果以及患者的康复进展情况。利用康复评定我们可以检验原有康复计划的有效性，为下一个护理计划的制定提供新的起点。

(二)康复护理评定的要求

康复护理评定的方法很多，无论是仪器评定还是非仪器评定都要求有足够的准确性和可靠性，也就是要求评定的方法具有一定的效度、信度、灵敏度和统一性。

1.效度

效度又称准确性，是指一种评定方法的评定结果与评定目的的符合程度。

2.信度

信度又称可靠性，是指评定方法的可重复性和稳定性。

3.灵敏度

进行评定时选择的评定方法应该能敏感的反应评定的内容，也就是能够灵敏的反映出评定内容的微小变化。

4.统一性

统一性是指选择的评定内容和方法要有全国甚至全世界统一的标准，这样可以比较治疗的效果，便于经验的交流。

(三)康复护理评定分类

1.分类

(1)残疾评定。

(2)运动功能评定。

(3)感觉功能评定。

(4)日常生活活动功能评定。

(5)言语评定。

(6)心血管功能评定。

(7)呼吸功能评定。

(8)心理评定。

2.残疾评定

WHO 1998 年的国际病损、失能、残障分类，已被世界各国康复医学界所普遍采用。此标准根据残疾的性质、程度及日常生活的影响，把残疾分为病损、失能和残障三类。

(1)病损：病损是指由于各种原因造成患者身体的结构、功能以及心理状态的暂时或永久性的异常或丧失，影响个人的正常生活、学习或工作，但仍能生活自理。病损可以理解为器官或系统水平上的功能障碍，即它对患者的某个器官或系统的功能有较大影响，从而影响患者功能活动，生活和工作的速度、效率、质量，而对整个个体的独立影响较小。

(2)失能：失能是指患者身体结构、功能及心理状态的缺损较严重，以至于使按照正常方式进行独立的日常生活活动、工作或学习的能力减弱或丧失。失能应被理解为个体水平的能力障碍。

(3)残障：残障是指患者的功能缺陷及个体能力障碍严重，以致限制或妨碍了患者正常的社会活动、交往及适应能力。残障是社会水平的障碍。

(四)康复护理评定方法

1.收集资料

(1)资料的来源：①资料的主要来源是康复对象。②与康复对象有关人员，如：亲属、朋友、邻居、同事、其他医务人员。③有关文字记录，如：病案、各种检查、检验报告、既往健康检查记录、儿童预防接种记录以及查阅的文献等。

(2)资料的种类。①主观资料：指康复对象的主诉和主观感觉。是康复对象对其所经历、感觉、担心以及所听到、看到、触到的内容的诉说。②客观资料：指通过观察、体格检查或借助医疗器械检查而获得的患者的症状、体征，以及通过实验室检查而获得的有关资料。

(3)收集资料的方法：有使用仪器和不使用仪器两种方法。

不使用仪器：①与康复对象及其家属或陪护人员交谈。②直接观察康复对象的 ADL 能力、水平以及残存的功能。③直接检查和评定康复对象的 ADL 能力、水平以及残存功能的程度等。

使用仪器：肌电图、诱发电位、等速运动、测定仪，计算机评定认知等。

(4)资料的内容。①基本情况：如姓名、性别、出生年月、民族、职业、文化程度、宗教信仰、个人爱好、婚否、工作单位、工作性质、住址等。②既往史：过去健康情况及有无药物过敏史。③生活状况及自理程度：包括饮食、睡眠、排泄、清洁卫生、生活自理情况以及现在有无并发症等。

④护理体检:主要项目包括生命体征、身高、体重、意识、瞳孔、皮肤黏膜、四肢活动度以及呼吸、循环、消化等系统的阳性体征;重点是对现有残存功能的检查,如感觉、运动、认知、语言及 ADL 能力水平状况。⑤致残原因:包括致残性质是先天性的,还是后天外伤所致,起始时间和经过等。⑥康复对象的心理状态:如有无精神抑郁、焦虑、恐惧等心理;对残障有无认识、对康复有无信心等。⑦康复愿望:包括了解康复对象和家属对康复的要求,希望达到的健康状态等。⑧家庭环境:包括经济状况、无障碍设施条件如何,康复对象和家属有无康复方面的常识等。

2.整理分析资料

整理分析资料即将资料进行整理、分类、比较,对含糊不清的资料进一步复查,以便能迅速地发现康复对象出现的健康问题。

将资料进行分类的方法很多,可按 Maslow 的基本需要层次分类或按上 Gordon 的 11 个功能性健康形态分类。目前临床应用较多的是按后者分类法。

3.资料的记录

目前临床上常采用表格形式记录资料,根据各医院,甚至同一医院中各病区的特点先将表格设计好,收集资料时可边询问、检查,边填写记录,这样不仅可以指导应该收集哪些资料,还可以避免遗漏。

记录资料时应注意,主观资料应尽量记录患者的原话,客观资料应使用医学术语,同时尽量避免使用无法衡量的词语,如佳、尚可、增加、减少等。

二、康复护理诊断

康复护理诊断是根据收集到的资料确定康复对象功能障碍和健康问题的过程,是康复护理程序的第二步。

(一)护理诊断的定义

北美护理诊断协会(NANDA)在 1990 年第 9 次会议上提出并通过的定义为:护理诊断是有关个人、家庭、社区对现存的或潜在的健康问题或生命过程的反应的一种临床判断。

(二)护理诊断的陈述

护理诊断的陈述即在分析资料和确定问题后,对问题进行描述。目前常用的陈述方式有三种。

1.三部分陈述

三部分陈述即 PSE 公式,问题+症状或体征+原因。P——问题(护理诊断的名称),S——临床表现(症状或体征),E——原因(相关因素)。常用于现存的护理诊断。当能较熟练使用时可省略掉 S 部分。

例如:清理呼吸道无效:发绀、肺部有啰音与痰液黏稠有关。如厕自理缺陷:自述下蹲或站起费力,不能自己解开或系上裤带与关节僵直有关。

2.二部分陈述

二部分陈述即 PE 公式,问题+原因。常用于"有……危险"的护理诊断,因危险尚未发生,故没有 S 部分,只有 P、E。

例如:有皮肤完整性受损的危险:与长期卧床无力翻身有关。

3.一部分陈述

一部分陈述只有 P 一部分。常用于健康的护理诊断。

例如：执行治疗方案有效，潜在的精神健康增强。

在陈述护理诊断时需注意以下问题。

(1)问题这部分应尽量使用我国于1998年在NADNA 128项护理诊断的基础上增加修订的148项护理诊断的名称。

(2)原因的陈述，应用“与……有关”来连接。

(3)一项护理诊断只针对一个问题。

(4)以收集的主、客观资料为依据。

(5)护理诊断必须是用护理措施能够解决的问题。

(三)护理诊断的种类

1.自现存的护理诊断

这是对康复对象已经存在的健康问题或目前已有的反应的描述。如：进食自理缺陷；沐浴或卫生自理缺陷；功能障碍性缺陷等。

2.有……危险的护理诊断

这是对康复对象可能出现的健康问题或反应的描述。虽然目前尚未发生问题，但有发生的危险因素，如有活动无耐力的危险、有废用综合征的危险、有感染的危险等。

3.健康的护理诊断

这是对康复对象具有保持或进一步加强健康水平潜能的描述。1994年才被NANDA认可。如：潜在的婴儿行为调节增强；执行治疗方案有效等。

三、康复护理计划

(一)康复护理计划的概念

康复护理计划是针对康复护理诊断制定的具体康复护理措施，是对患者实施康复护理的行动指南。它以康复护理诊断为依据，以使康复对象尽快地恢复功能、重返社会为目标。

康复护理计划应体现个体差异性，一份护理计划只对一个患者的护理活动起指导作用。康复护理计划还应具有动态发展性，随着患者病情的变化、康复护理效果的优劣而补充调整。

(二)康复护理计划的实施

1.排列康复护理诊断顺序

康复护理诊断应按轻、重、缓、急确定先后顺序，以保证护理工作高效、有序的进行。

(1)首优问题：首优问题指威胁患者的生命，需立即解决的问题。

(2)中优问题：中优问题指虽然不直接威胁患者的生命，但给其精神上或躯体上带来极大的痛苦，严重影响健康的问题。

(3)次优问题：次优问题指那些人们在应对发展和生活中变化时所产生的问题。这些问题往往不很急迫或需要较少帮助即可解决。

2.排序原则

(1)优先解决危及生命的问题。

(2)按需要层次理论先解决低层次问题，后解决高层次问题，特殊情况下可作调整。

(3)在无原则冲突的情况下，患者主观上迫切需要解决的问题应优先解决。

(4)潜在的问题应根据性质决定其顺序。

3.确定康复护理目标

康复护理目标是护理活动预期的结果，是针对护理诊断而提出，指患者在接受护理后，期望能够达到的健康状态，即最理想的护理效果，是评价护理效果的标准。

(1)目标分类：康复护理目标可分为短期目标和长期目标两类。短期目标指在相对较短的时间内(一般指一周)可达到的目标。长期目标指需要相对较长时间(一般指数周或数月)才能实现的目标。长期目标需通过若干短期目标才能逐步实现。

例如，运动受损——与右侧偏瘫有关。

短期目标：一周后，患者能独立地从床转移到轮椅。

长期目标：3 个月后，患者能独立地在家活动。

(2)目标要求：①目标应是康复护理活动的结果，而非护理活动本身。②目标应具有明确的针对性。③目标必须切实可行，属于康复护理工作范畴。④目标应与康复医疗工作相协调。⑤目标必须具体、可测量。

4.制定康复护理措施

康复护理措施是康复护士协助患者实现护理目标的具体方法与手段，规定了解决康复问题的护理活动方式与步骤，也可称为护嘱。

(1)护理措施的类型。护理措施可分为：依赖性、独立性和协作性护理三类。①依赖性护理措施：是指护士执行医嘱的措施。②独立性护理措施：是指护士根据所收集资料，独立思考、判断后做出的决策。③协作性护理措施：是指康复护士与其他康复医务人员合作完成的护理活动。

(2)护理措施的内容：护理措施内容主要包括病情观察、基础护理、检查及手术前后护理、心理护理、功能锻炼、健康教育、执行医嘱及症状护理等。

(3)制定康复护理措施的要求：①与康复医疗工作协调一致，与其他康复治疗师相互配合。②针对康复护理目标，一个康复护理目标可通过几项护理措施来实现，按主次、承启关系排列。③护理措施必须切实可行。④护理措施应明确、具体、全面，应保证患者安全，使患者乐于接受。⑤护理措施应以科学的理论为依据。

5.构成康复护理计划

康复护理计划是将护理诊断、目标、措施等各种信息按一定规格组合而形成的护理文件。

康复护理计划一般都制成表格形式。各医院的规格不完全相同，大致包括日期、诊断、目标、措施、效果评价等几项内容。

四、康复护理措施的实施

(一)康复护理措施实施的概念

康复护理实施是将康复护理计划付诸行动，实现康复护理目标的过程。从理论上讲，实施是在康复护理计划制定之后，但在实际工作中，特别是抢救危重患者时，实施常先于计划之前。

(二)康复护理措施的实施

1.实施的步骤

(1)准备：准备包括进一步审阅计划，分析实施计划所需要的护理知识与技术；预测可能会发生的并发症及如何预防，安排实施计划的人力、物力与时间。

(2)执行：在执行护理计划过程中要充分发挥患者及家属的积极性，并与其他医护人员相互协调配合；熟练准确地运用各项护理技术操作；同时密切观察执行计划后患者的反应，有无新的问题发生；及时收集、分析资料，迅速、正确地处理一些新的健康问题以及病情的变化。

(3)记录：实施各项康复护理措施的同时，要准确进行记录，此记录也称护理病程记录或护理记录。记录内容包括实施护理措施后患者和家属的反映及护士观察到的效果，患者出现的新的功能问题与障碍变化，所采取的临时性治疗、康复护理措施，患者身心需要及其满意情况；各种症状、体征，器官功能的评价，患者的心理状态等。护理记录可采用 PIO 记录格式：P(问题)I(措施)O(结果)。

例如，P：运动受损：与右侧偏瘫有关。I：①指导患者用健侧的上肢和下肢帮助患侧的上肢和下肢进行身体移动；②连续 3 天指导患者在早晨将自身移动到床边。O：一周后，患者能独立地从床移动到轮椅。

2.实施的方法

(1)分管护士直接为康复护理对象提供康复护理。

(2)与其他康复医师、康复治疗师合作。

(3)教育护理对象及其家属共同参与康复护理。

在教育时应注意了解患者及其家属的年龄、职业、文化程度和对改变患者目前状况的信心与态度，患者目前的残疾状态和功能障碍，掌握教育的内容与范围，采取适当的方法和通俗的语言，以取得良好的效果。

五、康复护理效果的评价

(一)康复护理效果评价的概念

康复护理评价是将实施康复护理计划后所得到的患者康复状况的信息有计划、有系统地与预定的护理目标逐一对照，按评价标准对护士执行护理程序的效果、质量做出评定。

评价还可以帮助再次发现问题，引出其他护理诊断，使护理活动持续进行，康复评价贯穿于患者康复的全过程。

(二)康复护理效果评价步骤

1.收集资料

根据收集各类主，客观资料，列出执行护理措施后患者的反应。

2.对照检查

将患者的反应与预期目标进行比较，来衡量目标实现程度及各项工作达标情况。衡量目标实现程度的标准有三种：目标完全实现、目标部分实现、目标未实现。

3.分析原因

对目标未实现部分及未达标的工作内容进行分析讨论，以发现导致目标未实现的原因。

4.重新修订护理计划

对已经实现的护理目标与解决的问题，停止原有的护理措施。对继续存在的健康问题，修正不适当的诊断、目标或措施。对出现的新问题，在收集资料的基础上做出新的诊断和制定新的目标与措施，进行新一轮循环的护理活动，直至最终达到护理对象的最佳健康状态。应在不同阶段对患者的情况进行评价。通常采用三次评价(早期、中期、后期)制度，每次评价会同康复医师、康复护士、物理治疗师、作业治疗师、语言治疗师、心理治疗师及社会工作者等专业人员组成。护士在评价会上要通报护理的评价结果，并认真记录其他专业人员的意见和措施，以便全面掌握患者康复的情况，并全面评价康复护理目标的执行情况。患者出院时，护士要根据其康复效果对患者住院期间康复护理目标指定的是否合适，护理措施是否完全落实等情况进行评价，促使不断提高康复护理工作的质量。

（王 姝）

第二节 康复护理的实践模式

一、康复护理主要任务

康复护理是实现康复总体计划中的重要组成部分，并且贯穿于康复全过程。特别是在维持生命，保障健康，促进与提高患者自立生活能力，尽快重返家庭和社会的过程中承担着重要职责。

（一）信息的采集

采集康复对象相关信息是康复护理工作的第一步，同时也是开展康复护理工作的基础和制订护理计划的重要依据。信息的采集工作要求做到及时、准确、全面，应当由护理人员直接采集获得。

1.信息收集途径

（1）康复护士与康复对象及其家属或陪护人员的交谈，康复护士直接观察康复对象的 ADL 能力、水平以及残存的功能。

（2）康复护士直接检查和评定康复对象的 ADL 能力、水平以及残存功能的程度等。

2.信息收集的内容

可根据对象的病种、病情、残障程度等而有所侧重，但主要应当包括以下几个方面。

（1）一般情况：包括姓名、年龄、性别、民族、婚否、工作单位、工作性质、住址等。

（2）以往的生活习惯，是否有宗教信仰，有何兴趣与爱好等。

（3）身体一般状况：包括精神、心理、生命体征、饮食、排泄、生活自理等情况及有无并发症的发生，如压疮、呼吸及泌尿系统感染等并发症的发生及其程度如何。

（4）致残原因：包括致残性质是先天性的，还是后天外伤所致，起始时间和经过；康复对象的心理状态如何。

（5）现有残存功能：包括感觉、运动、认知、语言等及其 ADL 能力水平状况。

（6）康复愿望：包括了解康复对象和家属对康复的要求和目标等。

（7）家庭环境：包括经济状况，无障碍设施条件如何，康复对象（或家属）有无康复及康复护理的常识。

（8）康复对象的家庭和社区环境条件对康复的影响：信息的收集由康复护士自己完成，以掌握的第一手资料为依据，不可抄写病历或者仅听家属的介绍作为对患者信息的收集依据，因为它直接涉及康复护理下一步的工作，即康复护理计划制订要符合实际情况。

（二）康复护理计划的制订

责任护士依据信息收集情况，提出患者实际或潜在的健康问题，确立其康复护理目标，制订出护理方案及措施，由责任护士负责组织实施。在患者住院期间进行初、中、末（出院前）的康复护理效果评价，根据功能恢复情况进行计划及措施的调整。

1.找出康复护理问题

护理问题是指康复对象实际的或潜在的护理问题，这些护理问题是通过护理措施可以解决的问题。例如：脊髓损伤所造成的肌肉萎缩、关节挛缩、肢体运动感觉及二便等功能障碍的患者，会出现生活不能自理、大小便功能障碍等情况，针对以上情况可以找出相应的护理问题，如心理改变、躯体移动障碍、生活自理缺陷、排泄状况改变、有皮肤完整性受损的危险、有外伤的危险、有潜在的尿路及肺部感染等并发症发生的危险等护理问题。

2.确立康复护理目标

根据存在的护理问题，提出解决问题的护理目标。并针对患者存在问题的严重程度及其康复时间的长短，制订出短期及长期康复护理目标。护理目标必须明确、具体、可行。

3.制订康复护理措施

康复护理措施是指为了达到护理目标，根据患者的护理问题所采取的具体护理方法。如脊髓损伤所导致的膀胱功能障碍，可以通过计划饮水、间歇导尿、残余尿量测定等膀胱功能训练促使其建立反射性膀胱。

二、康复护理质量管理的任务

(一)提高全员素质，树立质量意识

进行康复护理职业素质教育和质量意识教育，使康复护士确立为伤、残、康复患者服务的思想和质量第一的意识，建立三级质量体系，做到人人关心康复护理质量。

(二)建立质量标准体系

将康复护理的每项服务以及每项操作，实行质量标准化。

(三)建立质量控制体系

使质量控制系统化，达到三级控制，即要素质量(基础质量)、环节质量和终末质量。

(四)建立质量信息反馈管理系统

其包括质量标准化、量化、信息输入、反馈、分析处理、指令下达等一系列程序。

(五)建立质量管理规章制度

整个康复护理质量管理应有一套严格的制度和程序，必须立法使之成为法规，并不断充实和完善。

三、康复小组

(一)康复小组是一种专业的康复治疗小组

为使患者达到最大水平的康复，小组成员应互相合作，制订计划和目标。康复小组代表的是以患者为主导的专家团体，目的是改善由于残疾给患者和家属带来的影响。合作是康复小组的特点之一，也是成功实施全面康复计划的重要元素。支持康复小组概念的一个重要观点就是运用合作理念，充分利用各成员的力量共同达到目标。康复护士是康复小组重要成员之一。

(二)康复小组在给予患者最恰当的服务方面起了关键作用

确保患者尽可能获得最大水平的功能恢复和最高的生活质量。在资源利用上，服务必须符合需求。这也要求在开始执行一项计划之前要对患者进行全面的康复评定，对小组成员进行合理分工。一个高效的康复小组，不仅在单个专业机构甚至在多个机构间都能满足康复患者长期

需要。

当代康复小组的功能包括：①根据患者需要组成以康复医师为组长的康复小组。②通过康复评定为患者和家庭制订切实可行的康复目标。③确保康复治疗的连续性，协调可利用资源。④作为一种机构来评定患者的康复进程和康复疗效及康复质量。

(三)康复对象

康复对象是指有着不同生理或心理损伤的患者，康复过程包括从患者生病到死亡的过程。患者的管理是复杂的，因为在评估和治疗过程中必须考虑患者生活的所有方面，这样才能达到预期康复目标。康复小组还必须关注不同生命阶段所需要的康复服务，关注于整体人的康复治疗、护理。对患者实施成功的康复还需要把家庭和社区作为一个整体。

(四)康复小组成员

康复小组的一个明显特征是从来没有固定的小组成员。患者的需要决定小组组成，并在一定程度上扩大每个小组成员充当的角色。然而，患者是康复小组最重要的成员，是制订康复计划和目标的积极参与者。康复小组的其他成员包括护士、医师、物理治疗师、作业治疗师、言语治疗师、娱乐治疗师、社会工作者、病例管理者、营养师、职业咨询师和心理学家。不仅指以上这些成员，现实生活中还应根据患者康复计划和目标的需要，增加相应的专业人员。

四、康复病房工作流程

(一)组织实施

主要由康复责任护士依据康复评定小组总的康复治疗方案制订患者病房内康复延伸的服务计划并组织实施，康复医师和治疗师应积极配合康复护士，并对技术性问题进行指导；康复护士轮转 OT、PT 等治疗室掌握、规范康复治疗技术及康复护理技术。

(二)及时了解患者康复治疗进展情况

康复护士应及时对康复的延伸计划做出适当的调整，并定期对患者进行康复延伸训练指导的效果评价。

(三)康复医师和治疗师应定期与康复护士沟通

通过沟通以了解康复护理延伸服务计划对患者是否合适并提出相应调整意见。其沟通形式有：①通过康复评价会进行讨论。②康复护士到康复治疗现场了解患者训练情况。③治疗师定期到病房对患者康复治疗进行督导。

(王　姝)

第三节　吞咽功能障碍

一、概述

吞咽功能障碍是由于下颌、双唇、舌、软腭、咽喉、食管括约肌或食管功能受损，不能安全有效地把食物由口送到胃内取得足够营养和水分的进食困难。很多疾病与吞咽有关，如文献报道51%～73%的卒中患者有吞咽困难；也有报道卒中患者吞咽困难的发生率为30%～50%。50%

的卒中患者都会发生吞咽困难，部分患者吞咽困难两周左右可以自行恢复。但是约10%的患者不能自行缓解，而且吞咽困难可造成各种并发症，如肺炎，脱水，营养不良等，这些并发症可直接或间接地影响患者的远期预后和生活质量，因此，吞咽困难的训练十分重要。

正常的吞咽活动分为4个期，即口腔准备期、口腔期、咽期、食管期。以上任何一个阶段发生障碍都会导致吞咽运动受阻，发生进食困难。与吞咽有关的脑神经主要是三叉神经、面神经、舌咽神经、迷走神经、副神经及舌下神经。所以，除了口、咽、食管病变外，脑神经、延髓病变、假性延髓性麻痹、锥体外系疾病等都可以引起吞咽困难。针对吞咽困难应采用系统化整体治疗模式处理，参与治疗小组成员包括耳鼻喉科医师、康复医师、语言和作业治疗师、营养师、护士、放射科医师、消化科医师及家庭成员等，其目的是多学科协作治疗可提高吞咽安全性，改善患者营养状态，提高康复治疗的效果。

二、吞咽困难的临床表现

吞咽困难的患者有流涎、食物从口角漏出、咀嚼不能、张口困难、吞咽延迟、咳嗽、哽噎、声音嘶哑、食物反流、食物滞留在口腔和咽部、误吸及喉结构上抬幅度不足等临床表现。

并发症：体重减轻、反复肺部感染（误吸性肺炎或反流性肺炎）、营养不良等。

三、康复评定

当患者入院后，经过专业培训的护士应初步筛查出可能吞咽困难的患者，再由康复医师或语言治疗师等对高危人群患者进行诊断性的吞咽检查和全面评估即临床评估和仪器检查。

（一）反复唾液吞咽试验

1.方法

患者取坐位或半卧位，检查者将手指放在患者的喉结和舌骨处，嘱患者尽量快速反复做吞咽动作，喉结和舌骨随着吞咽运动，越过手指后复位，即判定完成一次吞咽反射。

2.结果

观察在30秒内患者吞咽的次数和喉上抬的幅度，吞咽困难者可能第一次动作能顺利完成，但接下来会出现困难或者喉不能完全上抬就下降。高龄患者30秒内能完成3次即可。口干患者可在舌面上蘸1～2 mL水后让其吞咽，如果喉上下移动小于2 cm，则可视为异常。对于患者因意识障碍或认知障碍不能听从指令的，反复唾液吞咽试验执行起来有一定的困难，这时可在口腔和咽部做冷按摩，观察吞咽的情况和吞咽启动所需要的时间。

（二）洼田饮水试验

1.方法

先让患者依次喝下1～3汤匙水，如无问题，再让患者像平常一样喝下30 mL水，然后观察和记录饮水时间、有无呛咳、饮水状况等。饮水状况的观察包括啜饮、含饮、水从嘴角流出、呛咳、饮后声音改变及听诊情况等。

2.分级

Ⅰ级：能一次喝完，无呛咳及停顿。

Ⅱ级：分两次以上喝完，但无呛咳及停顿。

Ⅲ级：能一次喝完，但有呛咳。

Ⅳ级：分两次以上喝完，但有呛咳。

Ⅴ级：常常呛咳，全部饮完有困难。

3.诊断标准

正常：在5秒钟内将水一次喝完，无呛咳。

可疑：饮水时间超过5秒钟或分2次喝完，均无呛咳者。

异常：分1～2次喝完，或难以全部喝完，均出现呛咳者。

（三）胸部、颈部听诊

胸部和颈部的听诊对可能有吞咽困难和误吸的患者来说都是非常重要的筛查和临床评估的方法，有助于筛查出需要进一步评估的高危人群。

1.颈部听诊

将听诊器放在喉的外侧缘，能听到正常呼吸、吞咽和讲话时的气流声，这种方法可给听诊者提供关于渗透和误吸的信息。检查者可用听诊器听呼吸的声音，在吞咽前后听呼吸音作对比，分辨呼吸道是否有分泌物或残留物。吞咽困难的患者在进食期或吞咽后发生误吸时，所产生的声音质量就可能会发生改变，就像气体和液体混合时的声音，即水泡声、咕噜声和湿啰音等。

2.胸部听诊

对于辨认误吸和误吸性肺炎非常有帮助。如果在听诊时怀疑有肺炎则可以通过胸片来确认。

（四）临床评估

1.一般临床检查法

（1）患者对吞咽异常的主诉：吞咽困难持续时间、频度、加重和缓解的因素、症状、继发症状。

（2）相关的既往史：一般情况、家族史、以前的吞咽检查、内科、外科、神经科和心理科病史、目前治疗和用药情况。

（3）临床观察：胃管、气管切开情况、营养状况、流涎、精神状态、体重、言语功能、吞咽肌和结构。

2.口颜面功能评估

（1）唇、颊部的运动：静止状态下唇的位置及有无流涎，做唇角外展动作以观察抬高和收缩的运动，做闭唇鼓腮，交替重复发“u”和“i”音，观察会话时唇的动作。

（2）颌的运动：静止状态下颌的位置、言语和咀嚼时颌的位置，是否能抗阻力运动。

（3）软腭运动：进食时是否有反流入鼻腔，发“a”音5次观察软腭的抬升，言语时是否有鼻腔漏气。

（4）舌的运动：静止状态下舌的位置，伸舌动作，舌抬高动作，舌向双侧的运动，舌的交替运动，言语时舌的运动，是否能抗阻力运动及舌的敏感程度。

3.咽功能评估

吞咽反射检查：咽反射、呕吐反射、咳嗽反射等检查。喉的运动：发音的时间、音高、音量、言语的协调性及喉上抬的幅度。

4.吞咽功能评估

常用的简单、实用、床边的吞咽功能评估法有：反复唾液吞咽试验和饮水试验。

（五）仪器检查

仪器检查能显示吞咽的解剖生理情况和过程，被应用于吞咽困难的评估，包括吞咽造影检查、吞咽电视内镜检查、超声检查、放射性核素扫描检查、测压检查、表面肌电图检查、脉冲血氧定量法等。

1.吞咽造影检查

在食物中加入适量的造影剂，在 X 线透视下观察吞咽全过程。观察吞咽过程，是否有吞咽困难及误吸发生。

2.吞咽电视内镜检查

将内镜经由一侧鼻孔抵达口咽部，直视舌、软腭、咽和喉的解剖结构和功能。

3.超声检查

通过放置在颏下的超声波探头，观察舌、软腭的运动、食团的运送、咽腔食物的残留情况及声带的内转运动等。

四、康复治疗

(一)管饲饮食

管饲饮食能保证意识不清和不能经口进食患者的营养水分供给，避免误吸。2 周内的管饲饮食采用鼻胃管和鼻肠管方法，2 周以上的管饲饮食采用经皮内镜下胃造瘘术和经皮内镜下空肠造瘘术。对于管饲饮食患者需同时进行康复吞咽训练。

经皮内镜下胃造瘘术：是在内镜的协助下，经腹部放置胃造瘘管，以达到进行胃肠道营养的目的。手术只需在腹部切开约 0.5 cm 的小切口，然后经导丝通过胃镜送出约 0.5 cm 左右的造瘘管，固定于腹壁，手术即告完成。

(二)经口进食

吞咽困难患者进行经口进食时，康复训练包括间接训练，直接训练，代偿性训练，电刺激治疗，环咽肌痉挛(失弛缓症)球囊导管扩张术。

1.间接训练

(1)口唇运动：利用单音单字进行康复训练：如嘱患者张口发“a”音，并向两侧运动发“yi”音，然后再发“wu”音，也可嘱患者缩唇然后发“f”音。其他练习方式如吹蜡烛、吹口哨动作，缩唇、微笑等动作也能促进唇的运动，加强唇的力量。此外，用指尖或冰块叩击唇周，短暂的肌肉牵拉和抗阻运动、按摩等，通过张闭口动作促进口唇肌肉运动。

(2)颊肌、喉部运动。①颊肌运动：嘱患者轻张口后闭上，使双颊部充满气体、鼓起腮，随呼气轻轻吐出，也可将患者手洗净后作吮手指动作，或模仿吸吮动作，体验吸吮的感觉，借以收缩颊部及轮匝肌肉，每天 2 遍，每遍重复 5 次。②喉上提训练方法：患者头前伸，使颌下肌伸展 2～3 秒，然后在颌下施加压力，嘱患者低头，抬高舌背，即舌向上吸抵硬腭或发辅音的发音训练。目的是改善喉入口的闭合能力，扩大咽部的空间，增加食管上括约肌的开放的被动牵张力。

(3)舌部运动：患者将舌头向前伸出，然后左、右运动摆向口角，再用舌尖舔下唇后转舔上唇，按压硬腭部，重复运动 20 次。

(4)屏气-发声运动：患者坐在椅子上，双手支撑椅面做推压运动和屏气。此时胸廓固定、声门紧闭；然后，突然松手，声门大开、呼气发声。此运动不仅可以训练声门的闭锁功能、强化软腭的肌力而且有助于除去残留在咽部的食物。

(5)冰刺激：用头端呈球状的不锈钢棒醮冰水或用冰棉签棒接触咽腭弓为中心的刺激部位，左、右相同部位交替刺激，然后嘱患者做空吞咽动作。冷刺激可以提高软腭和咽部的敏感度，改善吞咽过程中必需的神经肌肉活动，增强吞咽反射，减少唾液腺的分泌。

(6)呼吸道保护手法。①声门上吞咽法:也叫自主气道保护法。先吸气后,在屏气时(此时声带和气管关闭)做吞咽动作,然后立即做咳嗽动作;亦可在吸气后呼出少量气体,再做屏气和吞咽动作及吞咽后咳嗽。②超声门上吞咽法:吸气后屏气,再做加强屏气动作,吞咽后咳出咽部残留物。③门德尔松手法:指示患者先进食少量食物,然后咀嚼、吞咽,在吞咽的瞬间,用拇指和示指顺势将喉结上推并处于最高阶段,保持这种吞咽状 2～3 秒,然后完成吞咽,再放松呼气。此手法是吞咽时自主延长并加强喉上举和前置运动来增强环咽肌打开程度的方法,目的可帮助提升咽喉,以助吞咽功能。

2.直接训练

直接训练即进食时采取的措施,包括进食体位、食物入口位置、食物性质(大小、结构、温度和味道等)和进食环境等。

(1)体位:进食的体位应因人因病情而异。开始训练时应选择既有代偿作用又安全的体位。对于不能坐位的患者,一般至少取躯干 30°仰卧位,头部前屈,偏瘫侧肩部以枕垫起,喂食者位于患者健侧。此时进行训练,食物不易从口中漏出、有利于食团向舌根运送,还可以减少向鼻腔逆流及误咽的危险。颈部前屈是预防误咽的一种方法。仰卧时颈部易呈后屈位,使与吞咽活动有关的颈椎前部肌肉紧张、喉头上举困难,从而容易发生误咽。

(2)食物的形态:根据吞咽障碍的程度及阶段,本着先易后难的原则来选择。容易吞咽的食物特点是密度均匀、黏性适当、不易松散、通过咽和食管时易变形且很少在黏膜上残留。稠的食物比稀的安全,因为它能较满意地刺激、压觉和唾液分泌,使吞咽变得容易。此外,要兼顾食物的色、香、味及温度等。不同病变造成的吞咽障碍影响吞咽器官的部位有所不同,对食物的要求亦有所不同,口腔准备期的食物应质地很软,易咀嚼,如菜泥、水果泥和浓汤。必要时还需用长柄勺或长注射器喂饲;口腔期的食物应有内聚;黏性,例如很软的食物和浓汤。咽期应选用稠厚的液体,例如果蔬泥和湿润、光滑的软食。避免食用有碎屑的糕饼类食物和缺少内聚力的食物;食管期的食物为软食、湿润的食物;避免高黏性和干燥的食物。

根据食物的性状,一般将食物分为五类,即稀流质、浓流质、糊状,半固体(如软饭)、固体(如饼干、坚果等)。临床吞咽困难患者进行康复训练实践中,应首选糊状食物。

(3)食物在口中位置:食物放在健侧舌后部或健侧颊部,有利于食物的吞咽。

(4)一口量:包括调整进食的一口量和控制速度的一口量,即最适于吞咽的每次摄食入口量,正常人约为 20 mL。一般先以少量试之(3～4 mL),然后酌情增加,如 3 mL、5 mL、10 mL。为防止吞咽时食物误吸入气管,可结合声门上吞咽训练方法。这样在吞咽时可使声带闭合封闭喉部后再吞咽,吞咽后咳嗽,可除去残留在咽喉部的食物残渣。调整合适的进食速度,前一口吞咽完成后再进食下一口,避免 2 次食物重叠入口的现象,还要注意餐具的选择,应采用边缘钝厚匙柄较长,容量为 5～10 mL 的匙子为宜。

(5)培养良好的进食习惯也至关重要。最好定时、定量,能坐起来不要躺着,能在餐桌上不要在床边进食。

3.代偿性训练

代偿性训练是进行吞咽时采用的姿势与方法,一般是通过改变食物通过的路径和采用特定的吞咽方法使吞咽变得安全。

(1)侧方吞咽:让患者分别左、右侧转头,做侧方吞咽,可除去梨状隐窝部的残留食物。

(2)空吞咽与交替吞咽:每次进食吞咽后,反复做几次空吞咽,使食团全部咽下,然后再进食。

可除去残留食物防止误咽，亦可每次进食吞咽后饮极少量的水(1～2 mL)，这样既有利于刺激诱发吞咽反射，又能达到除去咽部残留食物的目的，称为“交替吞咽”。

(3)用力吞咽：让患者将舌用力向后移动，帮助食物推进通过咽腔，以增大口腔吞咽压，减少食物残留。

(4)点头样吞咽：颈部尽量前屈形状似点头，同时做空吞咽动作，可去除会厌谷残留食物。

(5)低头吞咽：颈部尽量前屈姿势吞咽，使会厌谷的空间扩大，并让会厌向后移位，避免食物溢漏入喉前庭，更有利于保护气道；收窄气管入口；咽后壁后移，使食物尽量离开气管入口处。

4.电刺激治疗

电刺激治疗包括神经肌肉低频电刺激和肌电反馈技术。

5.球囊导管扩张术

球囊导管扩张术用于脑卒中、放射性脑病等脑损伤所致环咽肌痉挛(失弛缓症)患者。方法是用普通双腔导尿管中的球囊进行环咽肌痉挛(失弛缓症)分级多次扩张治疗。此方法操作简单，安全可靠，康复科医师、治疗师、护士均可进行。

(1)用物准备：14 号双腔球囊导尿管或改良硅胶双腔球囊导管、生理盐水、10 mL 注射器、液状石蜡及纱布等，插入前先注水入导尿管内，使球囊充盈，检查球囊是否完好无损，然后抽出水后备用。

(2)操作步骤：由 1 名护士按插鼻饲管操作常规将备用的 14 号导尿管经鼻孔插入食管中，确定进入食管并完全穿过环咽肌后，将抽满 10 mL 水(生理盐水)的注射器与导尿管相连接，向导尿管内注水 0.5～10 mL，使球囊扩张，顶住针栓防止水逆流回针筒。将导尿管缓慢向外拉出，直到有卡住感觉或拉不动时，用记号笔在鼻孔处作出标记(长度 18～23 cm)，再次扩张时或扩张过程中判断环咽肌长度作为参考点。抽出适量水(根据环咽肌紧张程度，球囊拉出时能通过为适度)后，操作者再次轻轻地反复向外提拉导管，一旦有落空感觉，或持续保持 2 分钟后拉出，阻力锐减时，迅速抽出球囊中的水。再次将导管从咽腔插入食管中，重复操作 3～4 遍，自下而上的缓慢移动球囊，通过狭窄的食管入口，充分牵拉环咽肌降低肌张力。

(3)操作后处理：上述方法 1～2 次/天。环咽肌的球囊容积每天增加 0.5～1 mL 较为适合。扩张后，可给予地塞米松＋糜蛋白酶＋庆大霉素雾化吸入，防止黏膜水肿，减少黏液分泌。

五、吞咽困难康复护理

(一)急性期康复护理

(1)急性期患者如昏迷状态或意识尚未完全清醒，对外界的刺激反应迟钝，认知功能严重障碍，吞咽反射、咳嗽反射明显减弱或消失，处理口水的能力低下，不断流涎，口咽功能严重受损，应使用鼻饲或经皮内镜下胃造瘘术。早期进行吞咽功能训练，尽快撤销鼻饲或胃造瘘。

(2)吞咽障碍的患者首先应注意口腔卫生及全身状况的改善，膳食供给量可按体重计算出每天热量的需要给予平衡膳食，对于脱水及营养状态极差患者，应给予静脉补液、营养支持。糖尿病患者应注意进食流质食物的吸收问题，特别是应用胰岛素的患者，注意瞬时低血糖或高血糖的发生，加强血糖监测。

(二)食物的选择

选择患者易接受的食物，磨烂的食物最容易吞咽，糊最不易吸入气管，稀液最易。故进食的顺序：先磨烂的食物或糊→剁碎的食物或浓液→正常的食物和水，酸性或脂肪食物容易引起肺炎，清水不易引起肺炎，如用糊太久，则患者所得的水分过少可能脱水，所以有时也给清水。

（三）进食规则

进食时应采用半坐位或坐位；选择最佳食物黏稠度；限制食团大小，每次进食后，吞咽数次使食物通过咽部；通常禁饮纯液体饮料，饮水使用水杯或羹匙，不要用吸管；每次吞咽后轻咳数声；起初应是以黏稠的食物为主，黏稠的食物通常使用起来较安全，纯净的食物或口中变成流质的食物不会提供所需的刺激，以重新获得正常的口腔功能并且容易吸入。同时应给患者不同结构的食物和可咀嚼的食物。如果患者咀嚼困难，应将患者的下颌轻轻合上，有助于患者咀嚼。

（四）康复训练

康复训练可分为不用食物、针对功能障碍的间接训练（基础训练）和使用食物同时并用体位、食物形态等补偿手段的直接训练（摄食训练）。

1.基础训练

（1）口腔周围肌肉训练：包括口唇闭锁训练（练习口唇闭拢的力量和对称性）、下颌开合训练（通过牵伸疗法或振动刺激，使咬肌紧张度恢复正常）、舌部运动训练（锻炼舌上下、左右、伸缩功能，可借助外力帮助）等。

（2）颈部放松：前后左右放松颈部，或颈左右旋转、提肩沉肩。

（3）寒冷刺激法：①吞咽反射减弱或消失时用冷冻的棉棒，轻轻刺激软腭、腭弓、舌根及咽后壁，可提高软腭和咽部的敏感度，使吞咽反射容易发生。②流涎对策：颈部及面部皮肤冰块按摩直至皮肤稍稍发红，可降低肌张力，减少流涎；1 天 3 次，每次 10 分钟。

（4）屏气-发声运动：患者坐在椅子上，双手支撑椅面做推压运动，或两手用力推墙，吸气后屏气。然后，突然松手，声门大开、呼气发声。此运动可以训练声门闭锁功能、强化软腭肌力，有助于除去残留在咽部的食物。

（5）咳嗽训练：强化咳嗽、促进喉部闭锁的效果，可防止误咽。

（6）屏气吞咽：用鼻深吸一口气，然后完全屏住呼吸，空吞咽，吞咽后立即咳嗽。有利于使声门闭锁，食块难以进入气道，并有利于食块从气道排出。

（7）Mendelsohn 法：吞咽时自主延长并加强喉的上举和前置运动，来增强环咽肌打开程度的方法，具体操作可于咽上升的时候用手托起喉头。

2.摄食训练

基础训练后开始摄食训练。

（1）体位：让患者取躯干屈曲 30°仰卧位，头部前屈，用枕垫起偏瘫侧肩部。这种体位食物不易从口中漏出、有利于食块运送到舌根，可以减少向鼻腔逆流及误咽的危险。确认能安全吞咽后，可抬高角度。

（2）食物形态：食物形态应本着先易后难原则来选择，容易吞咽的食物特征为密度均一，有适当的黏性，不易松散，容易变形，不易在黏膜上残留。同时要兼顾食物的色、香、味及温度等。

（3）每次摄食一口量：一口量正常人为 20 mL 左右，一口量过多，食物会从口中漏出或引起咽部食物残留导致误咽；过少，则会因刺激强度不够，难以诱发吞咽反射。一般先以少量试之（3～4 mL），然后酌情增加。指导患者以合适的速度摄食、咀嚼和吞咽。

（4）指导吞咽的意识化：引导患者有意识地进行过去习以为常的摄食、咀嚼、吞咽等一系列动作，防止噎呛和误咽。

（5）咽部残留食块去除训练：包括空吞咽、数次吞咽训练、交替吞咽训练等。

(6)其他:配合针灸、高压氧、吞咽障碍康复体操、心理康复护理等。

(五)注意事项

康复团队协作,对于吞咽困难的患者来说是最好的治疗方法。护士作为团队成员之一,首诊时应实行初步筛查,除此之外,还需仔细地、持续地观察患者每次进食的情况,以及为患者提供直接训练和代偿性的技术,防止渗漏和误吸,使患者安全进食。

(1)重视初步筛查及每次进食期间的观察,防止误吸特别是隐性误吸发生。

(2)运用吞咽功能训练,保证患者安全进食,避免渗漏和误吸。

(3)进食或摄食训练前后应认真清洁口腔,防止误吸。

(4)团队协作精神可给患者以最好的照顾与护理。

(5)进行吞咽功能训练时,患者的体位尤为重要。

(6)对于脑卒中有吞咽障碍的患者,要尽早撤鼻饲,进行吞咽功能的训练。

(7)重视心理康复护理。

(王　姝)

第四节　排尿功能障碍

排尿功能障碍是康复护理学中常见的问题,这里主要介绍神经源性膀胱功能失调的康复护理。神经源性膀胱是指控制膀胱的中枢或周围神经双侧损伤而导致的排尿功能障碍,有潴留型障碍和失禁型障碍。

一、功能评定

通过询问、观察患者的排尿情况,结合一些检查来评定排尿功能。主要有以下内容。

(一)排尿次数和量

次数和量有无异常,能否自主支配,有无排尿困难、疼痛等。

(二)辅助排尿情况

有无间歇导尿、留置导尿等辅助措施。

(三)排尿习惯

如患者排尿体位姿势,如厕能否自理等。

(四)残余尿量的测定

残余尿量的测定是对膀胱功能的判断。一般在采取膀胱功能训练方法诱导自行排尿后,立即进行导尿,并记录尿量。残余尿量>150 mL 的说明膀胱功能差;残余尿量<80 mL 的视为膀胱功能满意;残余尿量在 80～150 mL 之间的为膀胱功能中等。

(五)其他检查

常规尿液分析、尿培养。必要时做膀胱内压力容积测定、膀胱造影、测定尿流率、尿道压力分布、括约肌肌电图、尿流动力学、B 超或 X 线联合检查等。

二、康复治疗与护理

排尿障碍的康复目标主要为控制或消除感染,保持或改善上尿路功能,使膀胱贮尿期保持低压并适当排空，尽量不使用导尿管和造瘘，同时能更好地适应社会生活和职业需要。

（一）潴留型障碍

此类排尿障碍主要表现为膀胱内潴留尿液而不能自主排出。康复护理目标是促进膀胱排空功能。

1.增加膀胱内压与促进膀胱收缩

(1)增加膀胱内压训练。①手法增压(Crede 法)：患者取坐位，先用指腹对膀胱进行深部按摩，再手握拳置于脐下 3 cm 处用力向骶尾部方向滚动加压，同时患者身体前倾，直至尿流出为止。加压时须缓慢轻柔，避免使用暴力和在耻骨上直接加压，以免损伤膀胱和尿液返流到肾。②屏气增压(Valsalva 法)：患者取坐位，身体前倾腹部放松，快速呼吸 3～4 次后深吸气，再屏住呼吸 10～12 秒，用力向下做排尿动作，将腹压传到膀胱、直肠和骨盆底部，同时使大腿屈曲贴近腹部，防止腹部膨出，增加腹部压力，促使尿液排出。增加膀胱内压训练只可用于逼尿肌活动功能下降伴有括约肌活动功能降低或括约肌机制功能不全者，括约肌反射亢进和逼尿肌——括约肌协调失调时禁忌做膀胱按压。

(2)排尿反射训练：①发现或诱发"触发点"叩击下腹部的膀胱区，找到一个敏感的刺激点。训练到可以构成原始放射，周期性排尿。一般在导尿前 20 分钟叩击 10～20 分钟。叩击频率 50～100 次/分，扣击次数 100～500 次。叩击时宜轻而快，避免重叩，以免引起膀胱尿道功能失调。②其他方法：摩擦大腿内侧，牵拉阴毛，挤压阴茎龟头(或阴唇)，以手指扩张肛门等，听流水声、热饮、洗温水浴等均有辅助性效果。

(3)使用药物：逼尿肌松弛者用胆碱能制剂，膀胱痉挛者用抗胆碱能药物，括约肌松弛者还可考虑采用 α 肾上腺素能药物和 β 受体激动剂。

(4)电刺激：直接作用于膀胱及骶神经运动支。用于逼尿肌活动减弱者。

2.减低膀胱出口处阻力

通过手术解除尿道梗阻、降低尿道内括约肌张力、切开尿道外括约肌等以减低膀胱出口处阻力。

3.间歇性清洁导尿

间歇性清洁导尿是指可由非医务人员(患者、亲属或陪护者)进行的不留置导尿管的导尿方法。这种方法能使膀胱有周期性的扩张与排空，促使膀胱功能的恢复。还可以降低感染率，减少患者对医务人员的依赖性，提高患者的生活独立性。

(1)适应证：不能自主排尿或自主排尿不充分(残余尿＞80 mL)的脊髓损伤或其他神经瘫痪，神志清楚并主动配合患者。

(2)禁忌证：尿道严重损伤或感染，以及尿道内压疮；患者神志不清或不配合；接受大量输液；全身感染或免疫力极度低下；有显著出血倾向；前列腺显著肥大或肿瘤。

(3)用物：10 号导尿管(浸泡在 0.1%苯扎溴铵溶液中)、香皂或沐浴露、石蜡油或开塞露、生理盐水、便盆。

(4)具体方法：①便盆置于会阴下，用香皂或沐浴露清洗会阴部。操作者清洗双手。②用生理盐水溶液冲洗导尿管。③用石蜡油或开塞露润滑导尿管前端，手持导尿管轻缓插入尿道，直到尿液流出。男性患者插管时注意尿道口朝腹部方向以避免尿道峡部的损伤。④导出尿液 350～400 mL 后将导尿管拔出，用清水清洗后放入无黏膜刺激的医用消毒液或生理盐水溶液内保存。

(5)注意事项。①准确记录每次导尿的时间和尿量。②每次导尿前，应先让患者试行排尿。

一旦开始自主排尿,则需测定残余尿量。两次导尿之间如能自动排尿 100 mL 以上,残余尿量 300 mL 以下时,则每 6 小时导尿一次,3～4 次/天;如两次导尿之间能自动排尿 200 mL 以上,残余尿量 200 mL 以下时,则每 8 小时导尿一次,1～2 次/天;如残余尿量＜80 mL 或为膀胱容量 20%以下时,则应停止清洁导尿。③患者建立定时、定量饮水和定时排尿的制度,以便合理选择导尿时机。每天摄入液体量应严格限制在 2 000 mL 以内,保持尿量 800～1 000 mL/d。每次饮水量以 400～450 mL 为宜,饮水和排尿的时间间隔一般在 1～2 小时。④也可以使用一次性导尿管。反复使用的导尿管虽不强调严格消毒,但仍要充分地清洗和合理保存。⑤插入动作轻柔,不可有暴力,以避免尿道损伤。

4.留置导尿

对于无法进行间歇性清洁导尿的患者,需行留置导尿。要注意保持导尿管的正确方向,加强对留置导尿管的护理以防感染。

5.尿流改道

手术耻骨上造瘘或回肠代膀胱。

6.心理护理

向患者进行耐心细致的心理工作,对于患者的问题给予鼓励性的回答,帮助患者建立信心,积极参加康复训练。

(二)失禁型障碍

此类排尿障碍主要表现为排尿失去控制,尿液不自主地流出。康复护理目标是促进膀胱贮尿功能。

1.抑制膀胱收缩、减少压力刺激感觉传入与增加膀胱容量

(1)使用药物:应用抗胆碱能制剂减少膀胱收缩力。

(2)手术:通过手术阻断神经传导或选择性骶神经根切断。

(3)尿意习惯训练:每天规定患者排尿时间,以建立规律性排尿的习惯。一般白天每 3 小时排尿一次,夜间二次,也可视具体情况恰当调整。对于功能障碍或年老体弱无法如厕者,应尽量提供便器,定向力差者应给予帮助。

2.增加膀胱出口阻力

(1)使用药物:使用仅肾上腺素能药物和 β 受体激动剂增加尿道压力。

(2)手术治疗:植入人工括约肌。

(3)膀胱括约肌控制力训练:常用盆底肌练习法。指导患者收缩耻骨、尾骨周围的肌肉(会阴及肛门括约肌),但不收缩下肢、腹部及臀部肌肉。每次持续 10 秒,重复 10 次,每天 5～10 次,这种训练方法可减少漏尿的发生。

3.设法接尿

可以使用外部集尿器装置。男性可用长颈尿壶接尿或用一个阴茎套套在阴茎上,另一端剪开个小口,用胶管连接,通过胶管将尿液排出。注意每天清洗阴茎及更换阴茎套,以防引起局部感染;女性可用固定于阴唇周围的乳胶制品或尿垫,也可以用女式尿壶紧贴外阴接取尿液。

4.留置导尿

采用定时开放导尿管,让膀胱适当地充盈和排空的方法,促进膀胱肌张力的恢复。日间视饮水量的多少,每 4～6 小时开放导尿管一次,入睡后持续开放。待病情有一定恢复后,可嘱患者在开放导尿管时做排尿动作,每天训练几次,直至拔管后患者可自行排尿。注意加强对留置导尿管

的护理以防感染。

5.皮肤护理

协助患者保持皮肤清洁干燥，及时用温水清洗会阴部，衣物应该勤洗勤换，避免尿液刺激皮肤，除去不良异味，预防感染和压疮的发生。

6.心理护理

失禁型障碍患者因为尿液刺激和尿液异味等问题，常常感到自卑和忧郁，心理压力大。因此护理人员应尊重、理解、关心患者，随时提供必要的帮助。

（王　姝）

第五节　痉　　挛

一、概述

痉挛是中枢神经系统损害后出现的肌肉张力异常增高的综合征，是牵张反射亢进的一种临床表现，是一种以速度依赖的紧张性牵张反射亢进为特征的运动功能障碍。痉挛的速度依赖是指伴随肌肉牵伸速度的增加，肌肉痉挛的程度也增高。痉挛可以影响患者的日常生活活动和康复训练，严重痉挛是患者功能恢复的主要障碍，给患者的身心带来很大的痛苦，不利于其身心健康的恢复。

痉挛是一种病理生理状态，由于肌肉的张力增高，从而使随意运动失去了良好的活动背景，运动变得笨拙、吃力、肌肉容易疲劳。并且由于痉挛使肢体长期处于某种体位而导致软组织挛缩，形成畸形。对患者的影响包括以下几方面：①增加运动的阻力，使随意运动难以完成；②由于阻力增加，运动迟缓，难以控制，难以完成精巧的动作；③由于反应迟钝，动作协调困难，容易摔倒；④强直痉挛，不便护理，容易发生压疮等并发症；⑤影响步态和日常生活活动。

二、分类

痉挛的发生为脑损伤后上运动神经控制系统对下位神经元的抑制作用下降或中断，使得周围的β、γ神经元兴奋性升高，从而增加了肌梭对刺激的敏感性，降低反射的阈值，从而出现牵张反射亢进，肌肉痉挛。

（一）脑源性痉挛

一般在发病后3～4周出现。脑干、基底节、皮质及其下行运动径路受损，皆可表现出瘫痪肢体的肌张力持续性增高、痉挛，肢体的协调性下降，精细活动困难，呈现典型的“画圈”行走步态。脑瘫儿双下肢痉挛呈现剪刀步态。

（二）脊髓源性痉挛

一般在发病后4～6个月出现，晚于脑源性痉挛出现的时间。颈、胸、腰段的高位脊髓完全损伤临床表现为痉挛，骶段的脊髓完全性损伤临床表现为迟缓性瘫痪。

（三）混合性痉挛

多发性硬化损伤脑白质和脊髓的轴突而出现痉挛。

三、康复护理评定

(一)病因评估

确定是脑源性痉挛、脊髓性痉挛还是混合性痉挛。评估内容包括体检、痉挛的质和量评价、痉挛的功能评价等。

(二)痉挛程度评定

改良 Ashworth 分级法是临床上评定痉挛的主要方法。手法检查是检查者根据受试者关节被动运动时所感受的阻力来进行分级评定。生物力学评定方法包括钟摆试验和等速装置评定方法。

(三)对痉挛产生的影响进行评估

(1)有无肌肉的挛缩、异常的姿势及关节畸形。

(2)有无功能的下降和活动困难。

(3)有无运动速度下降、协调性运动困难和活动容易疲劳。

(4)有无日常生活活动和社会功能下降。

四、康复治疗

痉挛的表现个体差异较大,制定治疗方案时应因人而异,首先针对每个患者分析其问题特殊所在。单以痉挛不能决定是否治疗,治疗痉挛与否及如何积极实施应以患者的功能状态为指导,加强康复小组协作共同进行。综合多种方法治疗痉挛才能收到较好成效。常用的治疗方案为七步阶梯治疗方案。

(一)解除诱因

痉挛与各种外界刺激有关,因此在治疗前应积极预防诱发肌痉挛的因素,如发热、结石、尿路感染、压疮、疼痛、便秘和加重肌痉挛的药物等。通常诱因解除后,肌痉挛会有明显减轻。

(二)姿势和体位

某些姿势和体位可以减轻肌痉挛。患者应该从急性期开始采取抗痉挛的良好体位,可使异常增高的肌张力得到抑制,如脑血管意外、颅脑外伤的急性期采取卧位抗痉挛模式体位,可减轻肌痉挛;脊髓损伤患者利用斜板床站立,也可减轻下肢肌痉挛。脑瘫患儿的正确抱姿等。

(三)物理治疗

(1)电疗:将波宽和频率相同,但出现的时间有先有后的两组方波,分别刺激痉挛肌及其拮抗肌,使两者交替收缩,利用交互抑制和高尔基腱器兴奋引起的抑制以对抗痉挛。经皮神经电刺激疗法是一种使用广泛的低频电疗方法。在痉挛患者的治疗中,主要是通过刺激痉挛肌的拮抗肌收缩,通过交互抑制的原理,降低痉挛肌的张力。

(2)冷疗:用冰敷或冰水浸泡痉挛肢体 5～10 秒,可使肌痉挛产生一过性放松。因为突然的冷刺激常常引起肌肉的紧张和张力的升高,但是持续的冷疗则可以降低神经肌肉的兴奋性,从而降低肌肉张力。

(3)水疗:水压对肌肉持久的压迫与按摩有利于肌痉挛的缓解。室温保持在 25 ℃,水温宜在 30 ℃左右。

(4)热疗:温热疗法也可以降低神经张力,降低肌肉的张力。如各种传导热(如蜡、砂、泥等)、辐射热(红外线)及内生热(超短波)等。

(5)肌电生物反馈:可减少静止时肌痉挛及其相关反应,也可抑制被动牵伸时痉挛肌的不自主活动。利用肌电生物反馈再训练痉挛肌的拮抗肌,也能起到交替抑制的作用。

(四)运动疗法

运动疗法包括主动运动、被动运动和按摩等治疗手法。如肱二头肌痉挛可练习肱三头肌的主动和抗阻收缩;被动屈曲足趾可降低肌张力;深而持久的肌肉按摩,或温和地被动牵张痉挛肌可降低肌张力。

(五)康复工程技术

康复工程技术主要是运用矫形器材预防和治疗痉挛带来的肌肉和关节的挛缩、关节活动度下降及被动牵拉痉挛肌肉以降低张力。如用于内收肌痉挛的外展矫形器,用于屈肘肌痉挛的充气压力矫形器,用于足下垂内外翻的踝足矫形器等。

(六)药物治疗

如单曲林、巴氯芬、A 型肉毒素、神经溶解阻滞技术等。

(七)手术治疗

手术治疗痉挛,不仅可通过对神经进行手术,切断某些神经通路而降低神经的兴奋性,如脊神经后根切断术、脊髓切开术等,目前已经较少采用;还可通过手术矫正痉挛导致的肢体畸形,从而提高患者的功能和生活质量。

五、护理

(1)积极进行康复教育,预防伤害性刺激,减轻或消除增强和加重痉挛的因素,如压疮、骨折、感染、焦虑或精神过度紧张、不良体位、便秘等。

(2)告知患者控制痉挛有利于预防畸形及挛缩,便于护理,增加耐受力和肢体运动能力。鼓励患者参加静止站立、踏车、散步等活动,以有助于减轻肌肉强直。

(3)由于运动阻力增加,患者运动迟缓,难以控制,难以完成精巧的动作,护士应注意协助患者完成;由于躯干的伸肌群收缩会破坏坐位和站立平衡,要防止患者突然摔倒。

(4)不是所有的痉挛都需要治疗:部分患者的轻度痉挛对其功能使用有重要帮助,如下肢的伸肌一定程度的痉挛对下肢伸展的关节的扣锁有一定的辅助作用,但严重痉挛则影响患者活动,应考虑治疗。需向患者解释清楚。

(5)被动运动及按摩时,嘱患者做痉挛肌等长收缩;然后主动放松,再做被动牵张时,能显著减少牵张阻力。视患者情况可行 1 天多次进行被动运动及按摩。

(6)严密观察药物的疗效及不良反应:如单曲林不良反应有无力、头晕、胃肠道反应、肝脏损害;巴氯芬不良反应有头昏、乏力、恶心和感觉异常。告知患者留陪护,防跌倒。

(王　姝)

第六节　颅 脑 损 伤

一、概述

颅脑损伤(traumatic brain injury,TBI)是指头颅部特别是脑受到外来暴力打击所造成的脑部损伤，可导致意识障碍、记忆缺失及神经功能障碍。由于颅脑损伤具有损伤部位的多发性、损伤的复杂性等特点，其康复不仅涉及肢体运动功能的康复，同时更多地涉及对记忆力、注意力、思维等高级中枢功能的康复，因此，更需要家庭成员了解和参与到患者的康复训练和护理中，使患者的功能得到最大限度的恢复。

和康复医疗的其他方面相比，脑外伤康复的发展相对滞后。在美国，脑外伤康复 20 世纪 70 年代进入有组织的阶段，其标志是脑外伤治疗与康复示范中心体系的建立。我国迄今为止尚未建立脑外伤的康复医疗体系，没有脑外伤康复专科医院，综合医院没有脑外伤康复的亚专科设置，跨学科合作团队和学科内团队工作模式尚未有效建立，因此脑外伤康复是康复医疗服务体系的一块短板。治疗体系还必须考虑特殊教育的要求、生活自理能力、职业训练和支持，以及家庭成员的支持等问题。脑外伤患者，特别是重型患者的自然病程可能相当长，甚至影响终身。脑外伤的康复期比其他获得性损伤和神经系统疾病的康复时间更长。因此，外伤治疗体系必须认识到康复治疗的长期性。要正确认识脑外伤的自然病程，在不同阶段采用个体化的康复治疗和服务措施，避免不必要和无效的治疗手段。

（一）流行病学

美国每年新增脑外伤患者 5 万人死亡，23 万人住院治疗，8 万人遗留长期残疾，存活的脑外伤残疾者总数达到 530 万人（2%总人口）。根据世界卫生组织的保守估计，全球新增的脑外伤患者总数可能在 950 万以上。我国脑外伤发病率已超过 100/10 万人口，仅次于西方发达国家，重型脑外伤的病死率和致残率居高不下，总病死率为 30%～50%。大部分生存下来的颅脑外伤患者，常常遗留不同程度的神经功能障碍，如意识、运动、语言、认知等方面的障碍，给患者及其家庭带来痛苦和沉重的负担。因此，对颅脑损伤患者给予积极的康复训练和护理是十分必要的。

（二）病因

颅脑损伤是创伤中发病率仅次于四肢的常见损伤，其死亡率和致残率均居各类创伤首位。随着社会主义现代化的加速，城市人口更为密集，机动车辆急剧增加，导致交通事故发生频繁；施工规模扩大，房屋建筑向高层发展，使工伤事故增加；体育运动日趋普及，且竞技对抗程度剧烈，运动创伤也有所增多；此外，自然灾害等意外事故也频频发生，因而包括颅脑损伤在内的各种创伤发生率大幅度增加。为此，交通事故、工伤事故、高处坠落、失足跌倒、各种钝器对头部的打击是产生颅脑损伤的常见原因。

（三）临床分类

颅脑损伤可以分为闭合性伤和开放性伤两类。闭合性损伤时，头皮、颅骨和硬脑膜三者中至少有一项保持完整，脑组织与外界不沟通。如果头皮、颅骨和硬脑膜三者均有破损，颅腔与外界沟通，即为开放性损伤。脑组织不仅可因暴力的直接作用产生原发性损伤，如脑震荡、脑挫裂伤、原发性脑干损伤和弥漫性轴索损伤，还可在原发性损伤的基础上产生脑水肿、颅内血肿、脑移位和脑疝等继发性脑损伤，其症状和体征是在伤后逐步出现或加重，严重程度并不一定与原发性损伤的严重程度一致。脑损伤后所致的残疾种类繁多，如意识障碍、智能障碍、精神心理异常、运动障碍、感觉障碍、语言障碍，以及视觉、听力和嗅觉障碍等。

二、临床表现

颅脑损伤患者可因损伤部位和伤情轻重不同而出现多种多样程度不同的神经功能障碍和精神异常，轻者如头痛、眩晕、失眠、烦躁、记忆力减退，重者如意识障碍、智能障碍、感觉障碍、言语障碍和精神心理异常。有些患者甚至长期昏迷不醒，或呈植物状态生存。颅脑损伤能引起的神经功能障碍和精神异常，有些可以逆转而暂时存在，通过适当治疗能获得不同程度的改善，甚至完全恢复；但有些则属不能逆转而长期存在，从而成为长久性障碍。有些患者由于伤后处理不当，如昏迷和瘫痪患者因未能重视合理体位、肢位的维持和及早进行活动，可导致关节肌肉萎缩挛缩和畸形而出现二次性损害。

颅脑损伤的临床表现是由受伤的轻重程度决定的，轻微颅脑损伤可仅有头皮血肿，严重的脑外伤的症状可出现以下表现。

(一)重度颅脑损伤的临床表现

(1)急性期损伤发生至1个月，中枢神经系统损伤后72小时就开始出现可塑性变化。头痛、恶心、呕吐，头痛呈持续性胀痛，呕吐一般为喷射性呕吐。易疲劳与精神萎靡或行为冲动也可出现谵妄状态。①生命体征改变：如血压、心率、呼吸、瞳孔大小等。②自主神经功能失调，表现为心悸、血压波动、多汗、月经失调、性功能障碍等。颅脑损伤恢复的早期阶段，患者可能表现出行为上的紊乱和心理社会能力方面的功能低下，包括情绪不稳，攻击性行为、冲动和焦虑不安、定向力障碍、挫败感、否认和抑郁等。

(2)恢复期1～3个月为中枢神经系统自然恢复期，可塑性尤为明显。急性期常见症状有所减轻，生命体征趋向稳定。同时既有局灶性症状，如偏瘫、失语等，又有全面性脑功能障碍，如昏迷、认知障碍等。恢复期和慢性期的精神障碍则多伴有器质性损害的病理基础，如脑瘢痕、囊肿、脑膜粘连、弥漫性神经元退变等，表现为各种妄想、幻觉、人格改变和性格改变(如情绪不稳定、固执、易激惹、易冲动或淡漠、对周围事物缺乏兴趣等)，也可出现记忆衰退、语言含糊、语调缓慢、寡言或计算和判断能力减退等情况。

(3)脑外伤后综合征，仍然存在或者出现的一系列神经精神症状，患者表现为头昏、头痛、疲乏、睡眠障碍、记忆力下降、精力及工作能力的下降、心悸、多汗、性功能下降等。神经系统检查没有阳性的体征。复杂多样的功能障碍，如运动障碍、言语障碍、感觉障碍、心理社会行为障碍等。长期制动导致的失用综合征，可涉及身体各大系统。

(4)可分为轻度、中度及重度(表8-1)，急性重度颅脑损伤应尽早诊断，尽早干预。①轻度损伤者伤后昏迷在半小时以内，仅有短暂脑功能障碍而无器质性改变。②中度损伤者有脑器质性损伤，昏迷在12小时以内，可有偏瘫、失语等症状。③重度损伤者昏迷在12小时以上，神经系统阳性体征明显。④特重型损伤者可出现生命危险甚至死亡。

(5)并发症造成的继发性运动功能障碍传统观念认为重型颅脑损伤患者必须静卧或镇静制动，昏迷患者更是长期卧床不起。由于缺少活动，加之关节长期处于非功能位置，久而久之可发生关节活动度受限、关节强直、挛缩变形和肌肉软弱无力，从而产生包括运动功能障碍在内的一系列二次性损害，妨碍功能恢复，导致残疾或使残疾加重。

表8-1 颅脑损伤病情分度

分度标准	轻度	中度	重度
脑CT	正常	正常/异常	异常
意识丧失(LOC)	0～30分钟	＞30分钟且＜24小时	＞24小时
意识/精神状态转换(AOC)	一瞬间到24小时内	＞24小时，严重程度根据其他标准确定	
创伤后失忆症(PTA)	0～1天	＞1天且＜7天	＞7天

续表

分度标准	轻度	中度	重度
格拉斯哥昏迷评分（最好 24 小时内评分）	13～15 分	9～12 分	<9 分

(二)癫痫

癫痫是颅脑损伤后常见的并发症。各种类型的颅脑损伤皆可导致癫痫发作，但开放性颅脑损伤后癫痫发生率明显高于闭合性颅脑损伤。闭合性颅脑损伤患者中有 1%～5%发生癫痫；而开放性颅脑损伤患者的癫痫发生率可为 20%～50%。

三、主要功能障碍

颅脑损伤时大脑皮质常常受累，因而是导致认知功能障碍的重要原因，可出现意识改变、记忆力障碍、听力理解异常、失用症、失认症、忽略症、体象障碍、皮质盲、智能障碍等情况。昏迷是颅脑损伤后的常见症状之一。虽然总的说来颅脑损伤导致的昏迷持续时间多属短暂，但有些患者可以长期昏迷不醒，有些还可以演变为植物状态。

(1)运动障碍包括肢体瘫痪、共同运动、肌张力异常、共济障碍。

(2)感觉障碍包括浅感觉、深感觉障碍。

(3)言语障碍包括失语症和构音障碍。

(4)认知障碍包括意识障碍、智力障碍、记忆障碍、失认症、失用症等。

(5)心理和社会行为障碍包括抑郁心理、焦躁心理、情感障碍及行为障碍等。

(6)日常生活活动能力障碍。

(7)其他障碍，如大小便障碍、自主神经功能障碍、面肌瘫痪、延髓麻痹、失用综合征、误用及过用综合征及其他脑神经功能障碍等。

四、康复评定

(一)脑损伤严重程度的评估

Fennett 根据患者的睁眼(E)、语言表现(V)和肢体运动(M)三个因素建立了一个判断意识状态的系统，即著名的格拉斯哥昏迷评分(Glasgow coma scale，GCS)，用以判断患者的伤情，总分 15 分，8 分以下为昏迷；3～5 分为特重型损伤；6～8 分为严重损伤；9～12 分为中度损伤；13～15 分为轻度损伤。

(二)运动功能评估

评定内容有肌力、肌张力、协调能力、平衡能力、步行能力等。评定方法有徒手肌力评定、Ashworth肌张力(痉挛)分级、指鼻试验和跟-膝-胫试验、定量平衡功能评定、步态分析等。

由于颅脑损伤后常发生广泛和多发性损伤，可出现瘫痪、共济失调、震颤等。其中瘫痪可累及所有肢体，初期多为软瘫，后期多为痉挛。肢体的运动功能常采用 Brunnstrom 6 阶段评估法可以简单分为：①Ⅰ期-迟缓阶段；②Ⅱ期-出现痉挛和联合反应阶段；③Ⅲ期-连带运动达到高峰阶段；④Ⅳ期-异常运动模式阶段；⑤Ⅴ期-出现分离运动阶段；⑥Ⅵ期-正常运动阶段。

(三)脑神经功能评估

评估患者嗅神经、视神经、面神经、听神经等功能是否出现障碍，检查有无偏盲或全盲、有无眼球活动障碍、面神经瘫痪或听力障碍等。

(四)言语功能评估

失语和构音障碍的评估方法与脑卒中相同。颅脑损伤另有一种常见的言语障碍，即言语错乱，其特点为词汇和语法的运用基本正确，但时间、空间、人物定向障碍十分明显，不配合检查，且不能意识到自己的回答是否正确。

(五)认知功能评估

记忆障碍包括近记忆障碍和远记忆障碍。近记忆障碍可采用物品辨认—撤除—回忆法评估，远记忆障碍可采用 Wechsler 记忆评价试验。知觉障碍可采用 Rivermead 知觉评价表评估。

(六)情绪行为评估

颅脑损伤患者常见焦虑、抑郁、情绪不稳定、攻击性、神经过敏、呆傻等情绪障碍，也可有冲动、幼稚、丧失自知力、类妄想狂、强迫观念等行为障碍，可做相关的评估。

(七)日常生活活动能力评定

日常生活活动能力(activities of daily living，ADL)，MBI 指数，对进食、洗澡、修饰、穿衣、控制大小便、如厕、床椅转移、平地行走及上下楼梯 10 项日常生活活动的独立程度评定，满分 100 分，＞60 分有轻度功能障碍，能独立完成部分日常生活活动，需要部分帮助；60～41 分有中度功能障碍，需要极大的帮助方能完成日常生活活动；≤40 分有重度功能障碍，大部分日常生活活动能力不能完成，依赖明显。

五、康复治疗

(一)康复治疗措施

(1)建立相应的康复治疗组由护士、治疗师和医师共同组成。

(2)制订合理的康复计划根据病情和功能状况制订康复治疗计划并实施。

(3)心理康复尽快消除患者和家属的消极情绪，取得患者和家属高度配合。

(4)预防性康复皮肤保护、预防挛缩、鼓励活动。

(5)综合康复对移动、持物、自身照顾、认知、交流、社会适应、精神稳定、娱乐和就业等日常生活的需求牵涉到的基本方面进行指导和训练。

(6)早期介入、综合治疗、循序渐进、个别对待、持之以恒的康复治疗原则。

(二)康复治疗

功能锻炼、整体康复和重返社会是颅脑损伤康复治疗的三大主要任务。由于颅脑损伤的类型、并发症和后遗症较多，康复治疗具有复杂、繁重和需时较长等特点，因此，康复治疗必须贯穿整个颅脑损伤治疗的全过程。在早期就要注意加强康复护理，以减少并发症和后遗症，为今后的康复创造良好的条件；一旦出现精神障碍和肢体功能障碍，就必须及早而有针对性的制订出康复治疗计划。

(1)加强颅脑外伤初期的处理，尽早采取措施避免发生严重的脑缺血、缺氧，严密监测颅内压和血气值，及时排除颅内血肿，控制脑水肿，降低颅内压，防止一切可能发生的并发症，使病情尽快趋于稳定，防止持续性植物状态的发生。

(2)及时给予促神经营养和代谢活化剂或苏醒剂，改善脑组织代谢，促进神经细胞功能恢复，可静脉输注三磷酸腺苷、辅酶 A、谷氨酸、核苷酸、吡拉西坦等。

(3)为改善脑血液供应和提高氧含量，行高压氧治疗，并维持营养支持；如果口服和鼻饲还不能达到基本营养要求，可行胃造瘘进食。为防止关节变形和肌肉萎缩，应有计划地摆放体位、良肢位处理、定期翻身、关节活动度训练、低中频电疗等物理因子治疗、矫形具治疗及推拿、按摩、针灸；预防感染、失水、便秘、尿潴留及压疮等并发症的发生。

(4)运动功能障碍的康复运动功能的训练一定要循序渐进，对肢体瘫痪的患者在康复早期即开始做关节的被动运动，以后应尽早协助患者下床活动，先借助平衡木练习站立、转身，后逐渐借助拐杖或助行器练习行走。

(5)言语障碍训练言语功能的训练，护理人员应仔细倾听，善于猜测询问，为患者提供诉说熟悉的人或事的机会，并鼓励家人多与患者交流。

(6)认知功能障碍训练：①记忆力训练，记忆是大脑对信息的接收、贮存及提取的过程，记忆恢复主要依赖于脑功能的恢复。训练原则为患者每次需要记住的内容要少，信息呈现的时间要长，两种信息出现的间隔时间也要长些。可采用记忆训练课(姓名和面容记忆、单词记忆、地址和电话号码记忆、日常生活活动记忆等)和记忆代偿训练(日记本、时间表、地图、清单、标签等)。PQRST法，此方法为一系列记忆过程的英文字母缩写。P：先预习(preview)要记住的内容。Q：向自己提问(question)与内容有关的问题。R：为了回答问题而仔细阅读(read)资料。S：反复陈述(state)阅读过的资料。T：用回答问题的方式来检验(test)自己的记忆。②编故事法，把要记住的内容按照患者的习惯和爱好编成一个小故事，有助于记忆。也可以利用辅助物品来帮助记忆，如日记本、记事本，鼓励患者将家庭地址、常用电话号码等记录于上，并经常查阅。在训练过程中，康复护理人员应注意：建立固定的每天活动时间，让患者不间断地重复和练习；细声缓慢地向患者提问，耐心等候他们回答；训练从简单到复杂，从部分到全部；利用视、听、触、嗅和运动等多种感觉输入来配合训练；每次训练时间要短，回答正确要及时给予鼓励；多利用记忆辅助物帮助训练，如墙上悬挂时间表、用毛笔写的家属姓名，让患者携带记事本等。③注意力训练，注意力是指将精神集中于某种特殊刺激的能力。可采用平衡功能测评训练仪、猜测游戏、删除游戏、时间感训练等方式进行训练。④平衡功能测评训练仪，利用平衡功能训练仪加强认知注意力训练，通过监视屏向患者提供身体重心变化，利用视觉和听觉反馈信息来实现对身体重心的控制，训练项目中蕴含了注意、记忆、知觉等方面内容，患者通过前后左右方向上的重心摆动及主动调整注意力进行训练。在认知注意力训练中包含了五大注意基本特征的训练：注意维持、警觉、注意转移、注意分配、注意选择、注意广度。⑤猜测游戏，取一个玻璃球和两个透明玻璃杯，护士在患者的注视下将一杯扣在玻璃球上，让患者指出有球的杯子，反复进行无误后，改用不透明的杯子重复上述过程。⑥删除游戏，纸上写一行大写的英文字母，如A、C、G、H、G、U、I，让患者指出指定的字母如C，成功删除之后改变字母的顺序再删除规定的字母，患者顺利完成后将字母写得小些或增加字母的行数及字数再进行删除。⑦时间感训练，要求患者按命令启动秒表，并于10秒时主动停止秒表，然后将时间逐步延长至1分钟，当误差小于1秒时，让患者不看表，用心算计算时间，以后逐渐延长时间，并一边与患者交谈一边让患者进行训练，要求患者尽量控制自己不因交谈而分散注意力。⑧感知力训练，感知力障碍主要表现为失认症(半侧空间失认、疾病失认、Gerstman综合征、视失认、身体失认等)和失用症(结构失用、运动失用、穿衣失用、意念和意念运动性失用等)。可采用对患者进行各种物体的反复认识和使用训练、加强对患者的感觉输入等方式进行训练。⑨解决问题能力的训练，解决问题的能力涉及推理、分析、综合、比较、抽象、概括等多种认知过程的能力。简易的训练方法包括指出报纸中的信息、排列数字、物品分类等。⑩指出报纸中的信息，取一张当地的报纸，让患者浏览后，首先问关于报纸首页的信息，如报纸名称、日期、大标题等。回答正确后，请患者找出文娱专栏、体育专栏或商业广告的所在版面。回答无误后，再训练患者寻找特殊信息，如某个电视台的节目预告、气象预报结果、球队比赛得分等。⑪排列数字，给患者 3 张数字卡，让他由高到低按顺序排好，然后每次给他 1 张数字卡，让其根据数字的大小插进已排好的 3 张卡之间，正确无误后再增加给予数字卡的数量。在排列数字的同时，可询问患者有关数字的各种知识，如哪些是奇数、哪些是偶数、哪些互为倍数等。⑫物品分类，给患者一张列有 30 项物品名称的清单，要求患者按照物品的共性进行分类，如这些物品分属于家具、食物、衣服。如果患者有困难，可给予帮助。训练成功后，可增加分类的难度，如将食物细分为植物、动物、奶类、豆制品等。

六、康复护理

(一)康复护理目标

(1)稳定病情，并保留身体的整合能力；定期检查和定量评估患者的状态。

(2)实施各种相应的康复护理措施，调控其心理状态，发现即使极为轻微的进步也应当重视，以此鼓励患者，增强患者康复的信心。

(3)指导、督促功能训练，促进功能恢复，使其具有较好的独立生活能力。

(4)防治各种并发症，最大限度地降低死亡率、致残率，使患者少依赖或不依赖别人，提高日常生活活动能力，使患者具有较好功能的生命质量，重归家庭、社会。

(二)康复护理

指导患者进行全面康复，在功能评定的基础上，合理安排康复治疗计划，制订出切实可行的近期目标、中期目标和远期目标。既要选择适当的运动疗法进行反复训练，又必须进行认知、心理等其他康复训练，并且持之以恒。

1.预防性康复护理

(1)预防压疮：颅脑损伤患者的皮肤保护包括两个方面，一是预防压疮，应用特殊的病床诸如气垫床、水垫床等，定时翻身，保持床单清洁平整干燥，骨突出和易受压部位要垫以棉垫，一旦发现皮肤发红或发生压疮，应及时处理和治疗；二是避免因躁动不安引起的皮肤擦伤，必要时踝部可应用有良好衬垫的石膏夹板进行保护。

(2)预防挛缩：及早进行关节的主动和被动活动，并维持良好的肢位和体位。

(3)鼓励活动：颅脑损伤和其他神经疾病一样，不活动不仅使肌肉力量逐渐丧失，还导致心肺功能障碍。除加强身体的支持治疗外，更重要的是对患者进行适当刺激，鼓励其尽早参与自身照顾活动，如在床上翻身；及早下床坐到椅子上是增强肌力、恢复心肺功能、防止挛缩畸形和缓解皮肤压力等一系列重要康复措施的起始点。

(4)预防并发症的康复护理：早期功能训练，被动运动和按摩肢体，预防关节挛缩、肩-手综合征、肩关节半脱位、直立性低血压、深静脉血栓形成、肺部感染等并发症。

2.综合康复护理

(1)维持营养，保持水、电解质平衡，以增强体质。

(2)维持合理体位：头的位置不宜过低，以利于颅内静脉血回流。肢体置于功能位，尤其注意防止下肢屈曲挛缩和足下垂畸形。

(3)肢体被动活动和按摩：定时活动肢体各关节，在被动活动时，动作要轻柔，以防损伤关节和发生骨折。

(4)患者的促醒:昏迷患者有计划的感觉刺激,每一次与患者的接触过程中直接对患者说话就是一种有益的刺激。在患者耳边放录音机以合适的音量放送其平时熟悉喜爱的音乐、戏曲。

(5)肢体功能康复护理:方法同脑血管意外后康复护理。

(6)日常生活练习:进行日常生活活动练习,以逐步达到生活自理。

3.心理康复护理

颅脑损伤常因突然发生的意外所致,致残率高,患者从过去健康的身体,正常的工作、生活情况下,突然转变为肢体功能障碍,需要他人照顾,身体和心理方面面临了巨大的打击和压力,常表现出情绪低落、意志消沉、抑郁、悲观和焦虑,甚至会产生轻生的念头及其他异常的行为举止。尤其是情绪消极、行为障碍的患者,护理人员应多与其交谈,在情感上给予支持和同情,鼓励患者积极面对现实,树立信心,以积极的态度配合治疗,共同努力恢复和(或)代偿其失去的功能,早日回归家庭和社会。对患者进行行为矫正疗法,通过不断地再学习,消除病态行为,建立健康行为,使患者能面对现实,学会放松,逐步消除恐惧、焦虑与抑郁。鼓励患者尽可能做力所能及的事情,逐步学会生活自理。

4.康复健康教育

(1)颅脑损伤是因外界暴力作用于头部而引起,由于发病突然,患者有不同程度的意识障碍,家属难以接受现状,表现为急躁、恐慌和不知所措。另外多数颅脑损伤患者均有不同程度的原发性昏迷,失去自我表达能力、接受能力,教育对象主要是家属。

家属应了解颅脑损伤疾病相关知识、病情观察合作要点、饮食指导、体位指导、气管切开护理指导、各种管道护理指导、康复训练指导、输液指导、用药指导及对可能出现并发症的预防和处理等。

(2)教育家属及患者树立战胜疾病的信心:正确面对现实,积极配合康复训练,争取早日康复。

(3)在训练过程中讲解相关训练技巧、方法:使其了解功能康复是一个缓慢渐进的过程,需要有足够的信心、耐心,使家属及患者主动协助医护人员对患者实施康复训练,提高患者的康复质量和生活质量。

(4)对自我健康维护的指导:指导患者及家属掌握日常生活自理方面的护理技能,积极进行关节活动训练、言语训练、吞咽训练;学习生活自理,自己洗脸、刷牙、梳头、洗澡等。

(5)指导合理营养:安排清淡、高蛋白、高热能、低脂肪易消化、富含维生素的膳食,提高患者的抵抗力,减少并发症,促进康复,缩短住院时间。

(6)患者家属承担着对患者长期照顾的责任,其对相关知识的了解和掌握,直接影响患者的康复和生活质量。如患者后遗智障,根据患者家属在患者出院前对健康教育的需求,把家属纳入健康教育对象,提供他们最需要掌握和了解的相关消息。

七、社区家庭康复指导

颅脑损伤后患者特别是中、重度颅脑损伤,持续康复训练能提高中枢神经系统的可塑性,可较好地挖掘损伤的修复潜力,使损伤后各种后遗症的恢复率、继发性并发症、存活率、生活质量均有明显的提高。同时要对家属开展康复健康教育,是家属了解康复程序督促、指导患者的康复。出院前应对其进行全面评估,根据评估结果与家属共同制订康复计划。

(一)对回归家庭的指导

如情绪的稳定、排泄的通畅、足够的休息、营养及在家中训练时的安全发生情况时与医院联络的信号和方法等。

(二)指导家属掌握日常生活自理技能

如自我导尿、集尿器的清洁和消毒方式、皮肤的护理及检查方法、各种器具的操作程序和保管方法等。

(三)帮助患者和家属制订出自我健康维护的计划和要求

如预防疾病的复发、康复训练、ADL 训练的持续,定期到医院评定、复查等。

(四)指导患者出院后继续加强功能锻炼

患者出院后继续加强功能锻炼,增强体质,保持良好的心态,家属给予心理支持。鼓励患者参加有益的社会活动,树立积极的人生观,促进身心全面康复。

(五)告知康复训练过程艰苦而漫长

康复训练过程艰苦而漫长(一般 1～3 年),或终身伴随,需要有信心、耐心、恒心,应在康复医师指导下循序渐进,持之以恒。

(六)防止意外

训练过程中,要注意安全,防止意外损伤。对直立性低血压患者,应加腰围,增加腹压。也可用弹力绷带包扎下肢,改善静脉回流,增加回心血量。

(七)定期随访

注意全身情况,如有并发症,尽早诊断和治疗,定期去医院复查。

(王　姝)

第七节　周围神经疾病

一、概述

周围神经疾病是指周围运动、感觉和自主神经的结构和功能障碍。周围神经疾病的表现多种多样,其分类依赖于解剖结构、病理和临床特征。常见的周围神经疾病有很多,常见的有 Bell 麻痹、三叉神经痛、Guillain-Barre 综合征等。对周围神经病损进行康复护理时,首先要明确诊断,了解病因,然后在根据症状的不同有针对性地进行护理干预。康复是周围神经疾病恢复期中的重要措施,有助于预防肌肉挛缩和关节畸形。

(一)病因

1.特发性

如急性和慢性炎症性脱髓鞘性多发神经病,可能为自身免疫性。

2.营养性及代谢性

慢性酒精中毒、慢性胃肠道疾病、妊娠或手术后等引起营养缺乏;代谢障碍性疾病,如糖尿病、尿毒症、血卟啉病、肝病、黏液性水肿、肢端肥大症、淀粉样变性继发营养障碍和 B 族维生素缺乏,以及恶病质等。

3.药物及中毒

(1)药物,如氯霉素、顺铂、乙胺丁醇、甲硝唑等可诱发感觉性神经疾病,胺碘酮、氯喹、戒酒硫、吲哚美辛、呋喃类、异烟肼、苯妥英、青霉胺、长春新碱可诱发运动性神经疾病。

(2)酒精中毒。

(3)有机农药和有机氯杀虫剂。

(4)化学品:如二硫化碳、三氯乙烯、丙烯酰胺等。

(5)重金属(砷、铅、铊、汞、金和白金)。

(6)白喉毒素等。

4.传染性及肉芽肿性

如艾滋病、麻风病、莱姆病、白喉和败血症等。

5.血管炎性

如结节性多动脉炎、系统性红斑狼疮、类风湿关节炎、硬皮病等。

6.肿瘤性及副蛋白血症性

如淋巴瘤、肺癌和多发性骨髓瘤等引起癌性远端轴索病、癌性感觉神经元病等,以及副肿瘤综合征、副蛋白血症(如 Poems 综合征)和淀粉样变性等。

7.遗传性

遗传性包括以下几种。①特发性:如遗传性运动感觉神经病、遗传性感觉神经病、Friedreich 共济失调、家族性淀粉样变性等。②代谢性:如卟啉病、异染性脑白质营养不良、Krabbe 病、无β脂蛋白血症和遗传性共济失调性多发性神经病等。

(二)分类

Sedden 将周围神经疾病分为 3 类。

1.神经失用

神经失用为暂时的神经功能传导阻滞,通常多见于机械压迫、牵拉伤等,一般在 6 周内神经功能可以恢复。

2.轴索断裂

轴突在鞘内发生断裂,神经鞘膜保存完好,多见于严重的闭合性神经挤压伤,如肱骨干骨折所导致桡神经损伤。轴索断伤时,损伤部位远端神经的感觉、运动和自主神经功能全部丧失,并发生沃勒变性。由于神经膜保存完好,轴突再生时一般不会发生迷路,其神经功能恢复接近正常,但在神经被牵拉的部位,尤其臂丛,可能由于扭转力的关系,被扭转的神经出现结构瓦解,再生时出现轴索迷途,因而交叉支配会不可避免地发生。

3.神经断裂

神经断裂是指神经束或神经干的断裂,即除了轴索、髓鞘外,包括神经膜完全横断,必须经过神经缝合和(或)神经移植,否则功能不能恢复。

二、临床表现

(一)活动能力障碍

周围神经疾病表现为弛缓性瘫痪、肌张力降低、肌肉萎缩、抽搐。日常生活、工作中某些功能性活动能力障碍,如臂丛神经损伤者,由于上肢运动障碍可不同程度地影响进食、个人卫生、家务活动及写字等手精细动作,坐骨神经损伤者可出现异常步态或行走困难。

(二)感觉异常

1.主观感觉异常

主观感觉异常是在没有任何外界刺激的情况下出现的感觉异常。①局部麻木、冷热感、潮湿感、震动感，以麻木感多见。②自发疼痛：有刺痛、跳痛、刀割痛、牵拉痛、灼痛、胀痛、触痛、撕裂痛、酸痛、钝痛等，同时伴有一些情感症状。③幻痛：周围神经损伤伴有肢体缺损或截肢者有时出现幻肢痛。

2.客观感觉丧失

主要有以下几方面：①感觉丧失，深浅感觉、复合觉、实体觉丧失。②感觉减退。③感觉过敏，即感觉阈值降低，小刺激出现强反应，以痛觉过敏最多见，其次是温度觉过敏。④感觉过度，少见。⑤感觉倒错，如将热的误认为是冷的，也较少见。

(三)反射均减弱或消失

周围神经病损后，其所支配区域的深浅反射均减弱或消失。

(四)自主神经功能表现

(1)皮肤发红、皮温升高、潮湿、角化过度及脱皮等。

(2)有破坏性病损时皮肤发绀、冰凉、干燥无汗或少汗、菲薄，皮下组织轻度肿胀，指甲(趾甲)粗糙变脆，毛发脱落，甚至发生营养性溃疡。

三、主要功能障碍

(一)运动障碍

迟缓性瘫痪、肌张力低、肌肉萎缩。

(二)感觉障碍

局部麻木、灼痛、刺痛、感觉过敏、实体感缺失等，包括以下几种：①感觉缺失。②感觉异常。③疼痛。

(三)反射障碍

腱反射减弱或消失。

(四)自主神经功能障碍

局部皮肤光润、发红或发绀、无汗、少汗或多汗，指(趾)甲粗糙、脆裂等。

四、康复评定

(一)运动功能的评定

1.肌力评定

对耐力、速度、肌张力予以评价。

2.关节活动范围测定

注意对昏迷患者可进行瘫痪试验、坠落试验。

3.患肢周径的测量

观察畸形、肌肉萎缩、肿胀的程度及范围，必要时用尺测量或容积仪测量对比。

4.运动功能恢复等级评定

由英国医学研究会(EMRC)提出，将神经损伤后的运动功能恢复情况分为六级，简单易行，是评定运动功能恢复最常用的方法(见徒手肌力测定)。

(二)感觉功能评定

由于传入纤维受损,表现为痛觉、温度觉及本体感觉减退、过敏或异常。感觉功能的测定,除了常见的用棉花或大头针测定触觉、痛觉外,还可做温度觉试验,VonFrey 单丝压觉试验,Weber 两点辨别觉试验,手指皮肤皱褶试验,皮肤定位觉、皮肤图形辨别觉、实体觉、运动觉和位置觉试验,Tinel 征检查等。

对感觉功能的恢复情况,可参考英国医学研究会的分级评定(表 8-2)。

表 8-2　周围神经病损后感觉功能恢复评定表

恢复	等级	评定标准
0 级	(S_0)	感觉无恢复
1 级	(S_1)	支配区皮肤深感觉恢复
2 级	(S_2)	支配区浅感觉和触觉部分恢复
3 级	(S_3)	皮肤痛觉和触觉恢复,且感觉过敏消失
4 级	(S_3+)	感觉达到 S_3 水平外,两点辨别觉部分恢复
5 级	(S_4)	完全恢复

(三)反射检查

患者常表现为反射改变,深反射、浅反射减弱或消失,早起偶有深反射亢进。反射检查时需患者充分合作,并进行双侧对比检查。常用反射有肱二头肌反射、肱三头肌反射、桡骨骨膜反射、膝反射、踝反射等。

(四)自主神经检查

自主神经功能障碍,血管扩张,汗腺分泌减少、增强或停止分泌,表现为皮肤潮红、皮温升高或降低、色泽苍白、指甲粗糙脆裂等。常用发汗试验,包括 Minor 淀粉-碘试验、茚三酮试验。

(五)日常生活能力评定

周围神经病损后,会不同程度地出现 ADL 能力困难。ADL 评定对了解患者的能力,制订康复计划,评价治疗效果,安排重返家庭或就业都十分重要。

(六)电生理学评定

评定神经肌电图、直流-感应电检查,对周围神经病损做出客观、准确判断,指导康复并估计预后。常用方法如下。

1.直流感应电测定

应用间断直流电和感应电刺激神经、肌肉,根据阈值的变化和肌肉收缩状况来判断神经肌肉的功能状态。

2.强度-时间曲线

强度-时间曲线是一种神经肌肉兴奋性的电诊断方法。通过时值测定和曲线描记判断肌肉为完全失神经支配及正常神经支配,并可反映神经有无再生。它可对神经损伤程度、恢复程度、损伤的部位、病因进行判断,对康复治疗有指导意义。

3.肌电图检查

对周围神经病损有重要的评定价值,可判断失神经的范围与程度及神经再生的情况。由于神经损伤后的变性、坏死需要经过一定时间,失神经表现伤后 3 周左右才出现,故最好在伤后 3 周进行肌电图检查。

4.神经传导速度的测定

对周围神经病损是最为有用的。可以确定传导速度、动作电位幅度和末梢潜伏时。既可用于感觉神经，也可用于运动神经的功能评定，以及确定受损部位。

5.体感诱发电位检查

体感诱发电位（SEP）是刺激从周围神经上行至脊髓、脑干和大脑皮质感觉区时在头皮记录电位，具有灵敏度高、对病变进行定量估计、对传导通路进行定位测定、重复性好等优点。对常规肌电图难以查出的病变，SEP 可容易做出诊断，如周围神经靠近中枢部位的损伤、在重度神经病变和吻合神经的初期测定神经的传导速度等。

五、康复治疗

（一）康复治疗目标

早期防治各种并发症（炎症、水肿等）；晚期促进受损神经再生，以促进运动功能和感觉功能的恢复，防止肢体发生挛缩畸形，最终改善患者的日常生活和工作能力，提高生活质量。康复治疗应早期介入，介入越早，效果越好。治疗时根据病情的不同时期进行有针对性的处理，包括理疗、肌力训练、运动疗法、ADL 能力训练、作业治疗、感觉训练、手术治疗等。

（二）康复治疗原则

（1）闭合性神经损伤常为挫伤所致的神经震荡或轴突中断，多能自愈。应作短期观察，若 3 个月后经肌电图检查仍无再生迹象方可手术探查。

（2）开放性神经断裂，一般需手术治疗。手术时机及种类需外科医师决定。

（3）神经功能恢复慢，应及早康复治疗，以促进周围神经修复，减缓肌肉萎缩和关节僵硬。

（三）康复治疗

1.早期康复

早期一般为发病后 5～10 天。首先要针对致病因素去除病因，减少对神经的损害，预防关节挛缩的发生，为神经再生做好准备。

（1）受损肢体的主动、被动运动：由于肿胀、疼痛等因素，周围神经损伤后常出现关节挛缩和畸形，受损肢体各关节早期应做各方向的被动运动，每天 1～2 次，保证受损各关节的活动范围。若受损范围较轻，要进行主动运动。

（2）受损肢体肿痛的护理：水肿与病损后血液循环障碍，组织液渗出增多有关。可抬高患肢、弹力绷带包扎、做轻柔的向心方向按摩及被动运动或冷敷等。

（3）受损部位的保护：由于受损肢体的感觉缺失，易继发外伤，应注意对受损部位的保护，如戴手套、穿袜子等。若出现外伤，可选择适当的物理方法，如紫外线、超短波、微波等温热疗法。

（4）矫形器的应用：周围神经损伤早期使用夹板，可以防止挛缩畸形发生。如上肢腕、手指可使用夹板固定。足部肌力不平衡所致足内翻、外翻、足下垂，可用下肢短矫形器，大腿肌群无力致膝关节支撑不稳、小腿外翻、屈曲-挛缩，可用下肢长矫形器矫正。

2.恢复期康复

急性期 5～10 天，炎症水肿消退后，进入恢复期。早期的治疗护理措施仍可选择使用，此期的重点是促进神经再生、保证肌肉的质量、增强肌力、促进感觉功能。

（1）神经肌肉点刺激疗法：周围神经受损后，肌肉瘫痪，可采用神经肌肉点刺激疗法保护肌肉质量。应注意治疗局部皮肤的观察和护理，防治感染或烫伤。

(2)肌力训练:受损肌肉肌力为0～1级时辅助患者进行被动运动,应注意循序渐进。受损肌肉肌力为2～3级时,进行助力运动、主动运动及器械性运动,但应注意运动量不宜过大,以免肌肉疲劳。随肌力逐渐增强,助力逐渐减小。受损肌肉肌力为3～4级时,可协助患者进行抗阻力练习,以争取肌力的最大恢复。同时进行速度、耐力、灵敏度、协调性与平衡性的专门练习。

(3)作业疗法:根据功能障碍的部位及程度、肌力及耐力情况进行相关的作业治疗,如进行木工、编织、打字、雕刻、缝纫、修理仪器等。注意逐渐增加作业难度和时间,在肌力未充分恢复之前,用不加阻力的方法,要防止由于感觉障碍引起机械摩擦性损伤。

(4)感觉功能训练:如果患者存在浅感觉障碍,可选择不同质地的旧毛巾、丝绸、石子,不同温度的物品分布刺激健侧及患侧皮肤,增加感觉输入。开始训练时让患者睁眼观察、体会,逐渐过渡到让患者闭眼体会、辨别。如存在深感觉障碍,在关节被动运动或肌力训练过程中,应强调局部的位置觉及运动觉训练,让患者在反复比较中逐渐体会。

(5)促进神经再生:可选用神经生长因子、维生素 B_1、维生素 B_6 等药物,以及超短波、微波、红外线等物理因子,有利于损伤神经的再生。

(6)手术治疗:对保守治疗无效而又有手术指征的周围神经损伤患者应及时进行手术治疗。如神经探查术、神经松解术、神经移植术、神经缝合术。

六、康复护理

(一)康复护理目标

1.早期目标

止痛、消肿、减少并发症、预防伤肢肌肉和关节的挛缩。

2.恢复期目标

促进神经再生,恢复肌力,增加关节活动度,促进感觉功能的恢复,对于不能完全恢复的肢体,使用支具,促进代偿,最大限度恢复其生活能力。

(二)康复护理

1.早期康复护理

保持功能位:应用矫形器,石膏托等,将受损肢体的关节保持在功能位。如垂腕时,将腕关节固定于背伸20°～30°,垂足时,将踝关节固定于90°。

2.指导ADL训练

在进行肌力训练时,结合日常生活活动训练,如上肢练习洗脸、梳头、穿衣等训练;下肢练习踏自行车、踢球动作等。训练应逐渐增加强度和时间,以增强身体的灵活性和耐力。

3.心理康复护理

周围神经病损患者,往往伴有急躁、焦虑、抑郁、躁狂等心理问题,担心病损后不能恢复、就诊的经济负担、病损产生的家庭和工作等方面的问题。可采用医学教育、心理咨询、集体治疗、其他患者示范等方式来消除或减轻患者的心理障碍,使其发挥主观能动性,积极地进行康复治疗。

4.康复健康教育

对周围神经损伤的患者应做如下的康复健康教育。

(1)使患者和家属了解疾病的概况、病因、主要临床表现,以及各种功能障碍的状态和预后情况等。

(2)向患者及家属介绍康复治疗措施:包括正确的肢体功能位置、如何保持关节活动度、主要的物理治疗及感觉功能是如何促进和恢复的。

(3)感觉障碍的患者教育:对于感觉障碍的患者要关注夹板内皮肤的完整情况观察及关节活动度的范围等。

(4)注意保护,防止伤害:教会患者在日常生活活动中,注意保护肢体,防治再损伤。如患手接触热水壶、热锅时,应戴厚手套,避免烫伤;外出或日常生活活动时,应避免他人碰撞患肢,必要时佩戴支具使患肢保持功能位。

(5)尽快适应生活:指导患者学会日常生活活动自理,患者肢体功能障碍较重者,应指导患者如何进行生活方式的改变,指导患者如何单手穿衣、进食等。

(6)向患者及家属讲解健康饮食的重要性:要多吃含高蛋白、高热量、高维生素食物。同时注意原发性疾病如高血压、糖尿病的控制情况。

(7)改善心理状态:指导患者减轻或解除因损伤带来的焦虑、忧虑、躁狂等。

七、社区家庭康复指导

(1)继续康复训练指导并鼓励患者在工作、生活活动中尽可能多用患肢,将康复训练贯穿于日常生活活动中,寻求更多的家庭及社会支持以促进患者的功能早日康复。

(2)日常生活指导指导患者在日常生活中、工作中注意保护无感觉区。注意手脚的保护和坐的姿势。对皮肤有自主神经功能障碍者,可在温水内浸泡 20 分钟,然后涂上油膏,每天 1 次,可防止皮肤干燥和皲裂。如果已有伤口,要尽快去医院诊治。

(3)指导作业活动鼓励患者积极地参与家务活动,作业活动,如缝纫、木工、工艺、娱乐等均可在家里进行。

(4)定期随访。

(王　姝)

第九章　危重症护理

第一节　危重患者的基础护理

一、危重患者基础护理要求

凡入 ICU 病室的患者至少为一级护理。为危重患者做好基础护理是防止各种并发症，决定总体治疗成功与否的基本条件。ICU 护士一律在患者床头交接班，因仪器使用条件及治疗用药繁杂多变，交班必须详细、完整。

二、各种危重症监护患者的基础护理技术

(一)重症卧床患者床单位的清洁整理

1.目的

使病床平整无皱折，患者睡卧舒适，保持病室整齐划一。

2.操作准备

(1)患者准备：病情稳定，允许整理或更换床单且能主动配合。

(2)用物准备。①卧床患者床整理用物：床刷、扫床巾，必要时备便器。②卧床患者床更换床单用物：清洁的大单、中单、被套、枕套、床刷、扫床巾、污物袋，需要时备衣裤。

3.操作要点

(1)卧床患者床整理法。①核对解释：携用物至床旁，向患者解释，以取得合作。②移开桌椅：病情许可，放平床头及床尾支架，移开床旁桌椅。③清扫床单：松开床尾盖被，协助患者翻身背向护士，松开近侧各单，用床刷套上湿的扫床巾分别扫净中单、橡胶单，依次搭在患者身上，再自床头至床尾扫净大单，注意枕下及患者身下部分彻底扫净，将各单逐层拉平铺好。协助患者翻身至近侧并躺稳，护士转至对侧，同法逐层扫净并拉平铺好。④整理盖被：患者仰卧，将被套与棉胎同时拉平，叠成被筒，为患者盖好。取出枕头，揉松后放回患者头下。⑤整理用物：还原床旁桌、椅。扫床巾集中消毒清洗。

(2)卧床患者床更换床单法。①安置用物：将清洁被服按更换顺序放于床尾椅上。②更换床单：铺床单，松开床尾盖被，协助患者侧卧背向护士，枕头随患者翻身移向对侧；松开近侧各层床

单，将中单卷入患者身下，扫净橡胶中单，搭于患者身上，再将污大单卷入身下，扫净褥垫上的渣屑；将清洁大单的中线与床的中线对齐，一半塞于患者身下，靠近侧的半幅大单自床头、床尾、中间按序铺好；放平橡胶中单，铺上清洁中单，一半塞于患者身下，近侧中单连同橡胶中单一起塞于床垫下。铺对侧，协助患者侧卧于铺好的清洁大单上，面向护士；护士转至对侧，将污中单卷起撤出，扫净橡胶中单，搭于患者身上，将污大单卷起，连污中单一同放于污物袋中；扫净褥垫上的渣屑，依次将清洁大单、橡胶中单、中单逐层拉平，一起塞于床垫下，协助患者取仰卧位。③更换被套：取出棉胎，解开盖被尾端带子，被套的尾端打开约 1/3，将棉胎在污被套内竖叠三折后按“S”形折叠拉出放在床尾的椅子上。套被套，以清洁被套正面向外铺于患者身上；将棉胎套入清洁被套内，拉平已套的棉胎与被套，并系上被套尾端带子，卷出污被套放入污物袋内。将盖被叠成被筒，尾端向内折叠与床尾齐，并塞于床尾的床垫下。④更换枕套：一手托起患者头部，另一手迅速取出枕头，更换枕套后，再放回患者头下。⑤整理用物：协助患者取舒适卧位，必要时拉起床档，还原床旁桌椅，清理用物，整理床单位。

4.注意事项

（1）若监护室中有治疗操作，或有患者进餐，不宜整理床铺。

（2）操作时，动作应轻稳、节力，不宜过多翻动和暴露患者，避免受凉，防止患者翻身时坠床。

（3）病床应用湿式清扫，一床一巾用后均需消毒。

（二）口腔护理技术

1.目的

（1）保持口腔清洁、湿润，预防口腔感染及其他并发症，使患者感到舒适。

（2）防止口臭、牙垢，促进食欲。

（3）观察口腔黏膜和舌苔的变化、口腔气味，提供病情变化的动态信息。

2.操作准备

（1）患者准备：了解口腔护理的目的，愿意合作，有安全感。

（2）用物准备。①治疗盘内置：治疗碗（内盛含有漱口溶液的棉球约 16 个，弯血管钳、镊子）治疗巾、弯盘、压舌板、纱布、棉签、吸水管、漱口杯、手电筒，需要时可备张口器。②外用药：如液状石蜡、冰硼散、锡类散、西瓜霜、金霉素甘油、制霉菌素甘油等。③常用漱口溶液及作用：见表 9-1。

表 9-1　常用漱口溶液及作用

名称	作用
生理盐水	清洁口腔，预防感染
多贝尔溶液（复方硼酸溶液）	轻微抑菌，除臭
1%～3%过氧化氢溶液	遇到有机物时，放出新生氧，抗菌除臭
2%～3%硼酸溶液	为酸性防腐剂，抑菌
1%～4%碳酸氢钠溶液	为碱性防腐剂，抑菌
0.02%呋喃西林溶液	清洁口腔，广谱抗菌
0.1%醋酸溶液	用于铜绿假单胞菌感染
0.08%甲硝唑溶液	适用于厌氧菌感染

3.操作要点

(1)核对解释:携用物至床旁,核对并向患者及家属解释。

(2)安置体位:协助患者侧卧或头偏向护士,铺治疗巾于患者颌下及胸前,置弯盘于口角旁。

(3)观察口腔:湿润口唇、口角,观察口腔黏膜有无出血、溃疡等,对长期使用激素、抗生素的患者,应观察有无真菌感染。昏迷、牙关紧闭及无法自行开口的患者,可用张口器。若光线不足,可使用手电筒辅助,再以压舌板由患者口腔侧面轻轻置入。

(4)取下义齿:取下活动义齿,先取上面义齿,后取下面义齿,并放置容器内用冷水冲洗刷净,待口腔护理后戴上或浸入冷水中保存。

(5)擦洗口腔:协助患者用温水漱口(昏迷患者除外)。嘱患者咬合上下齿,用压舌板轻轻撑开一侧颊部,用弯血管钳夹含有漱口液的棉球由内向外(磨牙至切牙)纵向擦洗;同法擦洗对侧。每擦一个部位,更换一个棉球。嘱患者张口,依次擦洗一侧牙齿的上内侧面、上咬合面、下内侧面、下咬合面,再弧形擦洗颊部。同法擦洗另一侧。再依次擦洗舌面及硬腭部。勿触及咽部,以免引起患者恶心。

(6)漱口涂药:意识清醒者用吸水管吸漱口水漱口,用治疗巾拭去患者口角处水渍。口腔黏膜如有溃疡、真菌感染,酌情涂药于患处,口唇干裂者可涂液状石蜡。

(7)整理用物:协助患者取舒适卧位,清理用物,整理床单。

4.注意事项

(1)操作时动作要轻,以免损伤口腔黏膜及牙龈。

(2)需用张口器时,应从臼齿处放入,不可用暴力助其张口。

(3)为昏迷患者清洁口腔时,棉球需夹紧每次一个,棉球不可过湿,防止将漱口液吸入呼吸道,并不予漱口。

(4)每天进行口腔护理2～3次。

(5)患者若有活动义齿要取下,浸于冷水中,并于每晨更换清水1次。

(6)操作完毕记录口腔护理日期、时间、口腔局部用药的名称,护士签名。

(三)床上擦浴

1.目的

(1)使患者清洁、舒适,预防皮肤感染。

(2)促进皮肤血液循环,预防压疮。

(3)观察和了解患者的一般情况,满足其身心需要。

2.操作准备

(1)患者准备:让患者及家属了解擦浴的目的及步骤,并能主动配合。

(2)用物准备。①治疗盘内置:毛巾2条、肥皂、浴巾、梳子、小剪刀、50%酒精、清洁衣裤和被服、爽身粉。②治疗车下置:脸盆、热水桶(水温47～50 ℃并根据年龄、季节、生活习惯增减水温)、污水桶、便盆等。③女性患者备会阴冲洗物:弯盘、长镊子、大棉球数个。

3.操作要点

以女性患者为例。

(1)备齐用物携至床旁,做好解释,询问需要。

(2)热水桶、污水桶放于床旁,移开桌椅,备好脸盆、水,毛巾、肥皂。调整患者为舒适体位并易于擦洗。将毛巾叠成手套状,包在手上。

(3)为患者擦洗脸部及颈部。浴巾铺于颈前,松开领口,依次擦洗眼(由内向外擦拭)、额、鼻翼、面颊部、嘴部、耳后直至颌及颈部。

(4)为患者脱下上衣,在擦洗部位下面铺上浴巾,按顺序擦洗两上肢、胸腹部。先用涂肥皂的湿毛巾擦洗,再用湿毛巾擦净肥皂,清洗拧干毛巾后再擦洗,最后用浴巾擦干。协助患者侧卧,背向护士,依次擦洗颈、背、臀部。擦洗毕,可在骨突处用50%酒精做按摩。为患者换上清洁上衣。

(5)清洗会阴部。脱下裤子,腿用盖被包裹,便盆放于臀下,倾倒温开水自阴部流过,同时用长镊子夹大棉球自上而下分别擦洗两侧阴唇,最后用棉球自阴阜擦向肛门,边擦边冲洗,洗毕用纱布将流水擦干,将镊子置于弯盘,撤去便盆。

(6)更换温水及毛巾后,擦洗双下肢,用温水泡洗双脚擦干,再为患者换上清洁的裤子。

(7)梳头,需要时修剪指甲、更换床单,整理好床单位,清理用物,放回原处。

4.注意事项

(1)床上擦浴时间不超过20～30分钟。

(2)每擦洗一处,均在下面垫浴巾,避免弄湿床铺,注意擦净腋窝、脐部、腹股沟等皱褶处。

(3)擦洗动作要敏捷,减少翻身和暴露,以免患者受凉。按摩时可适当用力,不宜过重。

(4)擦洗过程中注意观察病情,若患者出现寒战、面色苍白等情况时,应立即停止擦浴,给予适当处理。

(5)操作前后测量记录生命体征,记录任何异常的皮肤发现。

(四)排痰

1.目的

(1)清除咽、喉、气管内分泌物,保持呼吸道通畅。

(2)避免或解除痰液窒息,防止吸入性肺部感染。用物准备电动吸痰器、吸痰用物(吸痰导管、玻璃接头、镊子、压舌板、开口器、牙垫、纱布、手套、治疗碗、生理盐水)。

2.操作要点

(1)协助排痰法:摇高床头,使患者处坐位,护士立于患者左侧,左手扶住患者肩部,右手呈杯状有规律地自下而上叩打患者两侧背部,手腕用力要适当,避免叩打脊柱部,叩打约30秒,然后嘱患者做深呼吸约5次,最后一次深吸气后嘱患者屏气,护士立即用右手扶住患者肩部,左手示指与中指并拢触摸患者气管,刺激其咳嗽将痰排出(图9-1)。

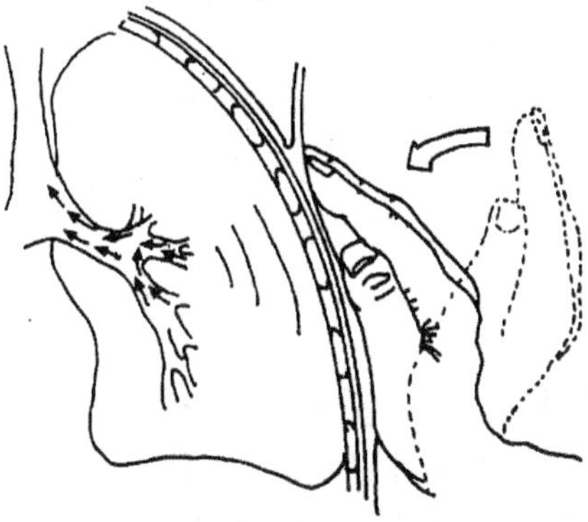

图9-1 胸背部扣打法

(2)负压吸痰法:①插上电源,将吸痰导管通过玻璃接头、胶管与吸痰器紧密连接,不可漏气。

②打开吸引器开关，用镊子将吸痰管端置于生理盐水中，检测有无阻塞及吸引力大小。③对昏迷患者，应先用开口器、压舌板张开其口腔，并置以牙垫。④左手持吸痰管与玻璃接头处，右手用镊子夹住吸痰管前1/3处，徐徐自患者的口腔或鼻腔插至咽部；同时，间歇用开关启动吸痰器进行吸痰（气管插管或气管切开患者可将吸痰管由插管或套管内插入）。吸痰时，吸痰管应自下慢慢上移，并左右旋转，以吸净痰液。⑤吸痰完毕后，将吸痰管抽出，并置于清水中开动吸引器冲净吸痰管、胶管等处的分泌物；用纱布擦拭管外面分泌物；最后将吸痰管置于消毒瓶中浸泡，以备下次使用。⑥若在吸痰过程中，痰量较多而黏，或吸痰管被阻塞，应取出吸痰管，并在清水或生理盐水中进行冲洗，直至痰液被清除或吸痰管通畅为止。

3.注意事项

(1)用前检查吸引器性能是否良好，各导管连接是否正确。

(2)吸痰动作要轻柔，防止损伤黏膜。抽吸前，应给患者吸纯氧或至少让患者做深呼吸5次，抽吸时间不超过15秒，以免造成缺氧。

(3)储液瓶内液体不得超过2/3满，以防止液体进入电动机内损坏机器，储液瓶及其连接的橡胶管应每天更换清洁、消毒1次。

(4)治疗盘内吸痰用品应每天更换1次。

（刘　莹）

第二节　危重患者的心理护理

心理护理是指护理人员运用心理知识，以科学的态度、恰当的方法、美好的语言对患者的精神痛苦、心理顾虑、思想负担、疑难问题等进行疏导，帮其解决心身症结、克服心理障碍、提高战胜疾病的信心和勇气，促进康复。

一、环境对ICU患者心理的影响

(一)物理环境的影响

(1)设施：ICU病房摆放了各种各样的仪器设备，如氧气管道、吸引器、呼吸机、监护仪、除颤器等高新技术设备，会让患者产生思想上的压力。

(2)噪声：床位之间距离较近，无隔音装置，各种各样的仪器运作声、报警声、吸痰声甚至夜间谈话及走路声等都可成为噪声来源。有调查发现ICU噪声平均为63～92 dB。噪声超过60 dB会使患者感到烦躁不安，降低其对疼痛的耐受阈值。使其产生较强的压力感和焦虑感，导致心理紧张，影响正常生活节奏、休息及睡眠。因此，WHO建议白天监护室内环境的噪声强度不可超过48 dB，晚上不超过35 dB。

(3)光线：ICU白天室内光线较暗，夜间室内光线较亮，易改变患者的睡眠型态，给患者造成不适感。因此保持室内光线柔和，以安抚神经系统，改善患者的睡眠，稳定情绪。

(4)温度、湿度、清洁度：监护室内温度、湿度、清洁度的不适当均会使患者产生不良心理反应。过热会使患者烦躁，影响食欲和睡眠；过冷会使肌肉紧张，影响其睡眠。科学测定表明，当空气湿度高于65%或低于38%，病菌繁殖滋生最快；空气湿度过小，容易造成痰液黏稠或结成干痂不排出，从而进一步加重感染，导致患者产生焦虑。不洁的病室环境会使患者感到压抑。

(二)ICU 社会环境的影响

1.工作人员的影响

个别医护人员对各种监护抢救仪器的使用和调整不熟练，对监护仪器显示的数据不能够正确分析，在抢救危重患者时表情紧张，回答不确定，惊呼随口而出或者进行护理操作时工作程序不流畅，“三查七对”不严格，无菌操作观念不强等，都会给患者心理上造成不信任感、紧张感。医护人员的注意力往往被监护仪所引导，关注的常常是患者的疾病和损伤，较少同患者沟通交流，会使患者感到医护人员更关心的是他们身旁的仪器而不是患者本身。

2.特殊环境的影响

患者对各种监护仪器、抢救仪器和环境的陌生，对各种侵入性操作的不理解，及限制探视无陪护、限制活动或进行强制约束等易使患者感到不安和恐惧。尤其是夜幕降临，ICU 内仍然警报声、呻吟声不断，此时患者恐惧感骤然上升。

3.同病室患者的影响

当患者看到同病室的其他患者病情变化或死亡，看到医护人员紧张而严肃的表情时不禁会为自己的疾病担忧，而造成负性心理影响。同病室患者存在性别差异，在接受某些治疗或检查时，如果医护人员不能充分重视对患者个人隐私的保护，未能满足患者的需求会引起患者的尴尬、窘迫和心理紧张。

二、ICU 患者的心理需求

(一)安静环境的需求

ICU 病房的患者，大多处于被动状态。ICU 病房环境嘈杂，各种仪器的运作声、报警声、监护仪光信号、昼夜不息的灯光及医务人员忙碌的工作，这些都使 ICU 的氛围变得紧张，造成了患者视觉、听觉超负荷。因此患者需要一个安静的环境

(二)安全的需求

安全感是所有患者最普遍、最重要的心理需求。由于受到疾病的威胁，随时会发生病情变化，患者极易产生不安全感，他们希望生命不再受到威胁，迫切希望得到准确、可靠、安全的治疗。因而进行任何技术操作和治疗前，医护人员均应事先耐心细致的解释，以增强患者的安全感。

(三)尊重的需求

ICU 患者病情危重，自我评价往往较低，但却对别人如何看待自己极为敏感，自尊心格外易受伤害，因此希望得到医务人员的尊重、关心和重视。医务人员应当尊重患者，避免伤害自尊心的表情、语言及行为。

(四)被关心和接纳的需求

由于突然改变了原来的生活习惯和规律，进入陌生的 ICU 病房环境，患者需要尽快地熟悉环境，需要被新的群体接受；患者有时不能通过语言表达自己的感受和意愿，需要有效的交流沟通，在情感上被接纳。

(五)信息的需求

和普通病房患者一样，ICU 患者也需要了解自己生的是什么病、为什么要住进 ICU、疾病会发生什么变化、疾病的预后如何以及采用什么治疗手段等。总之，患者需要来自医院、社会和家庭的信息刺激及情感交流。

三、ICU 患者心理护理原则

(一)尊重和爱护

入住 ICU 的患者,活动受限,自我感受性增强,易敏感、恐惧和情绪不稳定等使他们更易把注意力集中在自身与疾病。关心、体谅、爱护、尊重患者,建立良好的护患关系,使其增强战胜疾病的信心,是做好心理护理的前提。

(二)理解与沟通

护士通过语言交流如谈心、说话等和非语言交流如观察患者的面部表情、眼神、肢体动作等方法来了解 ICU 患者的感受和需求,从而采取相应措施开导患者和帮助其解决问题。护士应理解和同情患者的烦恼、顾虑与痛苦,尽力帮助和支持患者,改善其心境,提高其信心,促进其心身健康。

(三)满足需要

ICU 患者对尽早诊断、准确治疗的心理需要大多比较直接、迫切;对疼痛的耐受性降低,希望得到及时的止痛处理;他们的需要在得不到满足时容易产生抑郁、愤怒等消极情绪,加重病情,从而产生恶性循环。故心理需要满足与否是做好心理护理的关键。

(四)个体化

ICU 患者的心理护理不能千篇一律,患者的文化层次、心理特征、生理及年龄状况等不同以及疾病种类、病史长短、病程进展、疗效状况不同,其心理需求不同,心理护理的重点也不同。因此要强调心理护理的个体化,即不同的患者采取不同的护理方法。

(五)共同参与

ICU 患者是社会的一员,因此心理护理不仅仅是医护人员的专职,家庭所有成员,包括邻居、同事和朋友,都要积极参与和配合,才能收到更好的效果。

(刘　莹)

第三节　危重患者的疼痛护理

一、危重患者疼痛的评估

相对于全身麻醉患者的镇静与镇痛,对 ICU 患者的镇静和镇痛治疗更加强调“适度”概念,“过度”或“不足”都可能给患者带来损害。因此,需要对重症患者的疼痛与意识状态以及镇痛和镇静疗效进行准确评价。对疼痛程度与意识状态的评估是进行镇痛和镇静的基础,是合理、恰当使用镇痛、镇静治疗的保证。

(一)疼痛评估

疼痛评估包括疼痛的部位、特点、加重或减轻因素和强度,最可靠和有效的评估标准是患者的自我描述。应用各种评分方法进行评估疼痛程度与治疗反应,应定期进行并有完整的记录。常用评分方法包括以下几种。

1.语言评分法(verbal rating scale,VRS)

按疼痛以最轻到最重的顺序,从 0 分(不痛)至 10 分(疼痛难忍)的分值代表不同疼痛的程度，由患者选择不同分值来量化疼痛程度。

2.视觉模拟法(visual analogue scale，VAS)

用一条 100 mm 的水平直线，将两端分别定为不痛到最痛。由被测试者自己在最接近疼痛程度的地方画垂直线标记，由此量化其疼痛强度。VAS 已被证实是一种评价老年患者急、慢性疼痛的有效且可靠方法。

3.数字评分法(numerical rating scale，NRS)

NRS 是指一个从 0～10 的点状标尺，其中 0 代表不痛，10 代表疼痛难忍，由测试者从上面选一个数字来描述疼痛。其在评价老年患者急、慢性疼痛的有效性与可靠性上已获得证实。

4.面部表情评分法(faces pain scale，FPS)

FPS 指由 6 种面部表情及 0～10 分(或 0～5 分)构成，程度分别从不痛到疼痛难忍。由患者选择图像或者数字来反映最接近其疼痛的程度。FPS 与 VAS、NRS 有很好的相关性，并且可重复性也较好。

5.术后疼痛评分法(Prince-Henry 评分法)

此方法主要用于胸腹部手术后疼痛的测量。由 0～4 分共分为 5 级，评分方法见表 9-2。

表 9-2 术后疼痛评分法

分值	描述
0	咳嗽时无疼痛
1	咳嗽时有疼痛
2	安静时无疼痛，深呼吸时有疼痛
3	安静状态下有交情疼痛，可以忍受
4	安静状态下有剧烈疼痛，难以忍受

对于术后因气管切开或者因保留气管导管不能说话的患者，可在术前训练患者用 5 个手指来表达自己从 0～4 分的选择。

疼痛评估可采用上述多种的方法来进行，但最可靠的方法仍是患者的主诉。VAS 或 NRS 评分法依赖于患者与医护人员之间交流的能力。当患者处在较深镇静、麻醉或吸收肌松剂的情况下，往往不能主观表达疼痛的强度。此种情况下，患者的相关行为(如面部表情、运动和姿势)与生理指标(如心率、血压和呼吸频率)的变化同样可反映疼痛的程度，需要定时及仔细观察来判断疼痛的程度及变化。但这些非特异性的指标容易被曲解或受观察者的主观影响。

(二)镇静评估

定时进行镇静程度评估有利于镇静药物及其剂量的调整以达到预期的目标。理想的镇静评分系统应便于各参数易于计算与记录，有助于准确判断镇静程度并能指导治疗。现在临床常用的镇静评分系统包括 Ramsay 评分、Riker 镇静躁动评分(sedation agitation scale，SAS)和肌肉活动评分法(motor activity assessment scale，MAAS)等主观性镇静评分方法，以及脑电双频指数(bispectral index，BIS)等客观性镇静评分方法。

1.镇静和躁动的主观评估

(1)Ramsay 评分：是指临床上使用最广泛的镇静评分标准，其分为 6 级，分别反映出 3 个层次的清醒状态与 3 个层次的睡眠状态(表 9-3)。Ramsay 评分法被认为是一种可靠的镇静评分标准，但是缺乏特征性指标来区分不同的镇静水平。

表 9-3 Ramsay 评分

分数	描述
1	患者焦虑、躁动不安
2	患者配合，有定向力、安静
3	患者对指令有反应
4	嗜睡，对轻扣眉间或大声听觉刺激反应敏捷
5	嗜睡，对轻扣眉间或大声听觉刺激反应迟钝
6	嗜睡，无任何反应

(2)Riker 镇静躁动评分(SAS)：SAS 是根据患者的 7 项不同行为对其意识和躁动程度进行评分(表 9-4)。

表 9-4 Riker 镇静躁动评分(SAS)

分值	描述	定义
7	危险躁动	拉拽气管内插管，试图拔除各种管道，翻阅床栏，攻击医护人员，在床上辗转挣扎
6	非常躁动	需要保护性束缚病反复语言提示劝阻，咬气管插管
5	躁动	焦虑或身体躁动，经言语提示劝阻可安静
4	安静合作	安静，容易唤醒，服从指令
3	镇静	嗜睡，语言刺激或轻轻摇动可唤醒并能服从简单指令，但又迅速入睡
2	非常镇静	对躯体刺激有反应，不能交流及服从指令，有自主运动
1	不能唤醒	对恶性刺激无或仅有轻微反应，不能交流及服从指令

注：恶性刺激是指吸痰或用力按压眼眶、胸骨或甲床 5 秒钟。

(3)肌肉活动评分法(MAAS)：是自 SAS 演化而来，MAAS 通过 7 项指标来描述患者对刺激的行为反应(表 9-5)，对重症患者的评分也有很好的可靠性和安全性。

表 9-5 肌肉运动评分法(MAAS)

分值	定义	描述
6	危险躁动	无外界刺激就有活动，不配合，拉扯气管插管及各种导管，在床上翻来覆去，攻击医务人员，试图翻越床栏，不能按要求安静下来
5	躁动	无外界刺激就有活动，试图坐起或将肢体伸出床沿。不能始终服从指令(如能按要求躺下，但很快又坐起或将肢体伸出床沿)
4	烦躁但能配合	无外界刺激就有活动，摆弄床单或插管，不能盖好被子，能服从指令
3	安静、配合	无外界刺激就有活动，但有目的的整理床单或衣服，能服从指令
2	触摸、叫姓名有反应	可睁眼，抬眉，向刺激方向转头，触摸或大声叫名字时有肢体运动
1	仅对恶性刺激有反应	可睁眼，抬眉，向刺激方向转头，恶性刺激时有肢体运动
0	无反应	恶性刺激时无运动

ICU 患者的理想镇静水平，是指既能保证患者安静入睡又能够容易被唤醒。应该在镇静治疗开始前就明确所需要的镇静水平，给予定时、系统地进行评估和记录，并且随时调整镇静用药及剂量以达到并维持所需的镇静水平。

2.镇静的客观评估

客观性的评估是镇静评估重要的组成部分。但现有的镇静客观评估方法的临床可靠性尚需进一步验证。目前报道的方法主要有脑电双频指数(BIS)、心率变异系数及食管下段收缩性等。

二、重症患者疼痛的处理与护理

(一)准确评估疼痛程度

1.患者的主诉

患者的主诉是判断患者疼痛的黄金标准,疼痛是一种主观的感觉,必须依靠患者的主诉来判断疼痛是否存在及其疼痛的部位、性质、程度、有无不良反应。护士要主动询问,耐心倾听患者主诉并且做好记录。

2.选择适合的疼痛评估量表

应根据患者的特点选择适合的疼痛量表进行评估。疼痛程度精确化、统一化。呼吸机治疗的患者无法进行语言交流时可采取用手势、写字等非语言交流的方式。对于极度虚弱患者应通过观察与疼痛相关的行为(如面部表情、运动和姿势等)和生理指标(如心率、血压和呼吸频率等)。并且监测镇痛治疗后这些参数的变化来评估疼痛。

3.避免评估的偏差性

通常护理人员认为主诉多的患者比主诉少的患者经历着更为剧烈的疼痛,往往低估了主诉少的患者的疼痛程度。因此,护士应尽量避免由此而造成评估的偏差性。

(二)选用恰当的镇痛、镇静措施

1.祛除或减轻导致疼痛的诱因

有很多焦虑与躁动的诱因会加重重危患者的疼痛。在实施镇痛和镇静治疗前应预先将其排除。这些诱因包括以下几点。

(1)精神因素:精神压力过重、极度悲伤、性格忧郁。

(2)环境因素:气温、强光、噪声、人多嘈杂等。

(3)身体因素:不良姿势、过度疲劳、低氧状态等。

2.遵医嘱予镇痛、镇静治疗

应遵医嘱按时给药,并且根据病情估计可能经历较严重疼痛的患者,给予预防性地使用镇痛药。并且在麻醉药物作用未完全消失时重复给药。对于合并有疼痛因素的患者,在实施镇静治疗之前首先给予充分镇痛治疗,护士还可在自己的职权范围内应用一些非药物的方法为患者减轻疼痛,减少其对止痛药的需求。常用的方法有热敷、冷敷、改变卧位、按摩、活动肢体、呼吸调整、分散注意力等。

3.根据镇痛和镇静效果不断调整用药剂量

在采取了镇痛、镇静措施后,应及时观察并评估镇痛与镇静的效果。并根据疗效制订下一步的治疗护理措施,以达到较满意的治疗目的。

4.镇静过程中实施每天唤醒计划

为避免药物蓄积和药效延长,应采取每天定时中断输注镇静药物(宜在白天进行),并且评估患者的精神与神经功能状态。应用该方案可减少用药量,减少机械通气时间和重症监护病房停留时间。但患者清醒期间须严密监测和护理,以防止患者自行拔除气管插管等意外的发生。

5.健康教育

护士应负责患者及家属的宣教。让那些不愿意报告疼痛、担心出现不良反应、害怕成瘾的患者采取正确的态度对待疼痛、配合治疗。指导患者应如何表达自己的疼痛性质、程度、持续时间和部位。对于使用 PCA 的患者，还应教其正确的使用方法，让患者学会自我缓解疼痛的方法如放松、想象、分散注意力等。患者家属的安慰和鼓励对提高患者的痛阈起着不可替代的作用。

(三)不良反应及并发症的观察及处理

1.呼吸抑制

患者可能表现为呼吸频率减慢、幅度减小、缺氧和(或)二氧化碳蓄积等。因此，需注意呼吸运动的监测，密切观察患者的呼吸频率、节律、幅度、呼吸周期比和呼吸形式。常规监测氧饱和度，酌情监测呼气末二氧化碳，定时监测动脉血氧分压和二氧化碳分压。对机械通气患者应定期监测自主呼吸潮气量、每分通气量等。应结合镇痛和镇静状态评估，及时对治疗方案进行调整，避免发生不良事件。尤其是无创通气患者应该引起注意，加强呼吸道的护理，缩短翻身和拍背的间隔时间。酌情给予背部叩击治疗和肺部理疗，结合体位引流的方法，促进呼吸道分泌物排出，可在必要时应用纤维支气管镜协助治疗。

2.过度镇静

应选用恰当的镇静状态评分标准定时进行镇静评分。使用麻醉性镇痛及镇静药后第 1 个 4 小时内，应每 1 小时监测 1 次，然后每 2 小时监测 1 次，连续使用 8 小时以后只要继续给药，就应每 4 小时监测镇静程度 1 次，根据评分结果及时调整药物及剂量。

3.谵妄

在 ICU 的患者谵妄发生率 11%～90%，导致谵妄的危险因素主要存在患者自身的状况、疾病因素及医源性因素(药物苯二氮䓬类、制动及睡眠紊乱)等。防治方法主要是减少或避免使用苯二氮䓬类药物、氟哌啶醇及综合治疗。

4.ICU 获得性神经肌肉障碍

危险因素主要包括多器官功能衰竭(multiple organ failure，MOF)、高血糖、激素治疗、不活动、肌松剂镇静引起的制动。其主要预防治疗包括积极治疗脓毒症、控制血糖、早期活动等；恰当且有计划的镇静治疗，避免发生过度镇静；及尽早停用镇静药物。

(刘 莹)

第四节 危重患者的营养支持

一、概述

营养支持正确的实施可以发挥良好的效果，能促进患者早日康复，也能使并发症发生率降到最低程度。当机体处于在疾病应激状态时，会出现营养素或热量的消耗增加，及某些特定营养素的额外损失，及时、合理地调整营养素摄入量可增加机体的抗病能力，促进创伤组织修复和疾病痊愈。但相反，不恰当的营养支持则不仅疗效不明显，而且并发症很多。在重症医学的综合治疗中，关键是保护和改善全身与各器官的氧输送并使之与氧消耗相适应，而代谢的底物以及部分代谢过程的调理，营养支持是重要的手段。而营养不良的严重程度又直接关系到危重症综合治疗的效果，影响到疾病的转归。临床营养经过30多年的研究与实践，在理论认识以及临床应用方面均得到长足发展，在能量的合理补充、营养供给的方式与途径、应用营养素的药理作用来影响疾病的进程及营养支持相关并发症的处理等方面均有深入的了解，当今营养支持已成为重症患者整体救治过程中不可缺少的一个组成部分，人们发现各种营养底物在不同疾病的不同阶段通过不同的代谢途径与给予方式，对疾病预后有着显著不同的影响。

(一)基本概念

1.营养

指人体吸收和利用食物或营养要素的过程，是人类通过摄取食物以满足机体生理需要的生物化学过程。

2.营养素

是食物中能被人体消化、吸收和利用的成分。

(二)营养支持途径与选择原则

临床根据营养素补充途径，营养支持分为肠外营养支持(parenteral nutrition，PN)(即通过外周或中心静脉途径)与肠道营养(enteral nutrition，EN)(即通过胃肠管经胃肠道途径)。尽早开始营养支持已是众所周知的原则，随着临床营养支持的发展，已由PN为主的营养供给方式，转变为通过鼻胃鼻空肠导管或胃肠造口途径为主的肠道营养(EN)支持。

临床研究显示关于营养支持的时机：及时、合理的营养支持有助于降低重症营养不良的发生，维持组织器官的结构与功能，维护肠屏障与免疫机制，并支持骨骼肌与呼吸肌功能，从而更好地改善重症患者的预后。重症患者在经过早期而有效复苏(特别是容量复苏)、生命体征与内稳态失衡得到一定的控制后，应该及早开始任意形式的营养支持，这一原则已基本达到国际上的共识。对于胃肠道仍具有一定功能的重症患者，EN应是首先考虑选择的营养供给途径。重症患者由于疾病以及某些治疗的影响，常合并有胃肠动力障碍，EN不耐受是常常面临的问题，并由此可导致喂养不足及加重营养不良。后者常与感染性并发症和病死率的增加相关。因此，在EN实施过程中，判断患者的胃肠功能、制订合理的目标喂养量、评估肠道喂养的耐受性、调整治疗方案等，均是确保EN有效实施的必要措施。应该指出的是，如果肠道喂养不能满足患者需要时，应及时采用PN或PN联合EN的营养供给方式，来完成重症患者的营养治疗计划。

二、重症患者的营养评估与需求

对住院患者进行正确、合理的营养评估是极关键的。因为营养支持尤其是全肠外营养(total parenteral nutrition，TPN)，不但价格昂贵而且会由于应用不当而造成损害。不加选择地进行营养支持是禁忌的，而营养状态评价的目的就是筛选出那些可能从营养支持中获益的患者。这种评估提供了患者营养不良的严重程度及持续发展的危险性。在临床上确定患者是否需要营养支持的3个常用的指标是机体成分的组成、半饥饿状态的持续时间和系统性炎症反应的程度。它反映了机体的营养状态、食物摄入不足的间期和疾病造成损害的程度。

(一)营养评估

1.病史

患者的病史和体检可提示对营养支持的需要。病史可提供体重减少的速度和程度及营养摄取的数量和质量，患者的病史还可提供饮食特点的信息，以及味觉、咀嚼方式、吞咽改变、食物变态反应史、药物和乙醇摄入及厌食等情况。体检可能发现皮肤状态(干燥、鳞屑及萎缩)、肌肉消耗、肌肉强度丧失、凹陷性水肿等。由有经验的临床医师获得一份完整的病史和体检,也许是最简单、最好的营养评估方法。

2.人体学测量

(1)身高与体重:①身高>165 cm 者,标准体重(kg)=(身高-100)×0.9。②身高<165 cm者,男性标准体重(kg)=(身高-105)×0.9。③女性标准体重(kg)=(身高-100)×0.9。

如果不存在水、电解质代谢紊乱的影响,体重的变化情况基本上能够客观反映患者的营养状态,尤其是实际体重与平时体重之比更有意义。可计算下列指标。

占标准体重的%=(实际体重/标准体重)×100。

占平时体重的%=(实际体重/平时体重)×100。

体重变化的%=(平时体重-实际体重)除以平时体重×100。

测的体重占标准体重的80%~90%,为轻度营养不良;占标准体重的60%~80%,为中度营养不良;重度营养不良者的体重仅为标准体重的60%以下。急性(2周之内)体重丢失10%,相比较逐渐减少10%危害性大得多。当体重减少25%以上,体内的多数功能性器官(心、肺、肝)可发生功能障碍。

(2)上臂周径、上臂肌肉周径和皮皱厚度。人体测量标准:①上臂中部周径(cm)。男性,29.3;女性,28.5。②上臂肌肉周径(cm)。男性,25.3;女性,23.2。③三头肌皮皱厚度(mm)。男性,12.5;女性,16.5。

(3)内脏蛋白测定。①清蛋白:浓度低于35 g/L提示营养不良。②转铁蛋白:正常值为2.4~2.8 g/L;1.5~1.75 g/L为轻度营养不良;1.0~1.5 g/L为中度营养不良;<1.0 g/L为重度营养不良。③维生素A结合蛋白:正常值为157~296 mg/L。

3.免疫状态测定

营养不良者常兼有体液和细胞免疫功能得降低。

(1)淋巴细胞总数:是评定细胞免疫功能的简易方法。经计算公式为总淋巴细胞计数=淋巴细胞百分比×白细胞计数。总淋巴细胞计数>2.0×10^9/L者为正常;(1.2~2.0)×10^9/L者为轻度营养不良;(0.8~1.2)×10^9/L者为中度营养不良;<0.8×10^9/L者为重度营养不良。若淋巴细胞总数低于1.5×10^9/L,则提示免疫功能不良。

(2)迟发型超敏皮肤反应:该实验室将不同的抗原于前臂屈侧表面不同部位注射0.1 mL,待48小时后测量接种处硬结直径,若>5 mm为正常。

(3)氮平衡:是评价机体蛋白质营养状况看最可靠和最常用的指标。摄入氮量可按6.25 g蛋白质=1 g氮来进行计算:氮平衡=蛋白质摄入量/6.25-[24小时尿中尿素氮(g)+3 g]。

(二)营养需求

在正常人,热量和氮需求可根据年龄、性别、身高和体重计算。理想地说,热量需求应根据每个患者进行计算,通过计算和测定的静息能量消耗,并用身体活动系数和应激程度加以调整。对个体患者来说,间接测热法是REE较准确的测量方法。热量需求用Harris-Benedict公式方便地计算。

女性:REE(kcal/d)=65+9.6W+1.7H-4.7A。

男性:REE(kcal/d)=66+13.7W+5.0H-6.8A。

W=体重(kg);H=身高(cm);A=年龄(岁)。

（三）重症患者营养支持原则

营养摄入不足与蛋白质能量负平衡、发生营养不良及血源性的感染相关，并直接影响ICU患者的预后。对重症患者，维持机体水、电解质平衡为第一需要。在复苏的早期、血流动力学还尚未稳定或存在严重的代谢性酸中毒阶段，均不是开始营养支持的安全时机。此外还应考虑不同原发疾病、不同阶段的代谢改变与器官功能的特点。当存在严重肝功能障碍，严重氮质血症，肝性脑病，严重高血糖未得到有效控制等情况下，营养支持很难有效实施。

有关外科重症患者营养支持方式的循证医学研究表明，80%的患者可以完全耐受肠道营养（EN），另外10%可接受EN和PN混合形式营养支持，其余的10%胃肠道不可使用，是选择TPN的绝对适应证。应该指出，重症患者肠道营养不耐受的发生率高于普通患者，有回顾性调查资料显示仅有50%左右接受EN的重症患者可达到目标喂养量[104.5 kJ/(kg·d)]。对于合并肠功能障碍的重症患者，肠外营养支持是其综合治疗的重要组成部分。

三、肠道营养的应用与护理

（一）定义

肠道营养（enteral nutrition，EN）是经胃肠道提供代谢需要的营养物质及其他各种营养素的营养支持方式。EN决定于时间长短、精神状态与胃肠道功能。肠道营养有口服和经导管输入2种途径，其中经导管输入方式以包括鼻胃管、鼻十二指肠管、鼻空肠管和胃空肠造瘘管。

（二）适应证

（1）胃肠功能正常，但营养物摄入不足或不能摄入者（昏迷、烧伤、大手术后重危患者）。

（2）胃肠道部分功能不良者，如消化道瘘、短肠综合征（大量小肠切除术后）等。

（3）胃肠功能基本正常但合并其他脏器功能不良者如糖尿病或肝、肾衰竭者。

肠道营养应用指征：胃肠道功能存在（或部分存在），但不能经口正常摄食的重症患者，应优先考虑给予肠道营养，只有肠道营养不可实施时才考虑肠外营养。

（三）禁忌证

（1）上消化道出血。

（2）严重吸收不良综合征。

（3）3个月以内婴幼儿和肠梗阻。

（4）腹腔内感染。

（5）短肠综合征等肠道完全休息的患者。

（四）肠道营养制剂的种类与选择

1.要素饮食

肠内营养混悬液（百普力）、短肽型肠内营养剂（百普素）。

2.整蛋白型配方饮食

肠内营养粉剂（安素）、整蛋白型肠内营养剂（能全素），要求患者肠道功能较好，否则不宜使用。

3.匀浆膳与混合奶匀浆膳

接近正常饮食，营养全面，对胃肠道消化吸收功能要求较高，基本上接近于正常功能。混合奶与匀浆膳类似，但消化道负担小。

(五)肠道营养输注途径及方法

1.给予途径

(1)经鼻胃管途径:常用于非昏迷且胃肠功能正常以及短时间应用管饲可过渡到口服饮食的患者。

(2)经鼻空肠置管喂养:与上述应用特点基本相同,优点是导管通过幽门进入十二指肠或空肠,降低反流与误吸的发生率。

(3)经胃/空肠造口喂养:是通过手术经胃或空肠造口置入营养管,适用于较长时间需要肠道营养的患者。

2.喂养方法

(1)一次性注入:用注射器一次性将配好的肠道营养食品注入,并发症较多。

(2)间歇性注入:分次给予肠道营养食品,通常是重力滴注 30～40 分钟,间隔 3～4 小时一次。

(3)连续滴注:通常借助肠道营养泵 20～24 小时连续性滴注,大多数患者对这种方式能够耐受较好。

(4)循环滴注:通常也需要在输液泵的控制下,在规定的时间内持续泵入。

3.输注原则

输注速度的决定要根据渗透压决定,当渗透压高,输注速度应减慢;若渗透压低,输注速度应适当加快,起步速度每小时为 20～40 mL,之后每小时增加 5～20 mL,最终每小时速度可达到 80～100 mL,最大速度每小时不超过 120 mL。总量:可第一天试用 500 mL,逐日增量 500 mL,3～4 天达到 1 500～2 000 mL。

(六)肠道营养治疗的护理

1.护理诊断

(1)营养失调:低于机体需要量。与营养计划未完成,摄入量不足有关。

(2)有误吸的危险:与患者的意识、体位、喂养管移除及胃排空障碍有关。

(3)舒适改变:与接受过快的营养液输注产生呕吐、腹胀有关。

(4)排便异常:与输入营养液温度低、速度快产生腹泻有关。

(5)知识缺乏:缺乏肠道营养的有关知识。

2.护理措施

(1)鼻饲管的护理。①鼻饲管选择:临床一般采用鼻胃管或鼻肠胃管。②采用无创性方法固定:取一长形丝绸胶布,上端粘贴于鼻翼下端,下端撕开,交叉螺旋粘于鼻饲管。每天应更换胶布,避免黏膜和皮肤的损伤,应每天用甘油涂拭鼻腔黏膜,起润滑作用;对应用胃、空肠造瘘管者,应保持造瘘口周围皮肤干燥、清洁。③放置导管后对躁动不配合患者应适当约束,防止自行拔管。④每次鼻饲前应抽吸胃液并检查鼻饲管位置,以保证肠道营养能顺利进行。⑤每次输注营养液前应用 20～30 mL 温开水冲洗喂养管,持续输注高浓度的营养液时,应当每 2～4 小时用温开水 10～20 mL 冲洗导管 1 次,输注管应每 24 小时更换。⑥经鼻饲给药时,不同药物尽量分开,不能混合注入,并注意避免与营养液混合注入。

(2)营养液的使用与护理。①营养液的使用:检查营养液的出厂日期及外包装,并摇匀营养液,操作前应洗手,营养液开启后,放置时间不宜超过 24 小时(冰箱存放,2～8 ℃)。②控制营养液的浓度:应从低浓度开始滴注营养液,根据患者胃肠道适应程度逐步递增,如能量密度从

2.09 kJ/mL起，渐增至4.18 kJ/mL或更高，以避免营养液浓度和渗透压过高引起的胃肠道不适、肠痉挛、腹胀和腹泻。③营养液温度的控制：营养液的滴注温度以接近正常体温为宜，温度一般为35～37 ℃左右，过高可能灼伤胃肠道黏膜，过低则刺激胃肠道，引起肠痉挛、腹痛或腹泻。寒冷季节应加温输注，可用输液加温器，夹在输注管道上，通过调节加温器与输入口的距离来调节温度，并且应不断更换位置，以避免局部温度过高，造成管道破损，同时应防止烫伤患者。④控制输注量和速度：营养液宜从少量开始，每天250～500 mL，在5～7天内逐渐达到全量。输注速度以每小时20 mL起，根据适应程度逐渐加速并维持滴速每小时100～120 mL。交错递增量和浓度将更有利于患者对肠道营养液的耐受。⑤避免营养液污染、变质：营养液应现配现用；保持调配容器的清洁、无菌；每天应更换输液器、袋或瓶；开启的营养液在室温下放置时间应小于6～8小时，若营养液含有牛奶及易腐败成分时，放置时间应更短。

(3)估计胃内残留量：每次输注营养液前及期间(每间隔4小时)抽吸并估计胃内残留量，若残留量大于100～150 mL，应延迟或暂停输注，必要时给予用胃动力药物，防止因胃潴留引起反流所致误吸。

(4)卧位选择：输注时取半卧位，头部抬高30°～45°，此卧位应保留输注后30分钟。

(5)各种营养代谢的监测：在输注肠道营养液时应监测血糖及电解质，同时应定期监测血红蛋白、转铁蛋白、前清蛋白，每天测量体重、上臂脂肪度等，了解患者的生化指标及营养情况，准确记录24小时出入液量。

(6)口腔护理：置鼻肠管的清醒患者应定时帮助其用水或漱口液漱口，昏迷患者应用0.9%氯化钠溶液擦拭口腔每天2～3次，防止口腔炎及口腔溃疡的发生。

(7)心理护理：实施肠道营养之前，应向患者及其家属详细解释肠道营养的意义、重要性及实施方法，告知患者配合要点。经常与患者沟通，了解肠道营养、心理生理反应，给予心理支持。重症患者应用肠道营养时，易产生腹胀、腹泻等不适。使患者产生厌倦的心理，导致不配合，护理人员应耐心解释，介绍肠道营养的优点，对可能出现的并发症提前讲明，在应用过程中应及时处理出现的问题，提高患者的安全感。

(8)积极做好各种并发症防治及处理。①吸入性肺炎：保持喂养管在正常位置，妥善固定喂养管。在喂养管进入鼻腔处做标记，每4小时检查1次，观察喂养管有无移位。告知患者卧床、翻身时应避免压迫、折叠或拉脱喂养管。预防误吸，应抬高头部30°～45°，开始肠道营养前检查导管位置，并采用喂养泵输入，减少每次喂养量。②急性腹膜炎：多见于经空肠造瘘输注营养液者。加强观察患者有无腹部症状。如患者突然出现胃或空肠造瘘管周围有类似营养液渗出或腹腔引流管引流出类似营养液的液体，应怀疑喂养管移位，营养液进入游离腹腔。应立即停止输注营养液并报告医师，尽可能协助清除或引流出渗漏的营养液。按医嘱应用抗生素避免继发性感染或腹腔脓肿。③肠道感染：胃肠道并发症主要有腹胀、腹泻、恶心、呕吐、肠蠕动亢进、胃潴留及便秘。处理措施包括应用不含乳糖，低脂配方，营养液室温下不超过8小时，输注管24小时更换，从小剂量、低浓度开始实施肠道营养，也可以稀释营养液，便秘患者增加配方的纤维素量，腹泻时进行常规检查和培养，同时服用蒙脱石散。同时应避免营养液污染、变质。在配制营养液时，注意无菌操作；配制的营养液暂时不用时应放冰箱保存，以免变质而引起肠道感染。④导管阻塞：EN过程中最常见，主要与喂养管的材料、导管内径细、胃管放置时间长、营养液浓度高、滴注速慢及未按要求冲洗管道有关，同时由于喂药时碾磨不细及注水不够也可引起喂养管阻塞。如出现堵塞，应用温开水加压冲洗及负压抽吸并反复捏挤体外管道部分，可用碳酸钙及酶溶液冲洗管道6～8小时再用灭菌水或温开水冲洗，调整患者体位，若上述方法无效，应重新置管。⑤高血糖：及时调整营养物质的比例和输注速度，合理应用胰岛素等降糖药物，对于急性呼吸窘迫综合征(acute respiratory distress syndrome，ARDS)及急性胰腺炎患者给予含糖极少要素膳。⑥低血糖：应用床旁血糖测定，快速补充高糖。

3.健康教育

(1)饮食摄入不足和营养不良对机体可能造成危害。

(2)经口饮食和肠道营养有助于维护肠道功能。

(3)术后患者恢复经口饮食是逐步递增的过程；在康复过程中，应该保持均衡饮食，保证足够的能量、蛋白质和维生素等摄入。

(4)指导需携带胃或空肠喂养管出院的患者和其家属进行居家喂养和自我护理。叮嘱输注营养液前、后，应用温开水冲洗喂养管，以避免喂养管阻塞。

四、肠外营养的应用与护理

(一)定义

肠外营养(parenteral nutrition，PN)是从静脉内供给营养作为手术前后及重症患者的营养支持，全部营养从肠外供给称全肠外营养(total parenteral nutrition，TPN)。肠外营养(PN)是经静脉途径供应患者所需要的营养要素，其中包括热量(碳水化合物、脂肪乳剂)、氨基酸、维生素、电解质及微量元素。PN的主要途径有周围静脉和中心静脉。PN可分为完全肠外营养和部分补充肠外营养。其目的是在患者无法正常进食的情况下仍可以维持营养状况、体重增加及创伤愈合，幼儿可以继续生长、发育。

(二)适应证

(1)胃肠道梗阻。

(2)短肠综合征：小肠切除>80%。

(3)小肠疾病：肠缺血、多发肠瘘。

(4)放射性肠炎。

(5)严重腹泻、顽固性呕吐>7天。

(6)重症胰腺炎：先输液抢救休克或多器官功能障碍综合征(multiple organ dysfunction syndrome，MODS)，待生命体征平稳后，若肠麻痹未消除、无法完全耐受肠道营养，则属肠外营养适应证。

(7)高分解代谢状态：大面积烧伤、严重复合伤、感染等。

(8)严重营养不良：伴胃肠功能障碍，无法耐受肠道营养。

(三)禁忌证

以下情况时，不宜使用肠外营养支持：①复苏早期阶段、血流动力学未稳定或严重水电介质与酸碱失衡；②肝功能严重衰竭，肝性脑病；③急性肾衰竭并存在严重氮质血症；④严重高血糖尚未控制。

(四)肠外营养的主要营养素及应用原则

1.碳水化合物

碳水化合物(葡萄糖)是非蛋白热量(non-protein calorie，NPC)的主要部分，临床常用的是葡萄糖。葡萄糖每天需要量>100 g。为了提高足够的热量，在配方中常应用高浓度的葡萄糖，所需热量根据患者体重、消耗量、创伤及感染的程度而定。一般每天需 8 386～16 736 kJ，但对高热或严重创伤患者，热量需要量可达每天 20 920 kJ。

2.氨基酸/蛋白质

一般肠外营养蛋白质的补充以氨基酸液作为主要来源，静脉输注的氨基酸液，含有必需氨基酸(essential amino acid，EAA)及非必需氨基酸(non-essential amino acid，NEAA)。EAA 与 NEAA 的比例为(1∶1)～(1∶3)。存在全身严重感染患者的研究显示：尽管充分的给予营养支持，仍不能阻止蛋白质的丢失。瘦体组织(无脂组织群，lean body mass，LBM)丢失速度从每天 0.5%～1.0%。不同组织器官蛋白质合成与降解的反应是不同的，并在疾病时发生变化。稳定持续的蛋白质补充是营养支持的重要策略。ICU 患者人体测量结果提示蛋白质(氨基酸)的需要量供给至少应达到每天 1.2～1.5 g/kg。

3.水、电解质

营养液的容量应该根据每个患者病情及具体需要，综合考虑每天液体平衡和前负荷的状态确定，根据需要予以调整。连续性肾脏代替疗法(continuous renal replacement therapy，CRRT)治疗时水、电解质丢失量较大，应加强监测血电解质。一般情况每天补充钠离子 40～120 mmol，钾离子 60～100 mmol，钙离子 4～5 mmol，镁离子 2～4 mmol，磷离子 10～22.5 mmol。

4.脂肪

肠外营养支持治疗中所应用的为 10%与 20%脂肪乳剂。应用脂肪乳剂可在供热量同时避免必需脂肪酸缺乏。10%脂肪乳剂每 500 mL，可产生 1 881 kJ 热量，一般输入量不超过每天3 g/kg。

5.维生素

维生素参与着人体的生长发育及伤口修复，是体内必需的物质，同时参与糖类、蛋白质、脂肪代谢。需要注意的是国内一部分维生素制剂目前是不能由静脉供给，只能由肌内注射补充。

6.微营养素(维生素与微量元素)

重症患者血清抗氧化剂含量降低，肠外营养和肠道营养时可适当添加维生素 C、维生素 E 和 β-胡萝卜素等抗氧化物质。连续 9 天硒的补充，使合并 SIRS 和感染的重症患者肾衰竭发生率较对照组明显降低，死亡率有下降趋势。ARDS 患者血清维生素 E、维生素 C 和硒含量低于正常对照组，脂质过氧化物浓度升高。由此可提示应增加 ARDS 患者抗氧化物的补充量，以满足恢复机体抗氧化能力的需要。一项涉及 595 例创伤患者的 RCT 研究显示：补充维生素 E、维生素 C，使肺部并发症有下降趋势，MODS 发生率降低。

(五)肠外营养支持途径与选择原则

一般肠外营养支持途径主要为中心静脉和经外周静脉营养支持 2 种，如需要提供完整充分营养供给，临床多选择经中心静脉途径。若营养液容量和浓度不高，或需要接受部分肠外营养支持的患者，可采取经外周静脉途径。

选择经中心静脉途径给予营养支持包括经颈内静脉、锁骨下静脉、股静脉和外周插入的中央导管(peripherally inserted central catheter，PICC)途径。通过锁骨下静脉途径发生感染和血栓性并发症的概率均低于股静脉和颈内静脉途径，并且随着新型管材的使用和穿刺技术的提高，发生机械性损伤的的概率并不比经股静脉高。PICC 并不能减少导管相关性血液感染(catheter related blood infection，CRBI)的发生。对于全身脏器功能状态相对稳定，但由于疾病原因难以脱离或完全脱离肠外营养的患者，可选择此途径给予 PN 支持。

（六）护理诊断

(1)不舒适：与长时间输注肠外营养液有关。

(2)躯体移动障碍：与穿刺过程损伤神经有关。

(3)有体液失衡的危险：与营养制剂配制有关。

(4)潜在并发症：气胸、血管或胸导管损伤、导管移位、感染、空气栓塞、糖或脂肪代谢紊乱、血栓性浅静脉炎。

（七）护理措施

1.常规护理

(1)体位：妥善固定静脉留置针或深静脉导管的前提下，协助患者选择舒适体位。

(2)控制输液速度：根据提供的葡萄糖、脂肪和氨基酸用量，合理控制输液速度，以免快速输注时导致患者因脸部潮红、高热、出汗和心率加快等反应而感觉不舒适。营养液的输注可选择间断或连续，通常是选择连续 24 小时输注，但长期使用的患者有很多不足，间断的输注管理困难。但液体滴速的调节是很重要的，可以采用重力输注法和输液泵控制，目前临床上多采用重力输注法，但影响因素较多，滴速难以控制，最好使用输液泵，能够对滴速控制更加精确。输液泵与重力输注法输注最好间断使用，同时观察导管是否通畅，是否有打折、扭曲或堵塞现象。

(3)高热患者的护理：输注营养液过程中出现的发热，大多因输液过快引起；在输液结束后 1 小时、不经特殊处置可自行消退。对于部分高热患者可根据医嘱给予物理降温或服用退热。

(4)合理输液，维持患者体液平衡。①合理安排输液种类和顺序：应选择慢速输注，可适应人体代谢能力，同时使所输入的营养物质可以被充分利用。但已有电解质紊乱者，先予以纠正，再输注 TPN 液；对于已有缺水者，为避免慢速输注营养液导致的体液不足，应先补充部分平衡盐溶液后再输注 TPN 液。②加强观察和记录：观察患者有无水肿发生或皮肤弹性消失，尿量是否过多或过少，并予以记录。根据患者的出入液量，合理补充液体和控制输液速度。③尽早经口饮食或肠道营养：TPN 患者因长期禁食，导致胃肠道黏膜缺乏食物刺激和代谢的能量而致肠黏膜结构和屏障功能受损、通透性增加，导致肠内细菌和脂多糖易位，并发肠源性的全身感染。当患者胃肠功能恢复或允许进食的情况下，鼓励患者经口饮食。

2.营养液护理

(1)营养液的配制和管理：营养液的配制应在层流环境下，严格执行按无菌操作技术；在配制前应将所有药品、器械准备齐全，避免增加污染机会。TPN 液输注系统和输注过程应保持连续性，保证配制的营养液在 24 小时内输完；期间不宜中断，以防污染；避免营养液长时间暴露于阳光和高温下而导致变质。

(2)注意 TPN 液的输注温度和保存时间：①TPN 液配制后若暂时不输注，应以 4 ℃保存于冰箱内；为避免输注液体过冷而致患者不舒适，须在输注前 0.5～1 小时取出、置室温下复温后再输。②TPN 液应在配制后 24 小时内输完，由于 TPN 液中所含成分达几十种，长时间在常温下搁置后可使营养液内某些成分降解、失稳定或产生颗粒沉淀，输入体内后易引起患者不舒适。

3.导管护理

导管穿刺点周围要注意消毒和保护，一般每天消毒穿刺点 1 次，为便于观察建议使用透明敷贴。若伤口没有渗出、积液或污染时，敷料可以 3 天更换 1 次；使用消毒的纱布应 2 天更换 1 次，揭下纱布时要轻柔，注意不要让导管滑出，如发现导管有滑出的可能，应妥善固定，再作处理，滑出的部分不应再送入，应该记录导管插入时的刻度，每天记录。外周静脉为预防静脉炎的发生，一般 24 小时更换输液穿刺的部位，若使用留置针，并能够留置时，应 72 小时更换输注部位。导管的肝素帽应每周更换 1 次，更换时注意不要让空气进入，严格无菌操作。观察穿刺部位有无红、肿、热、痛等现象，如果患者发生不明原因的寒战、发热、反应淡漠或烦躁不安，应疑为导管性感染。一旦发生上述现象，应及时通知医师，协助拔除导管，作细菌培养试验。当输液结束时，可用肝素稀释液封管，以防导管内血栓形成和保持导管通畅。

4.观察和预防并发症

(1)气胸：当患者于静脉穿刺时或置管后出现胸闷、胸痛、呼吸困难、同侧呼吸音减弱时，应考虑气胸的发生；应立即通知医师并协助处理。对依靠机械通气的患者，须加强观察，因此类患者即使胸膜损伤很小，也可能引起张力性气胸的发生。

(2)血管损伤：反复穿刺在同一部位易损伤血管，表现为局部出血或血肿形成等，应立即退针并压迫局部。

(3)胸导管损伤：多发生于左侧锁骨下静脉穿刺时，多数患者可自愈，少数需作引流或手术处理。

(4)空气栓塞：大量空气进入患者可立即致死。锁骨下静脉穿刺时，患者应置于平卧位、屏气；置管成功后及时连接输液管道；输液结束应旋紧导管塞。一旦怀疑空气进入，立即置患者于左侧卧位，以防空气栓塞。

(5)导管移位：锁骨下或其他深静脉穿刺置管后可因导管固定不妥而移位。临床表现为输液不畅或患者感觉颈、胸部酸胀不适，X 线透视可明确导管位置。静脉穿刺置管成功后必须妥善固定导管。一旦出现导管移位，应立即停止输液、拔管和作局部处理。

(6)静脉炎的护理：控制 TPN 的 pH，可以大大降低外周静脉炎的发生率。在液体中加入可的松或肝素对静脉炎有预防作用。最好 24 小时更换外周静脉输注部位，注意观察穿刺部位的情况，当出现静脉炎时，应立即停止输注，局部采用热敷，如果出现了外渗可用透明质酸局部封闭。

(7)感染：长期深静脉置管 TPN 和禁食，容易引起导管性和肠源性感染，应加强观察和预防。中心静脉导管的感染易继发于全身其他部位的感染，如泌尿道、肺部的感染，如果患者存在其他的感染，应警惕导管继发感染的可能，最好以预防为主，防止其他部位的感染。

(8)代谢紊乱。①糖代谢紊乱：在单位时间内患者输入的葡萄糖量超过人体代谢能力，或胰岛素相对不足时，患者可出现高血糖，其表现为血糖异常升高，亦可出现渗透性利尿、电解质紊乱、脱水、神志改变，甚至昏迷。护士应立即报告医师并协助处理，停止输葡萄糖溶液或含有大量糖的营养液；输入低渗或等渗氯化钠溶液，内加胰岛素，使血糖逐渐下降；应避免因血浆渗透压下降过快导致的急性脑水肿。糖代谢紊乱也可表现为可因突然停输高渗葡萄糖溶液而出现反应性低血糖。主要症状为面色苍白、四肢湿冷、脉搏加速和低血糖性休克；应立即报告医师并协助处理，推注或输注葡萄糖溶液。故肠外营养支持时，应加强临床观察和输液护理，输入速度应小于每分钟 5 mg/kg，当发现患者出现糖代谢紊乱征象时，应检测血糖值再根据结果予以相应处理。②脂肪代谢紊乱：脂肪代谢紊乱患者可发生高脂血症或脂肪超载综合征；后者表现为发热、血小板减少、溶血、急性消化道溃疡、肝脾肿大、骨骼肌肉疼痛等。发现类似症状，应立即停输注脂肪乳剂。对长期应用脂肪乳剂的患者，应定期作脂肪廓清试验以了解患者对脂肪的代谢、利用能力。通常，20％的脂肪乳剂 250 mL 需输注 4～5 小时。

(八)健康教育

因长期摄入营养不足或慢性消耗性疾病所致营养不良患者应及时到医院检查和治疗,防止严重营养不良和免疫防御能力下降。当患者出院时,若营养不良仍未完全纠正,应嘱患者继续增加饮食摄入,并定期到医院复诊。

(刘　莹)

第五节　重症肺炎

肺炎是指终末气道、肺泡和肺间质的炎症,可由病原微生物、理化因素、免疫损伤、过敏及药物所致。细菌性肺炎是最常见的肺炎,也是最常见的感染性疾病之一。

目前肺炎按患病环境分成社区获得性肺炎(community-acquired pneumonia,CAP)和医院获得性肺炎(hospital-acquired pneumonia,HAP),CAP 是指在医院外罹患的感染性肺实质炎症,包括具有明确潜伏期的病原体感染而在入院后平均潜伏期内发病的肺炎。HAP 亦称医院内肺炎(nosocomial pneumonia,NP),是指患者入院时不存在,也不处于潜伏期,而于入院 48 小时后在医院(包括老年护理院、康复院等)内发生的肺炎。HAP 还包括呼吸机相关性肺炎(ventilator associated pneumonia, VAP)和卫生保健相关性肺炎(healthcare associated pneumonia,HCAP)。CAP 和 HAP 年发病率分别为12/1 000人口和5/1 000～10/1 000住院患者,近年发病率有增加的趋势。肺炎病死率门诊肺炎患者<5%,住院患者平均为 12%,入住重症监护病房(ICU)者约 40%。发病率和病死率高的原因与社会人口老龄化、吸烟、伴有基础疾病和免疫功能低下有关,如慢性阻塞性肺疾病、心力衰竭、肿瘤、糖尿病、尿毒症、神经疾病、药瘾、嗜酒、艾滋病、久病体衰、大型手术、应用免疫抑制剂和器官移植等。此外,亦与病原体变迁、耐药菌增加、HAP 发病率增加、病原学诊断困难、不合理使用抗生素和部分人群贫困化加剧等有关。

重症肺炎至今仍无普遍认同的定义,需入住 ICU 者可认为是重症肺炎。目前一般认为,如果肺炎患者的病情严重到需要通气支持(急性呼吸衰竭、严重气体交换障碍伴高碳酸血症或持续低氧血症)、循环支持(血流动力学障碍、外周低灌注)及加强监护治疗(肺炎引起的脓毒症或基础疾病所致的其他器官功能障碍)时可称为重症肺炎。

一、病因和发病机制

正常的呼吸道免疫防御机制(支气管内黏液-纤毛运载系统、肺泡巨噬细胞等细胞防御的完整性等)使气管隆嵴以下的呼吸道保持无菌。是否发生肺炎决定于两个因素:病原体和宿主因素。如果病原体数量多,毒力强和(或)宿主呼吸道局部和全身免疫防御系统损害,即可发生肺炎。病原体可通过下列途径引起社区获得性肺炎:①空气吸入。②血行播散。③邻近感染部位蔓延。④上呼吸道定植菌的误吸。医院获得性肺炎还可通过误吸胃肠道的定植菌(胃食管反流)和通过人工气道吸入环境中的致病菌引起。病原体直接抵达下呼吸道后,滋生繁殖,引起肺泡毛细血管充血、水肿,肺泡内纤维蛋白渗出及细胞浸润。

二、诊断

(一)临床表现特点

1.社区获得性肺炎

(1)新近出现的咳嗽、咳痰或原有呼吸道疾病症状加重,并出现脓性痰,伴或不伴胸痛。

(2)发热。

(3)肺实变体征和(或)闻及湿性啰音。

(4)白细胞计数$>10\times10^9$/L 或$<4\times10^9$/L,伴或不伴细胞核左移。

(5)胸部X线检查显示片状、斑片状浸润性阴影或间质性改变,伴或不伴胸腔积液。

以上1~4项中任何1项加第5项,除外非感染性疾病可做出诊断。CAP常见病原体为肺炎链球菌、支原体、衣原体、流感嗜血杆菌和呼吸病毒(甲、乙型流感病毒、腺病毒、呼吸合胞病毒和副流感病毒)等。

2.医院获得性肺炎

住院患者X线检查出现新的或进展的肺部浸润影加上下列3个临床症候中的2个或以上可以诊断为肺炎。

(1)发热超过38 ℃。

(2)血白细胞计数增多或减少。

(3)脓性气道分泌物。

HAP的临床表现、实验室和影像学检查特异性低,应注意与肺不张、心力衰竭和肺水肿、基础疾病肺侵犯、药物性肺损伤、肺栓塞和急性呼吸窘迫综合征等相鉴别。无感染高危因素患者的常见病原体依次为肺炎链球菌、流感嗜血杆菌、金黄色葡萄球菌、大肠埃希菌、肺炎克雷伯菌等;有感染高危因素患者为金黄色葡萄球菌、铜绿假单胞菌、肠杆菌属、肺炎克雷伯菌等。

(二)重症肺炎的诊断标准

不同国家制定的重症肺炎的诊断标准有所不同,各有优缺点,但一般均注重对客观生命体征、肺部病变范围、器官灌注和氧合状态的评估,临床医师可根据具体情况选用。以下列出目前常用的几项诊断标准。

1.中华医学会呼吸病学分会2006年颁布的重症肺炎诊断标准

(1)意识障碍。

(2)呼吸频率≥30次/分。

(3)$PaO_2<8.0$ kPa(60 mmHg)、氧合指数(PaO_2/FiO_2)<40.0 kPa(300 mmHg),需行机械通气治疗。

(4)动脉收缩压<12.0 kPa(90 mmHg)。

(5)并发脓毒性休克。

(6)X线胸片显示双侧或多肺叶受累,或入院48小时内病变扩大≥50%。

(7)少尿:尿量<20 mL/h,或<80 mL/4小时,或急性肾衰竭需要透析治疗。

符合1项或以上者可诊断为重症肺炎。

2.美国感染病学会(IDSA)和美国胸科学会(ATS)2007年新修定的诊断标准

具有1项主要标准或3项或以上次要标准可认为是重症肺炎,需要入住ICU。

(1)主要标准:①需要有创通气治疗。②脓毒性休克需要血管收缩剂。

(2)次要标准：①呼吸频率≥30 次/分。② $PaO_2/FiO_2 \leq 250$。③多叶肺浸润。④意识障碍/定向障碍。⑤尿毒症(BUN≥7.14 mmol/L)。⑥白细胞减少(白细胞计数<4×10^9/L)。⑦血小板减少(血小板计数<10 万$\times10^9$/L)。⑧低体温(<36 ℃)。⑨低血压需要紧急的液体复苏。

说明：①其他指标也可认为是次要标准，包括低血糖(非糖尿病患者)、急性酒精中毒/酒精戒断、低钠血症、不能解释的代谢性酸中毒或乳酸升高、肝硬化或无脾。②需要无创通气也可等同于次要标准的①和②。③白细胞计数减少仅系感染引起。

3.英国胸科学会(BTS)2001 年制定的 CURB 标准

标准一：存在以下 4 项核心标准的 2 项或以上即可诊断为重症肺炎。①新出现的意识障碍。②尿素氮(BUN)>7 mmol/L。③呼吸频率≥30 次/分。④收缩压<12.0 kPa(90 mmHg)或舒张压≤8.0 kPa(60 mmHg)。

CURB 标准比较简单、实用，应用起来较为方便。

标准二：包括两种情况。

(1)存在以上 4 项核心标准中的 1 项且存在以下 2 项附加标准时须考虑有重症倾向。附加标准包括：① PaO_2<8.0 kPa(60 mmHg)/SaO_2<92%(任何 FiO_2)。②胸片提示双侧或多叶肺炎。

(2)不存在核心标准但存在 2 项附加标准并同时存在以下 2 项基础情况时也须考虑有重症倾向。基础情况包括：①年龄≥50 岁。②存在慢性基础疾病。

如存在标准二中(1)、(2)两种有重症倾向的情况时需结合临床进行进一步评判。在(1)情况下需至少 12 小时后进行一次再评估。

CURB-65 即改良的 CURB 标准，标准在符合下列 5 项诊断标准中的 3 项或以上时即考虑为重症肺炎，需考虑收入 ICU 治疗：①新出现的意识障碍。②BUN>7 mmol/L。③呼吸频率≥30 次/分。④收缩压<12.0 kPa(90 mmHg)或舒张压≤8.0 kPa(60 mmHg)。⑤年龄≥65岁。

(三)严重度评价

评价肺炎病情的严重程度对于决定在门诊或入院治疗甚或 ICU 治疗至关重要。肺炎临床的严重性决定于 3 个主要因素：局部炎症程度，肺部炎症的播散和全身炎症反应。除此之外，患者如有下列其他危险因素会增加肺炎的严重度和死亡危险。

1.病史

年龄>65 岁；存在基础疾病或相关因素，如慢性阻塞性肺疾病(COPD)、糖尿病、充血性心力衰竭、慢性肾功能不全、慢性肝病、一年内住过院、疑有误吸、神志异常、脾切除术后状态、长期嗜酒或营养不良。

2.体征

呼吸频率>30 次/分；脉搏≥120 次/分；血压<12.0/8.0 kPa(90/60 mmHg)；体温≥40 ℃或≤35 ℃；意识障碍；存在肺外感染病灶如败血症、脑膜炎。

3.实验室和影像学异常

白细胞计数>20×10^9/L 或<4×10^9/L，或中性粒细胞计数<1×10^9/L；呼吸空气时 PaO_2<8.0 kPa(60 mmHg)、PaO_2/FiO_2<40.0 kPa(300 mmHg)，或 $PaCO_2$>6.7 kPa(50 mmHg)；血肌酐>106 μmol/L 或 BUN>7.1 mmol/L；血红蛋白<90 g/L 或血细胞比容<30%；血清蛋白<25 g/L；败血症或弥漫性血管内凝血(DIC)的证据，如血培养阳性、代谢性酸中毒、凝血酶原

时间和部分凝血活酶时间延长、血小板计数减少；X线胸片病变累及一个肺叶以上、出现空洞、病灶迅速扩散或出现胸腔积液。

为使临床医师更精确地做出入院或门诊治疗的决策，近几年用评分方法作为定量的方法在临床上得到了广泛的应用。PORT（肺炎患者预后研究小组，pneumonia outcomes research team）评分系统（表9-6）是目前常用的评价社区获得性肺炎（community acquired pneumonia，CAP）严重度及判断是否必须住院的评价方法，也可用于预测CAP患者的病死率。其预测死亡风险分级如下。1～2级：≤70分，病死率0.1%～0.6%；3级：71～90分，病死率0.9%；4级：91～130分，病死率9.3%；5级：>130分，病死率27.0%。PORT评分系统因可以避免过度评价肺炎的严重度而被推荐使用，即其可保证一些没必要住院的患者在院外治疗。

表9-6 PORT评分系统

患者特征	分值	患者特征	分值	患者特征
年龄		脑血管疾病	10	实验室和放射学检查
男性	−10	肾脏疾病	10	pH<7.35
女性	+10	体格检查		BUN>11 mmol/L(>30 mg/dL)
住护理院		神志改变	20	Na+<130 mmol/L
并存疾病		呼吸频率>30次/分	20	葡萄糖>14 mmol/L(>250 mg/dL)
肿瘤性疾病	30	收缩血压<12.0 kPa(90 mmHg)	20	血细胞比容<30%
肝脏疾病	20	体温<35 ℃或>40 ℃	15	PaO_2<8.0 kPa(60 mmHg)
充血性心力衰竭	10	脉率>12次/分	10	胸腔积液

为避免评价CAP肺炎患者的严重度不足，可使用改良的BTS重症肺炎标准：呼吸频率≥30次/分，舒张压≤8.0 kPa(60 mmHg)，BUN>6.8 mmol/L，意识障碍。4个因素中存在两个可确定患者的死亡风险更高。此标准因简单易用，且能较准确地确定CAP的预后而被广泛应用。

临床肺部感染积分（clinical pulmonary infection score，CPIS）（表9-7）则主要用于医院获得性肺炎（hospital acquired pneumonia，HAP）包括呼吸机相关性肺炎（ventilator-associated pneumonia，VAP）的诊断和严重度判断，也可用于监测治疗效果。此积分从0～12分，积分6分时一般认为有肺炎。

表9-7 临床肺部感染积分评分表

参数	标准	分值
体温	≥36.5 ℃，≤38.4 ℃	0
	≥38.5～38.9 ℃	1
	≥39 ℃，或≤36 ℃	2
白细胞计数(×10^9)	≥4.0，≤11.0	0
	<4.0，>11.0	1
	杆状核白细胞	2

续表

参数	标准	分值
气管分泌物	<14+吸引	0
	≥14+吸引	1
	脓性分泌物	2
氧合指数(PaO_2/FiO_2)	>240 或急性呼吸窘迫综合征	0
	≤240	2
胸部 X 线	无渗出	0
	弥漫性渗出	1
	局部渗出	2
半定量气管吸出物培养(0,1+,2+,3+)	病原菌≤1+或无生长	0
	病原菌≥1+	1
	革兰染色发现与培养相同的病原菌	2

三、治疗

(一)临床监测

1.体征监测

监测重症肺炎的体征是一项简单、易行和有效的方法,患者往往有呼吸频率和心率加快、发绀、肺部病变部位湿啰音等。目前,多数指南都把呼吸频率加快(≥30 次/分)作为重症肺炎诊断的主要或次要标准。意识状态也是监测的重点,神志模糊、意识不清或昏迷提示重症肺炎可能性。

2.氧合状态和代谢监测

PaO_2、PaO_2/FiO_2、pH、混合静脉血氧分压(PvO_2)、胃张力测定、血乳酸测定等都可对患者的氧合状态进行评估。单次的动脉血气分析一般仅反映患者瞬间的氧合情况;重症患者或有病情明显变化者应进行系列血气分析或持续动脉血气监测。

3.胸部影像学监测

重症肺炎患者应进行系列 X 线胸片监测,主要目的是及时了解患者的肺部病变是进展还是好转,是否合并有胸腔积液、气胸,是否发展为肺脓肿、急性呼吸窘迫综合征(acute respiratory distress syndrome,ARDS)等。检查的频度应根据患者的病情而定,如要了解病变短期内是否增大,一般每 48 小时进行一次检查评价;如患者临床情况突然恶化(呼吸窘迫、严重低氧血症等),在不能除外合并气胸或进展至 ARDS 时,应短期内复查;而当患者病情明显好转及稳定时,一般可 10～14 天后复查。

4.血流动力学监测

重症肺炎患者常伴有脓毒症,可引起血流动力学的改变,故应密切监测患者的血压和尿量。这 2 项指标比较简单、易行,且非常可靠,应作为常规监测的指标。中心静脉压的监测可用于指导临床补液量和补液速度。部分重症肺炎患者可并发中毒性心肌炎或 ARDS,如临床上难于区分时应考虑行漂浮导管检查。

5.器官功能监测

器官功能监测包括脑功能、心功能、肾功能、胃肠功能、血液系统功能等,进行相应的血液生化和功能检查。一旦发现异常，要积极处理，注意防止多器官功能障碍综合征(multiple organ dysfunction syndrome，MODS)的发生。

6.血液监测

血液监测包括外周血白细胞计数、C反应蛋白、降钙素原、血培养等。

(二)抗生素治疗

经验性联合应用抗生素治疗重症肺炎的理论依据是联合应用能够覆盖可能的微生物并预防耐药的发生。对于铜绿假单胞菌肺炎，联用β内酰胺类和氨基糖苷类具有潜在的协同作用，优于单药治疗；然而氨基糖苷类抗生素的抗菌谱窄，毒性大，特别是对于老年患者，其肾损害的发生率比较高。临床应用氨基糖苷类时要注意其为浓度依赖性抗生素，一般要用足够剂量、提高峰药浓度以提高疗效，同时也应避免与毒性相关的谷浓度的升高。在监测药物的峰浓度时，庆大霉素和妥布霉素＞7 μg/mL，或阿米卡星＞28 μg/mL的效果较好。氨基糖苷类的另一个不足是对支气管分泌物的渗透性较差，仅能达到血药浓度的40%。此外，肺炎患者的支气管分泌物pH较低，在这种环境下许多抗生素活性都降低。因此，有时联合应用氨基糖苷类抗生素并不能增加疗效，反而增加了肾毒性。

目前对于重症肺炎，抗生素的单药治疗也已得到临床医师的重视。新的头孢菌素、碳青霉烯类、其他β内酰胺类和氟喹诺酮类抗生素由于抗菌效力强、广谱，并且耐细菌β内酰胺酶，故可用于单药治疗。即使对于重症HAP，只要不是耐多药的病原体，如铜绿假单胞菌、不动杆菌和耐甲氧西林金黄色葡萄球菌(MRSA)等，仍可考虑抗生素的单药治疗。对重症VAP有效的抗生素一般包括亚胺培南、美罗培南、头孢吡肟和哌拉西林/他唑巴坦。对于重症肺炎患者来说，临床上的初始治疗常联用多种抗生素，在获得细菌培养结果后，如果没有高度耐药的病原体就可以考虑转为针对性的单药治疗。

临床上一般认为不适合单药治疗的情况：①可能感染革兰阳性、革兰阴性菌和非典型病原体的重症CAP。②怀疑铜绿假单胞菌或肺炎克雷伯菌的菌血症。③可能是金黄色葡萄球菌和铜绿假单胞菌感染的HAP。三代头孢菌素不应用于单药治疗，因其在治疗中易诱导肠杆菌属细菌产生β内酰胺酶而导致耐药发生。

对于重症VAP患者，如果为高度耐药病原体所致的感染则联合治疗是必要的。目前有3种联合用药方案。①β内酰胺类联合氨基糖苷类：在抗铜绿假单胞菌上有协同作用，但也应注意前面提到的氨基糖苷类的毒性作用。②2个β内酰胺类联合使用：因这种用法会诱导出对两种药同时耐药的细菌，故虽然有过成功治疗的报道，仍不推荐使用。③β内酰胺类联合氟喹诺酮类：虽然没有抗菌协同作用，但也没有潜在的拮抗作用；氟喹诺酮类对呼吸道分泌物穿透性很好，对其疗效有潜在的正面影响。

对于铜绿假单胞菌所致的重症肺炎，联合治疗往往是必要的。抗假单胞菌的β内酰胺类抗生素包括青霉素类的哌拉西林、阿洛西林、氨苄西林、替卡西林、阿莫西林；第三代头孢菌素类的头孢他啶、头孢哌酮；第四代头孢菌素类的头孢吡肟；碳青霉烯类的亚胺培南、美罗培南；单酰胺类的氨曲南(可用于青霉素类过敏的患者)；β内酰胺类/β内酰胺酶抑制剂复合剂的替卡西林/克拉维酸钾、哌拉西林/他唑巴坦。其他的抗假单胞菌抗生素还有氟喹诺酮类和氨基糖苷类。

1.重症CAP的抗生素治疗

重症CAP患者的初始治疗应针对肺炎链球菌(包括耐药肺炎链球菌)、流感嗜血杆菌、军团菌和其他非典型病原体，在某些有危险因素的患者还有可能为肠道革兰阴性菌属包括铜绿假单胞菌的感染。无铜绿假单胞菌感染危险因素的 CAP 患者可使用 β 内酰胺类联合大环内酯类或氟喹诺酮类(如左氧氟沙星、加替沙星、莫西沙星等)。因目前为止还没有确立单药治疗重症 CAP 的方法,所以很难确定其安全性、有效性(特别是并发脑膜炎的肺炎)或用药剂量。可用于重症 CAP 并经验性覆盖耐药肺炎链球菌的 β 内酰胺类抗生素有头孢曲松、头孢噻肟、亚胺培南、美罗培南、头孢吡肟、氨苄西林/舒巴坦或哌拉西林/他唑巴坦。目前高达 40%的肺炎链球菌对青霉素或其他抗生素耐药,其机制不是 β 内酰胺酶介导而是青霉素结合蛋白的改变。虽然不少 β 内酰胺类和氟喹诺酮类抗生素对这些病原体有效,但对耐药肺炎链球菌肺炎并发脑膜炎的患者应使用万古霉素治疗。如果患者有假单胞菌感染的危险因素(如支气管扩张、长期使用抗生素、长期使用糖皮质激素)应联合使用抗假单胞菌抗生素并应覆盖非典型病原体,如环丙沙星加抗假单胞菌 β 内酰胺类,或抗假胞菌 β 内酰胺类加氨基糖苷类加大环内酯类或氟喹诺酮类。

临床上选取任何治疗方案都应根据当地抗生素耐药的情况、流行病学和细菌培养及实验室结果进行调整。关于抗生素的治疗疗程目前也很少有资料可供参考,应考虑感染的严重程度,菌血症、多器官功能衰竭、持续性全身炎症反应和损伤等。一般来说,根据疾病的严重程度和宿主免疫抑制的状态,肺炎链球菌肺炎疗程为 7～10 天,军团菌肺炎的疗程需要 14～21 天。ICU 的大多数治疗都是通过静脉途径的,但近期的研究表明只要病情稳定、没有发热,即使在危重患者,3 天静脉给药后亦可转为口服治疗,即序贯或转换治疗。转换为口服治疗的药物可选择氟喹诺酮类,因其生物利用度高,口服治疗也可达到同静脉给药一样的血药浓度。

由于嗜肺军团菌在重症 CAP 的相对重要性,应特别注意其的治疗方案。虽然目前有很多体外有抗军团菌活性的药物,但在治疗效果上仍缺少前瞻性、随机对照研究的资料。回顾性的资料和长期临床经验支持使用红霉素 4 g/d 治疗住院的军团菌肺炎患者。在多肺叶病变、器官功能衰竭或严重免疫抑制的患者,在治疗的前 3～5 天应加用利福平。其他大环内酯类(克拉霉素和阿奇霉素)也有效。除上述之外可供选择的药物有氟喹诺酮类(环丙沙星、左氧氟沙星、加替沙星、莫西沙星)或多西环素。氟喹诺酮类在治疗军团菌肺炎的动物模型中特别有效。

2.重症 HAP 的抗生素治疗

HAP 应根据患者的情况和最可能的病原体而采取个体化治疗。对于早发的(住院 4 天内起病者)重症肺炎患者而没有特殊病原体感染危险因素者,应针对“常见病原体”治疗。这些病原体包括肺炎链球菌、流感嗜血杆菌、甲氧西林敏感的金黄色葡萄球菌和非耐药的革兰阴性细菌。抗生素可选择第二代、第三代、第四代头孢菌素、β 内酰胺类/β 内酰胺酶抑制剂复合剂、氟喹诺酮类或联用克林霉素和氨曲南。

对于任何时间起病、有特殊病原体感染危险因素的轻中症肺炎患者,有感染“常见病原体”和其他病原体危险者,应评估危险因素来指导治疗。如果有近期腹部手术或明确的误吸史,应注意厌氧菌,可在主要抗生素基础上加用克林霉素或单用 β 内酰胺类/β 内酰胺酶抑制剂复合剂;如果患者有昏迷或有头部创伤、肾衰竭或糖尿病史,应注意金黄色葡萄球菌感染,需针对性选择有效的抗生素;如果患者起病前使用过大剂量的糖皮质激素、或近期有抗生素使用史、或长期 ICU 住院史,即使患者的 HAP 并不严重,也应经验性治疗耐药病原体。治疗方法是联用两种抗假单胞菌抗生素,如果气管抽吸物革兰染色见阳性球菌还需加用万古霉素(或可使用利奈唑胺或奎奴普丁/达福普汀)。所有的患者,特别是气管插管的 ICU 患者,经验性用药必须持续到痰培养结果出来之后。如果无铜绿假单胞菌或其他耐药革兰阴性细菌感染,则可根据药敏情况使用单一药物治疗。非耐药病原体的重症 HAP 患者可用任何以下单一药物治疗:亚胺培南、美罗培南、哌拉西林/他唑巴坦或头孢吡肟。

ICU中HAP的治疗也应根据当地抗生素敏感情况，以及当地经验和对某些抗生素的偏爱而调整。每个ICU都有它自己的微生物药敏情况，而且这种情况随时间而变化，因而有必要经常更新经验用药的策略。经验用药中另一个需要考虑的是“抗生素轮换”策略，它是指标准经验治疗过程中有意更改抗生素，使细菌暴露于不同的抗生素从而减少抗生素耐药的选择性压力，达到减少耐药病原体感染发生率的目的。“抗生素轮换”策略目前仍在研究之中，还有不少问题未能明确，包括每个用药循环应该持续多久、应用什么药物进行循环、这种方法在内科和外科患者的有效性分别有多高、循环药物是否应该针对革兰阳性细菌同时也针对革兰阴性细菌等。

在某些患者中，雾化吸入这种局部治疗可用以弥补全身用药的不足。氨基糖苷类雾化吸入可能有一定的益处，但只用于革兰阴性细菌肺炎全身治疗无效者。多黏菌素雾化吸入也可用于耐药铜绿假单胞菌的感染。

对于初始经验治疗失败的患者，应该考虑其他感染性或非感染性的诊断，包括肺曲霉感染。对持续发热并有持续或进展性肺部浸润的患者可经验性使用两性霉素B。虽然传统上应使用开放肺活检来确定其最终诊断，但临床上是否活检仍应个体化。临床上还应注意其他的非感染性肺部浸润的可能性。

(三)支持治疗

支持治疗主要包括液体补充、血流动力学、通气和营养支持，起到稳定患者状态的作用，而更直接的治疗仍需要针对患者的基础病因。流行病学证据显示，营养不良影响肺炎的发病和危重患者的预后。同样，临床资料也支持肠内营养可以预防肺炎的发生，特别是对于创伤的患者。对于严重脓毒症和多器官功能衰竭的分解代谢旺盛的重症肺炎患者，在起病48小时后应开始经肠内途径进行营养支持，一般把导管插入到空肠进行喂养以避免误吸；如果使用胃内喂养，最好是维持患者半卧体位以减少误吸的风险。

(四)胸部理疗

拍背、体位引流和振动可以促进黏痰排出的效果尚未被证实。胸部理疗广泛应用的局限在于：①其有效性未被证实，特别是不能减少患者的住院时间。②费用高，需要专人使用。③有时引起PaO_2的下降。目前的经验是胸部理疗对于脓痰过多(＞30 mL/d)或严重呼吸肌疲劳不能有效咳嗽的患者是最为有用的，如对囊性纤维化、COPD和支气管扩张的患者。

使用自动化病床的侧翻疗法，有时加以振动叩击，是一种有效地预防外科创伤及内科患者肺炎的方法，但其地位仍不确切。

(五)促进痰液排出

雾化和湿化可降低痰的黏度，因而可改善不能有效咳嗽患者的排痰，然而雾化产生的大多水蒸气都沉积在上呼吸道并引起咳嗽，一般并不影响痰的流体特性。目前很少有数据支持湿化能特异性地促进细菌清除或肺炎吸收的观点。乙酰半胱氨酸能破坏痰液的二硫键，有时也用于肺炎患者的治疗，但由于其刺激性，因而在临床应用上受到一定限制。痰中的DNA增加了痰液黏度，重组的DNA酶能裂解DNA，已证实在囊性纤维化患者中有助于改善症状和肺功能，但对肺炎患者其价值尚未被证实。支气管扩张剂也能促进黏液排出和纤毛运动频率，对COPD合并肺炎的患者有效。

四、急救护理

(一)护理目标

(1)维持生命体征稳定,降低病死率。

(2)维持呼吸道通畅,促进有效咳嗽、排痰。

(3)维持正常体温,减轻高热伴随症状,增加患者舒适感。

(4)供给足够营养和液体。

(5)预防传染和继发感染。

(二)护理措施

1.病情监护

重症肺炎患者病情危重、变化快,特别是高龄及合并严重基础疾病患者,需要严密监护病情变化,包括持续监护心电、血压、呼吸、血氧饱和度,监测意识、尿量、血气分析结果、肾功能、电解质、血糖变化。任何异常变化均应及时报告医师,早期处理。同时床边备好吸引装置、吸氧装置、气管插管和气管切开等抢救用品及抢救药物等。

2.维持呼吸功能的护理

(1)密切观察患者的呼吸情况,监护呼吸频率、节律、呼吸音、血氧饱和度。出现呼吸急促、呼吸困难,口唇、指(趾)末梢发绀,低氧血症(血氧饱和度<80%),双肺呼吸音减弱,必须及时给予鼻导管或面罩有效吸氧,根据病情变化调节氧浓度和流量。面罩呼吸机加压吸氧时,注意保持密闭,对于面颊部极度消瘦的患者,在颊部与面罩之间用脱脂棉垫衬托,避免漏气影响氧疗效果和皮肤压迫。意识清楚的患者嘱其用鼻呼吸,脱面罩间歇时间不宜过长。鼓励患者多饮水,减少张口呼吸和说话。

(2)常规及无创呼吸机加压吸氧不能改善缺氧时,采取气管插管呼吸机辅助通气。机械通气需要患者较好的配合,事先向患者简明讲解呼吸机原理、保持自主呼吸与呼吸机同步的配合方法、注意事项等。指导患者使用简单的身体语言表达需要,如用动腿、眨眼、动手指表示口渴、翻身、不适等或写字表达。机械通气期间严格做好护理,每天更换呼吸管道,浸泡消毒后再用环氧乙烷灭菌;严格按无菌技术操作规程吸痰。护理操作特别是给患者翻身时,注意呼吸机管道水平面保持一定倾斜度,使其低于患者呼吸道,集水瓶应在呼吸环路的最低位,并及时检查倾倒管道内、集水瓶内冷凝水,避免其反流入气道。根据症状、血气分析、血氧饱和度调整吸入氧浓度,力求在最低氧浓度下达到最佳的氧疗效果,争取尽快撤除呼吸机。

(3)保持呼吸道通畅,及时清除呼吸道分泌物。①遵医嘱给予雾化吸入每天 2 次,有效湿化呼吸道。正确使用雾化吸入,雾化液用生理盐水配制,温度在 35 ℃左右。使喷雾器保持竖直向上,并根据患者的姿势调整角度和位置,吸入过程护士必须在场严密观察病情,如出现呼吸困难、口周发绀,应停止吸入,立即吸痰、吸氧,不能缓解时通知医师。症状缓解后继续吸入。每次雾化后,协助患者翻身、拍背。拍背时五指并拢成空心掌,由上而下,由外向内,有节律地轻拍背部。通过振动,使小气道分泌物松动易于进入较大气道,有利于排痰及改善肺通、换气功能。每次治疗结束后,雾化器内余液应全部倾倒,重新更换灭菌蒸馏水;雾化器连接管及面罩用0.5%三氯异氰尿酸(健之素)消毒液浸泡 30 分钟,用清水冲净后晾干备用。②指导患者定时有效咳嗽,病情允许时使患者取坐位,先深呼吸,轻咳数次将痰液集中后,用力咳出,也可促使肺膨胀。协助患者勤翻身,改变体位,每 2 小时拍背体疗 1 次。对呼吸无力、衰竭的患者,用手指压在胸骨切迹上方刺激气管，促使患者咳嗽排痰。③老年人、衰弱的患者，咳嗽反射受抑制者，呼吸防御机制受损，不能有效地将呼吸道分泌物排出时，应按需要吸痰。用一次性吸痰管，检查导管通畅后，在无负压情况下将吸痰管轻轻插入 10～15 cm，退出 1～2 cm，以便游离导管尖端，然后打开负压，边旋转边退出。有黏液或分泌物处稍停。每次吸痰时间应少于 15 秒。吸痰时，同一根吸痰管应先吸气道内分泌物，再吸鼻腔内分泌物，不能重复进入气道。

(4)研究表明，患者俯卧位发生吸入性肺炎的概率比左侧卧位和仰卧位患者低，定时帮助患者取该体位。进食时抬高床头 30°～45°，减少胃液反流误吸机会。

3.合并感染性休克的护理

发生休克时，患者取去枕平卧位，下肢抬高 20°～30°，增加回心血量和脑部血流量。保持静脉通道畅通，积极补充血容量，根据心功能、皮肤弹性、血压、脉搏、尿量及中心静脉压情况调节输液速度，防止肺水肿。加强抗感染，使用血管活性药物时，用药浓度、单位时间用量严格遵医嘱，动态观察病情，及时反馈，为治疗方案的调整提供依据。体温不升者给予棉被保暖，避免使用热水袋、电热毯等加温措施。

4.合并急性肾衰竭的护理

少尿期准确记录出入量，留置导尿管，记录每小时尿量，严密观察肾功能及电解质变化，根据医嘱严格控制补液量及补液速度。高血钾是急性肾衰竭患者常见死亡原因之一，此期避免摄入含钾高的食物；多尿期应注意补充水分，保持水、电解质平衡。尿量＜20 mL/h 或＜80 mL/24 小时的急性肾衰竭者需要血液透析治疗。

5.发热的护理

高热时帮助降低体温，减轻高热伴随症状，增加患者舒适感。每 2 小时监测体温 1 次。密切观察发热规律、特点及伴随症状，及时报告医师对症处理；寒战时注意保暖，高热给予物理降温，冷毛巾敷前额，冰袋置于腋下、腹股沟等处，或温水、酒精擦浴。物理降温效果差时，遵医嘱给予退热剂。降温期间要注意随时更换汗湿的衣被，防止受凉，鼓励患者多饮水，保证机体需要，防止肾血流灌注不足，诱发急性肾功能不全。加强口腔护理。

6.预防传染及继发感染

(1)采取呼吸道隔离措施，切断传播途径。单人单室，避免交叉感染。严格遵守各种消毒、隔离制度及无菌技术操作规程，医护人员操作前后应洗手，特别是接触呼吸道分泌物和护理气管切开、插管患者前后要彻底流水洗手，并采取戴口罩、手套等隔离手段。开窗通风保持病房空气流通，每天定时紫外线空气消毒 30～60 分钟，加强病房内物品的消毒，所有医疗器械和物品特别是呼吸治疗器械定时严格消毒、灭菌。控制陪护及探视人员流动，实行无陪人管理。对特殊感染、耐药菌株感染及易感人群应严格隔离，及时通报。

(2)加强呼吸道管理。气管切开患者更换内套管前，必须充分吸引气囊周围分泌物，以免含菌的渗出液漏入呼吸道诱发肺炎。患者取半坐位以减少误吸危险。尽可能缩短人工气道留置和机械通气时间。

(3)患者分泌物、痰液存放于黄色医疗垃圾袋中焚烧处理，定期将呼吸机集水瓶内液体倒入装有0.5%健之素消毒液的容器中集中消毒处理。

7.营养支持治疗的护理

营养支持是重要的辅助治疗。重症肺炎患者防御功能减退，体温升高使代谢率增加，机体需要增加免疫球蛋白、补体、内脏蛋白的合成，支持巨噬细胞、淋巴细胞活力及酶活性。提供重症肺炎患者高蛋白、高热量、富含维生素、易消化的流质或半流质饮食，尽量符合患者口味，少食多餐。有时需要鼻饲营养液，必要时胃肠外应用免疫调节剂，如免疫球蛋白、血浆、清蛋白和氨基酸等营养物质以提高抵抗力，增强抗感染效果。

8.舒适护理

为保证患者舒适，重视做好基础护理。重症肺炎急性期患者要卧床休息，安排好治疗、护理时间，尽量减少打扰，保证休息。帮助患者维持舒服的治疗体位。保持病室清洁、安静，空气新鲜。室温保持在22～24 ℃，使用空气湿化器保持空气相对湿度为 60%～70%。保持床铺干燥、平整。保持口腔清洁。

9.采集痰标本的护理干预

痰标本是最常用的下呼吸道病原学标本，其检验结果是选择抗生素治疗的确切依据，正确采集痰标本非常重要。准确的采样是经气管采集法，但患者有一定痛苦，不易被接受。临床一般采用自然咳痰法。采集痰标本应注意必须在抗生素治疗前采集新鲜、深咳后的痰，迅速送检，避免标本受到口咽处正常细菌群的污染，以保证细菌培养结果准确性。具体方法是嘱患者先将唾液吐出、漱口，并指导或辅助患者深吸气后咳嗽，咳出肺部深处痰液，留取标本。收集痰液后应在30 分钟内送检。经气管插管收集痰标本时，可使用一次性痰液收集器。用无菌镊夹持吸痰管插入气管深部，注意勿污染吸痰管。留痰过程注意无菌操作。

10.心理护理

评估患者的心理状态，采取有针对性的护理。患者病情重，呼吸困难、发热、咳嗽等明显不适，导致患者烦躁和恐惧，加压通气、气管插管、机械通气患者尤其明显，上述情绪加重呼吸困难。护士要鼓励患者倾诉，多与其交流，语言交流困难时，用文字或体态语言主动沟通，尽量消除其紧张恐惧心理。了解患者的经济状况及家庭成员情况，帮助患者寻求更多支持和帮助。及时向患者及家属解释，介绍病情和治疗方案，使其信任和理解治疗、护理的作用，增加安全感，保持情绪稳定。

11.健康教育

出院前指导患者坚持呼吸功能锻炼，做深呼吸运动，增强体质。减少去公共场所的次数，预防感冒。上呼吸道感染急性期外出戴口罩。居室保持良好的通风，保持空气清新。均衡膳食，增加机体抵抗力，戒烟，避免劳累。

（刘　莹）

第六节　重症烧伤

烧伤主要是指热力、化学物质、电能、放射线等引起的皮肤、黏膜、甚至深部组织的损害。其中以皮肤热力烧伤(如火焰、开水等)最为多见。据统计，每年因意外伤害造成的死亡人数，烧伤仅次于交通事故，排在第 2 位，并且在交通事故伤害中也有大量患者合并有烧伤。中国烧伤年发病率为 1.5%～2%，即每年约有 2 000 万人会遭受不同程度烧伤，其中约 5%的烧伤患者需要住院治疗。在美国，烧伤是继交通伤、跌落伤、中毒之后的第 4 位导致死亡的意外伤害，每年可致4 000 人死亡，其中大约 1 000 人是 15 岁以下的儿童。烧伤对健康的危害既包括生理上的，也包括心理上的。

随着烧伤病理生理学的研究进展，人们已清楚地认识到，烧伤组织不单只是因为热力或其他理化因素直接损伤皮肤所造成，皮肤损伤后的继发性炎症反应和创面血液循环障碍均可加重组织的损伤程度，其他系统或器官的损害与烧伤创面的病理状态也有密切关系。因为皮肤是身体最大的器官，一旦遭到严重烧伤，就会使它重要的保护身体内环境稳定的功能受到破坏或丧失，并将导致人体发生一系列“应激”反应，产生全身免疫、代谢、病理生理、生物化学等一系列复杂的改变，进而造成全身各个脏器和系统不同程度的功能、代谢和形态上的变化，从而引起烧伤患者出现诸如感染、休克、多器官功能不全等严重并发症，危及生命。所以，严重烧伤不单纯是一种局部的损伤，而是一种全身性疾病。

一、烧伤早期的监测与处理

(一)现场急救与转送

烧伤后急救是否及时，转送是否得当，对减轻受伤程度、减轻患者痛苦、降低伤后并发症和病死率都具有十分重要的意义。

(1)现场急救的关键是迅速排除致伤因素。中、小面积烧伤，特别是头、面及四肢烧伤，创面用大量冷水冲洗、冷敷或浸泡，需持续30～60分钟，以取出后不痛或稍痛为止，而后用清洁敷料包扎，尽量减轻继发性损伤。大面积烧伤，一般趋向采用暴露。

(2)严重烧伤患者，如有心搏、呼吸骤停者，应立即给予有效的胸外心脏按压和人工呼吸。早期复苏需遵循CAB方案，C为循环支持(circulation)；A为开放气道(airway)；B为呼吸支持(breathing)。

(3)患者经急救后应迅速地转送到就近医院，尽量避免长途转运及反复搬动。转运过程中应注意保持呼吸道通畅，注意观察神志、脉搏、呼吸及尿量等情况。

(二)入院后的紧急处理

1.生命体征监测

患者入病室后迅速给予心电、血氧、血压等基本生命体征监测，以了解患者状态。注意应尽量避开烧伤部位。

2.扼要询问病史

了解致伤原因、时间，了解患者其他病史。迅速判断伤情，初步估计烧伤面积及深度，评估有无吸入性损伤、重度呼吸困难、休克及其他严重并发症，快速给予初步救治方案。

3.迅速建立人工气道

凡中度以上吸入性损伤、颈或胸部有环形焦痂，或头面部严重烧伤等，引起呼吸困难者，应立即建立人工气道，如气管内插管术或气管切开术等，并给予持续吸入湿化的氧气。注意，进行气管内插管时，不要将插管剪得太短，应在口外面留一段距离，因为会有面部和嘴唇的进展性肿胀。

4.建立有效的静脉通路

重度烧伤患者需长期维持补液，因而应用周围静脉应该有计划，必要时给予中心静脉穿刺术，两者均应在没有烧伤的部位，保证输液通畅、及时。

5.及时处理合并伤

特别是颅脑、胸、腹及四肢的创伤，应及时请相应科室的医师会诊，给予恰当处理。注意防治破伤风，必要时给予注射破伤风抗毒素。对于烦躁不安而易引起进行性损伤者，除了快速补液吸氧外，可给予注射止痛镇静剂。

6.整理床单位

除掉烧焦的脏衣物，注意动作要轻柔，必要时与家属沟通，经其同意后剪开衣物，以防止造成创面进行性损伤。使患者躺于清洁消毒的床单上，创面周围的毛发应剃掉，可用床上支架盖上清洁消毒的被单进行保暖。

7.进一步处理

对患者烧伤前后情况进行详细询问，对烧伤严重程度做准确判断，尽快制订进一步的治疗护理方案。补液要快速，防治休克。遵医嘱留置尿管，注意尿液的色、质、量，遵医嘱做尿常规检查，并准确记录每小时尿量。遵医嘱留置胃管，持续胃肠减压，以防止呕吐或误吸，注意观察胃液的色、质、量。记录每小时及24 小时液体出入量。所有的插管和置管操作均应在早期进行，因为在烧伤后 24 小时内患者会出现严重的毛细血管渗出，进而严重水肿，导致操作困难。

8.早期清创术

目的在于祛除异物，清洁创面，防止感染，减轻疼痛，为创面愈合打好基础。清创应根据患者全身情况，在没有并发伤的情况下进行，尽量争取在伤后 6～8 小时内进行清创。剃除烧伤部位及其附近毛发，对于手或足的烧伤，应剪掉指(趾)甲。大多数火焰和热液烧伤的创面污染较轻，只需用无菌纱布或无菌棉球蘸取适量 0.9%氯化钠溶液轻轻擦拭便可除去污物。烧伤创面若布满未燃尽的衣物或泥沙等时，可先用0.9%氯化钠溶液适当冲洗，再用无菌纱布擦拭。创面被沥青、油渍等污染时，先用松节油或汽油擦洗，然后再酌情按上述处理。化学烧伤时，应立即使用流动水冲洗创面，冲洗时间应相对较长，以减轻化学物质中毒，并能阻止化学物质对皮肤继续损害。

9.实验室检查

根据创面分泌物的细菌培养和药敏试验结果，选择敏感抗生素。

二、烧伤休克的监测与处理

(一)一般监测

1.精神状态

烦躁不安是较早出现的症状之一，除因创面疼痛外，主要是由于血容量不足而引起脑缺氧。当循环系统功能正常，脑血流灌注良好的时候，患者神志清醒，安静合作；当脑组织灌注不良的时候，大脑缺血缺氧，患者会出现烦躁不安、不能合作，继续发展，严重者则会出现表情淡漠、反应迟钝、谵妄、意识模糊，甚至昏迷。不要片面强调镇静止痛剂的使用，在给予患者镇痛、镇静剂难以起效后，应优先考虑快速补液，预防烧伤休克。因为一氧化碳中毒和脑水肿等均可表现出脑缺氧的症状，所以同时也一定要保持呼吸道通畅和给予吸氧。患者若有比较严重的吸入性损伤，应尽早行气管切开术，防止呼吸道梗阻造成缺氧。

2.口渴

口渴是休克时胃肠道的一种反应，是烧伤休克早期较多见的临床表现之一，经补液治疗后，仍会难以消除。与细胞内、外渗透压变化及脱水对中枢神经造成影响有关。也可能与血浆渗透压变化、血容量不足，刺激下丘脑视上核侧面的口渴中枢有关。脱水时，口咽部黏膜唾液分泌减少，也可有口渴感。口渴具体发生机制尚不明确，出现后多不易缓解，甚至补足液体后也不能完全消除，因此我们不能把口渴作为补液指标，不然容易导致补液过量。烧伤越重，烦渴越明显。由于胃肠道功能减退，不能随意口服补液，否则可能发生急性胃扩张，况且这种口渴也多不会因喝水而减轻。更不能给患者无节制地喝水，以免造成水中毒。

3.心率和脉搏增快

烧伤早期血容量不足时，在动脉收缩压降低之前可出现心率增快，以维持心排血量，这种现象可作为早期诊断休克的征象之一。严重烧伤患者心率可超过 120 次/分，小儿心率会在 140 次/分左右。若心率超过 150 次/分，心肌耗氧量增加，心室舒张期缩短，将引起冠状动脉灌流量减少和心肌供血不足，而使心肌收缩力减弱，使心排血量减少。

4.血压的变化

低血压是诊断休克的重要指标，但并非早期且敏感的指标，在判断病情时，还应综合分析。烧伤早期血压可以正常或升高，脉压减小，表示休克代偿期。若血压明显降低，表示休克失代偿期。患者表现心率增快、收缩压正常或增高，但脉压缩小时，应警惕是否发生休克，尽快采取措施预防休克。通常收缩压小于 12.0 kPa(90 mmHg)、脉压小于 2.7 kPa(20 mmHg)是休克存在的表现；血压回升、脉压增大是休克好转的征象。成人血压应维持收缩压在 12.0 kPa(90 mmHg)以上，小儿的血压应维持在收缩压＝年龄×2＋80(mmHg)，脉压＞3.3 kPa(25 mmHg)。四肢有严重烧伤而肿胀时，准确监测血压有困难，多靠其他指标观察。

5.尿量减少

肾脏是休克发展过程中受神经内分泌影响较大的脏器之一，临床上尿量被视为组织血液灌流状况和休克严重程度的敏感指标之一，一般重症监护病房记录每小时尿量。严重烧伤时，早期会出现少尿或无尿，因为血容量不足时肾脏血流量减少，肾小球滤过率降低；大面积烧伤四肢肿胀，入院后正常血压无法准确测量，应及时留置尿管，准确记录每小时尿量，这对观察全身血容量充足与否具有重要意义。一般尿量需维持在每小时 0.5～1.0 mL/kg，或成人每小时尿量 30～50 mL。特殊情况除外，如大面积深度烧伤或严重电烧伤有血红蛋白或肌红蛋白尿者，化学烧伤伴化学中毒者，每小时尿量应维持在 1.0～2.0 mL/kg，或成人每小时尿量 50～100 mL，这将有利于排出游离血红蛋白和肌红蛋白，以防阻塞肾小管，加速有毒物质的排除，有利于保护肾脏功能。伴有较重吸入性损伤、脑水肿、颅脑损伤或心肺负荷功能较低的患者，如老年人，应把尿量控制在标准水平以下，排除尿液引流不畅的因素后，不应根据尿少而盲目加大补液量，否则易发生补液过量、心力衰竭、肺水肿或脑水肿等。收缩压＞12.0 kPa(90 mmHg)，且肾功能正常，尿量在每小时 30 mL 以上时，说明休克已得到纠正。尿量小于每小时 25 mL，尿比重增加者，表明仍然存在肾脏血管收缩，肾脏供血不足；血压正常、尿少、比重偏低者，提示有肾衰竭的可能。

6.末梢循环不良

末梢循环情况是反映体表灌流情况的标志。烧伤早期，若血容量不足，会导致组织血液灌注不良，而使正常皮肤黏膜的色泽苍白，甲床颜色亦变白，皮肤温度降低，肢体远端甚至发凉，表浅静脉不充盈，静脉穿刺困难，休克严重时，皮肤会出现发绀。大面积烧伤时肢体皮肤遭毁损，加之体液渗出、皮肤肿胀，通常很难观察末梢循环真实的变化情况。

7.胃肠反应

烧伤早期因中枢神经系统缺氧、输液过多、脑水肿、胃肠缺血等原因，易出现恶心、呕吐。多见于饱食后的烧伤患者或休克期胃肠功能降低而进食者，其呕吐物为胃内容物，呕吐量大者可能伴有急性胃扩张；若合并急性胃肠黏膜糜烂时，呕吐物为咖啡色或血性，出血量较多时可见柏油样便或鲜红色血便。烧伤休克时，胃肠缺血发生较早，持续时间长，容易造成胃肠黏膜蠕动功能障碍。另外，呕吐及较多的创面渗出，易导致低钾血症，而引起麻痹性肠梗阻。

(二)其他监测

1.血细胞比容和血红蛋白

血细胞比容和血红蛋白可反映血液浓缩程度,指导调整补液计划。也可反映失血程度,必要时给予输血。一般在烧伤后第一个24小时内不需要输血,除非需要进行焦痂切除术。

2.离子浓度测定

钾、钠、钙、氯等离子测定,以便及时调整电解质平衡,维持血浆渗透压。

3.动脉血气分析

方便掌握酸碱平衡情况,进而帮助对休克程度和呼吸功能进行有效判断。

4.中心静脉压(CVP)

CVP代表右心房或胸腔段上下腔静脉压力的变化,反映全身血容量与右心功能的关系。CVP的正常值为0.5～1.2 kPa(5～12 cmH_2O)。当CVP<0.5 kPa(5 cmH_2O)时,表示血容量不足;CVP>1.5 kPa(15 cmH_2O)时,常可表示心功能不全、静脉血管过度收缩或肺循环阻力增高;CVP>2.0 kPa(20 cmH_2O)时,表示发生充血性心力衰竭。

5.动脉血乳酸盐测定

休克患者组织灌注不良会引起无氧代谢和高乳酸血症,另外,大面积烧伤损害线粒体(产生ATP的细胞器),会导致代谢性酸中毒,动脉血乳酸监测有助于评估休克及复苏的变化趋势。

6.弥散性血管内凝血的检测

对疑有弥散性血管内凝血(DIC)的患者,应对血小板数量和质量及凝血因子的消耗程度进行测定,并测定反映纤溶活性的多项指标。结合临床上休克及微血管栓塞的症状和出血倾向,下列5项中有3项以上异常,可诊断DIC。

(1)血小板数<80×10^9/L。

(2)凝血酶原时间较对照组延长3秒以上。

(3)血浆纤维蛋白原<1.5 g/L或进行性降低。

(4)血浆鱼精蛋白副凝(3P)试验阳性。

(5)血涂片中破碎的红细胞>2%。

(三)烧伤休克的处理

1.静脉补液

静脉补液是治疗烧伤休克的最佳措施,应及时建立静脉通路,保证补液通畅。以下为国内常用的烧伤补液公式,烧伤后的第1个24小时补液量(mL)＝Ⅱ、Ⅲ度烧伤面积(%)×体重(kg)×1.5(胶体液和晶体液)＋(2 000～3 000)mL(基础水分)。胶体液和晶体液一般按1∶2比例分配;如果Ⅱ度烧伤面积>70%或Ⅲ度烧伤面积>50%,胶体液和晶体液可按1∶1的比例补给。烧伤后6～8小时内先补给所估算补液总量的半量,烧伤后第2和第3个8小时各补给总量的1/4。第2个24小时补液量:胶体液和晶体液的补充量为第1个24小时实际补液量的半量,基础水分不变。晶体液首选平衡盐,包括碳酸氢钠、氯化钾、0.9%氯化钠溶液等。胶体液以血浆为主,辅以全血、人体清蛋白等。水分补给以5%葡萄糖溶液最适宜。休克复苏常用液体的作用如下。

(1)晶体溶液。补充细胞外液,短时间内有显著扩充血容量的作用。①0.9%氯化钠溶液:维持血浆晶体渗透压,但易致高氯性酸中毒。可按2∶1的比例静脉滴注1.25%的碳酸氢钠液,以防治高氯性酸中毒。②平衡盐液:成分及渗透压和血浆近似,大量输入也不会引起高氯性酸中毒。③碳酸氢钠溶液:休克常合并代谢性酸中毒,静脉滴注碳酸氢钠可纠正酸中毒;对大面积烧伤或电击伤出现血红蛋白尿的患者,用碳酸氢钠可使尿液碱化,避免血红蛋白沉积于肾小管而造成肾脏损害。

(2)水分。用5%～10%的葡萄糖溶液作为基础水分补充,成人每天2 000～3 000 mL,遇有体温过高、气管切开、腹泻等情况时,可酌情增加补充水分。

(3)胶体液。包括血浆、清蛋白、血浆代用品和全血等。①血浆:烧伤后渗出的水肿液和水疱液的蛋白浓度约为血浆的一半,电解质浓度与血浆相近。研究证实目前用于烧伤休克复苏的胶体液中血浆是比较理想的。但在毛细血管通透性增高的情况下,输注血浆虽能使渗出的蛋白得以补充,但同时血浆又进入了组织间隙,使第三间隙扩大,使水肿液的胶体渗透压增高,将使组织间水肿液的回收缓慢,肿胀持久不退。所以,目前烧伤休克补液治疗时,特别是烧伤后第1个24小时内,是否要补充大量胶体液尚有争议。②人体清蛋白:作用同血浆,其升高血浆蛋白和增强胶体渗透压的作用高于血浆。③血浆代用品:如低分子右旋糖苷,优点是能维持胶体渗透压,改善微循环,缺点是扩容时间较短(约3小时)。羟乙基淀粉40氯化钠注射液,作用同右旋糖酐。④全血:烧伤后低血容量休克主要是血浆成分丢失。大面积深度烧伤或高压电烧伤的患者,除血浆丢失外,还伴有红细胞大量破坏,如凝固和溶血均会导致红细胞丢失;但由于烧伤后体液渗出,致使血液浓缩,所以休克期并不是必须补充全血,可在补充晶体溶液后根据化验检查适当补充全血。

在英国,常用Muir Barclay(或Mount Vernon)补液法指导补液,即将烧伤后第1个36小时(注意不是入院后第1个36小时)分为6个时段:4小时、4小时、4小时、6小时、6小时、12小时,每隔1个时间段,应当给予患者5%的血清蛋白溶液静脉滴注,速度为每小时1.5～2 mL/kg,每1个时间段末期检测血细胞比容,并重新评估患者血管内液体状态,以作出调整。血细胞比容的值约为0.35时既可以保证氧气携带率,又不会增加血液黏度。

烧伤患者在复苏后通常是高动力的血液循环,心排血量增加,在烧伤后的第1个48小时内或较晚时可能迅速出现休克。

2.口服补液

大面积烧伤患者易发生休克,且胃肠功能较差,经口大量补液一定会加重胃肠道的负担,引起急性胃扩张,或容易因呕吐而发生误吸。烧伤不是很严重的患者,如成人Ⅱ度烧伤面积20%以下,小儿Ⅱ度烧伤面积10%以下(非头面部烧伤),在静脉补液有困难时,也可酌情给予正常饮食及根据需要喝含盐饮料。临床多配制烧伤饮料,即碳酸氢钠0.15 g,氯化钠0.3 g,糖适量,加水至100 mL。另一种含盐饮料为每100 mL开水中加氯化钠0.4 g。按伤情适量、间断、有计划服用。口服补液的注意事项。

(1)应服含盐饮料,不要单纯白开水,以防水中毒。

(2)少量多次饮用,每次不超过200 mL。

(3)呕吐、胃潴留的患者不宜口服补液。

(4)做好计划和记录,严密观察血容量不足的表现。

3.吸氧

吸氧是烧伤早期治疗的一个重要措施,可以改善血氧分压,益于组织修复。对疑有一氧化碳中毒的患者,CO与血红蛋白的亲和力约为氧气的300倍,应当给患者高浓度、高流量的持续氧气吸入,直到碳氧血红蛋白(COHb)水平降到10%以下。

4.纠正酸碱平衡紊乱

烧伤休克期在乏氧条件下，酸性代谢产物增多、肾脏氢离子排出减少、胃肠道或肾脏丢失碳酸氢根离子过多等均可引起代谢性酸中毒。烧伤后常见的吸入性损伤，呕吐而致误吸，应用镇静或麻醉剂引起呼吸中枢抑制及胸部焦痂等损伤，均影响通气功能，而致呼吸性酸中毒。休克患者多有不同程度的酸中毒，可适当给予碱性药物，纠正酸中毒，改善组织血液灌注，另外前面提到，对大面积烧伤或电击伤伴有血红蛋白尿者，应用碱性药物还能碱化尿液，保护肾脏功能。应用碱性药物时，应该有明显代谢性酸中毒的指征，并且在通气状况良好的情况下使用。无严重的代谢性酸中毒时，多输注1.25%碳酸氢钠液，即5%的碳酸氢钠125 mL加0.9%氯化钠溶液375 mL静脉滴注。烧伤后胃肠道功能紊乱，呕吐和胃肠减压丢失胃液，利尿治疗，使用大量青霉素，均可使碳酸氢根浓度升高而导致代谢性碱中毒。烧伤后，由于紧张、疼痛等不适而引起主动通气过度，又可导致呼吸性碱中毒。治疗休克的同时，上述情况均应注意防治。

5.镇静、止痛

烧伤后剧烈的疼痛会加重应激反应，适当给予镇静、止痛可使患者平静休息，减少全身能量消耗，改善休克状况。可口服解热消炎止痛药，如布洛芬、双氯芬酸等；麻醉性镇痛药，如吗啡、哌替啶等；催眠镇静药物，如地西泮、苯巴比妥等。亦可选用冬眠药物。如需使用肌松剂，在烧伤头几个小时内应禁忌使用去极化肌松剂，如琥珀胆碱，因为它们可以加重高钾血症，应代替使用非去极化药物，如阿曲库铵、维库溴铵等。

6.抗生素的应用

感染作为烧伤休克并发症的同时也会导致难治性休克，故应防治烧伤感染。根据细菌培养及药敏试验结果联合应用广谱抗生素，对防治休克有重要意义。

7.合理应用血管活性药物

血管活性药物包括缩血管药物和扩血管药物，合理应用血管活性药物能使微循环状况得以改善。当血压显著降低，短期内又无法输液扩容者，考虑使用缩血管活性药物；对于充分扩容后，仍有皮肤湿冷、苍白、尿少及意识障碍等所谓冷休克表现者，应伺机选用扩血管药物，以改善微循环和增强组织灌注。多巴胺小剂量(小于每分钟10 μg/kg)可使心肌收缩力增强，并使肾脏和胃肠道等内脏器官血供提高；大剂量(大于每分钟15 μg/kg)会表现为α受体作用，使外周血管阻力增加。

8.保护、改善重要脏器功能

(1)密切注意肺功能变化：中、重度吸入性损伤者，应尽早行气管切开，并给以雾化吸入。必要时呼吸机辅助呼吸。

(2)增强心肌收缩力，增加心排血量：选用毛花苷C 0.4 mg，烧伤后第一个24小时内给药1.2 mg，达到饱和量以后每天维持量为0.4 mg。也可选用多巴酚丁胺。

(3)少尿或无尿：鉴别是由于血容量不足还是肾脏因素。尿少，尿比重高，是因血容量或水分不足，应该输入水分或补充血容量；尿少，尿比重低，是因肾脏皮质缺血，肾脏髓质有血液循环，应输入呋塞米、利尿合剂及溶质性利尿剂等，同时输注胶体。利尿合剂配方为10%葡萄糖液500 mL内加氨茶碱0.25 g、咖啡因0.5 g、普鲁卡因1.0 g、维生素C 3.0 g，成人每次250～500 mL静脉快速滴入。溶质性利尿剂有20%甘露醇，用量为0.5～1 g/kg，24小时内达4 g/kg。经上述处理后，尿量仍不增加，则可能出现急性肾衰竭。烧伤2～5天后，毛细血管渗漏通常会减慢，患者进入利尿期，大量组织间液重吸收进入血管并通过肾脏排出，这种自发的利尿通常很大量，在这一时间，应当减少液体和钠的输入，但必须注意血管内液体衰竭和电解质紊乱的观察。

(4)血红蛋白尿、肌红蛋白尿：主要是红细胞大量破坏或肌肉大量坏死，使血红蛋白或肌红蛋白游离血浆中，它们能刺激肾血管痉挛，并在酸性环境下沉淀阻塞肾小管，临床上表现为酱油色尿，颜色越深，表示其程度越重。处理原则为增加补液量，使尿液维持在 100 mL/h 以上；给予溶质性利尿剂；给予碱性药物，碱化尿液。

三、烧伤感染的监测与处理

(一)一般监测

1.创面感染的肉眼监测

正常烧伤创面分泌物为淡黄色血浆样、没有异味或有轻微血腥味。一旦创面分泌物的颜色、气味和量发生变化则表明可能发生了创面感染。不同的细菌感染会产生不同的变化。金黄色葡萄球菌感染为黏稠的淡黄色分泌物；溶血性链球菌感染为稀薄的浅咖啡色分泌物；铜绿假单胞菌感染为黏稠并有甜腥气味的绿色或黄绿色分泌物；厌氧菌感染可以嗅到粪臭味；大肠埃希菌感染分泌物黏稠混浊；革兰阴性杆菌感染创面常出现暗灰或黑色的坏死斑。还可从以下几方面观察。

(1)创面加深或创面延迟愈合，多由于细菌侵犯深层血管而导致组织缺血坏死，使创面加深，创面延迟愈合。

(2)焦痂潮解、脱落，表示有局部感染的发生。

(3)痂皮或焦痂创面上出现灰白斑点，多表明真菌感染。斑点向创面迅速发展，融合成片状的绒毛状物，表面色泽逐渐明显，呈淡绿色、淡黄色、灰白色或褐色，数天后创面上出现一层薄粉状物。

(4)痂皮下出现脓液或脓肿。金黄色葡萄球菌感染时痂皮下可发生脓肿，若痂皮下脓肿为绿色有甜腥气味的脓液时多为铜绿假单胞菌感染。

(5)肉芽组织水肿、红肿或坏死。金黄色葡萄球菌或真菌的感染都会使肉芽组织坏死。而铜绿假单胞菌感染肉芽创面上可使其再度坏死。

(6)创面周围出现红肿、出血点或坏死斑。溶血性链球菌感染创面边缘多会出现明显的炎症反应。

2.创面感染的实验室检查

(1)血常规变化：烧伤后通常白细胞会反应性升高，而重症感染时白细胞反而下降。因为存在特殊人群，如老年人，白细胞反应不敏感，所以血常规变化仅供参考。

(2)创面分泌物细菌培养及药敏测定：这是最可靠的诊断感染的办法。

(3)活体组织检查：切除创面下或其周围正常组织，做细菌培养和病理切片，是检查深部组织感染的最好办法。但烧伤创面感染通常是多灶性感染，所以此法有一定的局限性。

3.败血症的监测

由于烧伤创面存在大量变性与坏死组织，细菌定植常常不可避免，当细菌局限于创面渗出液或坏死组织时，对全身的影响较小，但如果侵入到邻近活组织并达到一定菌量时，则会出现全身症状。早期败血症的菌种与当时创面的菌种有时不尽相同，都为肠道常驻菌种。因此肠源性感染也是引起败血症的途径之一。大面积烧伤患者由于长时间静脉输血输液，静脉炎时有发现，化脓性血栓性静脉炎也常是全身性感染的病灶。Ⅲ度烧伤致肌肉坏死、环状焦痂致进行性肌肉缺血坏死、电烧伤致深部肌肉坏死、烧伤合并有挤压伤、血管栓塞继发肌肉坏死等各种原因所致肌肉坏死都很容易诱发感染，甚至会发生气性坏疽威胁患者的生命。吸入性损伤导致不同程度的呼吸道充血、水肿及气管内黏膜坏死脱落会使呼吸道发生感染，成为感染源，而易引起败血症。输液、输血污染，气管切开后呼吸道管理不当所致感染，留置导尿管引起逆行感染，喂食、呕吐引起误吸所致的呼吸道感染等都不可忽视。败血症的临床症状如下。

(1)感染中毒症状：大多起病急，先畏寒或寒战，继而高热，热型不定；体弱者、重症营养不良者和小婴儿可无发热，甚至体温可低于正常。烦躁不安或精神萎靡，严重者颜面青灰或苍白，神志不清。四肢末梢厥冷，心率加快，呼吸急促，血压下降，婴幼儿还会出现黄疸。

(2)皮肤损伤：部分患者可见皮肤损伤，常见表现有瘀点、瘀斑、荨麻疹样皮疹、猩红热样皮疹。皮疹常出现于四肢、躯干皮肤或口腔黏膜等处。脑膜炎双球菌败血症可出现大小不等的瘀点或瘀斑；猩红热样皮疹常出现于链球菌、金黄色葡萄球菌败血症。

(3)胃肠道症状：常为腹痛、腹泻呕吐，甚至呕血、便血；严重的患者会出现中毒性肠麻痹或脱水、酸中毒。肠麻痹是败血症已到晚期的标志。

(4)其他症状：重症患儿通常伴有心力衰竭、心肌炎、嗜睡、意识模糊、昏迷、少尿或无尿等实质器官受损症状。革兰阴性菌败血症常并发休克和 DIC。金黄色葡萄球菌败血症常有多处迁徙性病灶；脓液、脑脊液、胸腔积液、腹水等可直接涂片，而后镜检找细菌。

4.败血症的实验室检查

(1)血常规检查：白细胞数大多明显增高，可高达$(10\sim30)\times10^9/L$，中性粒细胞百分比增高，可在 80%以上，出现明显核左移及细胞内中毒颗粒。少数革兰阴性菌败血症及机体免疫功能低下者白细胞总数可正常或稍低，可下降至$5.0\times10^9/L$以下。

(2)中性粒细胞四唑氮蓝(NBT)试验：此试验仅在细菌感染时呈现阳性，高达 20%以上(正常在 8%以下)，有助于病毒感染与细菌感染的鉴别。

(3)中性粒细胞功能检查：严重感染时，中性粒细胞的趋化功能、吞噬功能和杀菌功能均受不同程度的抑制。

(4)血培养：细菌血培养阳性是败血症的诊断依据，但不能依赖于血培养。因为患者在应用较多抗生素后可能难以获得阳性结果；血循环中菌量过少，或是耐药菌株，需培养较长时间，患者处于败血症晚期才培养出阳性结果。

(二)其他监测

1.精神状况

高反应型患者表现为高度兴奋、幻视、幻觉、谵妄，严重时出现狂躁。低反应型患者为抑制状态，表现为少语、嗜睡、甚至昏迷。

2.体温

体温表现高热或体温下降，严重烧伤患者由于超高代谢，体温通常维持在 37～38.5 ℃，若体温高达 39 ℃或降至 36 ℃以下就应注意是否有感染发生。

3.心率和脉搏

心率和脉搏表现为加速，可达 150 次/分以上，若病危期脉搏缓慢，则提示预后不良。

4.呼吸

呼吸的变化是一个重要特征，表现为呼吸浅快或鼻翼翕动等呼吸困难症状。

5.血压

血压下降一般为脓毒性休克，说明病情危重，但一部分患者血压无明显变化。

(三)烧伤感染的处理

1.清洁创面

烧伤的主要死亡原因是全身感染，而创面感染是造成烧伤感染的主要问题。如何防治创面感染的发生是提高烧伤治愈率的关键。治疗原则是应尽快清除创面分泌物、脓痂及坏死组织，减轻感染，促进脱痂，培养肉芽创面。创面分泌物较多的话可用湿敷，即将浸有抗生素的湿纱布4～8层贴敷于创面，和创面大小要一致，然后外敷油纱布再加干纱布包扎。根据分泌物和坏死组织的量，1～2次/天。对于难于控制的严重铜绿假单胞菌感染创面，或创面发现有严重真菌感染时，可用暴露疗法，促使创面干燥，减少细菌的繁殖。对于四肢的感染创面，可用局部浸浴疗法，此法对于手、足部位烧伤尤为适合。用消毒的盆、水桶便可，无须特殊设备。其他部位的感染创面清洁用浸浴疗法具有一定的局限性，临床很少用。

2.创面外用药

适当的局部应用中西药抗菌药液，尽早封闭创面。铜绿假单胞菌感染时，可外用1%的磺胺嘧啶银霜，磺胺嘧啶银可与细菌的DNA结合而起到抑制细菌生长繁殖的作用，此类革兰阴性菌感染，还可以用同类药物磺胺米隆，它具有吸收快、不容易产生耐药菌株的特点；真菌感染时，可外涂聚维酮碘或碘酊；一般的化脓菌(金黄色葡萄球菌、白色葡萄球菌、大肠埃希菌等)感染，可用呋喃西林、氯己定、苯扎溴铵、含氯石灰硼酸溶液等，或黄连、四季青、虎杖、大黄等，制成药液纱布湿敷或浸洗。其他常用外用药还包括诺氟沙星银、磺胺嘧啶锌、硝酸银、灰黄霉素及它们的衍生物或混合制剂。一般情况下，还是应尽量避免抗生素外用，以防产生耐药菌株。

3.及时消除感染源

这是防治败血症的关键。常见的感染灶有感染的创面、化脓性血栓性静脉炎、肺炎、胃肠道炎症、各种置管引发的感染等。

4.合理应用抗生素

对于大面积深度的烧伤，创面大、病程长，一般需长期使用抗生素。应根据致病菌种、全身反应、敏感情况和肝肾功能等及时调整用药，病情稳定后及时减药或停药。

5.保护性隔离

接触隔离是重中之重，接触创面的敷料等物品要严格消毒，医务人员注意严格无菌操作。注意污物处理，限制人员流动等，定时通风，保持环境干燥，尽量减少感染机会。

6.全身支持疗法

全身支持疗法是烧伤感染的防治基础。烧伤后代谢亢进，能量消耗增加，热量需要量自然相应增加，若热量补给不足，短期内患者即会出现营养不良。烧伤面积>50%的患者每天需热量约14.7 kJ，消耗蛋白110 g以上。全身支持疗法主要是用静脉营养，维持正常代谢的同时增加患者的营养，以增加机体的抵抗力和创面愈合力。但若营养素补充过多，对身体亦有危害。过多的糖会转化成脂肪在肝脏沉积，大剂量葡萄糖还抑制肺表面活性物质的形成，其代谢产生CO_2又会加重呼吸道的负担；过多的蛋白质可加重肝脏、肾脏的负担；过多脂肪可引起腹泻、肝大、胆汁淤积、凝血障碍及前列腺素代谢紊乱等，而降低机体抵抗力。同时注意防止水、电解质及酸碱平衡紊乱，提高机体免疫力。

四、重症烧伤患者的护理

(一)心理护理

大面积烧伤患者常常会无法面对自己的病情,需要较长时间的认知和适应,尤其是颜面部与身体暴露部位的烧伤,患者思想压力大,时常灰心绝望,针对患者不同时期心理的特点,给予及时的解释与安慰,使患者树立战胜疾病的信心。医务人员应在积极抢救患者的同时,及时做好患者的心理护理。要经常开导患者,与他谈心,分散其注意力,缓解患者对疼痛的敏感,以纠正患者的不良情绪。患者进入康复期后,医务人员要和家属一同做好细致的解释劝导工作,使患者接受现实,敢于面对。同时可以讲述一些恢复好的典型病例,让患者看到希望,树立信心,积极配合治疗。

烧伤患者早期心理通常处于强烈的应激状态,烧伤后精神紧张等心理应激反应会造成一系列生理改变,护士要注意进行有效的监测、评估和控制。急性期过后患者可能出现严重心理问题,大致有以下几种。

1.创伤后应激障碍(post-traumatic stress disorder,PTSD)

PTSD是对亲身经历或目击的导致(或可能导致)自己或他人死亡(或严重身体伤害)的事件或创伤的强烈反应,是一种延迟或延长的焦虑性反应,常以梦境、持续的高警觉性、回避、情感麻木、反复回想、重新体验、对创伤性经历选择性遗忘及对未来灰心丧气为主要症状表现。少数患者会有人格改变。PTSD起病多在烧伤后几日或烧伤数月后,症状可持续数月,甚至数年,而严重影响患者的精神生活质量和重新投入生活及工作的能力。PTSD常导致患者自控能力降低,有的患者会产生愤怒及罪恶感,可出现自伤行为、暴怒、暴力攻击他人的行为或社会退缩行为等。

2.焦虑

焦虑是一种没有客观原因的内心不安或无根据的恐惧情绪,伴有显著的自主神经症状、肌肉紧张及运动性不安。焦虑的产生与性别、年龄、经济状况等有关;一般女性高于男性,中青年高于老年人,自费患者高于公费患者。头面部及手部的烧伤涉及患者自我形象改变和五官及手部相关重要功能损伤,焦虑发生率及程度相对较高;烧伤面积大、烧伤深度严重会加大患者心理压力,焦虑发生率及程度也较高。

3.抑郁

烧伤的剧烈刺激及治疗过程中各种痛苦体验对患者心理是一种很严重的应激,患者常表现为抑郁、恐惧、绝望。毁容和功能丧失是导致患者抑郁的原因之一;有些患者面对医疗费用的压力,会为自己成为家庭的负担而不安,这是患者产生抑郁的另一重要原因。

4.悲观和孤寂

患者长期住院,特别是大面积烧伤的患者病程长,患者长期与亲友分离,且躯体受限不能参加各种社会活动,便容易感到被生活抛弃的孤寂或郁闷。再加上容貌形象改变,会使烧伤患者脱离正常生活,并且失去应有的社会地位和作用,悲观和孤寂感便会顺势滋生。

5.愤怒

因工伤或肇事所致烧伤,患者易愤怒,后悔懊恼,抱怨命运不公,甚至会将愤怒情绪向医护人员或亲属发泄,或对医院制度、治疗等表示不满,抵触医务人员对其进行的医疗护理活动,以平衡其内心的不快。

此外,大面积烧伤、头面部烧伤、肢体或五官功能损毁、形象改变的患者还较容易出现自杀倾向、思维迟缓或奔逸、谵妄等精神心理障碍。主观否定自己的身体，不愿意察看损伤的部位或照镜子，头脑中总萦绕着身体及功能改变或丧失的事情。必须运用有效的护理措施帮助患者过渡，护士可从如下几点调整患者的心理问题。

(1)鼓励其表达自己的感受，尤其是与审视自我的方式有关的感受。

(2)鼓励其询问与治疗、治疗进展及预后等有关的问题。

(3)告知其亲人对生理和情绪变化有所准备，在家庭适应中给予支持。

(4)鼓励他的朋友和亲人多来探望，让他了解自己在亲朋心目中的重要性。

(5)尽量为其提供机会，多与有共同经历的人在一起。

(6)对于身体部位或身体功能丧失的患者。①评估这种丧失对患者本人及患者家属的意义；②预计本人对于这种丧失作出的可能反应；③观察他对这种丧失的反应，鼓励他与亲人相互交流各自的感觉。④倾听并尊重患者诉说他们的感觉和悲伤；⑤鼓励局部观察、局部抚摸；⑥开发其能力和资源，使丧失尽量得以代偿。

(二)烧伤创面的护理

1.包扎创面的护理

(1)创面经清创处理后，先敷几层药液纱布，其上再覆盖 2～3 cm 吸水性强的纱垫，包扎范围大于创面边缘，而后用绷带由远至近均匀加压包扎，不宜过紧，注意尽量暴露指(趾)末端，以观察血液循环，注意有无发凉、麻木、青紫、肿胀等情况。

(2)四肢、关节等部位包扎固定时应保持功能位，防止挛缩。注意指(趾)间应用油质敷料隔开，防止形成指(趾)粘连畸形。

(3)勤翻身并经常改变受压部位，以防创面长期受压延迟愈合。经常查看敷料松紧程度，有无渗出，如有渗出应及时更换，因为敷料浸湿易引起感染。烧伤早期创面渗液较多，包扎敷料应相对厚些，待渗出少时，敷料再相对薄些。

(4)勤察看包扎部位有无红肿、发热、异味，肢端有无麻木、发绀、发凉等，如发现异常，应立即打开敷料，寻找原因。

(5)包扎后，肢体应抬高减轻局部肿胀，或以免水肿。

2.暴露创面的护理

(1)病室应温暖、干燥、清洁舒适，室温 28～32 ℃，湿度 18%～28%，注意保暖。

(2)定时翻身，一般每 2 小时 1 次，尽量减少创面受压时间。若出现痂下感染，立即去痂引流。每天查看痂壳，保持其干燥、完整。接触创面处的床单、纱布、纱垫均应无菌，进行护理活动接触创面时应戴无菌手套。

(3)局部可使用电热吹风或烤灯，温度为 35～40 ℃。

(4)经常变换体位使创面充分暴露。为使腋窝会阴处创面暴露，患者体位应尽量呈“大”字形。做好会阴护理，严防大小便污染创面。

(5)创面在关节部位，应避免过度活动，防止结痂破裂出血而易引起感染。注意无菌操作，保持创面周围正常皮肤清洁。

3.创面外用药使用后的护理

(1)注意患者疼痛情况及创面有无皮疹出现，如有，应观察是否为药物过敏所致，立即停止该药，对症处理。

(2)监测白细胞计数和肝、肾功能情况。

(3)使用磺胺米隆时,为尽早发现代谢性酸中毒,应监测动脉血气分析。

4.术后创面的护理

(1)敷料应保持清洁干燥。观察敷料外有无渗血或渗血范围有无扩大,及时报告医师,立即拆开敷料检查创面,给予止血措施。

(2)肢体植皮区的护理:四肢植皮后,不能在手术肢体扎止血带,以免皮下血肿而使植皮失败。肢体应抬高,注意观察末梢血液灌注情况;头、面、颈、胸部植皮包扎后,应注意保持呼吸道通畅;下腹部植皮后,应注意观察并询问患者排尿情况,防止患者因疼痛不敢排尿而引起尿潴留,必要时留置导尿管;术后 3 天,打开敷料,注意无菌操作,检查植皮情况,同时更换敷料,若发现问题及时处理;翻身时应使患者手术区域固定,以免因患者移动导致皮片移位,造成植皮失败;臀部、会阴部、双股部植皮手术后,应留置导尿管并保持通畅,以免尿湿敷料,引发感染,导致植皮失败。

(三)特殊部位烧伤的护理

1.吸入性损伤

(1)予以吸氧,注意雾化湿化。通过雾化可以进行气道内药物治疗,以解痉、缓解水肿、防治感染、促进痰液排出等。湿化可以防止气管、支气管黏膜干燥受损,并有利于增强纤毛活动力,防止痰液干涸结痂,对预防肺不张和减轻肺部感染意义重大。

(2)头、面、颈部水肿的患者,应抬高床头,减轻水肿,同时可酌情去枕,保持呼吸道通畅。为避免枕后及耳郭等烧伤部位长期受压,可枕于有孔环形海绵或环形充气小橡胶圈。

(3)严密观察呼吸情况,备好气管插管或气管切开包等用物于床旁。若有呼吸道梗阻情况,及时行气管插管或气管切开。气管切开术适应证为:声门以上严重水肿且伴有面、颈部环形焦痂的患者;严重支气管黏液漏的患者;合并有 ARDS 需机械通气的患者;合并严重脑外伤或脑水肿的患者;气管插管留置24 小时以上的患者。气管切开术后,便于药物滴入,且方便纤维支气管镜检查(这是诊断吸入性损伤及判断其严重程度的主要手段)及机械通气,同时也增加了气道及肺的感染机会,所以要注意正规操作,并加强术后护理,以避免感染。

(4)鼓励患者深呼吸并自主咳痰。掌握正确的吸痰技术,按需吸痰,及时清除口、鼻腔和气道分泌物。动作轻柔,以防呼吸道损伤。

(5)焦痂切开减压术:有颈、胸腹环形焦痂者,可使胸廓及膈肌运动范围受限,而影响呼吸或加重呼吸困难。因此,应及时行焦痂切开减压术,对改善呼吸功能、预防脑部缺氧有重要意义。

2.会阴部烧伤护理

(1)保持会阴部创面的清洁干燥。因创面不便于包扎,容易被大小便污染,所以要彻底暴露创面或加用烤灯等,促进创面干燥结痂。每次便后会阴部应用 0.9%氯化钠溶液或 1%苯扎溴铵冲洗干净,然后用纱布拭干。一般临床上,会阴部烧伤患者都会留置导尿管,应做好尿管护理。

(2)保持患者双腿外展位,有利于保持创面干燥,避免感染。有外生殖器烧伤时,女性患者注意分开阴唇,且保持清洁,防止粘连及愈合后阴道闭锁。男性患者烧伤早期阴茎及阴囊水肿明显,可用 50%硫酸镁每天湿敷,并用纱布将阴茎与阴囊隔开,防止粘连畸形。伴有臀部烧伤时,注意预防臀沟两侧的皮肤粘连愈合。

(3)若为小儿会阴部烧伤,其自制力差,多动,较难很好地给予配合,而使创面极易摩擦受损,可将患儿固定在人字架上。若同时伴有臀部烧伤,应间隔 4 小时翻身 1 次。

(4)由于中国人对性的敏感、含蓄,通常不愿在公共场合谈及性的话题,更别说将自己的会阴部暴露人前。住院期间，除婴幼患儿以外，几乎所有患者都对此部位非常敏感。在其治疗期间，因医师查房、护士护理、亲友探视等活动，使得患者的隐私部位经常被谈论、暴露，加之患者对性及生育功能的担心，如果工作过程中言行不当，极易引起不必要的麻烦，甚至容易因隐私问题引起医疗纠纷。所以，在整个护理过程中，语言及形体语言一定要适当有度，护士必须尽可能含蓄地与患者交流，特别是对异性患者，不要因职业原因而采取很直接的术语，避免引起尴尬或误会，引发患者抵触情绪。以“感觉怎么样”等双方都明白的语言询问交流，含蓄且带有关切之意。会阴部烧伤后会因肿胀等原因使其外观异于正常，患者会对周围一切都很敏感，护士应多以微笑示意，避免因面部表情等形体语言使患者心理紧张敏感。

(四)健康教育

烧伤患者的康复治疗和功能锻炼至关重要，可促进机体恢复，减少或避免并发症，有效防止瘢痕挛缩、关节功能丧失。早期锻炼一般于烧伤后48小时病情稳定时便可开始。对于植皮术后的患者应暂停运动，一周后恢复运动。有肌腱和关节裸露的部位应制动，以免造成进行性损伤。要明确锻炼进度和要求，主动和被动运动相结合的同时以主动运动为主。烧伤患者开始进行功能锻炼时会伴有不同程度的疼痛，所以运动量要适当，循序渐进，肢体关节的活动范围要由小到大、缓慢进行，被动运动时手法要柔和，避免强制性运动，可以请专业康复治疗师进行。要使患者清楚地认识到功能锻炼的作用和重要性，以取得他们主动配合，使功能训练得以顺利进行。利用有效的沟通和指导教育，帮助患者获取必需的知识，做好出院后的自我护理，避免并发症。

(刘　莹)

第七节　弥散性血管内凝血

一、概述

弥散性血管内凝血(disseminated intravascular coagulation，DIC)是一种综合征，不是一种独立的疾病。是在各种致病因素的作用下，在毛细血管、小动脉、小静脉内广泛纤维蛋白沉积和血小板聚集，形成广泛的微血栓，导致循环功能和其他内脏功能障碍，消耗性凝血病，继发性纤维蛋白溶解，产生休克、出血、栓塞、溶血等临床表现。

DIC患者发病的严重程度不一，有的患者临床症状十分轻微，体征也不是很明显；而急性DIC在ICU病房中的发病率较高，或一般都会运送患者到ICU中进行抢救。DIC起病急、病情危重且进展快、预后差，病死率高达50%～60%，临床上应做到早诊断、早处理。

二、常见病因及发病机制

造成DIC的病因很多。根据资料分析，在中国以感染最常见，恶性肿瘤(包括急性白血病)次之，两者占病因的2/3。而国外报告中则以恶性肿瘤，尤其是有转移病变的占首位。DIC发病的常见病因也有广泛组织创伤、体外循环及产科意外。

(一)血管内皮损伤和组织创伤

1.感染各种严重的细菌感染

如金黄色葡萄球菌、革兰阴性杆菌、中毒性菌痢、伤寒等均可导致 DIC。

2.抗原-抗体复合物的形成

如移植物排斥反应、系统性红斑狼疮或其他免疫性疾病,各种免疫反应及免疫性疾病都能损伤血管内皮细胞,激活补体,也能引起血小板聚集及释放反应,激活凝血机制。

3.其他

如酸中毒、体温升高、休克或持续性缺氧、低血压等均可损伤血管壁内皮细胞。

(二)红细胞破坏

红细胞大量破坏,血小板活化,白细胞激活或破坏可加速凝血反应。

(三)大量促凝物质进入血液循环

大量促凝物质进入血液循环常见于如羊水栓塞、胎盘早期剥离、死胎滞留等病例的产科意外。如严重烧伤、广泛性外科手术、挤压综合征、毒蛇咬伤等严重创伤也是常见的 DIC 病因,均可由受损的组织中释放出大量组织因子进入血液,促发凝血。此外,化疗及放疗杀灭肿瘤细胞释放出其中的促凝物质,更容易导致 DIC 的发生。

(四)凝血系统激活

凝血系统最先被过度激活,血液中凝血酶大量形成,加上多种细胞因子的作用,导致 DIC 早期以血液凝固性升高为主,出现广泛的微血栓形成。

(五)微血栓形成

广泛的微血栓形成必然消耗大量的凝血因子和血小板,加上继发性纤溶功能亢进,从而使血液由高凝状态进入低凝状态,纤维蛋白原裂解,出现多部位出血。

三、影响 DIC 发生发展的因素

(一)单核吞噬细胞系统受损

全身性施瓦兹曼现象:第一次注入小剂量脂多糖,使单核吞噬细胞系统封闭,第二次注入脂多糖易引起休克。

(二)血液凝固的调控异常

抗凝机制:以蛋白酶 C 为主体的蛋白酶类凝血抑制机制;以抗凝血酶Ⅲ为主的蛋白酶抑制物类凝血抑制机制。

(三)肝功能障碍

肝功能严重障碍可使凝血、抗凝、纤溶过程失调。

(四)血液的高凝状态

如妊娠妇女、酸中毒以及抗磷脂抗体综合征。

(五)微循环障碍

血流缓慢和产生旋涡时,被激活的凝血因子和凝血酶能在局部达到凝血过程所必需的浓度;血流缓慢导致血液氧分压降低和酸性代谢产物滞留,可以损伤血管内皮细胞,触发凝血。

(六)纤溶抑制剂使用不当

纤溶抑制剂使用不当也可导致 DIC 的发生。

四、临床表现

(一)DIC的分期和发展过程

1.高凝期

各种病因导致凝血系统被激活,凝血酶生成增多,微血栓大量形成,血液处于高凝状态,仅在抽血时凝固性增高,多见于慢性型、亚急性型,急性型不明显。

2.消耗性低凝期

凝血酶和微血栓的形成使凝血因子和血小板因大量消耗而减少,同时因继发性纤溶系统功能增强,血液处于低凝状态,因而此时出血症状明显。

3.继发性纤溶亢进期

凝血酶及凝血因子Ⅻa等激活了纤溶系统,使大量的纤溶酶原变成纤溶酶,再加上FDP形成,使纤溶和抗凝作用大大增强,故此期出血十分明显。

(二)DIC的分型及各型的特点

根据DIC发病的快慢和病程长短可分为3型,主要和致病因素的作用方式、强度与持续时间长短有关。

(1)急性型:①突发性起病,一般持续数小时或数天。②病情凶险,可呈暴发型。③出血倾向严重。④常伴有休克。⑤常见于暴发型流脑、流行型出血热、病理产科、败血症等。

(2)亚急性型:①急性起病,在数天或数周内发病。②进展较缓慢,常见于恶性疾病,如急性白血病(特别是早幼粒细胞白血病)、肿瘤转移、主动脉弓动脉瘤、死胎滞留及局部血栓形成等。

(3)慢性型:临床上少见。①起病缓慢。②病程可达数月或数年。③高凝期明显,出血不重,可仅有瘀点或瘀斑。④常见于恶性肿瘤、胶原病、慢性溶血性贫血、巨大血管瘤等疾病。

(三)常见临床表现

DIC的发病原因虽然不同,但其临床表现均相似,除原发病的征象外,主要有出血、休克、栓塞及溶血四方面的表现。

DIC的临床表现主要为出血,多脏器功能障碍,休克和贫血。其中最常见者为出血。

1.出血

DIC患者有70%~80%以程度不同的出血为初发症状,如紫癜、血疱、皮下血肿、采血部位出血、手术创面出血、外伤性出血和内脏出血等。DIC引起的出血特点如下。

(1)突然出现是DIC最早的临床表现。

(2)多部位严重出血倾向是DIC的特征性表现。

(3)出血的原因不易用原发病或原发病当时的病情来解释。

(4)常合并休克、栓塞、溶血等DIC的其他表现。

(5)常规止血药治疗效果欠佳,往往需要肝素抗凝、补充凝血因子、血小板等综合治疗。

2.休克

DIC病理过程中有许多因素与引起休克有关。

(1)出血可影响血容量。

(2)微血栓形成,使回心血量减少。

(3)DIC时可通过激活激肽和补体系统产生血管活性介质如激肽和组胺,使外周阻力降低,引起血压下降;也可引起肾上腺素能神经兴奋。

(4)心功能降低:除心内微血栓形成直接影响心泵功能外,肺内微血栓形成导致肺动脉高压,增加右心后负荷;DIC时因组织器官缺血、缺氧可引起代谢性酸中毒,酸中毒可使心肌舒缩功能发生障碍。于是,血容量减少、回心血量降低、心功能降低和心排血量减少,加上血管扩张和外周阻力降低,则血压可明显降低。

DIC引起的休克特点:①突然出现或与病情不符;②伴有严重广泛的出血及四肢末梢的发绀;③有多器官功能不全综合征出现;④对休克的综合治疗缺乏反应,病死率高。

3.微血管病性溶血性贫血

DIC时红细胞可被阻留于微血管内。当红细胞受血流冲击、挤压,引起对红细胞的机械性损伤,因而在循环中出现各种形态特殊的变形红细胞或呈盔形、星形、多角形、小球形等不同形态的红细胞碎片,称为裂细胞。这些红细胞及细胞碎片的脆性明显增高,很易破裂发生溶血。DIC早期溶血较轻,不易察觉,后期易于在外周血发现各种具特殊形态的红细胞畸形。外周血破碎红细胞数大于2%对DIC有辅助诊断意义,这种红细胞在微血管内大量破坏引起的贫血称为微血管病性溶血性贫血。

4.多器官功能障碍综合征(multiple organ dysfunction syndrome,MODS)

由于DIC发生的原因和受累脏器及各脏器中形成微血栓的严重程度不同,故不同器官系统发生代谢与功能障碍或缺血性坏死的程度也可不同,受累严重者可导致脏器功能不全甚至衰竭。MODS常是DIC引起死亡的重要原因。临床上常见器官功能障碍的表现如下。

(1)肾脏:严重时可导致双侧肾皮质坏死及急性肾衰竭。

(2)肺:出现肺出血、呼吸困难和呼衰。

(3)肝脏:黄疸和肝功能衰竭。

(4)消化道:呕吐、腹泻和消化道出血。

(5)肾上腺:出血性肾上腺综合征(沃-弗综合征)。

(6)垂体:席汉综合征。

(7)神经系统:神志改变。

(8)心血管:休克。

五、治疗

由于DIC的病情严重,发展迅速,病势凶险,必须积极抢救,否则病情发展为不可逆性。原发病与DIC两者互为因果,治疗中必须严密观察临床表现及实验室化验结果的变化,做到同时兼顾。

(一)消除病因及原发病的治疗

治疗原发病是治疗DIC的根本措施,也是首要原则,控制原发病的不利因素也有重要意义,例如积极控制感染、清除子宫内死胎及抗肿瘤治疗等。输血时应预防溶血反应。其他如补充血容量、防治休克、改善缺氧及纠正水、电解质紊乱等,也有积极作用。消除DIC的诱因也有利于防止DIC的发生和发展。

(二)肝素治疗

在DIC后期,病理变化已转为以纤维蛋白溶解为主而出血主要涉及纤溶及大量FDP的关系,而不是凝血因子的消耗;有明显肝肾功能不良者;原有严重出血如肺结核咯血、溃疡病出血或脑出血等;手术创口尚未愈合;原有造血功能障碍和血小板减少者。有上列情况时,应用肝素要特别谨慎，以免加重出血。

(三)抗血小板凝集药物

低分子右旋糖酐降低血液黏滞度，抑制血小板聚集，一般用量为500～1 000 mL静脉滴注，主要用于早期DIC，诊断尚未完全肯定者。

(四)合成抗凝血酶制剂的应用

日本最近合成抗凝血酶制剂，对DIC有明显的疗效，而且不良反应少。

(五)补充血小板及凝血因子

DIC时凝血因子和血小板被大量消耗，是DIC出血的主要因素。所以，积极补充凝血因子和血小板是DIC治疗的一项重要且十分必要的措施。

在临床上也有部分学者和专家认为，在未用肝素前输血或给纤维蛋白原时，可为微血栓提供凝血的基质，促进DIC的发展。所以，他们觉得这种外源性的补充可能"火上浇油"。但当凝血因子过低时，应用肝素可加重出血。所以在凝血指标和凝血因子、血小板极度消耗的情况下，仍应积极补充新鲜血浆、凝血酶原复合物，单采血小板、纤维蛋白原等血制品，同时进行抗凝治疗，以期减少微血栓的形成。

(六)抗纤溶药物的应用

在DIC后期继发性纤溶成为出血的主要矛盾，可适当应用抗纤溶药物；但在DIC早期，纤溶本身是一种生理性的保护机制，故一般不主张应用抗纤溶药物。早期使用反而有使病情恶化可能。这类药物应在足量肝素治疗下应用。只有当已无凝血消耗而主要为继发性纤溶继续进行时，方可单独应用抗纤溶药物。常用的药物包括氨甲苯酸(对羧基苄胺，PAMBA)或氨甲环酸(AMCHA)等。

(七)其他

国内在治疗DIC并发休克的病例中，有人报道用山莨菪碱、东莨菪碱或酚苄明能解除血管痉挛。对于疏通血脉，低分子右旋糖酐有良好疗效。

六、护理要点

(一)心理护理

因为DIC的病情变化极迅速，患者及家属都会出现焦虑、恐惧等心理。

(1)护士应对清醒的患者进行心理护理，并对家属做好安抚工作，及时向患者解释病情，在解释时还应注意减少疑虑，避免使用一些难懂的专业术语，更不能有一些不良的情绪影响到患者。

(2)抢救时应保持安静，医护人员态度要认真、亲切、细心，护理操作时要准确、敏捷，以增强患者的信任感和安全感。

(3)指导患者一些适用的放松技巧等，若患者病情允许，可以在病床上读书或看报纸等。

(二)基础护理

(1)按原发性疾病患者常规护理。

(2)卧床休息，保持病室环境清洁舒适并安静。定期开窗通风，减少刺激。

(3)给予高蛋白、高维生素、易消化的食物，有消化道出血的患者应禁食，不能进食者可给予鼻饲或遵医嘱给予静脉高营养。

(4)定期采集血标本，通过实验室检查协助临床诊断，以判断病情变化和治疗的综合疗效。

(5)做好口腔、会阴等基础护理，预防并发症的发生。

(6)保持呼吸道通畅，对于昏迷的患者应及时清理口腔、鼻腔内的分泌物。

(7)对于意识障碍且躁动的患者，可在家属知情同意后采取适当的安全保护措施，如使用床护栏、约束带等。

(三)病情观察

(1)观察出血症状：患者可能出现广泛自发性出血，皮肤黏膜瘀斑，伤口、注射部位渗血，内脏出血如呕血、便血、泌尿道出血、颅内出血、意识障碍等症状。应观察出血部位、出血量。

(2)观察有无微循环障碍症状：皮肤黏膜发绀缺氧、尿少无尿、血压下降、呼吸循环衰竭等症状。

(3)观察有无高凝和栓塞症状：如静脉采血时，血液迅速凝固应警惕血液高凝状态。内脏栓塞可引起相关的症状，如肾栓塞引起腰痛、血尿、少尿，肺栓塞引起呼吸困难、发绀，脑栓塞引起头痛、昏迷等。

(4)观察有无黄疸、溶血症状。

(5)观察实验室临床诊断结果，如血小板计数、凝血酶原时间、血浆纤维蛋白含量等。

(6)观察原发性疾病的病情有无进展。

(四)对症护理

1.出血患者的护理

(1)保持患者皮肤清洁、干燥，避免用力抓、碰。

(2)按医嘱给予抗凝剂、补充凝血因子、成分输血或抗纤溶中医药治疗。按时给药，严格控制剂量如肝素，监测凝血时间等实验室各项指标，周密观察治疗综合疗效，随时按医嘱调整剂量，预防患者出现不良反应。

(3)凡是执行有创操作时，都应避免反复穿刺，力争一针见血，并在操作后妥善按压，如有渗血应加压包扎。

(4)吸痰时动作轻柔，防止损伤气道黏膜。

(5)保持口腔、鼻腔的湿润，防止出血。

2.微循环衰竭患者的护理

(1)使患者处于休克体位，以利于回心血量和呼吸的改善。

(2)建立两条或两条以上的静脉通道，按医嘱给药，纠正酸中毒，保持水、电解质平衡，保持血压稳定。

(3)严密监测体温、心率、脉搏、呼吸、血压、皮肤色泽及温度、尿量、尿色变化，准确记录24小时的出入液量。

(4)保持呼吸道通畅，吸氧，改善患者的缺氧症状。

(5)随时准备好各种抢救仪器和设备，如抢救车、喉镜、气管插管、呼吸机、吸引器等。

3.使用肝素的护理要点

(1)用药前要先测定凝血时间，用药后2小时再次测定凝血时间。凝血时间在20分钟左右表示肝素剂量合适；凝血时间短于12分钟，提示肝素剂量不足；若超过30分钟则提示过量。

(2)注意变态反应的发生，轻者出现鼻炎、荨麻疹和流泪，重者可引起过敏性休克、支气管痉挛。

(3)正确按时给药，严格掌握剂量。肝素使用过量可引起消化道、泌尿系统、胸腔或颅内出血，部分患者还可能发生严重出血。若大出血不止，则须用等量的鱼精蛋白拮抗。注射鱼精蛋白速度不宜太快，以免抑制心肌，引起血压下降、心动过缓和呼吸困难。

（刘 莹）

第八节 多器官功能障碍综合征

多器官功能障碍综合征（multiple organ dysfunction syndrome，MODS）是指在严重创伤、感染和休克时，原无器官功能障碍的患者同时或者在短时间内相继出现两个以上器官系统的功能障碍以致机体内环境的稳定必须靠临床干预才能维持的综合征。

MODS 的原发致病因素是急性而继发受损器官可在远隔原发伤部位，不能将慢性疾病、组织器官退化、机体失代偿时归属其中。常呈序惯性器官受累，致病因素与发生 MODS 必须＞24 小时。发生 MODS 前，机体器官功能基本正常，功能损害呈可逆性，一旦发病机制阻断、及时救治，器官功能有望恢复。

一、病因

（一）严重创伤

严重创伤是诱发 MODS 的常见因素之一，主要见于复合伤、多发伤、战地伤、烧伤及大手术创伤，并由此可引起心、肺、肝、肾、造血系统、消化道等多个组织器官系统的功能障碍。

（二）休克

各种原因导致的休克是引起 MODS 的重要发病因素，尤其是出血性休克和感染性休克更易引发 MODS。休克过程中机体各重要器官血流不足而呈低灌注状态，引起广泛性全身组织缺氧、缺血，代谢产物蓄积，影响细胞代谢、损害器官的功能，最后导致 MODS。

（三）严重感染

严重感染是引发 MODS 的最主要因素之一，尤其是腹腔感染，是诱发 MODS 的重要原因。据相关资料统计，腹腔感染在多种 MODS 致病因素中占首位。其中革兰阴性杆菌占大多数，如腹腔内脓肿、急性化脓性阑尾炎、急性坏死性胰腺炎、急性腹膜炎、急性胆囊炎等更易导致 MODS 的发生。有报道 MODS 患者 69％～75％的病因与感染有关。

（四）医源性因素

医源性因素也是造成 MODS 的一个重要因素。尤其是急危重症患者，病情错综复杂，如治疗措施应用不当，对脏器容易造成不必要的损伤而引发 MODS。较常见的因素如下。

（1）长时间（＞6 小时）高浓度给氧可破坏肺表面活性物质，损害肺血管内皮细胞。

（2）大量输血、输液可导致急性肺水肿、急性左心功能不全。

（3）药物使用不当可导致肝、肾等重要脏器功能障碍。

（4）不适当的人工机械通气可造成心肺功能障碍。

（5）血液吸附或血液透析造成的不均衡综合征、出血和血小板减少。

（五）心搏、呼吸骤停

心搏、呼吸骤停致使机体各重要脏器严重缺血、缺氧，若能在短时间内得到有效及时的抢救，复苏成功后，血流动力学改善，各大器官恢复灌流，形成“缺血-再灌注”，但同时也可能引发“再灌注”损伤，导致 MODS。

二、临床表现

MODS 多以某一器官功能受损开始发病，并序贯的影响到其他器官，由于首先受累器官的不同以及受累器官组合的不同，因此，其临床表现也不尽相同，下面将各器官受累时的主要表现分别介绍(表 9-8)。

表 9-8　MODS 的临床表现

	休克	复苏	高分解代谢	MOF
全身情况	萎靡、不安	差、烦躁	很差	终末
循环	需输液	依赖容量	CO↓，休克	药物依赖
呼吸	气促	呼碱低氧	ARDS	O_2↓，CO_2↑
肾脏	少尿	氮↑	氮↑，需透析	恶化
胃肠	胀气	摄食↓	应激性溃疡	功能紊乱
肝脏	肝功能轻度↓	中度↓	严重↓	衰竭
代谢	血糖↑需胰岛素	高分解代谢	代谢性酸中毒，血糖↑	肌萎缩，酸中毒
CNS	模糊	嗜睡	昏迷	深昏迷
血液	轻度异常	BPC↓，WBC↑	凝血异常	DIC

(一)心脏

心脏的主要功能是泵功能，并推动血液在体内进行周而复始的循环，无论是心脏发生继发性损伤或原发性损伤都能够引起泵功能障碍，从而引起急性心功能不全，主要临床特征表现为急性肺循环淤血和供血不足。

急性心功能不全可概括为急性右心功能不全和急性左心功能不全，临床上急性右心功能不全极为少见，因此一般急性心功能不全即泛指急性左心功能不全，临床上最常见的是急性左心室功能不全。临床症状及体征表现如下。

1.呼吸困难

按诱发呼吸困难急性程度的不同又可分为劳力性呼吸困难、夜间阵发性呼吸困难和端坐呼吸，而端坐呼吸和夜间阵发性呼吸困难是急性左心功能不全早期或急性发作时的典型表现之一，必须给予高度重视。

2.咳嗽与咯血

急性心功能不全引起的咳嗽主要特征为无其他原因可解释的刺激性干咳，尤以平卧或活动时为明显，半卧位或坐起及休息时咳嗽可缓解。若发生肺水肿时可见大量白色或粉红色泡沫样痰，严重者可发生咯血。

心排血量急剧下降是严重急性左心功能不全可引起的病变，从而引起心源性晕厥、心源性休克及心搏骤停。

(二)呼吸功能

临床特征表现为发绀和呼吸困难，血气分析检查常呈现为低氧血症。严重者可出现急性呼吸窘迫综合征(ARDS)或急性呼吸功能不全。ARDS 是 MODS 常伴发的一种临床表现，其病理改变为急性非心源性肺水肿。临床特点如下。

(1)起病急,呼吸极度困难,经鼻导管高流量吸氧不能缓解。

(2)呼吸频率加快,常超过每分钟 28 次,并进行性加快,严重者可达每分钟 60 次以上,患者所有呼吸肌都参与了呼吸运动,仍不能满足呼吸对氧的需求而呈现为窘迫呼吸。

(3)血气分析呈现为 PO_2<8.0 kPa(60 mmHg),并呈进行性下降,高流量氧疗也难以使 PO_2 提高,而必须采用人工机械通气。

(三)肝

当肝脏功能遭到严重损害时,临床表现为肝细胞性黄疸,巩膜、皮服黄染,尿色加深呈豆油样,血清生化检查显示:总胆红素升高(直接胆红素与间接胆红素均升高)并伴有肝脏酶学水平升高,同时 ALT、AST、LDH 均大于正常值的 2 倍以上,还可伴有清蛋白含量、血清总蛋白下降及凝血因子减少,既往有肝病史者或病情严重者即可发生肝性脑病。

(四)肾

在急危重症的抢救过程中,多种原因都可能造成肾小管功能受损或急性肾小球功能受损,从而引起急性肾功能不全,其临床表现主要为氮质血症、少尿、无尿和水、电解质及酸碱平衡失调。当发生急性肾功能不全后,常易导致病情急剧进展或明显恶化,在以各种原因所导致的休克为 MODS 的原发病变时,肾功能不全也可能为最早的表现。

(五)胃肠道

各种原因引起的胃肠黏膜缺血及病变、治疗过程中的应激,导致的胃泌素与肾上腺皮质激素分泌增加,而导致胃黏膜病变,引起消化道大出血;或者其他因素所致的胃肠道蠕动减弱,从而发生胃肠麻痹。

(六)凝血功能

毛细血管床开放,血流缓慢或淤积,致使凝血系统被激活,引起微循环内广泛形成微血栓,导致弥散性血管内凝血可由任何原因所致的组织微循环功能障碍造成。进一步使大量凝血因子和血小板被消耗,引发全身组织发生广泛出血。临床常表现为黏膜、皮肤形成花斑,皮下出血,注射部位或手术切口、创面自发性弥漫性渗血,术后引流管内出血量增多,严重者内脏器官也发生出血。化验检查可见血浆蛋白原含量降低,纤维组织蛋白原降解产物增加,血小板计数呈进行性减少,凝血酶原时间延长。

(七)脑

由于危重病病变发生发展过程中的多种因素影响而使脑组织发生缺血、缺氧和水肿,从而在临床上引起患者意识障碍。如出现淡漠、烦躁、自制力和定向力下降,对外界环境、自己及亲人不能确认,甚至出现嗜睡、昏睡、昏迷。同时常伴有瞳孔、出现神经系统的病理反射及呼吸病理性变化等。

三、护理

(一)一般护理

1.饮食护理

MODS 患者机体常处于全身炎性反应高代谢状态,机体消耗极度升高,免疫功能受损,内环境紊乱,因此保证营养供应至关重要。根据病情选择进食方式,尽量经口进食,必要时给予管饲或静脉营养,管饲时注意营养液的温度及速度,避免误吸及潴留。

(1)肠道营养:根据患者病情选择管饲途径:口胃管、鼻胃管、鼻肠管、胃造口管、空肠造瘘等。

(2)肠外营养:根据患者病情给予不同成分的 TPN 治疗。

2.环境管理

病室清洁安静,最好住单人房间,室内每天消毒 1 次。

3.心理护理

因患者起病突然、病情严重,容易恐惧,护士耐心解释疾病发生发展的原因,帮助患者树立信心并取得积极配合,保证患者情绪稳定。

(二)重症护理

1.病情观察

全面观察,及早发现、预防各器官功能不全征象。

(1)循环系统:血压,心率及心律,CVP,PCWP 的监测,严格记录出入液量。

(2)呼吸系统:呼吸频率及节律,动脉血气分析,经皮血氧饱和度的监测。

(3)肾功能监测:监测尿量,计算肌酐清除率,规范使用抗生素,避免使用肾毒性强的药物,必要时行 CRRT 治疗。

(4)神经系统:观察患者的意识状态、神志、瞳孔、反应等的变化。

(5)定时检测肝功能,注意保肝,必要时行人工肝治疗。加强血糖监测。

(6)肠道功能监测与支持:根据医嘱正确给予营养支持,合理使用肠道动力药物,保持肠道通畅。

(7)观察末梢温度和皮肤色泽。

2.各脏器功能的护理

(1)呼吸功能的护理:加强呼吸道的湿化与管理,合理湿化,建立人工气道患者及时吸痰。根据患者病情,及时稳定脱机。多次进行机械通气、病情反复的患者,对脱机存在恐惧感,得知要脱机即表现为紧张、恐惧,这种情绪将影响患者的正常生理功能,如产生呼吸、心率加快、血压升高等,影响脱机的实施。需对患者实施有效的心理护理。

(2)循环功能的护理:MODS 患者在抢救治疗过程中,循环系统不稳定,血压波动大且变化迅速,需通过有创动脉测压及时可靠准确的连续提供动脉血压,为及时发现病情变化并给治疗提供可靠的资料。同时注意观察患者痰液色质量,及时发现心力衰竭早期表现。严格控制出入液量。

(3)肝肾功能的护理:注意肝肾功化验指标的变化,严密监测尿量、尿色、尿比重,保持水电解质平衡。避免使用肝肾毒性药物。维持血容量及血压,保证和改善肾脏血流灌注。严重衰竭患者及时采用连续血液净化治疗。

(4)胃肠道功能的护理:应激性溃疡出血是 MODS 常见的胃肠功能衰竭症状,早期进行胃肠道内营养,补充能量,促进胃肠蠕动的恢复,维持菌群平衡,保护胃黏膜。观察患者是否存在腹胀,及时听诊肠鸣音,观察腹部体征的变化。患者发生恶心、呕吐时及时清理呕吐物,避免误吸。发生腹泻时,及时清理,保持床单位清洁,观察大便性状、色质量,留取异常大便标本并及时送检。

3.药物治疗的护理

(1)根据医嘱补液,为避免发生肺水肿,可在 PCWP 及 CVP 指导下调整补液量及速度。

(2)按常规使用血管活性药物。

(3)血压过低时不可使用利尿剂,用后观察尿量变化。

(4)使用制酸剂和胃黏膜保护剂后,要监测胃液 pH。

(5)观察要点:持续心电监护,监测体温。

(刘　莹)

第十章　手术室护理

第一节　手术室基础护理技术

一、手术室着装要求

(1)所有进入手术室清洁和洁净区的人员服装必须符合穿着规定。

(2)所有人员应穿着上下两件式衣裤或单件式裙装,不得套穿个人长内衣裤,穿着两件式手术衣时应将上衣扎进裤内,非刷手人员须穿长袖外套时系好全部纽扣。

(3)鞋的管理:进入手术室人员须在污染区脱去外穿鞋,在清洁区换穿拖鞋。手持外穿鞋进更衣室,将外穿鞋放入更衣柜内。穿鞋套外出返回手术室时,须在污染区除去鞋套后跨入清洁区;由外走廊返回时,须脱掉鞋套进入内走廊。

(4)在清洁和洁净区内必须戴手术帽,手术帽应同时覆盖所有头面部的毛发,长发者应先将长发固定好再戴帽子,可重复使用的帽子应在每次用后清洗干净。

(5)所有进入洁净手术区的人员必须戴口罩,口罩潮湿或污染时应及时更换。

(6)所有进入清洁和洁净区的人员佩戴的饰物须为手术衣所覆盖或摘除。

(7)手术衣一旦弄脏或潮湿,必须及时更换以减少微生物的传播。

(8)手术衣不能在手术室以外区域穿着,外出时必须外罩一件背后打结单次使用的长袍(外出衣),回到手术室后必须将外出衣脱掉放入污衣袋内。

(9)注意使用保护性防护用具,如手套、眼罩、面罩、鞋套、防水围裙等。

(10)工作人员必须注重个人卫生和形象。每天洗澡,勤修指甲、不可涂指甲油或戴人工指甲,注意洗手,不浓妆艳抹,不佩戴首饰,眼镜于手术前要清洗擦拭。

(11)手术衣每次穿着后放于指定位置由专人收集、打包,在洗衣房集中清洗。

二、无菌技术操作

(一)手术室刷手法

1.准备工作要点原则

(1)整理仪容,包括刷手服、帽子和口罩。

(2)剪短指甲,使指甲平整光滑。

(3)除去手表及手部饰物。

2.刷手步骤

(1)用消毒液、流动水将双手和前臂清洗1遍。

(2)取无菌手刷浇上消毒液,自指尖至上臂上1/3,用手刷毛刷面彻底无遗漏刷洗手指、指间、手掌、手背和手腕部,双手交替用时2分钟,用手刷海绵面无遗漏刷手臂,用时1分钟。

(3)流动水冲洗手和手臂,从指尖到肘部,向一个方向移动冲洗,注意防止肘部水返流到手部。

(4)流动水冲洗手刷,再用此刷按步骤(2)刷洗手及手臂2分钟,不再冲洗,将手刷弃入洗手池内。

(5)手及前臂呈上举姿势,保持在胸腰段水平进入手术间。

(6)刷手期间至戴手套后,若手及前臂被污染,应重新按以上步骤刷手。

(二)手术室擦手法

(1)一手从无菌手术衣上抓取一块擦手巾。

(2)将擦手巾从抓取侧展开,分别以擦手巾两面擦干双手,两面不得交换。

(3)按对角线方向对折擦手巾,下层长于上层,置于一侧手腕上,底边朝向肘部方向。

(4)另一手抓住两底角,从腕向肘部交互转动擦拭,擦干手臂。

(5)该手抓内侧底角,沿手臂外侧取下擦手巾。

(6)保持底边及两底角不变,打开擦手巾,沿反面对角线方向对折,按步骤(3)(4)擦干另一侧。

(三)自穿手术衣

(1)抓取手术衣。

(2)向后退,远离无菌台面,双手持衣领处,内面朝向自身,在与肩同齐水平打开手术衣。

(3)将手伸入袖管,向前平举伸展手臂插进袖管。

(四)自戴手套闭式技术

1.原则

未戴手套的手不得触及无菌面及无菌物品。

2.常规戴手套法

(1)一手捏住手套内面的反折部,提起手套。

(2)戴右手时左手捏住手套内面的反折部,对准手套五指,插入右手。

(3)戴左手时右手指插入左手套反折部的外面,托住手套,插入左手。

(4)将双手反折部分向上翻,套扎住手术衣袖口。

3.闭式自戴手套法

(1)双手保持在手术衣的袖口内,不得露出。

(2)隔衣袖取出一只手套,与同侧手掌心相对,手指朝向身体肘关节方向置于袖上。

(3)双手隔衣袖打开手套反折部,对准五指,翻起反折,套扎住手术衣袖口。

(4)同法戴好另一只手套后,双手调整舒适。

4.注意事项

(1)未戴手套的手不可触及手套外面。

(2)已戴手套的手不可触及未戴手套的手。

(3)手套的末端要严密地套扎住手术衣袖口。

(五)术野皮肤消毒

(1)消毒前检查皮肤清洁情况。

(2)消毒范围原则上以最终切口为中心向外 20 cm。

(3)医师应遵循手术室刷手法刷手后方可实施消毒。

(4)消毒顺序以手术切口为中心,由内向外、从上到下。若为感染伤口或肛门区消毒,则应由外向内;已接触消毒边缘的消毒垫不得返回中央涂擦。

(5)医师按顺序消毒一遍后,应更换消毒钳及消毒垫后继续消毒。

(6)使用后的消毒钳应放于指定位置,不可放回器械台。

(7)若用碘酊消毒,碘酊待干后应用乙醇彻底脱碘 2 遍,避免遗漏,以防皮肤烧伤。

(六)铺无菌巾

(1)铺无菌巾应由穿戴好无菌手术衣和手套的器械护士和已刷手的手术医师共同完成。

(2)第一层手术铺单应由医师刷手后完成,不需穿手术衣、戴手套。

(3)第一层手术单应距离手术切口 2～3 cm,切口周围手术单不得少于 4 层,外围不少于 2 层。

(4)第一层铺巾顺序遵循从较干净一侧—对侧—干净一侧—近侧的原则。

(5)接取无菌单或手术巾时,应保持在胸腰段,消毒医师的手不可触及器械护士的手套,铺放前不得接触非无菌物体。

(6)铺巾时必须对准手术部位,无菌巾一旦放下,便不得移动,必须移动时,只能由内向外。

(7)第二层以后的铺单应由器械护士和穿手术衣、戴手套的医师共同完成。

(8)消毒医师需重新消毒手臂一遍后,方可穿手术衣。

(七)无菌持物钳的使用

(1)保持无菌持物钳的无菌,用后及时放回容器内。

(2)不可碰容器的边缘。

(3)若到远处拿取物品时,应连同容器一起搬走。

(4)无菌持物钳每 4 小时更换 1 次。

(八)术中无菌技术

(1)手术台面以下视为污染.

(2)作为无菌台面的无菌包内第二层用无菌持物钳打开。

(3)器械从胸前传递不可从医师头上或身后传递。

(4)无菌物品一经取出,即使未使用,也不能再放回无菌容器内,必须重新消毒。

(5)无菌巾被无菌液体浸湿,应立即原位加铺 4 层以上小手巾或更换,发现手套破损,立即更换。

(6)手术人员更换位置,先由一人双手放于胸前,与交换者采用背靠背形式交换。

(7)口罩潮湿要及时更换,手术人员打喷嚏或咳嗽应将头转离无菌区。

三、护士基本技术操作

(一)各种手术的基础包和敷料

(1)基础包:眼科包、耳科包、整形包、开台包。

(2)敷料:软垫、显纱、骨纱、棉片、纱鱼。

(3)还有棉垫、整形纱、线头。

(二)常用外科器械

(1)手术刀:刀片有22#、20#、10#、15#、11#,4号刀柄安装20#~22#刀片,3号和7号刀柄安装的刀片相同(10#、15#、11#)。

(2)手术剪:分为组织剪和线剪。

(3)手术镊:分为平镊、尖镊、齿镊。

(4)缝合的针线:缝针分为角针和圆针,缝线分为可吸收线和不可吸收线。

(5)血管钳:有直弯、长短、全齿和半齿之分。

(6)针持:用来夹持缝针,根据组织的深度来决定针持的长短。

(7)其他特殊器械:根据手术部位有不同的特殊器械,如用于夹闭肠腔而不损伤肠黏膜的肠钳,用于夹持肺叶的肺钳,以及骨科常用的牵开器及咬骨钳等。

(8)拉钩:用于显露术野,根据手术部位、深浅来决定拉钩的形状、深浅和大小。

(9)吸引器头:通过吸引器管连于负压吸引器瓶上,用于及时吸出术野内出血及体液,以便暴露术野。

术后器械处理:清洗(90 ℃的压力锅清洗1分钟)—烤干(90 ℃,15分钟)—涂液状石蜡(涂在器械的关节部位)—高压蒸锅灭菌(132 ℃,7分钟)。

(三)基础操作

(1)安取刀片宜用针持夹持,避免割伤手指。

(2)穿线引针法要求做到3个1/3,即缝线的返回线占总线长的1/3;缝针被夹持在针尾的后1/3处,并稍向外上;持针器开口前端的1/3夹持缝线,传递时,用环指、小指将缝线夹住或将缝线绕到手背,使术者接线时不致抓住缝线受影响。

(3)血管钳带线法:血管钳尖部夹线头约2 mm。

(4)手术台准备:①选择宽敞的区域打开开台包,检查胶带灭菌是否合格,是否在有效期内。②徒手打开外层包布,先对侧、后近侧,用无菌持物钳开内层包布。打开后先检查灭菌标记。③弯盘放到开台包的左侧,碗按大、中、小依次摆开,放在开台包左上方,便于倒盐水和消毒液。④向台面上打手术用物,手套、吸引器管等用持物钳夹持,缝针和线直接打到台上,注意无菌操作,倒盐水时先冲洗瓶口,距离碗上20 cm。⑤器械和敷料打开时,除了常规检查外,两层包布都用手打,但要注意手一定要捏角打开,打开后同样检查灭菌标记。⑥刷手穿衣后,原位清点纱布纱垫,整理台面,清点器械,备好消毒物品。右手边铺一块1/2打开的小手巾,上层S状掀开,作为一个相对污染区,放手术用过的器械。

(四)常用的手术体位

(1)水平仰卧位:适用于腹部、下肢、正中开胸的手术。

(2)仰卧位(颈伸位):适用于甲状腺、腭裂修补等手术。

(3)上肢外展仰卧位:适用于乳腺、上肢手术。

(4)侧卧位:适用于肺、食管、侧胸壁、肾的手术。

(5)膀胱截石位:适用于膀胱手术、阴道手术、经阴道子宫切除术及直肠的手术。

(6)俯卧位:适用于颈椎、腰椎的手术。

(7)头低脚高位:常用于妇科腹腔镜。

(8)头高脚低位:适用于腹腔镜胆囊等手术。

(五)安置手术体位的注意事项

(1)避免受压部位损伤,神经、肌肉、骨突处应垫棉垫加以保护。

(2)使用约束带时,不要过紧,以一手的厚度为宜。

(3)固定时应注意肢体不可过度外展及出现其他不当压力。托垫要稳妥,不能悬空。

(4)避免眼部受压,并涂眼药膏保护。

(5)俯卧位时,注意保护面部、腹部、会阴部及手臂关节处避免受压,保持呼吸通畅。

(六)铺无菌巾

1.用物准备

手术器械桌、无菌器械包、敷料包等。

2.操作步骤

(1)将手术器械包、敷料包放于器械桌面上,打包前查看名称、灭菌日期、是否开启、干燥,解开系带挽结,按折叠顺序依次打开第一层包皮(双层无菌巾),注意只能接触包皮的外面,保持手臂不跨越无菌区。

(2)用无菌持物钳打开第二层包皮,先对侧后近侧。

(3)器械护士刷手、穿无菌手术衣、戴无菌手套后,将器械包放于器械桌中央并打开。铺无菌大单,先铺近侧,后铺对侧,桌巾下垂桌缘下 30 cm 以上,周围距离要均匀。铺在台面上的无菌巾需 4～6 层。

(4)器械护士将器械按使用先后次序及类别排列整齐,放于无菌桌上。

3.注意事项

(1)未穿无菌手术衣及戴无菌手套者,手不得越过无菌区及接触包内的一切物品。

(2)如用无菌钳铺置无菌桌,应注意手臂禁止越过无菌区操作。

(3)若为备用的无菌桌,应用双层无菌巾盖好,超过 4 小时不能再用。

(4)必须严格保持无菌要求,术中已经污染的器械或物品,不能再放回原处,如术中接触胃肠等污染的器械应放置于弯盘等容器内,勿与其他器械接触。

(5)无菌桌上的物品一旦被污染,立即更换。

(七)空气熏蒸或喷雾消毒法

1.用物及环境准备

过氧乙酸、蒸馏水、量杯、加热蒸发器一套(包括酒精灯、治疗碗、支架、火柴)、高效空气消毒剂、喷雾器;关闭门窗,人员离开房间。

2.操作步骤

(1)过氧乙酸熏蒸法将过氧乙酸稀释成 0.5%～1%水溶液,加热蒸发,在 60%～80%相对湿度、室温下,过氧乙酸用量按 1 g/m^3计算,熏蒸时间 2 小时。

(2)空气消毒剂喷雾法消毒剂用量按 3 mL/m^3计算,由上至下、左右中间循环喷雾,密闭作用 30～60 分钟。

3.注意事项

(1)所用消毒剂必须有卫生许可证且在有效期内。

(2)消毒时人员离开房间。

(3)操作者应注意个人防护,戴手套、口罩和防护眼镜。

(八)紫外线空气消毒

1.用物及环境准备

紫外线消毒灯、记录本、笔;房间清洁后关闭门窗,人员离开。紫外线消毒的适宜温度是20～40 ℃,相对湿度 50%～70%。

2.操作步骤

(1)打开电源,观察灯管照射情况。

(2)记录照射时间并签名,计时应从灯亮后 7 分钟开始。

(3)消毒完毕,关闭电源。

(4)由专人负责统计灯管照射累计时间。

3.注意事项

(1)紫外线灯管应保持清洁,每两周用 75%酒精棉球擦拭 1 次。手术间保持清洁干燥,减少尘埃和水雾,温度＜20 ℃或＞40 ℃,相对湿度＞80%时应适当延长照射时间。

(2)定时监测紫外线照射强度。

(3)室内安装紫外线消毒灯的数量为平均每立方米不少于 15 W,照射时间不少于 30 分钟。

(九)电动气压止血带的使用

1.用物准备

电动气压止血仪、纱布垫、绷带、气囊止血带。

2.操作步骤

(1)首先检查气囊止血带是否漏气,电动气压止血仪性能是否良好。

(2)将纱布垫围在患者手术部位上端,再将气囊止血带缠在纱布垫外,用绷带加固,松紧适度,以防损伤神经肌肉。

(3)气囊止血带的位置应距手术野 10～15 cm,以利于无菌操作。

(4)连接气囊止血带橡皮胶管与电动止血仪,连接电源。

(5)抬高患肢驱血,打开电动气压止血仪电源开关,旋转充气按钮缓慢充气,达到手术需要的压力。

(6)记录时间及压力。

(7)手术完毕,旋转充气按钮缓慢放气,取下气囊止血带,保持清洁,整理用物。

3.注意事项

(1)保护皮肤的纱布垫要平整、舒适,以免损伤皮肤和神经。

(2)准确记录电动气压止血仪使用时间,一般不超过 1 小时,如需继续使用,可放气 5～10 分钟后再次充气使用,以免时间过长引起组织缺血坏死。

(3)准确掌握气压止血带的压力,及时调整。

(4)气压止血带应缓慢放气,压力降至一半时停留 1～2 分钟再逐渐全部放完,如果双下肢同时应用气压止血带,应先放一侧肢体,观察 5 分钟后再放另一侧肢体,以防血压下降。

(苑华萍)

第二节 手术室常用物品的管理

随着外科手术技术的发展，越来越多的手术器械运用于手术过程中，不仅使用数量大幅上升，其精密度和技术含量也不断提高，因此如何正确操作使用，如何正确进行保养，以及作为手术室护理人员，如何对手术室常用物品进行管理，成为现代手术室护士所面临的挑战。

一、手术室常用器械及操作技术

手术室器械是保证手术顺利进行的关键条件之一，也是手术室的重要组成部分，正确掌握器械的用途和传递方法，是手术室护士必备的基础技能之一。下面简单介绍一些常用器械的种类及传递方法。

(一)常用器械种类

1.手术刀

手术刀由刀柄和刀片组装而成，一般用持针器协助安装刀片于刀柄上。刀片为一次性使用，型号有 11# 尖刀、15# 小圆刀、20# 中圆刀、22# 大圆刀等，刀柄的型号有 3#、4#、7#(图 10-1)。具体分类及用途如下。

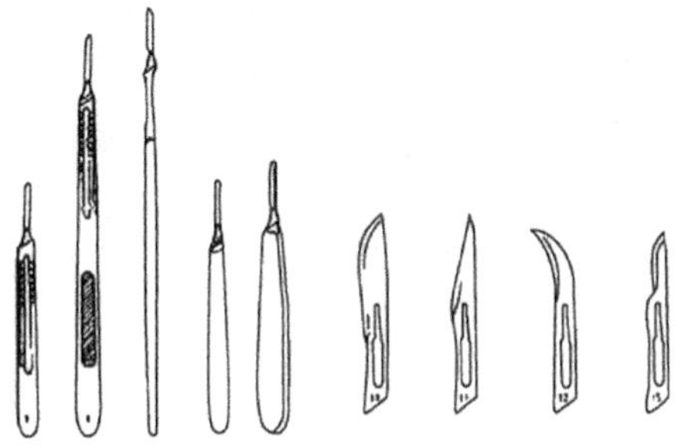

图 10-1 各类刀柄和刀片

(1)中圆刀、大圆刀：用于切口皮肤、皮下、肌肉、骨膜等组织。

(2)小圆刀：用于深部组织及眼科、冠状动脉搭桥等组织切割。

(3)尖刀：用于切开血管、神经、胃肠及心脏组织。

2.手术剪

手术剪分为组织剪(弯型)、线剪(直型)、骨剪和钢丝剪四大类，有长、短和大小之分及头部的尖、钝之分；根据其形状、用途不同又有不同命名，如梅氏剪(又称解剖剪)、血管剪、眼科剪、子宫剪等。一般情况下，分离、剪开深部组织用长、薄刃、尖弯剪；游离剪开浅部组织用短、厚刃、钝弯剪；剪线、修剪引流管和敷料用直剪；剪断骨性组织用骨剪；剪截钢丝、克氏针等用钢丝剪。组织剪和线剪都用钝头剪，以免尖头剪操作时刺伤深部或邻近重要组织，细小尖头剪一般仅用于眼科或静脉切开等精细手术。一般不宜用除线剪之外的剪刀进行剪线或其他物品，以免刃面变钝(图 10-2)。

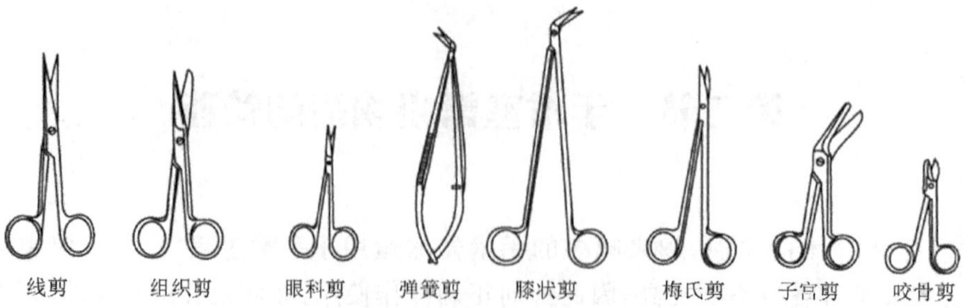

图 10-2 各类手术剪

3.手术镊

手术镊主要用于夹持或提起组织，以便于剥离、剪开或缝合。手术镊分为有齿和无齿两种，并有长短等不同类型。根据形状、用途不同有不同命名，如有齿镊、无齿镊、眼科镊、血管镊、动脉瘤镊等。有齿镊用于夹持坚韧的组织，如皮肤、筋膜、肌腱和瘢痕组织，夹持较牢固；无齿镊用于夹持较脆弱的组织，如腹膜、胃肠道壁黏膜等，损伤性较小；尖头镊富有弹性，用于夹持细小而脆弱的神经、血管等组织；无损伤的精细镊用于显微手术血管的缝合（图 10-3）。

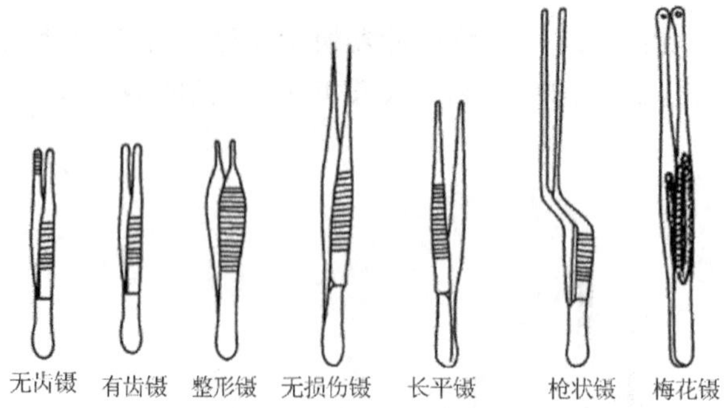

图 10-3 各类手术镊

4.血管钳

血管钳用于钳夹血管或出血点，以达到止血的目的，也用于分离组织，牵引缝线和把持或拔出缝针等。血管钳有直、弯两种，并有多种长短大小不同型号。根据手术部位的深浅，分离和钳夹血管的大小，以及解剖的精细程度而选择应用。直型血管钳夹持力强、对组织损伤大，用于夹持较厚的坚韧组织或离断。较深部手术，选用不同长度的弯型血管钳，以利于操作方便和视野的清晰，中弯血管钳应用最广，蚊式钳用于脏器、血管成形等精细手术（图 10-4）。

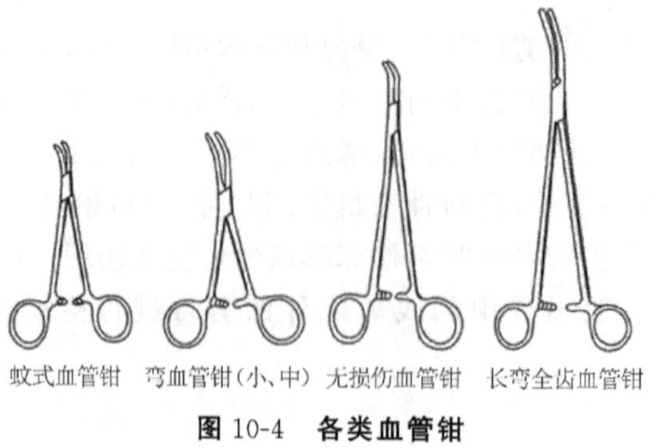

图 10-4 各类血管钳

5.持针器

持针器用于夹持缝针，协助缝线打结，有各种长度、粗细和大小型号，供不同手术深度和缝针大小选用，粗头持针器持力大，固定缝针稳，术中比较常用；细头持针器持力相对小，缝合操作范围小，多用于夹持小缝针或缝合深部组织（图 10-5）。夹针时应用持针器尖端，并夹在针的中、后 1/3 交界处。

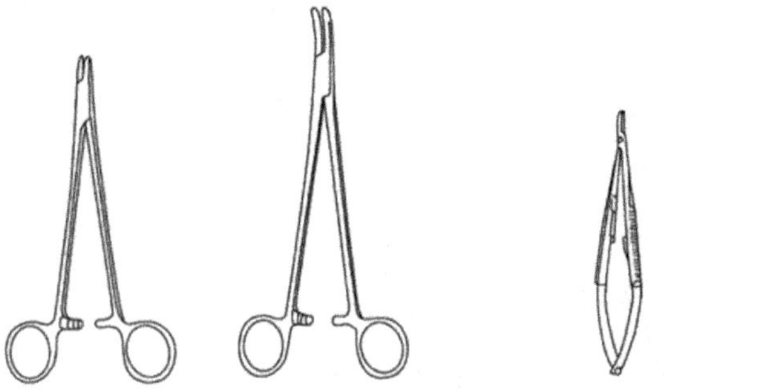

图 10-5 **各类持针器**

6.组织钳

组织钳弹性较好，头端有一排细齿，用于钳夹组织、皮瓣和肿瘤包膜，作为牵引，协助剥离时提夹组织。有不同长度，粗细之分。

7.阑尾钳

阑尾钳又称“爪形钳”“灯笼钳”，阑尾钳轻巧而富有弹性，头端有较大的环口，钳夹后不致损伤组织。适用于夹持较脆弱的脏器和组织，如小肠、阑尾系膜、胃等。

8.有齿血管钳

有齿血管钳较粗壮，钳夹力大，头端有齿，可防止钳夹的组织滑脱，常用于控制胃、肠切除的断端和肌肉切断等较厚、韧组织内的出血。

9.直角钳

直角钳用于游离和绕过重要的血管、神经、胆管等组织的后壁，有时用于较大面积渗血时止血。

10.肠钳

肠钳有弯、直两种，用于夹持肠管，齿槽薄细，对组织压榨作用小，用于暂时阻断胃肠道。

11.海绵钳

海绵钳头部呈卵圆状，所以又称卵圆钳，分有齿和无齿两种，弹性较好，有齿海绵钳主要用以夹持敷料、物品；无齿海绵钳可用于提持脆弱组织如肠管、肺叶或夹持子宫等。

12.布巾钳

布巾钳头端较锐利，铺巾时用于固定敷料或某些手术过程中用于牵拉皮瓣（图 10-6）。

13.拉钩

拉钩又称牵开器，用于牵开不同层次和深度的组织，显露手术野。拉钩种类繁多，术中可根据手术部位及方式进行选择（图 10-7）。

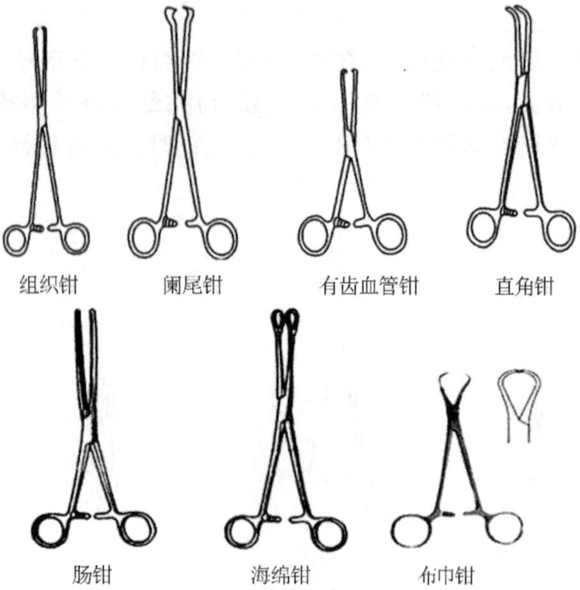

图 10-6　各类特殊器械钳

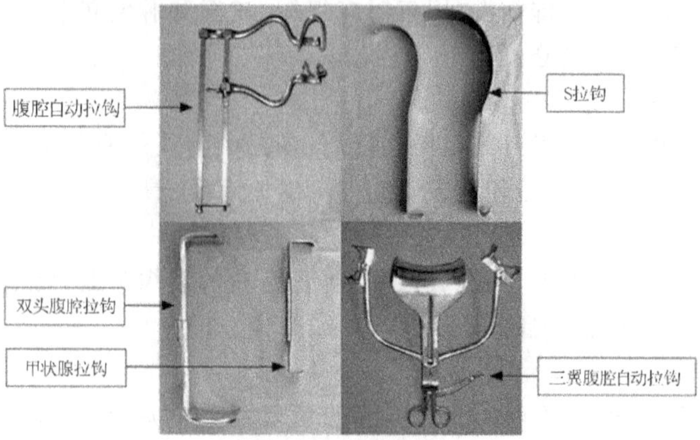

图 10-7　各类拉钩

甲状腺拉钩用于浅部切口的牵开显露；双头腹腔拉钩用于牵开腹壁；S 拉钩用于深部切口的牵开显露；压肠板用于牵开肠段，暴露目标脏器；腹腔自动拉钩用于长时间牵开并固定腹腔或盆腔，并可分为二翼和三翼两种自动拉钩；胸腔自动拉钩用于胸腔、腰部切口的牵开显露；悬吊拉钩用于牵开上腹壁，主要用于胃、肝胆胰手术；后颅窝牵开器用于后颅窝、脊柱的牵开显露；脑压板用于牵压、保护脑组织；乳突牵开器用于撑开显露乳突、牵开头皮、牵开显露位于四肢的小切口。

传递拉钩前应先用生理盐水浸湿，使用时用湿纱布将拉钩与组织间隔开，防止组织损伤。

14.吸引器

吸引器用于吸去手术野内血液及脑、胸、腹腔内液体，使手术野清晰显露；也用于吸除空腔脏器内容物、囊性包块内液体及脓肿内脓液，减少手术区域污染；也可用于组织的钝性分离。常用的吸引器有单管吸引头、侧孔单管吸引头和套管吸引头。侧孔单管吸引头可通过手术医师指腹按压侧孔，调节负压吸引力大小；套管吸引头可通过单孔吸引管配多侧孔外套，避免大网膜、肠壁等组织被吸附引起损伤或堵塞吸引口。

(二)各类器械传递方法

1.手术刀装卸及传递方法

(1)洗手护士安装刀片时,用持针器夹持刀片前段背侧,轻轻用力将刀片与刀柄槽相对和;取刀片时,用持针器夹住刀片的尾端背侧,向上轻抬,推出刀柄。

(2)传递手术刀时,洗手护士应手持刀背,握住刀柄和刀片衔接处,将刀柄尾端交给手术者,不可刀刃朝向手术者,以免割伤手术者。洗手护士亦可将手术刀放于弯盘内进行传递。手术刀用完后,应及时收回并放在适当位置,以免滑落台下,造成手术者损伤。

2.手术剪及各类血管钳传递方法

洗手护士右手拇指握于剪刀凸侧的上1/3处,四指握住凹侧中部,通过腕部的力量将器械的柄环打在手术者的掌心。

3.手术镊传递方法

洗手护士手握镊尖端闭合开口,直立式传递。

4.持针器传递方法

(1)持针器夹针穿线方法:洗手护士右手拿持针器,用持针器开口处的前1/3夹住缝针的后1/3;然后将持针器交于左手握住,右手拇指与中指捏住缝线前端,将缝线穿入针孔;右手拇指顶住针孔,示指顺势将线头拉出针孔1/3后,并反折合并缝线卡入持针器的头部。

(2)传递持针器的方法:洗手护士右手捏住持针器的中部,针尖向外侧,利用手腕部运动,用适当的力气将柄环部拍打在术者掌心。或者将持针器放于弯盘内进行传递。

二、手术室常用缝线和缝针管理

缝线和缝针作为手术中重要的缝合止血、维持组织愈合张力的材料,其品种式样繁多。随着近几十年加工技术和工艺的革新,缝线和缝针在材质上有了突飞猛进的发展。手术室护士应掌握常用缝线和缝针的特点,根据其特点和具体手术操作,正确合理地配合传递缝线和缝针。

(一)常用外科缝线

外科缝线又称缝合线,用于各种组织和血管的缝扎、结扎、止血、牵引、对合及关闭腔隙、管道固定等。

1.良好的缝线应具备的条件

应具备的条件包括:①无菌性;②缝线于缝合打结后不易自行滑脱;③对组织伤口反应轻微,不利于细菌生长;④直径小、拉力大、能对抗组织内的收缩;⑤缝线种类齐全,以适合不同手术使用和不同组织缝合。

2.缝线直径与型号的判断

所有缝线的直径粗细规格都有一定标准,通常以缝线的某一型号来表示该缝线的直径。缝线的型号以数字表示。

(1)传统丝线以单个数字表示型号,如"1""4""7"等,数字越大,代表该缝线越粗,如传统"4"号丝线比传统"1"号丝线粗,直径大。

(2)人工合成缝线或羊肠线以"数字-0"表示型号,如"1-0""2-0""3-0"等,"0"之前的数字越大,代表该缝线越细,如"2-0"的缝线比"1-0"的缝线细,直径小。

3.缝线的分类

根据缝线的组织特性可将其分为可吸收缝线和不可吸收缝线；根据缝线的材料构造分为单纤维缝线（单股缝线）和多股纤维缝线；也可根据缝线是否带针，分为带针缝线和不带针缝线。

（1）可吸收缝线：是指缝线植入组织后，通过机体组织酶分解吸收或水解过程吸收，随着时间的推移，缝线材料逐渐消失。目前临床常用可吸收缝线主要包括肠线、铬肠线和人工合成可吸收缝线，其中人工合成可吸收缝线与前两者比较有诸多优点。①强度高；②可于较长时间内维持缝线强度；③在一定时间内（60～90 天）完全吸收，稳定并可预测，无患者个体差异；④组织反应较轻。常见的人工合成可吸收缝线有 Dexon、Vicryl、PDS、Maxon、Monocryl 等。可吸收缝线可用于胃肠道、胆道、子宫、膀胱、尿道等黏膜、肌层的缝合以及皮内缝合。

（2）不可吸收缝线：是指缝线在人体内不受酶的消化，同时不被水解吸收。常用不可吸收缝线的类型、特性和适用范围见表 10-1。

表 10-1　常用不可吸收缝线的类型、特性和适用范围

类型	特性	适用范围
有机不可吸收材料（医用丝线）	抗张力强度较高，柔韧性好，打结不易滑脱，价廉；组织反应大。常见的为慕丝医用丝线	用于除胆道、泌尿道以外，大部分组织的缝合
合成不可吸收材料（聚酯缝线、聚丙烯缝线、涤纶线）	强度高，具有良好的组织相容性，组织反应极低，维持时间长，不被吸收；打结易滑脱，价格较贵。常见的为 prolene、Surgipro 等	适用于心血管、神经、心脏瓣膜、眼睛和整形手术等
金属丝线（钢丝）	强度高，拉力大，组织反应最小；不易打结，容易损伤软组织，包埋于组织中可能引起手术患者术后不适	适用于骨折、筋膜和肌腱接合，带针钢丝用于胸骨的固定；也适用于感染伤口、伤口裂开或加强缝合

（二）常用外科缝针

缝针的目的是引导缝线穿过组织或血管，以完成缝合过程。大多数缝针有三个基本构成：针眼（或称锻模）、针体和针尖。

1.针眼

缝针按针眼可分为封闭眼、裂缝眼（又称法国眼）和无针眼缝针。封闭眼缝针在末端有缝线穿过的封闭针眼，常见的有圆形和方形针眼；裂缝眼缝针，缝线可直接由裂缝嵌入（图 10-8）；无针眼缝针又称连线针，是用激光在缝针末端纵向打孔，在显微镜下将缝线与缝针末端孔隙以机械性方式附着在一起，提供牢固平滑的结合点。无针眼缝针对组织牵拉小，对组织损伤小，有效避免了针孔漏血隐患。无针眼缝针多为一次性使用，有效防止交叉感染，目前被临床广泛使用。

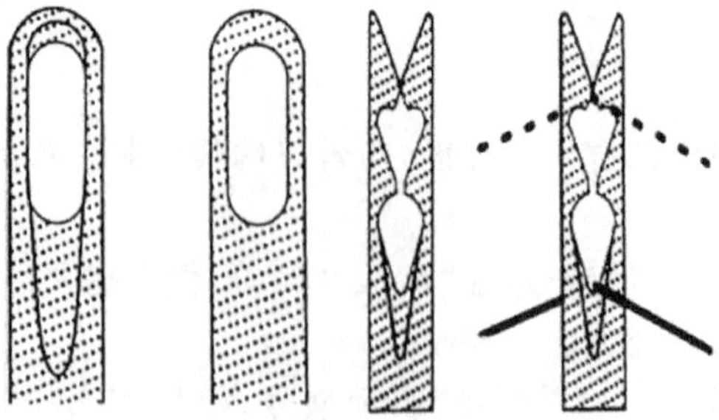

图 10-8　封闭眼和裂缝眼

2.针体

针体指持针器夹持的部分，按形态可分为直针和弯针。直针多用于缝合皮肤、肌腱和胃肠道。弯针是临床最常用的缝针，按照其不同弧度，可分为 1/4、3/8、1/2、5/8 等，通常浅表组织可选用小弧度大弯针缝合，深部组织可选用大弧度小弯针缝合。1/4 弧度弯针常用于眼科和显微外科手术，1/2 弧度弯针常用于胃肠、肌肉、心肺血管手术，5/8 弧度弯针常用于泌尿生殖科及盆腔手术（图 10-9）。

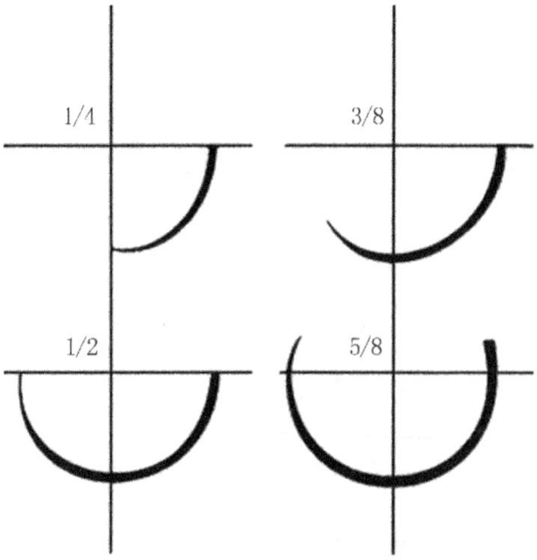

图 10-9 弯针按照不同弧度

3.针尖

针尖是指从缝针尖端直至针体最大横截面之间的部分。按针尖形态可分为圆针、角针、圆钝针、铲针等。

(1)圆针：除尖端尖锐外，其余呈现圆滑针体，能轻易穿透组织，但无切割作用，常用于皮下组织、腹膜、脏器、血管和神经鞘等的缝合及胃肠道吻合（图 10-10）。

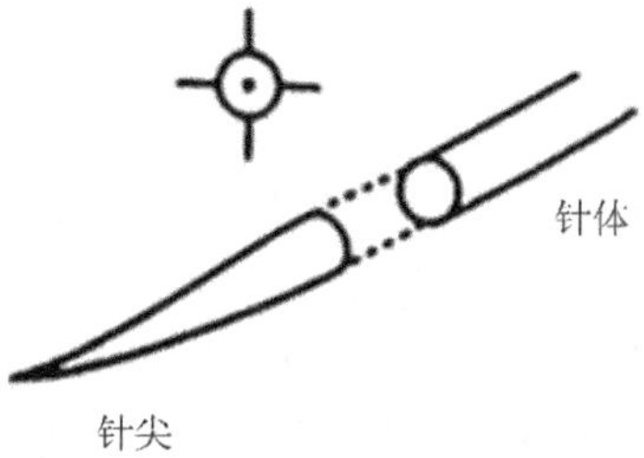

图 10-10 圆针

(2)角针：针尖和针体截面均呈三角形，具有锐利的边缘，易于穿透坚韧、难以穿刺的组织，常用于皮肤、韧带、肌腱、骨膜、瘢痕组织的缝合及管道的固定。角针缝合后，有较大的针孔道，且易破坏周围的组织和血管，损伤性较大（图 10-11）。

(3)圆钝针：圆针的尖端不尖而是圆钝，无锋利的刃，组织损伤较小，常用于易碎脆性组织、高度血管化组织，如肝、肾、脾（图 10-12）。

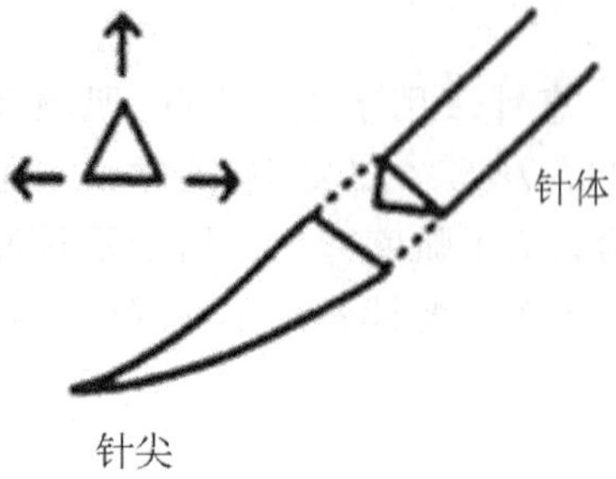

图 10-11　角针

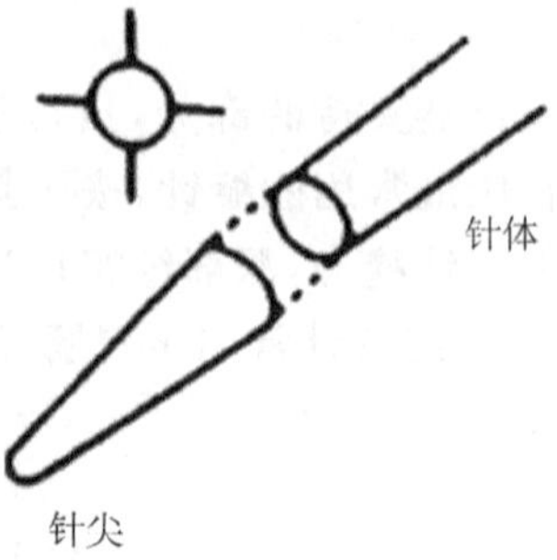

图 10-12　圆钝针

(4)铲针：针尖极薄，针体扁平，常用于眼科显微手术，提供缝合时的高度平稳性。

4.连线针外包装标识解读

连线针外包装标识解读见图 10-13。

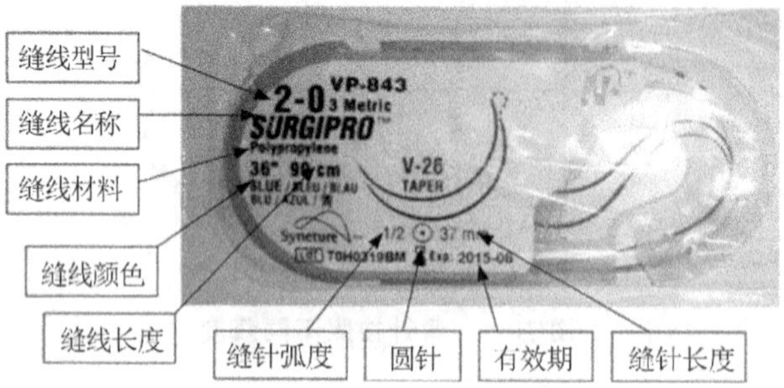

图 10-13　连线针外包装解读

三、手术室腔镜器械管理

近年来腔镜技术在众多外科领域应用广泛，对腔镜器械有效的管理是成功开展腔镜手术的基本条件。因此术中如何正确操作腔镜器械，术后如何正确地清洗、灭菌和保养，成为每一名手术室护士所必须掌握的知识与技能。

(一)常用腔镜器械

手术室常用腔镜器械包括气腹针、金属穿刺器或一次性穿刺套装(包括穿刺鞘和穿刺器内芯，常用5 mm或 10 mm)、腹腔镜镜头、分离钳、直角形分离钳、齿状抓钳、微型剪、持针器、钛夹钳、扇形压板、冲洗吸引器、电凝钩、双极电凝抓钳及腔镜下吻合器等。

气腹针是通过前端一可弹性压入的钝头，建立气腹，防止建立气腹时意外损伤腹腔内脏器；穿刺器由穿刺器针芯、外套管和尾端防漏气的阀门组成，手术医师在穿刺完毕后拔取穿刺器针芯，由外套管作为通道将腔镜器械引入腹腔或胸外内进行操作；扇形压板常用于腹腔镜下胃肠手术，用于牵开腹腔内器官或组织；电凝钩用于分离疏松组织或烧灼胆囊床渗血面等。

(二)腔镜器械的术中正确操作

1.术前检查

洗手护士仔细检查器械的完整性，发现密封帽、螺丝等配件缺少或器械绝缘部分损坏应及时更换；由于腔镜手术对器械要求极高，因此洗手护士应仔细检查器械的功能，尤其是操作钳的旋转功能、闭合功能及带锁器械的开、解锁功能，发现器械功能不佳应及时更换。

2.术中管理

洗手护士应妥善固定连接摄像头及操作器械的连接线及各种管道。术中根据手术进展和手术医师需要及时正确传递腔镜器械，并且及时收回，避免腔镜器械或腹腔镜镜头意外掉落。及时擦净器械头端的血渍及污物。由于腔镜器械普遍较长，在传递过程中洗手护士应确保无菌操作，避免在传递过程中将器械的两端污染。

(三)腔镜器械的正确清洗与保养

1.腔镜器械的正确清洗

彻底清洗是保证腔镜器械灭菌成功的关键。腔镜器械比普通器械的结构复杂，并附有管腔和大小不一的配件，极易残留血渍和有机物碎片，既影响灭菌效果又影响腔镜器械的使用寿命。因此腔镜器械的正确清洗应按以下步骤进行。

(1)拆卸：将腔镜器械彻底拆卸至最小化。

(2)初步清洗：用流动水冲洗腔镜器械表面明显的血渍和污渍。

(3)浸泡：将初步清洗过的器械放多酶洗液内浸泡 5 分钟，多酶洗液浸泡可以快速分解其器械上的蛋白及残留血渍、脂肪等有机物碎片。

(4)冲洗和刷洗：用清水冲洗器械，将表面残留的多酶洗液冲净，使用高压水枪彻底冲洗腔镜管腔及各部件；同时器械的轴节部、弯曲部、管腔内用软毛刷上下抽动 3 次达到彻底清洗。

(5)超声清洗：用自动超声清洗器清洗 5～10 分钟。

(6)水洗：再次将器械用流动水彻底清洗。

(7)干燥。①吹干：清洗结束后用气枪吹干。②烘干：采用烘干设备将器械进行烘干，适用于待用的器械，既可以在短时间内使器械各关节、管腔干燥，又可以保证低温灭菌的效果。

(8)腔镜镜头禁止用自动超声清洗器清洗，防止损坏。

2.腔镜器械的保养

(1)腔镜镜头的保养：手术结束后使用蘸有多酶洗液或清水的湿纱布对镜头表面的血渍和污渍进行擦拭，镜面之外部分使用吸水较强的软布擦干，镜面用脱脂棉球或专用拭镜纸顺时针方向进行擦拭，避免用粗糙布巾擦拭，造成镜面损坏。

(2)日常维护及保养：器械护士应在每次腔镜器械使用后，仔细检查器械配件是否齐全，螺丝是否松动、腔镜镜头是否完好、器械是否闭合完全、器械绝缘部分有无损坏、穿刺器密封圈是否老化等，如有问题应及时维修或更换，以保证器械的正常使用。

(四)腔镜器械的灭菌与存放

1.腔镜器械的灭菌

分离钳、冲洗吸引器、电凝钩、气腹针、金属穿刺器等常用腔镜操作器械通常使用压力蒸汽灭菌法。腹腔镜镜头等精密器械及特殊不耐高压器械应使用环氧乙烷气体密闭灭菌法或过氧化氢低温等离子灭菌法。

2.腔镜器械的存放

腔镜器械必须定点存放于专用橱柜内，不与普通器械混合放置。腔镜镜头一定要放置在原装盒内，不能重压。气腹针与一些可拆分的小零件要放在小盒内，以免折断和丢失。

四、外来手术器械管理

外来器械是指由医疗器械生产厂家、公司租借或免费提供给医院，可重复使用的医疗器械。

它作为市场经济的新产物，是器械供应商在取得医院认可、主刀医师认定送到手术室临时使用的器械。这类器械节约了医院的开支，减低了医疗成本，减少了资源浪费，有手术针对性强、质量优异等特点，因此在骨科、五官科、脑外及胸外科内固定等领域得到广泛使用。

(一)外来器械的使用流程

1.外来器械准入流程

外来器械必须是经过医院严格监控，器械科或采购中心应查看有关资料，符合《医疗器械监督管理条例》第 26 条规定：医疗器械经营企业和医疗机构从取得《医疗器械生产许可证》的生产企业或取得《医疗器械经营许可证》的经营企业购进合格的医疗器械，并验明产品合格证、进口注册证、准销证等卫生权威机构的认可证明，不得使用未经注册、过期失效或淘汰的医疗器械。

2.外来器械接受流程

手术医师在预约手术时在手术申请单上备注外来器械的厂家、名称及数量等信息，以便手术室及供应室能及时知晓，同时通知器械供应商及时配备器械。器械供应商在规定时间内将器械送至供应室器械接收点，并提供植入物合格证及器械清单一式两份。经审核合格后交接签名。

3.外来器械的清洗、包装、灭菌流程

彻底清洁是保证灭菌成功的关键，外来器械送至供应室前仅经过预清洗，因此外来器械送达后供应室器械护士必须按照消毒规范流程进行严格的器械清洗。清洗结束后再次进行清点核对，确认无误后再规范包装。包装标签上除常规的信息之外还应写上器械名称、公司名称、主刀医师姓名、患者信息等。最后按照规范进行灭菌，灭菌后进行生物监测，监测合格后给予发放。

4.手术室护士核对与使用流程

器械送至手术室后，由手术室护士与供应室器械护士按照手术通知单，逐项核对相关内容，确认无误后接收器械，存入专用无菌储物架上。相关手术间护士凭手术通知单领取外科手术器械。手术开始前由洗手护士、巡回护士按器械包内清单共同核对，并经术者确认无误后方可开始手术。手术结束时，由洗手护士、巡回护士与术者共同核对所使用的内植入物名称、规格、数量等，及时填写器械清单及手术室器械交接本，同时将术中使用的外来器械信息存档保存。

5.外来器械取回流程

使用后的器械经清洗处理，由器械供应商凭有效证件从手术室污物通道领取，并在器械清单和手术室器械交接本签名确认。因故暂停手术的器械，为减少资源浪费，可与器械供应商约定，在有效期内暂存于手术室，用于同类手术。器械过期或因其他原因需取回时，应在手术室器械交接本上签字。

(二)外来器械使用注意事项

1.规范流程

建立规范的操作流程，建立质量控制和追溯机制，发现问题立即启动追溯系统。

2.定期培训

定期由专业人员对手术医师、手术室护士进行外来手术器械使用的专业培训，以掌握器械的基本性能和操作方法。

五、手术植入物管理

随着社会的进步，医学的发展，新技术的应用，各类性能优异、造价不菲的植入物越来越多地应用到手术患者身上，通过手术将植入物种植、埋藏、固定于机体受损或病变部位，可达到支持、修复、替代其功能的作用。手术室应严格管理手术植入物,防止对患者造成意外不良后果。

(一)植入物的准入

1.公开招标

医院通过定期举行的公开招标方式,择优录用质量性能可靠、价格适宜的产品作为本院常用产品。

2.未中标植入物准入流程

未中标植入物若具有适合某些手术的特殊性能,手术医师可向医院提出临时申请,经审核、特殊批准后方可使用。

3.厂家提供材料备案

生产厂家必须提供产品的所有信息,供使用方备案,以便日常监管及发生问题后进行及时追溯。

(二)植入物在手术室使用的管理

手术植入物使用前手术医师应向手术室预约,手术室工作人员经核查后领取;所有手术植入物必须经过严格的清洗、包装、灭菌后,经生物监测,判定合格后方能使用。手术中使用植入物前,必须严格核对植入物型号规格、有效期及外包装完整性,避免错用、误用,造成不必要的浪费。使用后,手术室护士需填写所用植入物产品信息及数量,并附产品条形码,保存在病历中存档。未用完或废弃的一次性植入物需毁形,并交医院管理部门统一处理,以免造成不良后果。

六、手术室常用药品管理

手术室内常用药品,无论数量和种类都很多,主要以静脉用药和外用消毒药为主。手术室应制订严格的药品管理制度,对所有药品定点放置,专人管理,每一名手术室护士都应严格遵守药物使用制度,掌握常用药品性能,安全用药。

(一)手术室常用药品种类及管理要求

1.手术室常用药品种类

手术室常用药品包括具有镇静镇痛和催眠作用的麻醉类药物,糖类、盐类、酸碱平衡调节药物,心血管系统药物,中枢兴奋及呼吸系统药物,子宫兴奋类药物,利尿药,止血药和抗凝血药,各类抗生素激素类药物,生物制品剂和消毒防腐药物等。

2.管理要求

(1)定点放置,专人管理:手术室应设立药物室、药品柜及抢救药车,并指定一名护士专门负责药品管理。

(2)分类放置:静脉用药应与外用消毒防腐药分开放置,并贴上标签,标签纸颜色有所区别。易燃易爆药品、对人体有损害的药品应妥善保管,远离火源或人群,并写有明显警句提示他人。生物制品及需要低温储存的药品应置于冰箱内保存,每周定期派人清理一次,保持冰箱内整洁。

(3)药品使用制度:手术室所有药品均有明确的出入库记录,每类药品均设有使用登记本,手术室护士如有领用均需在登记本上进行信息记录,由指定护士进行清点并补充。麻醉药、剧毒药和贵重药必须上锁,应班班清点,发现数量不符及时汇报并查明原因。

(4)领药周期:手术室药品基数不应太多,以免过期。一般常用药品每周领取一次,不常用药品每月领取一次,麻醉药、贵重药则根据每天使用情况领取。

(二)手术室药品的使用注意事项

1.严格执行查对制度

定期检查药品柜的存药,发现过期、变色、浑浊或标签模糊不清的药品不得使用。术前访视及进行手术安全核查时,必须核对手术患者药物过敏史,并及时记录。术中使用药物时,配制、抽取药物必须两人核对,并保留原始药瓶,手术台上传递药物之前,洗手护士必须与手术医师口头进行核对;若术中须执行口头医嘱,巡回护士应将口头医嘱复述一遍,由手术医师确认后执行,术毕督促手术医师及时补全医嘱。

2.熟练掌握药品性能

手术室用药要求快速、及时、准确,抢救患者时更是分秒必争,护士应熟悉抢救药品的药理作用与用途、剂量与用法、不良反应和配伍禁忌等,以利于抢救配合。手术室护士应熟悉常用抗生素的商品名、通用名、分类及常见过敏症状。此外,手术室外用消毒药较多,手术室护士必须了解每种消毒药的用法、有效浓度及浓度监测标准、达到消毒效果的时间及对人体和物品有无损害等特点,同时指导其他有关人员正确使用。

(苑华萍)

第三节　手术室护士职业危害与防护

手术室护士在工作中常需面对各种高危因素,如患者的血液、体液、放射线、有害气体,而且每天工作繁重,节奏紧张,使他们的生理心理都会造成伤害,因此手术室护士是职业危害的高危群体。作为一名手术室护士必须树立职业安全意识,妥善处理现存及突发问题,予以正当防护,最大程度保证自己的健康。

一、血源性感染

由于手术室特殊的工作环境,工作人员直接接触患者的血液、分泌物、呕吐物等,因此感染血源性传染病的概率较高。

(一)血源性感染的危险因素

通过医院内血源性传播的疾病有 20 多种,最常见且危害性最大的是乙型肝炎、丙型肝炎、艾滋病。在各种体液中病毒浓度从高到低依次为:血液、血液成分、伤口感染性分泌物、阴道分泌物、羊水、胸腔积液、腹水等。乙型肝炎病毒(HBV)感染是手术室护士意外血源性感染中最常见的,有研究表明手术室护理人员 HBV 感染率明显高于内科及外科护理人员,其感染率高达30%。目前我国艾滋病发病率呈迅猛增长趋势,当发生针刺伤时,只要 0.004 mL 带有艾滋病病毒(HIV)的血液足以使伤者感染。皮下接触 HIV 的危险性是 0.3%,黏膜接触危险性则为0.09%。如何避免意外感染 HIV 也是手术室护理人员所必须面临的一种考验。此外,感染病毒后发生血象转移有一定时间期限,如 HBV 为 8 周,HCV 为8 周,HIV 为 6 个月。从感染病毒到出现症状之间的潜伏期更长,如 HBV 为 45～60 天,HCV 为 45～60 天,HIV 为 12 年。这段时间内,伤者本身作为病毒携带者也成为危险因素之一。

(二)血源性感染的感染途径

血源性感染主要分为经非完整性皮肤传播和黏膜传播。非完整性皮肤传播具体表现为护理操作和传递器械过程中，意外发生针刺伤、刀割伤的新鲜伤口或皮肤的陈旧性伤口，直接接触到沾有患者体液或血液的敷料、器械后感染病毒。经黏膜传播具体表现为手术配合中患者体液、血液直接溅入眼内，通过角膜感染病毒。血源性感染不通过吸入血气溶胶传播。

(三)血源性感染的防范措施

1.个人防护

手术室护理人员应定期进行健康检查，接种相关疫苗，加强个人免疫力。定期培训强调防止意外血源性感染的必要性，增强个人防范意识。

2.术前评估

手术室护理做好术前访视，除急诊手术外，术前应了解患者相关检查和化验结果，如肝功能、乙型肝炎病毒(HBV)、丙肝病毒(HCV)、梅毒病毒、艾滋病病毒(HIV)等，针对检查和化验结果阳性的手术患者，手术人员应在术中采取相应的防护措施；针对无化验结果的手术者，应视其为阳性，手术人员做好标准预防。

3.防护措施

根据具体情况作好充分的自我安全防护。进行有可能接触手术患者的血液、体液的护理操作时必须戴手套，手部皮肤有破损者提倡戴两层手套，脱去手套后再用皂液和流动水充分冲洗。手术医师和洗手护士应穿戴具有防渗透性能的口罩、防护眼镜或带有面罩的口罩，具有穿透性能的手术衣，防护手术配合中可能飞溅到面部的血液、体液。手术配合中需保持思想高度集中，避免疲劳操作，正确放置和传递锐器；回收针头等锐器时，避免锐利端朝向接收者，防止刺伤；传递锐器时，应将其放入弯盘进行传递；卸锐器时必须使用持针器，不能徒手卸除。

4.术后处理

完成感染手术后，参加手术的人员必须脱去污染的手术衣、手套、换鞋(脱鞋套)方能离开手术间，沐浴更换洗手衣裤后才能参加其他手术。术后按规范处理物品，清洗回收器械时，注意先将针头、刀片等锐器卸下，并弃入有特殊警示标记的锐器医疗废弃物桶内。手工清洗器械时，应戴护目镜、防渗透性口罩、穿防水隔离衣、戴手套。术后手术间应用含氯溶液或酸水湿式清洁地面及物品。

(四)意外血源性感染后的处理

1.皮肤接触血液体液

立即用皂液和流动水清洗污染皮肤。

2.黏膜接触血液体液

若手术患者的血液或体液溅入口腔、眼睛，立即用大量清水或生理盐水冲洗，然后滴含有抗生素的眼药水。

3.针刺或刀割伤

(1)立即脱去手套，向远心端挤出血液并用大量肥皂水或清水清洗伤口，再浸泡于3%碘伏液内3分钟，最后贴上敷料。

(2)受伤后处理：伤后24小时内报告护士长及预防保健科，登记在册。暴露源不明者按阳性处理。72小时内做HIV/HBV/HCV等基础水平检查，怀疑HBV感染者，立即注射乙肝高价免疫球蛋白和乙肝疫苗；怀疑HIV感染者，短时间内口服大剂量叠氮脱氧核酸(AZT)，然后进行周期性复查(6 周、12 周、6 个月)。

二、化学性危害

相对其他临床科室而言,手术室环境封闭,存在多种危害因素,如空气中常常存有一定浓度的挥发性化学消毒剂和吸入性麻醉药,这些都直接或间接地影响医务人员的健康。

(一)化学性危险因素

1.化学消毒剂

手术间及手术物品的消毒与灭菌,标本的浸泡都要用到一些化学消毒剂如甲醛、戊二醛、含氯消毒剂、环氧乙烷等。这些消毒剂对人的皮肤、神经系统、呼吸道、皮肤、眼睛、胃肠道等均有损害。长期吸入高浓度混有戊二醛的空气或者直接接触戊二醛容易引起眼灼伤、头痛、皮肤黏膜过敏等;甲醛会直接损害呼吸道黏膜引起支气管炎、哮喘病,急性大量接触更可致肺水肿,同时能使细胞突变、致畸、致癌;环氧乙烷侵入人体后可损害肝、肾和造血系统。

2.挥发性麻醉气体

目前手术室普遍采用禁闭式麻醉装置,但仍有许多麻醉废气直接或间接排放在手术室内,若麻醉机呼吸回路泄漏及手术结束后拔除气管导管患者自然呼吸时,可使麻醉气体排放到手术间内,造成空气污染。对医务人员的听力、记忆力、理解力、操作能力等都会造成一定影响。长期接触该类气体,会造成其在人体内的蓄积,影响肝肾功能,可引起胎儿畸变、自发性流产和生育力降低。

3.臭氧

开启紫外线照射对房间进行消毒时,会产生臭氧,在空气中可嗅知的臭氧浓度为 0.02～0.04 mg/L,当达到 5～10 mg/L 时可引起心跳加速,对眼、黏膜和肺组织都有刺激作用,能破坏肺表面活性物质,引起肺水肿和哮喘等疾病。

4.化疗药物

肿瘤手术过程中经常需要配制化疗药,巡回护士处理这些化疗药物时不可避免地会吸入含有药物的气溶胶,或药液沾染皮肤,虽然剂量较小,但其累积作用可产生远期影响,如白细胞计数减少,自然流产率增高,致畸、致癌等,环磷酰胺在尿液中的代谢物则有诱发尿道肿瘤的危险。

(二)化学性危害的防范措施

1.化学消毒剂

减少化学消毒剂的使用,尽量用等离子灭菌替代戊二醛浸泡及环氧乙烷灭菌。避免医护人员接触化学消毒剂,减轻职业损害;工作人员在检查、使用和测试化学消毒剂时,必须戴好帽子、口罩、手套、防护眼罩,准确操作,如不慎溅到皮肤和眼睛上,要用清水反复冲洗;消毒、灭菌容器应尽量密闭,如戊二醛消毒容器应加盖,减少消毒剂在空气中的挥发;戊二醛等消毒剂浸泡消毒的器械,在使用前,必须将消毒剂冲洗干净;环氧乙烷灭菌器应置于专门的消毒室内,并设置有良好的通风设施,减少有害气体在手术室内的残留。

2.化疗药物

配制化疗药物时,需先要做好自身防护,穿隔离衣、戴手套、口罩、帽子,必要时戴防护眼罩;熟练掌握化疗药物配制,防止药液和雾粒逸出;孕妇禁止接触化疗药物;加强化疗废弃物的管理,与其他物品分开管理,废弃物存放于规定的密闭容器中,送有关部门作专业处理。

3.麻醉废气管理

加强麻醉废气排污设备及工作人员的自身防护，如选用密闭性良好的麻醉机进行定期检测，防止气源管道系统泄漏，加强麻醉废气排污设备管理，改善手术室通风条件；根据手术种类及患者具体情况，选择合适的麻醉方式，并合理安排手术间；护士在妊娠期间应尽量减少进房间接触吸入性麻醉药的机会。

三、物理性危害

手术室内众多物理因素，如噪声、手术过程中产生的烟雾、电灼伤及辐射等在日常手术室工作中威胁着手术室工作人员的健康。

(一)物理性危险因素

1.噪声

手术室内的噪声持续存在却经常被忽视，噪声常来源于监护仪、负压吸引器、电锯和器械车轮摩擦等。护理人员长期暴露于噪声中可引起头痛、头晕、耳鸣、失眠、焦虑等症状，不仅对人体听觉、神经系统、消化系统、内分泌系统及人的情绪有负面影响，还可能不利于团队协作及正常工作的开展。

2.手术烟雾

术中使用电外科设备、高热能激光、外科超声设备及腔镜手术中二氧化碳气体泄漏等均可产生并释放烟雾，对人体产生负面影响，由气溶胶、细胞残骸碎片等组成的手术烟雾，可能引起呼吸道炎症反应、焦虑、眩晕、眼部刺激症状等，此外手术烟雾还可能成为某些病毒的载体，传播疾病。

3.辐射

随着外科手术日趋数字化和精细化，C 型臂机不仅只限于骨科手术的使用，已运用于越来越多的科室手术。手术室工作人员如对其放射的 X 线不进行有效防护，长期接触不仅容易导致自主神经功能紊乱及恶性肿瘤，而且会影响生育能力，导致不孕、流产、死胎、胎儿畸形等。

(二)物理性危害的防范措施

1.噪声防护

为防止或减少手术室内噪声，手术室工作人员走路轻而稳，不得高声谈笑，说话声音要低。在实施各类操作或放置物品时，动作应轻柔。定期对手术室所有仪器设备进行普查和检修，淘汰部分设备陈旧且噪声大的仪器；对器械台、麻醉机、推车车轮等定期维修并上润滑剂，使用时尽量减少其推、拉的次数。手术中对电动吸引器等产生较响声音的设备应即用即开。严格管理手术过程中的参观及进修人员。

2.手术烟雾防护

手术人员均应正确佩戴外科口罩，遇特殊情况可佩戴 N95 口罩或激光型口罩，以有效隔离手术烟雾。术中使用易产生手术烟雾的仪器设备时，洗手护士应主动或提醒手术医师及时吸尽烟雾。腹腔镜手术时严格检查气腹机与二氧化碳连接处是否密闭及二氧化碳储存瓶是否有泄漏。手术室应配备便携式烟雾疏散系统和便携式吸引电刀，及时吸尽产生的手术烟雾。

3.辐射防护

有 X 线透视的手术，手术前医护人员必须穿好铅制护颈和铅袍以此保护甲状腺和躯干，并于手术间内设置铅屏风避免身体直接照射。孕妇避免接触 X 线辐射。在放射性暴露过程中，所有人员至少离开X线射线管2 m,并且退至铅屏风之后。在放射性暴露中应尽可能使用吊索、牵引装置、沙袋等维持手术患者的正确合适体位,不应由医护人员用手来维持患者体位,若迫不得已,应佩戴防护性铅制手套。进行X线透视的手术间门外应悬挂醒目防辐射标识,提示其他人员远离。铅袍或铅衣应摊平或垂直悬挂,定期由专业人员进行测试和检查各类防辐射设施。手术室管理者合理安排手术人员,避免手术室护士短时间内大剂量接收X线照射,并要求参加该类手术的护士,佩戴X射线计量器,定期交防保科监测,以便了解护士接受X射线剂量。

4.电灼伤防护

定期请专业人员检修手术室专用线路和电器设备,严格遵守用电原则,熟悉仪器操作,避免电灼伤,各类仪器使用前后应记录使用情况,出现问题及时报告维修。

四、身心健康危害

随着医疗技术的发展,高、精、尖技术的广泛应用,手术室护士承担的工作明显加重。手术室护士应在紧张而有序的工作与生活中保持自身的身心健康,应对各种工作压力源,提高工作效率及护理工作质量,同时促进个人身心健康,更好地适应手术室工作。

(一)影响身心健康的危险因素

手术室护理工作繁重,工作的连续性强,机动性大,加班概率高,长期因连续工作致饮食不规律、站立时间长,使许多护士患有胃十二指肠溃疡、下肢静脉曲张、胃下垂、颈椎病等疾病。长期的疲劳与困顿,无疑对工作、学习、生活产生负面影响。

(二)身心健康的维护

1.调整好心态,保持积极向上的愉悦心境

调整心理需要,养成良好的性格,保持乐观的心境。对工作全身心投入,不把消极情绪带入工作,用积极情绪感染和影响别人。善于学习和积累应对各种困难和挫折的经验,改变自身的适应能力。通过自我调节、自我控制,使自已处于良好的心理状态。

2.加强业务学习,提高工作能力

掌握手术室护理理论及知识,熟悉手术类别及手术医师的习惯,提高配合手术的能力及应急处理能力,增强工作自信心。

3.保持良好的生理、心理状态

安排好作息时间,保证充足的睡眠;增强自身体质,均衡营养,坚持体能锻炼;建立良好人际关系,创造和谐的工作氛围,丰富业余生活,缓解精神压力,消除心理疲劳。

4.关爱护士,引导缓压

人性化管理,尊重爱护每一位护士。尤其是低年资护士,缺少工作经验,害怕应对复杂的手术,常会紧张、失眠,心理应激敏感,因此可开展"一对一"传、帮、带活动,设立心理调适课程等,帮助护士自我减压。

5.创造良好的工作环境

管理人员的认知与决策,对护士行为起着重要的导向作用,因此在管理上应适当调整护士的工作强度,采取弹性排班制。安排护士依次公休,且保证每位护士自主公休日期,安排外出旅游,放松心情,休假后更好地工作。

(苑华萍)

第四节　普外科手术的护理

普通外科是外科领域中历史最长、发展较全面的学科。该学科内容广泛，是外科其他各专业学科的基础；其范围较大，除了各个专业学科，如颅脑外科、骨科、整形外科，泌尿外科等之外，其余未能包括在专科范围内的内容均属于普通外科的范畴。普通外科手术以腹部外科为基础，还包括了甲状腺疾病、乳腺疾病，周围血管疾病等。在实际工作中，普通外科又可分出一些学科，如胃肠外科、肛肠外科、肝胆外科、胰腺外科、周围血管外科等。下面以几个经典的普通外科手术为例，介绍手术的护理配合。

一、急性肠梗阻手术的护理配合

小肠分为十二指肠、空肠和回肠三部分，十二指肠起自胃幽门，与空肠交接处为十二指肠悬韧带(Treitz 韧带)所固定。回肠末端连接盲肠，并具回盲瓣。空肠和回肠全部位于腹腔内，仅通过小肠系膜附着于腹后壁。肠梗阻是指肠内容物不能正常运行、顺利通过肠道，是外科常见急腹症之一常为物理性或功能性阻塞，发病部位主要为小肠。小肠梗阻是指小肠肠腔发生机械性阻塞或小肠正常生理位置发生不可逆变化，如肠套叠、肠嵌闭和肠扭转等。绝大多数机械性肠梗阻需作外科手术治疗，缺血性肠梗阻和绞窄性肠梗阻更需及时急诊手术处理。

(一)主要手术步骤及护理配合

1.手术前准备

手术患者取仰卧位，行全身麻醉。切口周围皮肤消毒范围为：上至剑突、下至大腿上 1/3，两侧至腋中线。按照腹部正中切口手术铺巾法建立无菌区域。

2.主要手术步骤

(1)经腹正中切口开腹：22 号大圆刀切开皮肤，电刀切开皮下组织、腹白线、腹膜，探查腹腔。

(2)分离：切开相应肠系膜，分离、切断肠系膜血管，传递血管钳 2 把钳夹血管，解剖剪剪断，慕丝线结扎或缝扎。

(3)分别切断肠管近远端：传递肠钳钳夹肠管，15 号小圆刀于两肠钳间切断，移除标本，传递碘伏棉球擦拭残端(图 10-14)。

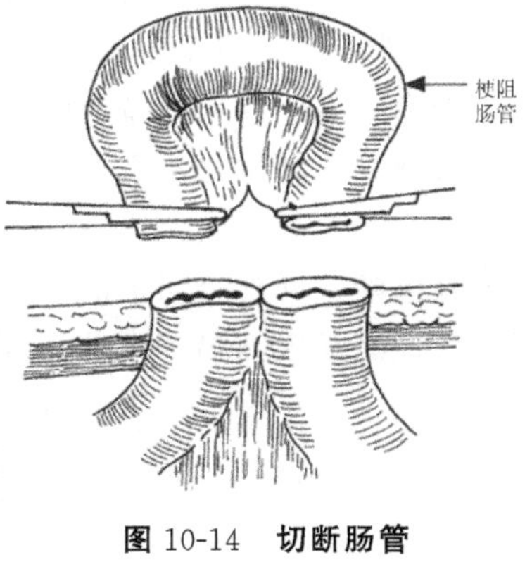

图 10-14　切断肠管

(4)行肠肠吻合:对拢肠两断端,传递圆针慕丝线连续缝合或传递管型吻合器吻合(图 10-15)。

(5)关闭肠系膜裂隙:传递圆针慕丝线或可吸收缝线间断缝合(图 10-16)。

(6)关闭腹腔:传递温生理盐水冲洗腹腔;放置引流管,三角针慕丝线固定;传递可吸收缝线或圆针慕丝线关腹。

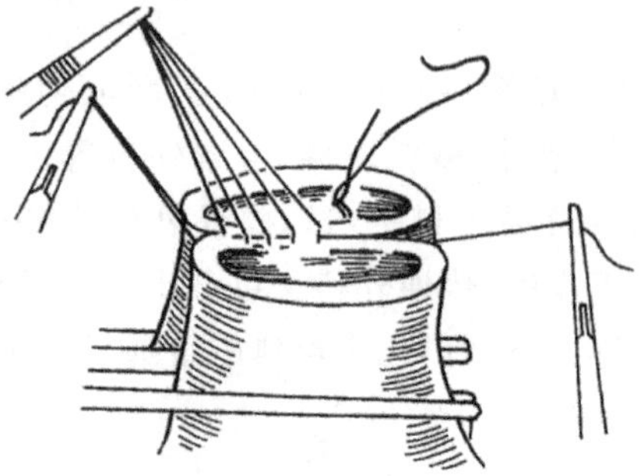

图 10-15 肠肠吻合

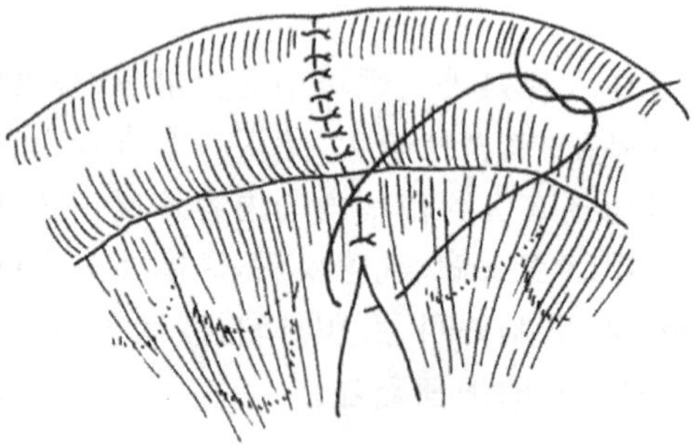

图 10-16 关闭肠系膜裂隙

(二)围术期特殊情况及处理

1.急诊手术,病情危急

手术室值班护士接到急诊手术通知单,立即安排手术间,联系相关病房做好术前准备,安排人员转运患者(病情危重的手术患者必须由手术医师陪同送至手术室)。

手术室护士按照手术要求,备齐手术器械及仪器等设备,如高频电刀、超声刀、负压吸引装置,检查仪器功能,并调试至备用状态。同时应预计可能出现的突发事件和可能需要的物品,以备不时之需。如这位患者为剖腹探查手术,除了肠道切除和吻合外,可能存在肠道破裂、腹腔污染的可能,因此必须备齐大量冲洗液体。

同时应通知手术医师及麻醉师及时到位,三方进行手术患者手术安全核查,保证在最短时间内开始手术。

2.肠道吻合的护理配合

肠道吻合器是临床常用的外科吻合装置之一,在手术使用时,主要做好以下护理配合。

(1)型号选择:应按照医师要求,根据肠腔直径和吻合位置,目测或利用测量器,选择不同型号的吻合器,目前常用的肠道吻合器型号有 25~34 号,并分直线和弯型吻合器。

(2)严格核对:手术医师要求使用 32 号直线型管型吻合器吻合肠腔,由于吻合器价格较为昂贵,为一次性高值耗材,巡回护士在打开吻合器外包装之前必须再次与手术医师认真确认吻合器的型号、规格,检查有效期及外包装完整性,均符合要求方可打开使用。

(3)配合使用:洗手护士将抵钉座组件取下交予手术医师,手术医师将抵钉座与吻合器头部分别放入将欲吻合的消化管两端,旋转吻合器手柄末端调节螺母,通过弹簧管及吻合器头部伸出的芯轴,将抵钉座连接固定于吻合器头部。医师进行击发,完成肠管钉合并切除消化管腔内多余的组织。

(4)使用后处置:吻合完成后,配合医师共同检查切下的组织切缘是否完整成环,以保证不出现吻合口瘘。吻合器使用后,按照一次性医疗废弃物标准处理,严禁任何人员将使用过的吻合器带出手术室。

二、甲状腺手术的护理配合

甲状腺是人体最大的内分泌腺体，位于甲状软骨下方，紧贴于气管两旁，由中央的峡部和左右两个侧叶构成。甲状腺由两层被膜包裹，内层被膜称甲状腺固有被膜，紧贴腺体并伸入到腺实质内；外层被膜称甲状腺外科被膜，易于剥离，两层被膜之间有甲状腺动、静脉、淋巴结、神经和甲状旁腺等，因此手术时分离甲状腺应在此两膜间进行。当单纯性甲状腺肿压迫气管、食管、喉返神经等引起临床症状，或巨大单纯甲状腺肿物影响患者生活工作，或结节性甲状腺肿有甲状腺功能亢进或恶变，或甲状腺良性肿瘤都应行甲状腺大部或部分(腺瘤小)切除，其中甲状腺腺瘤是最常见的甲状腺良性肿瘤。

(一)主要手术步骤及护理配合

1.手术前准备

手术患者取垂头仰卧位，行全身麻醉。切口周围皮肤消毒范围：上至下唇，下至乳头连线，两侧至斜方肌前缘。

2.主要手术步骤

(1)切开皮肤、皮下组织及肌肉：传递 22 号大圆刀在胸骨切迹上两横指处切开皮下组织及颈阔肌。

(2)分离皮瓣：传递纱布，缝合在上下皮瓣处，牵引和保护皮肤；传递组织钳提起皮肤，电刀游离上、下皮瓣。

(3)暴露甲状腺：纵向打开颈白线，传递甲状腺拉钩牵开两侧颈前带状肌群，暴露甲状腺。

(4)处理甲状腺血管：传递圆针慕丝线缝扎甲状腺上动脉和上静脉、甲状腺下动脉和下静脉。

(5)处理峡部：传递血管钳或直角钳分离并钳夹峡部，传递 15 号小圆刀或解剖剪切除峡部。

(6)切下甲状腺组织：传递血管钳或蚊氏钳，沿预定切线依次钳夹，传递 15 号小圆刀切除，取下标本，切除时避免损伤喉返神经。传递慕丝线结扎残留甲状腺腺体，传递圆针慕丝线间断缝合甲状腺被膜。

(7)冲洗切口，置引流管，关切口：生理盐水冲洗，传递吸引器吸尽冲洗液并检查有无活动性出血；放置负压引流管置于甲状腺床，传递三角针慕丝线固定；传递圆针慕丝线依次缝合颈阔肌、皮下组织，三角针慕丝线缝合皮肤，或使用无损伤缝线进行皮内缝合，或使用专用皮肤吻合皮钉吻合皮肤。

(二)围术期特殊情况及处理

1.甲状腺次全切除术患者体位

甲状腺次全切除术的手术患者应放置垂头仰卧位，该体位适用于头面部及颈部手术。在手术患者全麻后，巡回护士与手术医师、麻醉师一同放置体位。放置垂头仰卧位时除了遵循体位放置一般原则外，还需注意：①在仰卧位的基础上，双肩下垫一肩垫平肩峰，抬高肩部 20°，使头后仰颈部向前突出，充分暴露手术野。②颈下垫颈枕，防止颈部悬空。③头下垫头圈，头两侧置小沙袋，固定头部，避免术中移动。④双手平放于身体两侧并使用中单将其保护、固定。⑤双膝用约束带固定。

2.甲状腺手术术中发生电刀故障

术中发生高频电刀报警，电刀无法正常工作使用，巡回护士应先检查连接线各部分完整性以及电刀连接线与电刀主机、电极板连接线与电刀主机的连接处，避免连接线折断或连接部位接触不紧密的情况发生;查看电极板与手术患者身体部位贴合是否紧密,是否放置在合适部位,当进行以上处理后问题仍未解除,应更换电刀头,如仍无法正常使用,更换高频电刀主机,及时联系厂家维修。此外,当手术医师反映电刀输出功率不够,要求加大功率时,巡回护士不可盲目加大功率,造成手术患者发生电灼伤隐患;应积极寻找原因,检查电刀各连接线连接是否紧密的同时,提醒洗手护士及时清除电刀头端的焦痂,保持良好传导性能。

3.手术并发症

手术患者在拔管后突然自觉呛咳、胸闷、心悸、呼吸困难、氧饱和度下降等情况,说明很可能由于手术止血不彻底,形成了切口内血肿。应立即通知手术医师及麻醉师进行抢救,并查看手术患者情况:若伤口敷料有渗血、颈部肿胀、负压引流内有大量新鲜血液,则可初步判断为切口内出血所致,应立即备好手术器械,准备二次手术止血。手术室护士首先应配合麻醉师再次气管插管,保持呼吸道通畅;传递线剪或拆钉器,协助手术医师打开切口,清除血肿,解除对气管的压迫,寻找并结扎出血的血管或组织,如手术患者情况仍无改善,则立即行气管切开。

三、腹腔镜根治性右半结肠切除术的护理配合

结肠分升结肠、横结肠、降结肠和乙状结肠 4 部,大部分固定于腹后壁,结肠的排列酷似英文字母“M”,将小肠包围在内。结肠癌是肠最常见的癌之一,多发生于 40 岁以上的男性患者。结肠常见的手术方式有结肠造口术、右半结肠切除术、左半结肠切除术、全结肠切除术等,这里主要介绍腹腔镜根治性右半结肠切除术的护理配合。

(一)术前准备

1.器械敷料

腹腔镜结肠器械包、腹腔镜器械(30°电子镜、气腹针、10 mm Trocar 1 个、5 mm Trocar 3 个、12 mm Trocar 1 个,分离钳 2 把、剪刀、电钩及电凝线 1 套、吸引器、肠钳 3 把,钛夹钳、Hemolok 钳、超声刀刀头及手柄线 1 套、二氧化碳管)、剖腹单、基础敷料包、手术衣、盆、持物钳、灯把手。

2.一次性物品

3-0 丝线、2-0 丝线、1-0 丝线、直肠针、手套、电刀手柄、吸引器连接管、5 mL 注射器、伤口敷料、吻合器、缝合器。

3.仪器

腹腔镜、气腹机、超声刀。

(二)麻醉方法

气管插管全身麻醉。

(三)手术体位

水平仰卧位。

(四)手术配合

(1)常规消毒,铺手术巾,留置导尿管,连接光源线、摄像头等管路。

(2)腹部行气腹针穿刺建立气腹:依次在脐部、脐水平左、右锁骨中线外侧缘分别置 Trocar、下腹麦氏点内下侧置一 Trocar(或腹壁下动脉外侧缘置 Trocar),必要时在腹中线耻骨上置入 Trocar。

(3)进入镜子后探查:见腹腔内无腹水、腹膜、大网膜、肠壁无结节;肝胆、胃、脾无结节,膀胱

无异常，行右半结肠切除术。

(4)用超声刀或电钩游离右半结肠系膜及显露肠系膜下血管。清扫肠系膜根部淋巴结、脂肪组织，于结肠血管根部 1-0 丝线结扎或钛夹夹闭后切断。

(5)下腹部切约 8 cm 小切口，将结肠拉出腹腔，扣克钳切断肠管，点而康棉球消毒，将近端用荷包钳缝荷包放置吻合器底座，用缝合器将肠管切断，移走标本，吻合器行肠管远端和近端吻合，检查两切缘肠管圈完整，用缝合器闭合残端，冲洗腹腔，放置引流管，逐层关腹。

(五)手术配合注意事项

(1)术中密切观察患者生命体征的变化。

(2)固定好体位，充分暴露手术野，使患者舒适。

(3)调节好二氧化碳的流量，气腹压力设定在 1.6～1.9 kPa(12～14 mmHg)，气腹成功后，流量应从低挡依次调至中、高挡。

(4)腹腔镜需轻拿轻放，避免碰撞、造成损坏。

(5)术中传递锐利器械(如刀片、缝针等)，应避免划伤光缆线及腹腔镜，光缆线避免打折。

(6)按要求检查腔镜器械的各种配件，确保腔镜器械的完整性及功能，防止术中遗留体腔。

(7)腔镜器械较精细，使用过程中应注意轻拿轻放，避免损坏。

(8)超声刀手柄避免碰撞，以免影响超声刀的振幅。

(9)随时检查超声刀刀头的完整性，持续工作 7 秒后应断开，工作超过 10 秒对刀头的损伤最大。每工作 10～15 分钟应将刀头在生理盐水中超洗一次，以免刀头被组织或血块阻塞。

(10)使用超声刀时应将组织夹在刀头 2/3 的部位操作，夹住组织后避免上挑，应提醒医师把组织拉紧，保持一定的张力才能达到最佳的切割效果。

(11)随时检查超声刀刀头的硅胶垫圈有无损坏、断裂。

(12)术中中转开腹后应认真清点台上所有物品，腹腔镜及时撤下，妥善放入镜盒内。

(苑华萍)

第五节 泌尿外科手术的护理

泌尿外科是处理和研究泌尿系统、男性生殖系统及肾上腺外科疾病的学科。其中主要涉及的脏器包括肾脏、肾上腺、输尿管、膀胱及前列腺等。下面以两个经典手术为例，介绍泌尿外科手术的护理配合。

一、单纯肾切除手术的护理配合

肾脏位置相当于第 12 胸椎至第 3 腰椎水平，右肾较左肾稍低 1～2 cm，右肾上极前方有肝右叶，结肠肝曲，内侧有下腔静脉，十二指肠降部；左肾前方与胃毗邻，前方有脾脏、结肠脾曲，脾血管和胰腺于肾的前方跨过。肾内侧缘有肾门，肾脏上内方有肾上腺覆盖。肾的被膜由外向内依次为肾筋膜、脂肪囊、纤维囊。

(一)主要手术步骤及护理配合

1.手术前准备

术前备肾切除器械包和常用敷料包,准备高频电刀和负压吸引装置。待患者行全身麻醉后,医护人员共同放置患者90°左侧卧位。手术医师进行切口周围皮肤消毒,范围为前后过腋中线,上至腋窝,下至腹股沟。手术划皮前巡回护士、手术医师和麻醉师三方进行 Time Out 核对患者身份、手术方式、手术部位等手术信息及手术部位标识是否正确。

2.主要手术步骤

(1)经第12肋下切口进后腹膜:传递22号大圆刀切开皮肤;电刀切开各层肌层组织及筋膜,传递无损伤镊配合;传递解剖剪分离粘连组织。

(2)显露肾周筋膜,暴露手术野:传递湿纱布和自动牵开器,撑开创缘。

(3)暴露肾门:传递S拉钩牵开暴露;遇小血管或索带,传递长弯开来钳夹,解剖剪剪断,缝扎或结扎。

(4)处理肾动脉、静脉:传递长直角钳游离血管,7号慕丝线套扎两道;传递长弯开来3把,分别钳夹血管,长解剖剪剪断,7号慕丝线结扎,小圆针1号慕丝线再次缝扎(图10-17～图10-19)。

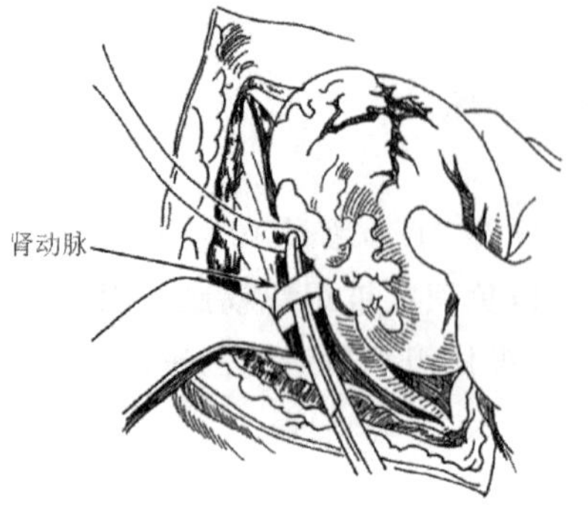

图10-17 丝线套扎肾动脉

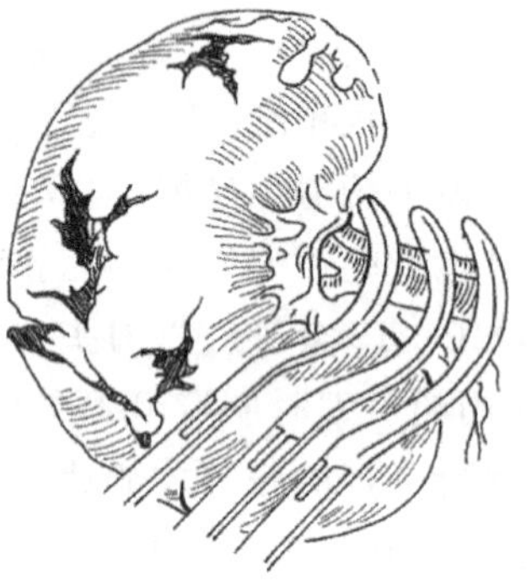

图10-18 依次传递3把长开来钳夹肾血管

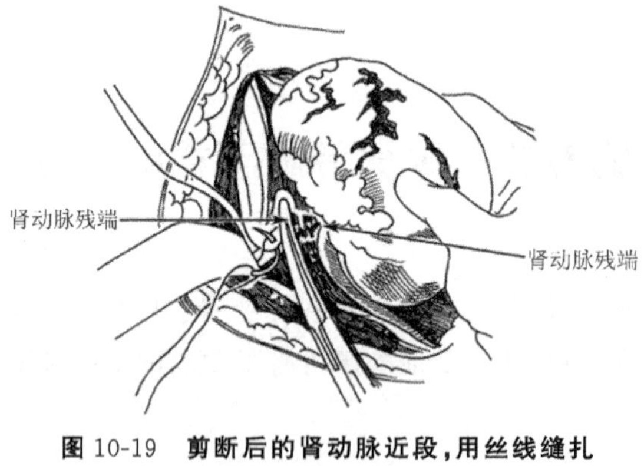

图10-19 剪断后的肾动脉近段,用丝线缝扎

(5)分离肾脏和脂肪囊:传递长弯开来、长剪刀分离。

(6)处理输尿管上段,移除标本:传递长弯开来3把,分别钳夹输尿管,长解剖剪剪断,7号慕丝线结扎,小圆针1号慕丝线再次缝扎。

(7)放置引流管:传递负压球,角针4号慕丝线固定。

(8)关闭切口:圆针慕丝线依次关闭各层肌肉层及皮下组织;角针慕丝线缝合皮肤。

3.术后处置

(1)术后皮肤评估:放置肾脏 90°左侧卧位的手术患者,术后巡回护士应及时与手术医师和麻醉师一同将患者由侧卧位安全翻转至仰卧位,重点检查受压侧的眼部和耳郭、手臂、肩部和腋窝、髂嵴、膝盖及脚踝和足部的皮肤情况,该患者是女性患者,还应重点检查患者的乳房有无被压迫或损伤。

(2)导管护理:巡回护士协助麻醉师妥善固定气管导管;妥善固定负压球和导尿管,避免负压球管道受压或折叠于患者身下,同时观察负压球中引流液的色、质、量和通畅情况。

(3)术后常规工作:根据医嘱运送患者入麻醉恢复室;放置肾脏标本。

(二)手术中特殊情况及处理

1.肾脏 90°左侧卧位,肾脏 90°侧卧位与胸外科 90°侧卧位的区别

待手术患者麻醉后,手术团队将患者身体呈一直线转成 90°左侧卧位,使右侧朝上。放置凝胶头圈于手术患者头下,避免眼睛、耳朵受压。将手术患者右侧上肢放于搁手架上层,左侧上肢放于下层。同时于紧靠腋下处放置胸枕,防止臂丛神经受损。然后分别用安全带固定两侧上肢,松紧适宜,露出手指。注意保护手术患者的乳房,避免受压。将肾区(肋缘下 3 cm 左右)对准腰桥,放置凝胶腰枕于脐下。于尾骶部和耻骨联合处分别放置大小髂托固定,并用小方枕保护。手术患者上方的右下肢伸直,下方的左下肢屈曲,并于两下肢接触处放置软垫,在膝部和踝部放置软垫垫高,固定下肢。改变手术床的位置,同时放低床头和床尾,达到“折床”效果,使肾区逐渐平坦,便于手术操作。

与胸外科 90°侧卧位相比,在放置肾脏 90°侧卧位时,下肢的摆放为“上直下屈”,而放置胸外科 90°侧卧位时下肢应为“上屈下直”。此外放置肾脏 90°侧卧位时尤其强调肾区必须对准腰桥。最后,在放置肾脏 90°侧卧位后,巡回护士须改变手术床使其达到“折床”效果。

2.术中手术方式改为肾部分切除术

术前,巡回护士应完善术前访视,与手术医师取得沟通,提前准备可能因手术方式临时调整而需要的特殊器械、缝针、止血物品等手术用物。同时手术室护士应熟悉肾部分切除术的适应证和禁忌证,掌握专科知识,提高临床判断能力。

术中,洗手护士应密切关注手术进展,及时与主刀医师沟通,获知手术方式改变时,第一时间告知巡回护士,后者则迅速将特殊用物传递给手术台上使用。

“单纯肾切除手术”改变为“肾部分切除术”时,应提供下列特殊器械、缝针等物品:血管阻断夹或Santisky钳,用于临时阻断肾动静脉血流;钛夹钳和钛夹,用于切除肿瘤时,夹闭小血管;2/0 或 3/0 可吸收缝线,用于缝合肾实质、肾包膜;止血纱布、生物胶等,用于覆盖肾脏创面进行止血。

3.关闭切口前,发现缺少纱布

巡回护士应第一时间告知手术医师及麻醉师清点数量错误,并得到肯定回复,在手术患者情况允许下,暂停手术。洗手护士和手术医师共同在手术区域进行搜寻,包括体腔切口、无菌区及视力可及范围。巡回护士在手术区域外围进行搜寻,包括地面、纱布桶、一次性物品丢弃桶、生活垃圾桶等。

当遗失的物品找到时,巡回护士和洗手护士必须重新进行一次完整的清点,数量正确后告知手术团队,手术继续进行。

当遗失的物品未能找到时,巡回护士应汇报护士长请求支援,同时请放射科执行术中造影,并让专业放射学医师读片,确定患者体腔切口内无异物遗留,手术医师可关闭切口。

记录事件经过、所采取的所有护理措施及最终搜寻结果，并根据相关流程制度上报事件。

二、前列腺癌根治手术的护理配合

前列腺位于耻骨后下方，直肠前，尿生殖膈上方，由围绕尿道周围的腺体和其外层的前列腺腺体所组成。盆腔筋膜包裹前列腺形成前列腺筋膜，而前列腺实质表面有结缔组织和平滑肌构成前列腺固有囊。在前列腺筋膜鞘和囊之间还有前列腺静脉丛。

近年来，随着我国社会老龄化现象日趋严重及食物、环境等改变，前列腺癌发病率迅速增加。前列腺癌多数无临床症状，常在直肠指检、超声检查或前列腺增生手术标本中偶然发现。前列腺增生手术时偶然发现的Ⅰ期癌可以不做处理严密随诊。局限在前列腺内的第Ⅱ期癌可以行根治性前列腺切除术。第Ⅲ、Ⅳ期癌以内分泌治疗为主，可行睾丸切除术，必要时配合抗雄激素制剂。

(一)主要手术步骤及护理配合

1.手术前准备

准备前列腺切除器械和常用敷料包。准备高频电刀、负压吸引装置和等离子 PK 刀。实施全身麻醉后，巡回护士为手术患者放置仰卧位，可根据手术要求于骶尾部垫一小方枕，腘窝处垫一方枕。手术医师进行切口周围皮肤消毒，范围为上至剑突，下至大腿上 1/3，两侧至腋中线。

2.主要手术步骤

(1)留置导尿管：传递无菌手套，留置双腔导尿管，并用小纱布固定。

(2)经下腹部正中切口进腹：传递 22 号大圆刀切开皮肤；电刀切开皮下组织，分离腹直肌，打开筋膜，传递解剖剪和湿纱布配合(图 10-20)。

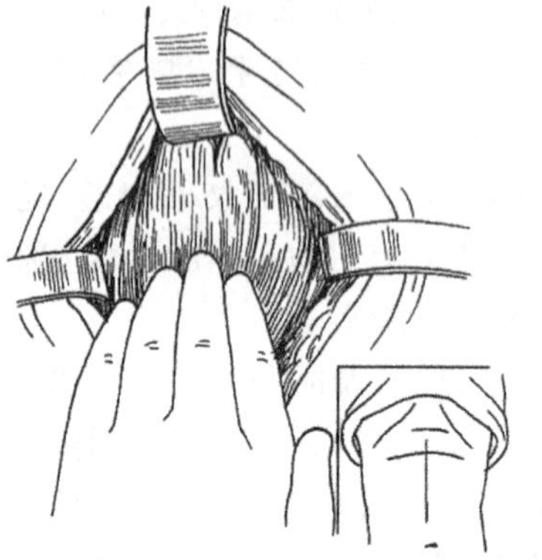

图 10-20　经下腹部正中切口进腹

(3)清扫髂外血管处的淋巴结：台式拉钩暴露，传递无损伤镊和解剖剪进行清扫，遇血管传递钛夹闭合。清扫取下的淋巴结送病理检验。

(4)暴露手术野、分离筋膜：传递湿纱布垫于切口两侧，传递前列腺拉钩和大 S 拉钩暴露；传递无损伤镊、解剖剪分离筋膜。

(5)切断耻骨前列腺韧带，暴露耻骨后间隙：传递长弯开来、长解剖剪或等离子 PK 刀切断韧带；传递拉钩或自制纱布包裹卵圆钳进行暴露。

(6)暴露、切断阴茎背深静脉：长弯开来、无损伤镊和解剖剪切断血管，可吸收缝线缝扎。

(7)切开尿道前壁，缝线悬吊备吻合：传递可吸收缝线于尿道远端悬吊 5 针。

(8)切断尿道，处理膀胱颈部及前列腺韧带和精囊，接取标本：传递 PK 刀进行离断。

(9)留置三腔导尿管,膀胱尿道吻合:传递持针器,配合将之前悬吊备用的无损伤缝针吻合尿道与膀胱颈相应的位置。

(10)冲洗膀胱:传递装有生理盐水的弯盘和针筒,冲洗膀胱内血块;与巡回护士一同连接膀胱冲洗液冲洗。

(11)放置负压引流管、关闭切口:传递负压球,角针慕丝线固定;传递圆针慕丝线依次缝合各层肌肉;角针慕丝线缝合皮肤。

3.术后处置

(1)导管护理:巡回护士协助麻醉师妥善固定气管导管;妥善固定负压球观察负压球中引流液的色、质、量和通畅情况;妥善固定三腔导尿管,轻轻向外牵拉,并牵引固定于大腿内侧,压迫膀胱颈部,同时观察集尿袋中尿液颜色是否变化。

(2)术后皮肤评估:进行前列腺癌根治术的患者往往为老年患者,术后须仔细检查患者的皮肤情况,尤其是骶尾部、足跟、肩胛骨、手臂、肘部和枕部皮肤。

(3)术后常规工作:根据医嘱运送患者入麻醉恢复室,并进行特殊交接;放置髂外血管处清扫的淋巴结及前列腺标本。

(二)围术期特殊情况及处理

1.老年患者的围术期处理

(1)完善术前对老年手术患者的护理评估:术前护理评估包含三方面,分别是全身系统的基本指标(包括皮肤状况、心理状态、营养状态、日常活动能力等)、慢性疾病史(包括关节炎、白内障、老年性耳聋、尿路感染、循环系统疾病、骨质疏松、高血压、糖尿病等)和药物服用史(包括抗抑郁症药、阿司匹林、非甾体抗炎药、溴化物等)。

(2)防止老年手术患者坠床:年龄、慢性疾病、服用特殊药物、手术要求(摘除眼镜和助听器)、环境的陌生,均是引起老年手术患者围术期坠床的高危因素。因此手术室护士必须全程看护,包括麻醉准备室、手术通道、麻醉恢复室等。并且提供护栏、约束带等防坠床工具。

(3)预防围术期低体温的发生:由于减缓的新陈代谢和较低的基础体温,老年手术患者更易在围术期过程中发生低体温,因此一系列的预防低体温措施必须给予提供,包括术前预热、升高室温、被动性保温(盖被、添加袜子)、主动性升温(使用变温毯、热空气动力装置的使用)、加热补液等。

(4)预防压疮发生:老年手术患者的皮肤具有轻薄、干燥、容易起皱等特征,此外年龄、慢性疾病等都是引起老年手术患者发生围术期压疮的高位因素。因此手术室护士应对每一位老年患者进行压疮危险因素评估与皮肤检查。特殊体位使用的配件(软垫、凝胶垫)、适当按摩、维持皮肤干燥等。

(5)防止因手术体位造成损伤:由于老年手术患者多伴有骨质疏松症,在放置侧卧位或截石位的过程中,容易损伤腰椎或股骨头,引起骨折。因此手术室护士在放置侧卧位或俯卧位时,手术团队应协作使患者在体位更换过程中,始终保持整体躯干成一直线;在放置截石位时,应缓慢举起或放下双腿,同时避免髋关节过分的旋转。此外由于老年手术患者皮肤较为脆弱,手术室护士在放置体位过程中,应避免皮肤有压迫、触碰或损伤。

(6)防止深静脉血栓发生:减缓的循环血流、降低的心排血量、脱水及低体温等,使老年患者成为围术期发生深静脉血栓的高危人群。手术室护士应在术前进行深静脉血栓风险评估,确定高危人群;术中预防性使用防深静脉血栓袜(TEDs)或使用连续压力装置(SCDs)主动防止血栓的形成。

(7)术后麻醉恢复室的关注点:老年手术患者术后生理与心理都随着年龄的增长而改变,因此麻醉护士应加强监测和护理,确保患者在恢复室中的安全与舒适,包括呼吸道的管理、循环系统改变的监测、出入量管理、正确评估意识和有效唤醒、疼痛管理与心理调适及皮肤的再次评估。

2.等离子 PK 刀的使用和保养

(1)等离子 PK 刀的连接及操作步骤如下:正确放置机器及踏脚→连接电源→打开总开关,机器自检→出现“Power on test 19”→打开面板开关显示“Selt Test”→显示“Connect PK cable”→连接线插入插孔→连接 PK 刀刀头→机器自动调节功率(开放性手术为 70～80)→正确使用判断效果→拆卸 PK 刀刀头,拔除连接线→关闭面板开关,关闭总开关。

(2)等离子 PK 刀术中及术后的保养:手术过程中,洗手护士应正确将等离子 PK 刀头的连接线传递给巡回护士连接;术中应随时保持 PK 刀头干净、无焦痂,可使用无菌生理盐水纱布在每次使用后对刀头进行擦拭。手术结束后,洗手护士应完全拆卸 PK 刀的通道阀及可张开钳夹部,将其浸没于含酶清洗剂中 10～15 分钟,再用柔软的刷子在流动水下擦洗表面血迹,用高压水枪冲洗各关节和内面部位,用柔软的布料擦干,压缩空气吹干。在运输、包装、灭菌期间防止 PK 刀的连接线扭曲或打折,应顺其弧度盘绕。等离子 PK 刀应由专人负责保管与登记,每次使用等离子 PK 刀结束,均应登记使用情况。如术中发生使用故障应及时联系工程师进行检验和修复。

3.携带心脏起搏器的患者电外科设备的使用

携带心脏起搏器入手术室的患者,可能由于术中电外科设备的使用干扰,引起心律失常、室颤甚至心脏停搏。

(1)术前咨询心脏起搏器生产商及心内科医师相关注意事项,并请专业人员将心脏起搏器调节为非同步模式。

(2)术前,巡回护士必须准备体外除颤仪于手术间,呈随时备用状态。

(3)术中提醒手术医师尽可能使用双极电凝;如果必须使用单极电刀,则尽可能使用最小功率,同时保证单极电刀与电极板放置的位置尽量接近,且两者在手术中使用位置尽量远离心脏起搏器,使电流回路不经过起搏器和心脏。术中严禁在接触患者之前触发单极电刀开关。术中手术团队应使电外科设备的连接线尽量远离心脏起搏器和起搏电极导线。

(4)术中巡回护士采取保暖措施,防止因环境温度低而出现寒战,使起搏器对肌电感知发生错误,导致心律失常。

(5)对于携带心脏起搏器的手术患者,巡回护士应该在单极电刀使用过程中密切监测心电图情况,包括心率、心律、心电波形等,发现异常情况立即和手术医师、麻醉师沟通。

(苑华萍)

第六节　妇产科手术的护理

妇产科是临床医学四大主要学科之一,主要研究女性生殖器官疾病的病因、病理、诊断及防治,妊娠、分娩的生理和病理变化,妇科手术主要包括治疗女性生殖系统的疾病即为妇科疾病,如外阴疾病、阴道疾病、子宫疾病、输卵管疾病、卵巢疾病等;产科包括高危妊娠及难产的预防和诊治,女性生殖内分泌，计划生育及妇女保健等。下面以几个经典的手术为例，介绍手术的护理配合。

一、剖宫产手术的护理配合

剖宫产是指妊娠 28 周后切开腹壁及子宫，取出胎儿及胎盘的手术。剖宫产术式有子宫下段剖宫产（横切口）、子宫体部剖宫产（纵切口）。由于某种原因，绝对不可能从阴道分娩时，如头盆不称、宫缩乏力、胎位异常、瘢痕子宫、胎儿窘迫等，应及时施行剖宫产手术以挽救母婴生命。如果施行选择性剖宫产，于宫缩尚未开始前就已施行手术，可以免去母亲遭受阵痛之苦。剖宫产是一种手术，有相应的危险性，如出血、膀胱损伤、损伤胎儿、宫腔感染、腹壁切开感染等，故施术前必须慎重考虑。

（一）主要手术步骤及护理配合

1.手术前准备

（1）手术患者接入手术室后，护士应在第一时间给予心理护理支持，缓解其紧张情绪以及可能因宫缩导致的疼痛。

（2）协助手术患者转移至手术床，并固定扎脚带予以解释，防止坠床意外的发生。

（3）核对缩宫素等子宫兴奋类药物以及剖宫产特殊用物，如产包、婴儿吸痰管等是否携带齐全。

（4）手术患者取侧卧位行腰麻即蛛网膜下腔麻醉或持续硬膜外腔阻滞麻醉，手术室护士站于患者身前，防止其坠床的同时，指导其正确放置麻醉体位。麻醉完毕起效后，患者改体位为仰卧位，巡回护士置导尿管并固定。

（5）手术切口周围皮肤消毒范围为：上至剑突、下至大腿上 1/3，两侧至腋中线。按照腹部正中切口手术铺巾法建立无菌区域。

2.主要手术步骤

（1）经下腹横切口开腹：传递 22 号大圆刀切开皮肤及皮下组织，传递中弯血管钳、组织剪剪开筋膜，钝性分离腹直肌，遇有血管应避开或用慕丝线做结扎。

（2）暴露子宫下段：传递解剖剪剪开腹膜，同时传递长平镊，配合剪开一小口，然后术者将左手中指或示指伸入切口，在左手的引导下剪开腹膜至适当长度；传递双头腹腔拉钩牵开，暴露子宫。

（3）切开子宫：传递新的一把 22 号大圆刀，于子宫下段切开一小口，递中弯血管钳刺破胎膜，吸引器吸净羊水，钝性撕开或传递子宫剪剪开切口 10～12 cm。

（4）娩出胎儿：移除切口周围的金属器械及电刀，防止意外损伤娩出的胎儿。手术医师一人手压宫底，一人手伸入宫腔将胎儿娩出。如胎儿过大无法娩出时，传递产钳协助娩出胎儿(图 10-21)。

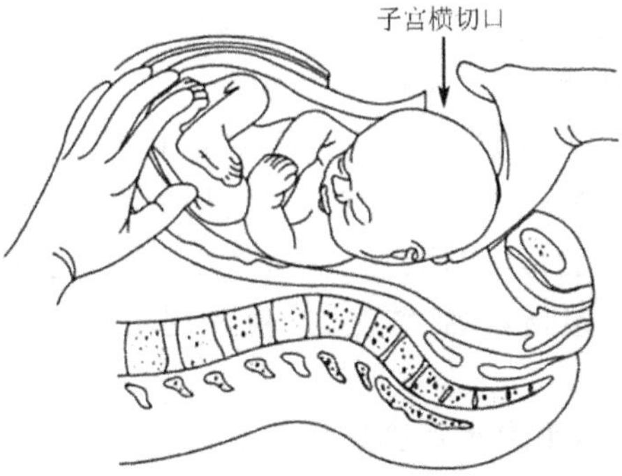

图 10-21 胎儿娩出

(5)胎儿脐带处理:传递中弯血管钳2把依次钳夹脐带,传递组织剪剪断,同时传递组织钳夹闭子宫壁静脉窦。

(6)胎盘娩出:传递抽配有20 U缩宫素的10 mL注射针筒,注射于子宫壁肌层;娩出胎盘,传递弯盘接取;传递纱垫清理宫腔。将置有胎盘的弯盘放于无菌桌,防止污染,以备手术医师检查胎盘的完整性。

(7)缝合子宫:子宫进行两层缝合,传递可吸收缝线,第一次全层连续缝合,第二次缝合浆膜肌层包埋缝合。

(8)缝合切口:首先缝合腹膜,间断缝合筋膜及肌肉,间断缝合皮下组织,最后用皮内缝线缝皮肤,缝皮肤时要将创缘内翻,否则会影响创口愈合,使疗程延长。

3.术后处置

术后注意保护患者的隐私,更换潮湿的床单位,同时做好保暖工作。待手术患者情况稳定后,送入病房,对未使用的子宫兴奋类药物进行交接。

(二)围术期中特殊情况及处理

1.防止子宫切口污染

胎儿如术前发生宫内窘迫,则会由于缺氧引起迷走神经兴奋,肠蠕动亢进,肛门括约肌松弛,导致娩出时会有胎粪排出。因此在切开子宫、吸净羊水、暴露胎儿后,洗手护士应准备一块无菌大布垫给手术医师备用,在胎儿娩出前将布垫覆盖胎儿臀部,防止胎粪排出污染。如术中怀疑有手术器械、纱布或无菌巾沾染到胎粪应立即更换,并更换手套,防止发生切口污染。

2.手术区域无菌和干燥的保持方法

巡回护士在术前物品准备时要检查负压吸引器的负压状况,保证吸引器正常工作。手术医师准备切开子宫时,巡回护士再次查看吸引器的连接是否良好,洗手护士查看负压吸引是否正常,如吸引器出现故障,应立即告知医师,暂缓切开子宫,并马上处理故障。切开子宫后,应尽量先将羊水吸净后再娩出胎儿,胎儿娩出时,洗手护士配合将残留的羊水吸净,如手术区域上无菌巾潮湿应加铺无菌巾,保证手术区域无菌和干燥。

3.剖宫产术中大出血

在剖宫产术中,产妇出现头晕,乏力,畏寒等症状时,极有可能是因为术中子宫大量出血所致。巡回护士应及时发现产妇体征,准确配合手术医师处理出血症状,具体步骤如下。

(1)观察手术患者情况:做好心理护理,注意保暖,室温应保持在26～28 ℃,巡回护士做好各类手术用物如药品、器械、血制品的协调与供给。

(2)按摩子宫、进行热敷:备热盐水纱布(水温60～70 ℃),覆盖在宫体上,手术医师均匀、有节律地按摩子宫,随时更换热盐水纱布,保持有效热敷。

(3)保持胎盘无菌:洗手护士将胎盘放于无菌手术台的弯盘内,以备医师检查胎盘的完整性。

(4)遵医嘱正确用药:巡回护士备好子宫兴奋药物如缩宫素、卡孕栓等,缩宫素为子宫壁肌层注射或静脉点滴,卡孕栓为舌下含服,巡回护士应指导手术患者正确服用卡孕栓。术中执行口头医嘱时,巡回护士应复述1遍,包括药名、浓度、剂量和用法,确认后执行,执行完后应告手术医师,以便查看疗效。

(5)及时提供所需手术物品:手术医师迅速缝合子宫切口,恢复子宫的完整性,有利于子宫收缩止血,护士必须积极主动地提供所需物品,保证吸引器的正常使用,吸引瓶满及时更换。

(6)积极配合抢救:对于难以控制并危及产妇生命的术中大出血,在积极输血,补充血容量同时施行子宫切除术或子宫次全切除术，巡回护士需及时准备各类抢救器械及物品。

(7)评估出血量：巡回护士必须准确评估出血量，及时告知医师。

(8)做好护理记录：认真清点物品，术中添加纱布、器械等须及时清点记录；术中输血应按流程核对并签名，同时记录在手术护理记录单上；术中遇口头医嘱，巡回护士应于术后第一时间要求手术医师补全医嘱。

4.评估手术患者出血量

通常，手术过程中出血量包括负压吸引瓶内的血量及纱布所含血量，吸引瓶内的血量＝吸引瓶内总量－冲洗液量－其他液体量。剖宫产胎儿娩出时，大量的羊水被吸引器吸至吸引瓶内，而术中子宫出血多在胎儿娩出后，因此巡回护士应在胎儿娩出后开始计算负压吸引瓶内液体量。术中计算出血量时，应尽量使用干纱布，纱布所含血量＝使用后纱布的重量－干纱布的重量，重量单位为 g，1 mL 血液约以 1 g 计算。

二、全子宫切除术的护理配合

子宫是女性生殖器中的一个重要器官，其产生月经和孕育胎儿。子宫位于骨盆腔中央，在膀胱与直肠之间，宫腔呈倒置三角形，深约 6 cm，上方两角为“子宫角”，通向输卵管和卵巢。全子宫切除术多用于子宫肌瘤、子宫恶性肿瘤及某些子宫出血和附件病变等。

(一)主要手术步骤及护理配合

1.手术前准备

患者行全身麻醉，取膀胱截石位。切口周围皮肤消毒范围为：上至剑突、下至大腿上 1/3，两侧至腋中线。手术铺巾，建立无菌区。

2.主要手术步骤

(1)切口：传递 22 号大圆刀，取下腹正中切口，从脐下至耻骨联合上缘。

(2)暴露子宫：传递两把中弯血管钳夹持宫角，上提子宫。

(3)切断子宫韧带及子宫动静脉：传递中弯血管钳 2 把钳夹，组织剪剪断，常规传递 7 号慕丝线缝扎或结扎子宫阔韧带及圆韧带。

(4)游离子宫体：传递解剖剪，剪开子宫膀胱腹膜反折，传递中弯血管钳 2 把钳夹，主韧带组织剪剪断，7 号慕丝线缝扎。

(5)环切阴道，移除子宫：传递条形纱布围绕子宫颈切口下方，传递 22 号大圆刀片切开阴道前壁，传递组织剪将阴道穹隆剪开，切除子宫。

(6)消毒阴道残端并缝合：递碘伏棉球消毒阴道残端，传递组织钳钳夹阴道边缘，传递可吸收缝线连续缝合阴道残端。

(7)关腹：递生理盐水冲洗盆腔，止血，关腹。

3.术后处置

手术结束巡回护士检查手术患者皮肤，待患者情况稳定后，送入病房，进行交接；处理术后器械及物品。

(二)围术期特殊情况及处理

1.放置截石位

护士在术前协助医师，麻醉师摆放患者体位时，不仅需注意摆放的体位要利于手术区域的充分暴露，同时，也应注意保护患者的隐私及舒适度。具体操作步骤如下。

(1)术前手术患者准备:手术患者平卧于手术床,巡回护士协助脱去长裤,穿上腿套。向手术患者说明由于手术需要需放置截石位,为了保护皮肤及神经、关节,要脱去长裤,穿上腿套。同时护士应注意保护患者的隐私,及时为其盖好被子。

(2)放置搁脚架:在近髋关节平面放置搁脚架,支架高低角度调节关节和腿托倾斜角度调节关节要确保固定。

(3)放置体位:待手术患者麻醉后将其双手交叉放于胸前,注意不要压迫或牵拉输液皮条,麻醉医师保护好患者的头、颈部,固定好气管导管,防止移动时气管插管与氧气管脱离,手术医师站手术患者臀部位置,护士站床尾,一起将手术患者抬起并下移,使骶尾部平于背板下缘;将患者两腿曲髋、膝放在搁脚架上;要求腿托应托在小腿处,大腿与小腿纵轴应成90°～100°,两腿外展,放置成60°～90°。

(4)固定:约束带固定两侧膝关节,保持约束带平整,松紧适宜。

(5)铺巾:手术切口在腹部,切口铺巾的方法同腹部手术铺巾,洗手护士依次递3块无菌巾,折边朝向手术医师,分别铺盖切口的下方、对方、上方;第四块无菌巾折边朝向自己,铺盖切口同侧,4把巾钳固定;患者会阴部不进行手术,铺巾时遮盖会阴;然后递中单垫臀下,双脚套无菌脚套,从脚遮盖到腹股沟;再铺整块大孔巾遮盖全身;巡回护士协助套托盘套,将托盘置于患者右膝上方。

2.防止术中感染

子宫残端与外界相通,视为污染区域。因此,洗手护士应配合手术医师做好管理工作,防止污染播散:①在切开阴道前壁前,先递条形纱布给手术医师,将其围绕子宫颈切口下方,以防止阴道分泌物污染创面。②备碘伏(含0.02%～0.05%聚维酮碘)棉球,待子宫移除后,递给医师消毒宫颈残端。③接触宫颈残端的器械均视为污染器械,包括切开阴道前壁的22号大圆刀、剪开阴道穹隆组织剪、钳夹阴道边缘的组织钳及缝合残端的持针器,都必须与无菌器械分开放置、不再使用,但必须妥善放置以备清点。④宫颈残端缝合后,温生理盐水冲洗盆腔,手术医师、洗手护士更换手套,再行关腹。

(苑华萍)

参考文献

[1] 马姝,王迎,曹洪云,等.临床各科室护理与护理管理[M].上海:上海交通大学出版社,2023.

[2] 徐凤杰,郝园园,陈萃,等.护理实践与护理技能[M].上海:上海交通大学出版社,2023.

[3] 肖芳,程汝梅,黄海霞,等.护理学理论与护理技能[M].哈尔滨:黑龙江科学技术出版社,2022.

[4] 莫苗,韦柳华,兰芳芳.护理技术[M].武汉:华中科技大学出版社,2023.

[5] 王玉春,王焕云,吴江,等.临床专科护理与护理管理[M].哈尔滨:黑龙江科学技术出版社,2022.

[6] 李红芳,王晓芳,相云,等.护理学理论基础与护理实践[M].哈尔滨:黑龙江科学技术出版社,2022.

[7] 苏文婷,赵衍玲,马爱萍,等.临床护理常规与常见病护理[M].哈尔滨:黑龙江科学技术出版社,2022.

[8] 王霞,李莹,连伟,等.专科护理临床指引[M].哈尔滨:黑龙江科学技术出版社,2022.

[9] 杨红艳.临床护理[M].北京:北京大学医学出版社,2023.

[10] 张红芹,石礼梅,解辉,等.临床护理技能与护理研究[M].哈尔滨:黑龙江科学技术出版社,2022.

[11] 刁咏梅.现代基础护理与疾病护理[M].青岛:中国海洋大学出版社,2023.

[12] 张锦军,邹薇,王慧,等.临床实用专科护理[M].哈尔滨:黑龙江科学技术出版社,2022.

[13] 梁艳,甄慧,刘晓静,等.临床护理常规与护理实践[M].上海:上海交通大学出版社,2023.

[14] 于翠翠.实用护理学基础与各科护理实践[M].北京:中国纺织出版社,2022.

[15] 刘明月,王梅,夏丽芳.现代护理要点与护理管理[M].北京:中国纺织出版社,2023.

[16] 申璇,邱颖,周丽梅,等.临床护理常规与常见病护理[M].哈尔滨:黑龙江科学技术出版社,2022.

[17] 宋桂珍,吴小霞,刘莎,等.现代护理理论与专科护理[M].上海:上海交通大学出版社,2023.

[18] 王佩佩,王泉,郭士华.护理综合管理与全科护理[M].广州:世界图书出版广东有限公司,2022.

[19] 包玉娥.实用临床护理操作与护理管理[M].上海:上海交通大学出版社,2023.

[20] 杨青,王国蓉.护理临床推理与决策[M].成都:电子科技大学出版社,2022.

[21] 杨正旭，贤婷，陈凌，等.基础护理技术与循证护理实践[M].上海：上海科学技术文献出版社，2023.
[22] 孙慧，刘静，王景丽，等.基础护理操作规范[M].哈尔滨：黑龙江科学技术出版社，2022.
[23] 纪代红，王若雨.内科临床护理问答[M].北京：科学出版社，2022.
[24] 马英莲，荆云霞，郭蕾，等.临床基础护理与护理管理[M].哈尔滨：黑龙江科学技术出版社，2022.
[25] 赵衍玲，梁敏，刘艳娜，等.临床护理常规与护理管理[M].哈尔滨：黑龙江科学技术出版社，2022.
[26] 韩美丽.临床常见病护理与危重症护理[M].上海：上海交通大学出版社，2023.
[27] 杨春，李侠，吕小花，等.临床常见护理技术与护理管理[M].哈尔滨：黑龙江科学技术出版社，2022.
[28] 周红梅.实用临床综合护理[M].汕头：汕头大学出版社，2021.
[29] 石晶，张佳滨，王国力.临床实用专科护理[M].北京：中国纺织出版社，2022.
[30] 洪梅.临床护理操作与护理管理[M].哈尔滨：黑龙江科学技术出版社，2021.
[31] 张俊英.精编临床常见疾病护理[M].青岛：中国海洋大学出版社，2021.
[32] 任秀英.临床疾病护理技术与护理精要[M].北京：中国纺织出版社，2022.
[33] 高淑平.专科护理技术操作规范[M].北京：中国纺织出版社，2021.
[34] 呼海燕，赵娜，高雪，等.临床专科护理技术规范与护理管理[M].青岛：中国海洋大学出版社，2023.
[35] 姜鑫.现代临床常见疾病诊疗与护理[M].北京：中国纺织出版社，2021.
[36] 姜丹.循证护理对老年糖尿病患者自我护理能力及护理满意度的影响[J].中国医药指南，2023，21(12)：145-147.
[37] 刘岩，夏君秀，邹德波.舒适型护理对股骨颈骨折术后患者骨折愈合及并发症的影响[J].中华养生保健，2023，41(16)：170-173.
[38] 孟颖.对老年高血压患者实施常规护理、优质护理的有效性及价值对比研究[J].中国医药指南，2022，20(1)：151-153.
[39] 黄怡，胡著云，洪雯霞，等.多方位护理干预对前列腺增生手术患者的应用效果分析[J].现代诊断与治疗，2023，34(18)：2818-2820.
[40] 余丽群.针对性护理在慢性宫颈炎护理中的应用[J].妇儿健康导刊，2023，2(19)：153-155.